神经内科疾病诊治处理与康复

主编◎鹿 嫚 等

U0335584

吉林科学技术出版社

图书在版编目（CIP）数据

神经内科疾病诊治处理与康复 / 鹿嫚等主编. -- 长
春：吉林科学技术出版社，2022.8
ISBN 978-7-5578-9506-8

Ⅰ．①神… Ⅱ．①鹿… Ⅲ．①神经系统疾病-诊疗②
神经系统疾病-康复 Ⅳ.①R741

中国版本图书馆CIP数据核字（2022）第112442号

神经内科疾病诊治处理与康复

主　　编	鹿　嫚等
出 版 人	宛　霞
责任编辑	许晶刚
封面设计	山东道克图文快印有限公司
制　　版	山东道克图文快印有限公司
幅面尺寸	185mm×260mm
字　　数	540 千字
印　　张	23
印　　数	1-1500 册
版　　次	2022年8月第1版
印　　次	2023年3月第1次印刷

出　　版	吉林科学技术出版社
发　　行	吉林科学技术出版社
地　　址	长春市福祉大路5788号
邮　　编	130118
发行部电话/传真	0431-81629529 81629530 81629531
	81629532 81629533 81629534
储运部电话	0431-86059116
编辑部电话	0431-81629518
印　　刷	三河市嵩川印刷有限公司

书　　号	ISBN 978-7-5578-9506-8
定　　价	198.00元

《神经内科疾病诊治处理与康复》编委会

主　编

鹿　嫚　　潍坊市中医院

孙　健　　潍坊市中医院

张菲菲　　潍坊市中医院

杨德君　　潍坊市中医院

刘琳琳　　潍坊市中医院

李　翔　　潍坊市中医院

副主编

李　娟　　潍坊市中医院

苗夕洁　　潍坊市中医院

邹振谱　　潍坊市中医院

杨变楠　　山西省运城市第三医院

张　臻　　潍坊市中医院

隋云龙　　潍坊市中医院

徐　威　　辽宁省大石桥市中心医院

苏永鑫　　潍坊市中医院

陈希光　　潍坊市中医院

前　言

　　神经系统是统率和协调全身各系统器官的重要部分,对人们的生命和社会活动有重要影响。近年来,临床神经科学迅速发展,新的诊疗技术不断涌现,各类神经系统疾病的诊疗也更加规范化、科学化,对于临床医生来说不仅需要现代化的辅助诊断检测技术,还需要全面掌握神经内科基础理论和最新的临床诊疗思维,本书正是在此背景下编写的。

　　本书重点讲述了神经内科常见疾病的诊断方法、治疗手段及康复,包括脑血管疾病、中枢神经疾病、周围神经疾病等内容。本书内容资料新颖,覆盖面广,重点突出,深入浅出,条理清晰,注重理论与实践相结合,具有科学性、系统性和实用性。在编写过程中,作者参考了大量国内外文献,汇总了近年来神经内科疾病诊疗的新进展、新技术,并融入了自己的临床经验和独特见解,从实际出发以满足广大医务工作者的要求,具有重要的学习参考价值。

　　由于学识水平有限,书中难免有疏漏和不足之处,期望广大专家学者给予批评指正。

编　者

目　　录

第一章　脑血管疾病

第一节　血栓形成性脑梗死

血栓形成性脑梗死主要是脑动脉主干或皮质支动脉粥样硬化导致血管壁增厚、管腔狭窄闭塞和血栓形成;还可见于动脉血管内膜炎症、先天性血管畸形、真性红细胞增多症及血液高凝状态、血流动力学异常等,均可致血栓形成,引起脑局部血流减少或供血中断,脑组织缺血、缺氧导致软化坏死,出现局灶性神经系统症状和体征,如偏瘫、偏身感觉障碍和偏盲等。大面积脑梗死还有颅内高压症状,严重者可发生昏迷和脑疝。约90%的血栓形成性脑梗死是在动脉粥样硬化的基础上发生的,因此称动脉粥样硬化性血栓形成性脑梗死。

脑梗死的发病率约为110/10万,占全部脑卒中的60%~80%;其中血栓形成性脑梗死约占脑梗死的60%~80%。

一、病因与发病机制

(一)病因

1.动脉壁病变

血栓形成性脑梗死最常见的病因为动脉粥样硬化,常伴高血压,与动脉粥样硬化互为因果。其次为各种原因引起的动脉炎、血管异常(如夹层动脉瘤、先天性动脉瘤)等。

2.血液成分异常

血液黏度增高,以及真性红细胞增多症、血小板增多症、高脂血症等,都可使血液黏度增高,血液淤滞,引起血栓形成。如果没有血管壁的病变为基础,不会发生血栓。

3.血流动力学异常

在动脉粥样硬化的基础上,当血压下降、血流缓慢、脱水、严重心律失常及心功能不全时,可导致灌注压下降,有利于血栓形成。

(二)发病机制

主要是动脉内膜深层的脂肪变性和胆固醇沉积,形成粥样硬化斑块及各种继发病变,使管腔狭窄甚至阻塞。病变逐渐发展,则内膜分裂,内膜下出血和形成内膜溃疡。内膜溃疡易发生血栓形成,使管腔进一步狭窄或闭塞。由于动脉粥样硬化好发于大动脉的分叉处及拐弯处,故脑血栓的好发部位为大脑中动脉、颈内动脉的虹吸部及起始部、椎动脉及基底动脉的中下段等。由于脑动脉有丰富的侧支循环,管腔狭窄需达到80%以上才会影响脑血流量。逐渐发生的动脉硬化斑块一般不会出现症状,当内膜损伤破裂形成溃疡后,血小板及纤维素等血中有形成分黏附、聚集、沉着形成血栓。当血压下降、血流缓慢、脱水等血液黏度增加,致供血减少或促进血栓形成的情况下,即出现急性缺血症状。

病理生理学研究发现,脑的耗氧量约为总耗氧量的20%,故脑组织缺血缺氧是以血栓形成性脑梗死为代表的缺血性脑血管疾病的核心发病机制。脑组织缺血缺氧将会引起神经细胞肿胀、变性、坏死、凋亡,以及胶质细胞肿胀、增生等一系列继发反应。脑血流阻断 1min 后神经元活动停止,缺血缺氧 4min 即可造成神经元死亡。脑缺血的程度不同而神经元损伤的程度也不同。脑神经元损伤导致局部脑组织及其功能的损害。缺血性脑血管疾病的发病是多方面而且相当复杂的过程,脑缺血损害也是一个渐进的过程,神经功能障碍随缺血时间的延长而加重。目前的研究发现氧自由基的形成、钙离子超载、一氧化氮(NO)和一氧化氮合成酶的作用、兴奋性氨基酸毒性作用、炎症细胞因子损害、凋亡调控基因的激活、缺血半暗带功能障碍等方面参与了其发生机制。这些机制作用于多种生理、病理过程的不同环节,对脑功能演变和细胞凋亡给予调节,同时也受到多种基因的调节和制约,构成一种复杂的相互调节与制约的网络关系。

1.氧自由基损伤

脑缺血时氧供应下降和 ATP 减少,导致过氧化氢、羟自由基以及起主要作用的过氧化物等,氧自由基的过度产生和超氧化物歧化酶等清除自由基的动态平衡状态遭到破坏,攻击膜结构和 DNA,破坏内皮细胞膜,使离子转运、生物能的产生和细胞器的功能发生一系列病理生理改变,导致神经细胞、胶质细胞和血管内皮细胞损伤,增加血脑屏障通透性。自由基损伤可加重脑缺血后的神经细胞损伤。

2.钙离子超载

研究认为,Ca^{2+} 超载及其一系列有害代谢反应是导致神经细胞死亡的最后共同通路。细胞内 Ca^{2+} 超载有多种原因:①在蛋白激酶 C 等的作用下,兴奋性氨基酸(EAA)、内皮素和 NO 等物质释放增加,导致受体依赖性钙通道开放使大量 Ca^{2+} 内流。②细胞内 Ca^{2+} 浓度升高可激活磷脂酶、三磷酸酯醇等物质,使细胞内储存的 Ca^{2+} 释放,导致 Ca^{2+} 超载。③ATP 合成减少,Na^+、K^+-ATP 酶功能降低而不能维持正常的离子梯度,大量 Na^+ 内流和 K^+ 外流,使细胞膜电位下降产生去极化,导致电压依赖性钙通道开放,大量 Ca^{2+} 内流。④自由基使细胞膜发生脂质过氧化反应,细胞膜通透性发生改变和离子运转,引起 Ca^{2+} 内流使神经细胞内 Ca^{2+} 浓度异常升高。⑤多巴胺、5-羟色胺和乙酰胆碱等水平升高,使 Ca^{2+} 内流和胞内 Ca^{2+} 释放。Ca^{2+} 内流进一步干扰了线粒体氧化磷酸化过程,且大量激活钙依赖性酶类,如磷脂酶、核酸酶及蛋白酶,以及自由基形成、能量耗竭等一系列生化反应,最终导致细胞死亡。

3.一氧化氮(NO)和一氧化氮合成酶的作用

有研究发现,NO 作为生物体内重要的信使分子和效应分子,具有神经毒性和脑保护双重作用,即低浓度 NO 通过激活鸟苷酸环化酶使环鸟苷酸(cGMP)水平升高,扩张血管,抑制血小板聚集、白细胞-内皮细胞的聚集和黏附,阻断 NMDA 受体,减弱其介导的神经毒性作用起保护作用;而高浓度 NO 与超氧自由基作用形成过氧亚硝酸盐或者氧化产生亚硝酸阴离子,加强脂质过氧化,使 ATP 酶活性降低,细胞蛋白质损伤,且能使各种含铁硫的酶失活,从而阻断 DNA 复制及靶细胞内的能量合成和能量衰竭,亦可通过抑制线粒体呼吸功能实现其毒性作用而加重缺血脑组织的损害。

4.兴奋性氨基酸毒性作用

兴奋性氨基酸(EAA)是广泛存在于哺乳动物中枢神经系统的正常兴奋性神经递质,参与传递兴奋性信息,同时又是一种神经毒素,以谷氨酸(Glu)和天冬氨酸(Asp)为代表。脑缺血使物质转化(尤其是氧和葡萄糖)发生障碍,使维持离子梯度所必需的能量衰竭和生成障碍。因为能量缺乏,膜电位消失,细胞外液中谷氨酸异常增高导致神经元、血管内皮细胞和神经胶质细胞持续去极化,并有谷氨酸从突触前神经末梢释放。胶质细胞和神经元对神经递质的再摄取一般均需耗能,神经末梢释放的谷氨酸发生转运和再摄取障碍,导致细胞间隙的 EAA 异常堆积,产生神经毒性作用。EAA 毒性可以直接导致急性细胞死亡,也可通过其他途径导致细胞凋亡。

5.炎症细胞因子损害

脑缺血后炎症级联反应是一种缺血区内各种细胞相互作用的动态过程,是造成脑缺血后的第 2 次损伤。在脑缺血后,由于缺氧及自由基增加等因素均可通过诱导相关转录因子合成,淋巴细胞、内皮细胞、多形核白细胞和巨噬细胞、小胶质细胞以及星形胶质细胞等一些具有免疫活性的细胞均能产生细胞因子,如肿瘤坏死因子(TNF-α)、血小板活化因子(PAF)、白细胞介素(IL)系列、转化生长因子(TGF)-$β_1$ 等,细胞因子对白细胞又有趋化作用,诱导内皮细胞表达细胞间黏附分子(ICAM-1)、P-选择素等黏附分子,白细胞通过其毒性产物、巨噬细胞作用和免疫反应加重缺血性损伤。

6.凋亡调控基因的激活

细胞凋亡是由体内外某种信号触发细胞内预存的死亡程序而导致的以细胞 DNA 早期降解为特征的主动性自杀过程。细胞凋亡在形态学和生化特征上表现为细胞萎缩,细胞核染色质浓缩,DNA 片段化,而细胞的膜结构和细胞器仍完整。脑缺血后,神经元生存的内外环境均发生变化,多种因素如过量的谷氨酸受体的激活、氧自由基释放和细胞内 Ca^{2+} 超载等,通过激活与调控凋亡相关基因、启动细胞死亡信号转导通路,最终导致细胞凋亡。缺血性脑损伤所致的细胞凋亡可分 3 个阶段:信号传递阶段、中央调控阶段和结构改变阶段。

7.缺血半暗带功能障碍

缺血半暗带(IP)是无灌注的中心(坏死区)和正常组织间的移行区。IP 是不完全梗死,其组织结构存在,但有选择性神经元损伤。围绕脑梗死中心的缺血性脑组织的电活动中止,但保持正常的离子平衡和结构上的完整。假如再适当增加脑局部血流量,至少在急性阶段突触传递能完全恢复,即 IP 内缺血性脑组织的功能是可以恢复的。缺血半暗带是兴奋性细胞毒性、梗死周围去极化、炎症反应、细胞凋亡起作用的地方,使该区迅速发展成梗死灶。缺血半暗带的最初损害表现为功能障碍,有独特的代谢紊乱。主要表现在葡萄糖代谢和脑氧代谢这两方面:①当血流速度下降时,蛋白质合成抑制,启动无氧糖酵解、神经递质释放和能量代谢紊乱。②急性脑缺血缺氧时,神经元和神经胶质细胞由于能量缺乏、K^+ 释放和谷氨酸在细胞外积聚而去极化,缺血中心区的细胞只去极化而不复极;而缺血半暗带的细胞以能量消耗为代价可复极,如果细胞外的 K^+ 和谷氨酸增加,这些细胞也只去极化,随着去极化细胞数量的增大,梗死灶范围也不断扩大。

尽管对缺血性脑血管疾病一直进行着研究,但对其病理生理机制尚不够深入,希望随着中西医结合对缺血性脑损伤治疗的研究进展,其发病机制也随之更深入地阐明,从而更好地为临床和理论研究服务。

二、病理

动脉闭塞 6h 以内脑组织改变尚不明显,属可逆性,8～48h 缺血最重的中心部位发生软化,并出现脑组织肿胀、变软,灰白质界限不清。例如,病变范围扩大、脑组织高度肿胀时,可向对侧移位,甚至形成脑疝。镜下见组织结构不清,神经细胞及胶质细胞坏死,毛细血管轻度扩张,周围可见液体和红细胞渗出,此期为坏死期。动脉阻塞 2～3d 后,特别是 7～14d,脑组织开始液化,脑组织水肿明显,病变区明显变软,神经细胞消失,吞噬细胞大量出现,星形胶质细胞增生,此期为软化期。3～4 周后液化的坏死组织被吞噬和移走,胶质增生,小病灶形成胶质瘢痕,大病灶形成中风囊,此期称恢复期,可持续数月至 1～2 年,上述病理改变称白色梗死。少数梗死区,由于血管丰富,于再灌流时可继发出血,呈现出血性梗死或称红色梗死。

三、临床表现

(一)症状与体征

多在 50 岁以后发病,常伴有高血压;多在睡眠中发病,醒来才发现肢体偏瘫。部分患者先有头昏、头痛、眩晕、肢体麻木、无力等短暂性脑缺血发作的前驱症状,多数经数小时甚至 1～2d 症状达高峰,通常意识清楚,但大面积脑梗死或基底动脉闭塞和可有意识障碍,甚至发生脑疝等危重症状。神经系统定位体征视脑血管闭塞的部位及梗死的范围而定。

(二)临床分型

有的根据病情程度分型,如完全性缺血性中风,系指起病 6h 内病情即达高峰,一般较重,可有意识障碍。还有的根据病程进展分型,如进展型缺血性中风,则指局限性脑缺血逐渐进展,数天内呈阶梯式加重。

1.按病程和病情分型

(1)进展型:局限性脑缺血症状逐渐加重,呈阶梯式加重,可持续 6h 至数日。

(2)缓慢进展型:在起病后 1～2 周症状仍逐渐加重,血栓逐渐发展,脑缺血和脑水肿的范围继续扩大,症状由轻变重,直到出现对侧偏瘫、意识障碍,甚至发生脑疝,类似颅内肿瘤,又称类脑瘤型。

(3)大块梗死型:又称爆发型,如颈内动脉或大脑中动脉主干等较大动脉的急性脑血栓形成,往往症状出现快,伴有明显脑水肿、颅内压增高,患者头痛呕吐、病灶对侧偏瘫,常伴意识障碍,很快进入昏迷,有时发生脑疝,类似脑出血,又称类脑出血型。

(4)可逆性缺血性神经功能缺损(RIND):此型患者症状、体征持续超过 24h,但在 2～3 周内完全恢复,不留后遗症。病灶多数发生于大脑半球半卵圆中心,可能由于该区尤其是非优势半球侧侧支循环迅速而充分地代偿,缺血尚未导致不可逆的神经细胞损害,也可能是一种较轻的梗死。

2.OCSP 分型

即英国牛津郡社区脑卒中研究规划(OCSP)的分型。

(1)完全前循环梗死(TACI):表现为三联征,即完全大脑中动脉(MCA)综合征的表现。①大脑高级神经活动障碍(如意识障碍、失语、失算、空间定向力障碍等);②同向偏盲;③对侧 3 个部位(面、上肢和下肢)较严重的运动和(或)感觉障碍。多为 MCA 近段主干,少数为颈内动脉虹吸段闭塞引起的大面积脑梗死。

（2）部分前循环梗死（PACI）：有以上三联征中的两个，或只有高级神经活动障碍，或感觉运动缺损较 TACI 局限。提示是 MCA 远段主干、各级分支或 ACA 及分支闭塞引起的中、小梗死。

（3）后循环梗死（POCI）：表现为各种不同程度的椎－基底动脉综合征——可表现为同侧脑神经瘫痪及对侧感觉运动障碍；双侧感觉运动障碍；双眼协同活动及小脑功能障碍，无长束征或视野缺损等。为椎－基底动脉及分支闭塞引起的大小不等的脑干、小脑梗死。

（4）腔隙性梗死（LACI）：表现为腔隙综合征，如纯运动性偏瘫、纯感觉性脑卒中、共济失调性轻偏瘫、手笨拙－构音不良综合征等。大多是基底节或脑桥小穿支病变引起的小腔隙灶。

OCSP 分型方法简便，更加符合临床实际的需要，临床医师不必依赖影像或病理结果即可对急性脑梗死迅速分出亚型，并作出有针对性的处理。

（三）临床综合征

1.颈内动脉闭塞综合征

指颈内动脉血栓形成，主干闭塞。病史中可有头痛、头晕、昏厥、半身感觉异常或轻偏瘫；病变对侧有偏瘫、偏身感觉障碍和偏盲；可有精神症状，严重时有意识障碍；病变侧有视力减退，有的还有视神经乳头萎缩；病灶侧有 Horner 综合征；病灶侧颈动脉搏动减弱或消失；优势半球受累可有失语，非优势半球受累可出现体象障碍。

2.大脑中动脉闭塞综合征

指大脑中动脉血栓形成，大脑中动脉主干闭塞，引起病灶对侧偏瘫、偏身感觉障碍和偏盲，优势半球受累还有失语。累及非优势半球可有失用、失认和体象障碍等顶叶症状。病灶广泛，可引起脑肿胀，甚至死亡。

（1）皮质支闭塞：引起病灶对侧偏瘫、偏身感觉障碍，面部及上肢重于下肢，优势半球病变有运动性失语，非优势半球病变有体象障碍。

（2）深穿支闭塞：出现对侧偏瘫和偏身感觉障碍，优势半球病变可出现运动性失语。

3.大脑前动脉闭塞综合征

指大脑前动脉血栓形成，大脑前动脉主干闭塞。在前交通动脉以前发生阻塞时，因为病损脑组织可通过对侧前交通动脉得到血供，故不出现临床症状；在前交通动脉分出之后阻塞时，可出现对侧中枢性偏瘫，以面瘫和下肢瘫为重，可伴有轻微偏身感觉障碍；并可有排尿障碍（旁中央小叶受损）；精神障碍（额极与胼胝体受损）；强握及吸吮反射（额叶受损）等。

（1）皮质支闭塞：引起对侧下肢运动及感觉障碍；轻微共济运动障碍；排尿障碍和精神障碍。

（2）深穿支闭塞：引起对侧中枢性面、舌及上肢瘫。

4.大脑后动脉闭塞综合征

指大脑后动脉血栓形成。约 70％的患者两条大脑后动脉来自基底动脉，并有后交通动脉与颈内动脉联系交通。有 20％～25％的人一条大脑后动脉来自基底动脉，另一条来自颈内动脉；其余的人中，两条大脑后动脉均来自颈内动脉。

大脑后动脉供应颞叶的后部和基底面、枕叶的内侧及基底面，并发出丘脑膝状体及丘脑穿动脉供应丘脑血液。

（1）主干闭塞：引起对侧同向性偏盲，上部视野受损较重，黄斑回避（黄斑视觉皮质代表区为大脑中、后动脉双重血液供应，故黄斑视力不受累）。

（2）中脑水平大脑后动脉起始处闭塞：可见垂直性凝视麻痹、动眼神经麻痹、眼球垂直性歪扭斜视。

（3）双侧大脑后动脉闭塞：有皮质盲、记忆障碍（累及颞叶）、不能识别熟悉面孔（面容失认症）、幻视和行为综合征。

（4）深穿支闭塞：丘脑穿动脉闭塞则引起红核丘脑综合征，病侧有小脑性共济失调，意向性震颤。舞蹈样不自主运动和对侧感觉障碍。丘脑膝状体动脉闭塞则引起丘脑综合征，病变对侧偏身感觉障碍（深感觉障碍较浅感觉障碍为重），病变对侧偏身自发性疼痛。轻偏瘫，共济失调和舞蹈一手足徐动症。

5.椎—基底动脉闭塞综合征

指椎—基底动脉血栓形成。椎—基底动脉实为一连续的脑血管干并有着共同的神经支配，无论是结构、功能还是临床病症的表现，两侧互为影响，实难予以完全分开，故常总称为"椎—基底动脉系疾病"。

（1）基底动脉主干闭塞综合征：指基底动脉主干血栓形成。发病虽然不如脑桥出血那么急，但病情常迅速恶化，出现眩晕、呕吐、四肢瘫痪、共济失调、昏迷和高热等。大多数患者在短期内死亡。

（2）双侧脑桥正中动脉闭塞综合征：指双侧脑桥正中动脉血栓形成，为典型的闭锁综合征，表现为四肢瘫痪、假性延髓性麻痹、双侧周围性面瘫、双眼球外展麻痹、两侧的侧视中枢麻痹。但患者意识清楚，视力、听力和眼球垂直运动正常，所以，患者通过听觉、视觉和眼球上下运动表示意识和交流。

（3）基底动脉尖综合征：基底动脉尖分出两对动脉——小脑上动脉和大脑后动脉，分支供应中脑、丘脑、小脑上部、颞叶内侧及枕叶。血栓性闭塞多发生于基底动脉中部，栓塞性病变通常发生在基底动脉尖。栓塞性病变导致眼球运动及瞳孔异常，表现为单侧或双侧动眼神经部分或完全麻痹、眼球上视不能（上丘受累）、光反射迟钝而调节反射存在（顶盖前区病损）、一过性或持续性意识障碍（中脑或丘脑网状激活系统受累）、对侧偏盲或皮质盲（枕叶受累）、严重记忆障碍（颞叶内侧受累）。如果是中老年人突发意识障碍又较快恢复，有瞳孔改变、动眼神经麻痹、垂直注视障碍、无明显肢体瘫痪和感觉障碍应想到该综合征的可能。如果还有皮质盲或偏盲、严重记忆障碍更支持本综合征的诊断，需做头部 CT 或 MRI 检查，若发现有双侧丘脑、枕叶、颞叶和中脑病灶则可确诊。

（4）中脑穿动脉综合征：指中脑穿动脉血栓形成，亦称 Weber 综合征，病变位于大脑脚底，损害锥体束及动眼神经，引起病灶侧动眼神经麻痹和对侧中枢性偏瘫。中脑穿动脉闭塞还可引起 Benedikt 综合征，累及动眼神经髓内纤维及黑质，引起病灶侧动眼神经麻痹及对侧锥体外系症状。

（5）脑桥支闭塞综合征：指脑桥支血栓形成引起的 Millard—Gubler 综合征，病变位于脑桥的腹外侧部，累及展神经核和面神经核以及锥体束，引起病灶侧眼球外直肌麻痹、周围性面神经麻痹和对侧中枢性偏瘫。

(6)内听动脉闭塞综合征:指内听动脉血栓形成(内耳卒中)。内耳的内听动脉有两个分支,较大的耳蜗动脉供应耳蜗及前庭迷路下部;较小的耳蜗动脉供应前庭迷路上部,包括水平半规管及椭圆囊斑。由于口径较小的前庭动脉缺乏侧支循环,以致前庭迷路上部对缺血选择性敏感,故迷路缺血常出现严重眩晕、恶心呕吐。若耳蜗支同时受累则有耳鸣、耳聋。耳蜗支单独梗死则会突发耳聋。

(7)小脑后下动脉闭塞综合征:指小脑后下动脉血栓形成,也称 Wallenberg 综合征。表现为急性起病的头晕、眩晕、呕吐(前庭神经核受损)、交叉性感觉障碍,即病侧面部感觉减退、对侧肢体痛觉、温度觉障碍(病侧三叉神经脊束核及对侧交叉的脊髓丘脑束受损),同侧 Horner 综合征(下行交感神经纤维受损),同侧小脑性共济失调(绳状体或小脑受损),声音嘶哑、吞咽困难(疑核受损)。小脑后下动脉常有解剖变异,常见不典型临床表现。

四、辅助检查
(一)影像学检查
1.胸部 X 线检查

了解心脏情况及肺部有无感染和癌肿等。

2.CT 检查

不仅可确定梗死的部位及范围,而且可明确是单发还是多发。在缺血性脑梗死发病 12～24h 内,CT 没有明显的阳性表现。梗死灶最初表现为不规则的稍低密度区,病变与血管分布区一致。常累及基底节区,如为多发灶,亦可连成一片。病灶大、水肿明显时可有占位效应。在发病后 2～5d,病灶边界清晰,呈楔形或扇形等。1～2 周,水肿消失,边界更清,密度更低。发病第 2 周,可出现梗死灶边界不清楚,边缘出现等密度或稍低密度,即模糊效应;在增强扫描后往往呈脑回样增强,有助于诊断。4～5 周,部分小病灶可消失,而大片状梗死灶密度进一步降低和囊变,后者 CT 值接近脑脊液。

在基底节和内囊等处的小梗死灶(一般在 15mm 以内)称之为腔隙性脑梗死,病灶亦可发生在脑室旁深部白质、丘脑及脑干。

在 CT 排除脑出血并证实为脑梗死后,CT 血管成像(CTA)对探测颈动脉及其各主干分支的狭窄准确性较高。

3.MRI 检查

对病灶较 CT 敏感性、准确性更高的一种检测方法,其无辐射、无骨伪迹、更易早期发现小脑、脑干等部位的梗死灶,并于脑梗死后 6h 左右便可检测到由于细胞毒性水肿造成 T 和 T_2 加权延长引起的 MRI 信号变化。近年来,除常规应用 SE 法的 T_1 和 T_2 加权以影像对比度原理诊断外,更需采用功能性磁共振成像,如弥散成像(DWI)和表观弥散系数(ADC)、液体衰减反转恢复序列(FLAIR)等进行水平位和冠状位检查,往往在脑缺血发生后 1～1.5h 便可发现脑组织水含量增加引起的 MRI 信号变化,并随即可进一步行磁共振血管成像(MRA)、CT 血管成像(CTA)或数字减影血管造影(DSA)以了解梗死血管部位,为超早期施行动脉内介入溶栓治疗创造条件,有时还可发现血管畸形等非动脉硬化性血管病变。

(1)超早期:脑梗死临床发病后 1h 内,DWI 便可描出高信号梗死灶,ADC 序列显示暗区。实际上 DWI 显示的高信号灶仅是血流低下引起的缺血灶。随着缺血的进一步进展,DWI 从高信号渐转为等信号或低信号,病灶范围逐渐增大;PWI、FLAIR 及 T_2WI 均显示高信号病灶区。值得注意的是,DWI 对超早期脑干缺血性病灶,在水平位不易发现,而往往在冠状位可清楚显示。

(2)急性期:血脑屏障尚未明显破坏,缺血区有大量水分子聚集,T_1WI 和 T_2WI 明显延长,T_1WI 呈低信号,T_2WI 呈高信号。

(3)亚急性期及慢性期:由于正血红铁蛋白游离,T_1WI 呈边界清楚的低信号,T_2WI 和 FLAIR 均呈高信号;至病灶区水肿消除,坏死组织逐渐产生,囊性区形成,乃至脑组织萎缩,FLAIR 呈低信号或低信号与高信号混杂区,中线结构移向病侧。

(二)脑脊液检查

脑梗死患者脑脊液检查一般正常,大块梗死型患者可有压力增高和蛋白含量增高;出血性梗死时可见红细胞。

(三)经颅多普勒超声

TCD 是诊断颅内动脉狭窄和闭塞的手段之一,对脑底动脉严重狭窄(>65%)的检测有肯定的价值。局部脑血流速度改变与频谱图形异常是脑血管狭窄最基本的 TCD 改变。三维 B 超检查可协助发现颈内动脉粥样硬化斑块的大小和厚度,有没有管腔狭窄及严重程度。

(四)心电图检查

进一步了解心脏情况。

(五)血液学检查

(1)血常规、血沉、抗"O"和凝血功能检查:了解有无感染征象、活动风湿和凝血功能情况。

(2)血糖:了解有无糖尿病。

(3)血清脂质:包括总胆固醇和三酰甘油(甘油三酯)有无增高。

(4)脂蛋白:低密度脂蛋白胆固醇(LDL-C)由极低密度脂蛋白胆固醇(VLDL-C)转化而来。在通常情况下,LDL-C 从血浆中清除,其所含胆固醇酯由脂肪酸水解,当体内 LDL-C 显著升高时,LDL-C 附着到动脉的内皮细胞与 LDL 受体结合,而易被巨噬细胞摄取,沉积在动脉内膜上形成动脉硬化。有一组报道正常人组 LDL-C 为(2.051±0.853)mmol/L,脑梗死患者组为(3.432±1.042)mol/L。

(5)载脂蛋白 B:载脂蛋白 B(ApoB)是血浆低密度脂蛋白(LDL)和极低密度脂蛋白(VLDL)的主要载脂蛋白,其含量能精确反映出 LDL 的水平,与动脉粥样硬化(AS)的发生关系密切。在 AS 的硬化斑块中,胆固醇并不是孤立地沉积于动脉壁上,而是以 LDI 整个颗粒形成沉积物;ApoB 能促进沉积物与氨基多糖结合成复合物,沉积于动脉内膜上,从而加速 AS 形成。对总胆固醇(TC)、LDI-C 均正常的脑血栓形成患者,ApoB 仍然表现出较好的差别性。

ApoA-I 的主要生物学作用是激活卵磷脂胆固醇转移酶,此酶在血浆胆固醇(Ch)酯化和 HDL 成熟(即 HDL→HDL_2→HDL_3)过程中起着极为重要的作用。ApoA-I 与 HDL_2 可逆结合以完成 Ch 从外周组织转移到肝脏。因此,ApoA-I 显著下降时,可形成 AS。

(6)血小板聚集功能:近些年来的研究提示血小板聚集功能亢进参与体内多种病理反应过程,尤其是对缺血性脑血管疾病的发生、发展和转归起重要作用。血小板最大聚集率(PMA)、解聚型出现率(PDC)和双相曲线型出现率(PBC),发现缺血型脑血管疾病 PMA 显著高于对照组,PDC 明显低于对照组。

(7)血栓烷 A_2 和前列环素:许多文献强调花生四烯酸(AA)的代谢产物在影响脑血液循环中起着重要作用,其中血栓烷 A_2(TXA_2)和前列环素($PGI2$)的平衡更引人注目。脑组织细胞和血小板等质膜有丰富的不饱和脂肪酸,脑缺氧时,磷脂酶 A_2 被激活,分解膜磷脂使 AA 释放增加。后者在环氧化酶的作用下血小板和血管内皮细胞分别生成 TXA_2 和 PGI_2。TXA_2 和 PGI_2 水平改变在缺血性脑血管疾病的发生上是原发还是继发的问题,但目前还不清楚。TXA_2 大量产生,PGI_2 的生成均受到抑制,使正常情况下 TXA_2 与 PGI_2 之间的动态平衡受到破坏。TXA_2 强烈的缩血管和促进血小板聚集作用因失去对抗而占优势,对于缺血性低灌流的发生起着重要作用。

(8)血液流变学:缺血性脑血管疾病全血黏度、血浆比黏度、血细胞比容升高,血小板电泳和红细胞电泳时间延长。通过对脑血管疾病进行 133 例脑血流(CBF)测定,并将黏度相关的几个变量因素与 CBF 做了统计学处理,发现全部患者的 CBF 均低于正常,证实了血液黏度因素与 CBF 的关系。有学者把血液流变学各项异常作为脑梗死的危险因素之一。

红细胞表面带有负电荷,其所带电荷越少,电泳速度就越慢。有一组报道示脑梗死组红细胞电泳速度明显慢于正常对照组,说明急性脑梗死患者红细胞表面电荷减少,聚集性强,可能与动脉硬化性脑梗死的发病有关。

五、诊断与鉴别诊断

(一)诊断

(1)血栓形成性脑梗死为中年以后发病。

(2)常伴有高血压。

(3)部分患者发病前有 TIA 史。

(4)常在安静休息时发病,醒后发现症状。

(5)症状、体征可归为某一动脉供血区的脑功能受损,如病灶对侧偏瘫、偏身感觉障碍和偏盲,优势半球病变还有语言功能障碍。

(6)多无明显头痛、呕吐和意识障碍。

(7)大面积脑梗死有颅内高压症状,头痛、呕吐或昏迷,严重时会发生脑疝。

(8)脑脊液检查多属正常。

(9)发病在 12～48h 后 CT 出现低密度灶。

(10)MRI 检查可更早发现梗死灶。

(二)鉴别诊断

1.脑出血

血栓形成性脑梗死和脑出血均为中老年人多见的急性起病的脑血管疾病,必须进行 CT/MRI检查予以鉴别。

2.脑栓塞

血栓形成性脑梗死和脑栓塞同属脑梗死范畴,且均为急性起病,后者多有心脏病病史,或有其他肢体栓塞史,心电图检查可发现心房颤动等,以供鉴别诊断。

3.颅内占位性病变

少数颅内肿瘤、慢性硬膜下血肿和脑脓肿患者可以突然发病,表现局灶性神经功能缺失症状,而易与脑梗死相混淆。但颅内占位性病变常有颅内高压症状和逐渐加重的临床经过,颅脑CT对鉴别诊断有确切的价值。

4.脑寄生虫病

如脑囊虫病、脑型血吸虫病,也可在癫痫发作后,急性起病偏瘫。寄生虫的有关免疫学检查和神经影像学检查可帮助鉴别。

六、治疗

欧洲脑卒中组织(ESO)《缺血性脑卒中和短暂性脑缺血发作处理指南》[欧洲脑卒中促进会(EUSI),2008]推荐所有急性缺血性脑卒中患者都应在卒中单元内接受以下治疗。

(一)溶栓治疗

理想的治疗方法是在缺血组织出现坏死之前,尽早清除栓子,早期使闭塞脑血管再开通和缺血区的供血重建,以减轻神经组织的损害。正因为如此,溶栓治疗脑梗死一直引起人们的广泛关注。国外早在1958年即有溶栓治疗脑梗死的报道,由于有脑出血等并发症,益处不大,溶栓疗法一度停止使用。近30多年来,由于溶栓治疗急性心肌梗死的患者取得了很大的成功,大大减少了心肌梗死的范围,病死率下降20%～50%。溶栓治疗脑梗死又受到了很大的鼓舞。再者,CT扫描能及时排除颅内出血,可在早期或超早期进行溶栓治疗,因而提高了疗效和减少脑出血等并发症。

1.病例选择

(1)临床诊断符合急性脑梗死。

(2)头颅CT扫描排除颅内出血和大面积脑梗死。

(3)治疗前收缩压不宜＞180mmHg,舒张压不宜＞110mmHg。

(4)无出血素质或出血性疾病。

(5)年龄＞18岁及＜75～80岁。

(6)溶栓最佳时机为发病后6h内,特别在3h内。

(7)获得患者家属的书面知情同意。

2.禁忌证

(1)病史和体检符合蛛网膜下隙出血。

(2)CT扫描有颅内出血、肿瘤、动静脉畸形或动脉瘤。

(3)两次降压治疗后血压仍＞180/110mmHg。

(4)过去30d内有手术史或外伤史,3个月内有脑外伤史。

(5)病史有血液疾病、出血素质、凝血功能障碍或使用抗凝药物史,凝血酶原时间(PT)＞15s,部分凝血活酶时间(APTT)＞40s,国际标准化比值(INR)＞1.4,血小板计数＜100×10^9/L。

(6)脑卒中发病时有癫痫发作的患者。

3.治疗时间窗

前循环脑卒中的治疗时间窗一般认为在发病后6h内(使用阿替普酶为3h内),后循环闭塞时的治疗时间窗适当放宽到 12h。这一方面是因为脑干对缺血耐受性更强，另一方面是由于后循环闭塞后预后较差，更积极的治疗有可能挽救患者的生命。许多研究者尝试放宽治疗时限，有认为脑梗死 12～24h 内早期溶栓治疗有可能对少部分患者有效。但美国脑卒中协会（ASA）和欧洲脑卒中促进会（EUSI）都赞同认真选择在缺血性脑卒中发作后 3h 内早期恢复缺血脑的血流灌注，才可获得良好的转归。两个指南也讨论了超过治疗时间窗溶栓的效果，EUSI 的结论是目前仅能作为临床试验的组成部分。对于不能可靠地确定脑卒中发病时间的患者，包括睡眠觉醒时发现脑卒中发病的病例，两个指南均不推荐进行静脉溶栓治疗。

4.溶栓药物

（1）尿激酶：是从健康人新鲜尿液中提取分离，然后再进行高度精制而得到的蛋白质，没有抗原性，不引起过敏反应。其溶栓特点为不仅溶解血栓表面，而且深入栓子内部，但对陈旧性血栓则难起作用。尿激酶是非特异性溶栓药，与纤维蛋白的亲和力差，常易引起出血并发症。尿激酶的剂量和疗程目前尚无统一标准，剂量波动范围也大。

静脉滴注法：尿激酶每次 100 万～150 万 U 溶于 0.9％氯化钠注射液 500～1000mL，静脉滴注，仅用 1 次。另外，尿激酶还可每次 20 万～50 万 U 溶于 0.9％氯化钠注射液 500mL 中静脉滴注，每日 1 次，可连用 7～10d。

动脉滴注法：选择性动脉给药有两种途径。一是超选择性脑动脉注射法，即经股动脉或肘动脉穿刺后，先进行脑血管造影，明确血栓所在的部位，再将导管插至颈动脉或椎—基底动脉的分支，直接将药物注入血栓所在的动脉或直接注入血栓处，达到较准确的选择性溶栓作用。在注入溶栓药后，还可立即再进行血管造影了解溶栓的效果。二是采用颈动脉注射法，常规颈动脉穿刺后，将溶栓药注入发生血栓的颈动脉，起到溶栓的效果。动脉溶栓尿激酶的剂量一般是 10 万～30 万 U，有学者报道药物剂量还可适当加大。但急性脑梗死取得疗效的关键是掌握最佳的治疗时间窗，才会取得更好的效果，治疗时间窗比给药途径更重要。

（2）阿替普酶（rt－PA）：rt－PA 是第 1 种获得美国食品药品监督管理局（FDA）批准的溶栓药，特异性作用于纤溶酶原，激活血块上的纤溶酶原，而对血循环中的纤溶酶原亲和力小。因纤溶酶赖氨酸结合部位已被纤维蛋白占据，血栓表面的 α_2－抗纤溶酶作用很弱，但血中的纤溶酶赖氨酸结合部位未被占据，故可被 α_2－抗纤溶酶很快灭活。因此，rt－PA 优点为局部溶栓，很少产生全身抗凝、纤溶状态，而且无抗原性，但 rt－PA 半衰期短（3～5min），而且血循环中纤维蛋白原激活抑制物的活性高于 rt－PA，会有一定的血管再闭塞，故临床溶栓必须用大剂量连续静脉滴注。rt－PA 治疗剂量是 0.85～0.90mg/kg，总剂量＜90mg，10％的剂量先予静脉推注，其余 90％的剂量在 24h 内静脉滴注。

美国更新的《急性缺血性脑卒中早期治疗指南》指出，早期治疗的策略性选择，发病接诊的当时第一阶段医师能做的就是三件事：①评价患者。②诊断、判断缺血的亚型。③分诊、介入、外科或内科，0～3h 的治疗只有一个就是静脉溶栓，而且推荐使用 rt－PA。

《中国脑血管病防治指南》建议：①对经过严格选择的发病 3h 内的急性缺血性脑卒中患者，应积极采用静脉溶栓治疗，首选阿替普酶（rt－PA），无条件采用 rt－PA 时，可用尿激酶替代。②发病 3～6h 的急性缺血性脑卒中患者，可应用静脉尿激酶溶栓治疗，但选择患者应更严格。③对发病 6h 以内的急性缺血性脑卒中患者，在有经验和有条件的单位，可以考虑进行动脉内溶栓治疗研究。④基底动脉血栓形成的溶栓治疗时间窗和适应证,可以适当放宽。⑤超过时间窗溶栓,不会提高治疗效果,且会增加再灌注损伤和出血并发症,不宜溶栓,恢复期患者应禁用溶栓治疗。

美国《急性缺血性脑卒中早期处理指南》Ⅰ级建议:MCA梗死<6h的严重脑卒中患者,动脉溶栓治疗是可以选择的,或可选择静脉内滴注rt-PA;治疗要求患者处于一个有经验、能够立刻进行脑血管造影,且提供合格的介入治疗的脑卒中中心。鼓励相关机构界定遴选能进行动脉溶栓的个人标准。Ⅱ级建议:对于具有使用静脉溶栓禁忌证,诸如近期已手术的患者,动脉溶栓是合理的。Ⅲ级建议:动脉溶栓的可获得性不应该一般地排除静脉内给rt-PA。

(二)降纤治疗

降纤治疗可以降解血栓蛋白质,增加纤溶系统的活性,抑制血栓形成或促进血栓溶解。此类药物亦应早期应用,最好是在发病后6h内,但没有溶栓药物严格,特别适应于合并高纤维蛋白原血症者。目前国内纤溶药物种类很多,现介绍下面几种。

1.巴曲酶

又名东菱克栓酶,能分解纤维蛋白原,抑制血栓形成,促进纤溶酶的生成,而纤溶酶是溶解血栓的重要物质。巴曲酶的剂量和用法:第1d 10BU,第3d和第5d各为5～10BU稀释于100～250mL 0.9%氯化钠注射液中,静脉滴注1h以上。对治疗前纤维蛋白原在4g/L以上和突发性耳聋(内耳卒中)的患者,首次剂量为15～20BU,以后隔日5BU,疗程1周,必要时可增至3周。

2.精纯链激酶

又名注射用降纤酶,是以我国尖吻蝮蛇(又名五步蛇)的蛇毒为原料,经现代生物技术分离、纯化而精制的蛇毒制剂。本品为缬氨酸蛋白水解酶,能直接作用于血中的纤维蛋白α-链释放出肽A。此时生成的肽A血纤维蛋白体的纤维系统,诱发t-PA的释放,增加t-PA的活性,促进纤溶酶的生成,使已形成的血栓得以迅速溶解。本品不含出血毒素,因此很少引起出血并发症。剂量和用法:首次10U稀释于100mL 0.9%氯化钠注射液中缓慢静脉滴注,第2d 10U,第3d 5～10U。必要时可适当延长疗程,1次5～10U,隔日静脉滴注1次。

3.降纤酶

曾用名蝮蛇抗栓酶、精纯抗栓酶和去纤酶。取材于东北白眉蝮蛇蛇毒,是单一成分蛋白水解酶。剂量和用法:急性缺血性脑卒中,首次10U加入0.9%氯化钠注射液100～250mL中静脉滴注,以后每日或隔日1次,连用2周。

4.注射用纤溶酶

从蝮蛇蛇毒中提取的纤溶酶并制成制剂,其原理是利用抗体最重要的生物学特性——抗体与抗原能特异性结合,即抗体分子只与其相应的抗原发生结合。纤溶酶单克隆抗体纯化技术,就是用纤溶酶抗体与纤溶酶进行特异性结合,从而达到分离纯化纤溶酶,同时去除蛇毒中的出血毒素和神经毒。剂量和用法:对急性脑梗死(发病后72h内)第1～3d每次300U加入5%葡萄糖注射液或0.9%氯化钠注射液250mL中静脉滴注,第4～14d每次100～300U。

5.安康乐得

安康乐得是马来西亚一种蝮蛇毒液的提纯物,是一种蛋白水解酶,能迅速有效地降低血纤维蛋白原,并可裂解纤维蛋白肽 A,导致低纤维蛋白血症。剂量和用法:2～5AU/kg,溶于 250～500mL 0.9％氯化钠注射液中,6～8h 静脉滴注完,每日 1 次,连用 7d。

《中国脑血管病防治指南》建议:①脑梗死早期(特别是 12h 以内)可选用降纤治疗,高纤维蛋白血症更应积极降纤治疗。②应严格掌握适应证和禁忌证。

(三)抗血小板聚集药

抗血小板聚集药又称血小板功能抑制剂。随着对血栓性疾病发生机制认识的加深,发现血小板在血栓形成中起着重要的作用。近年来,抗血小板聚集药在预防和治疗脑梗死方面越来越引起人们的重视。抗血小板聚集药主要包括血栓烷 A_2 抑制剂(阿司匹林)、ADP 受体拮抗剂(噻氯匹定、氯吡格雷)、磷酸二酯酶抑制剂(双嘧达莫)、糖蛋白(GP)Ⅱb/Ⅲa 受体拮抗剂和其他抗血小板药物。

1.阿司匹林

阿司匹林是一种强效的血小板聚集抑制剂。阿司匹林抗栓作用的机制,主要是基于对环氧化酶的不可逆性抑制,使血小板内花生四烯酸转化为血栓烷 A_2(TXA_2)受阻,因为 TXA_2 可使血小板聚集和血管平滑肌收缩。在脑梗死发生后,TXA_2 可增加脑血管阻力、促进脑水肿形成。小剂量阿司匹林,可以最大限度地抑制 TXA_2 和最低限度地影响前列环素(PGI_2),从而达到比较理想的效果。国际脑卒中实验协作组和 CAST 协作组两项非盲法随机干预研究表明,脑卒中发病后 48h 内应用阿司匹林是安全有效的。

阿司匹林预防和治疗缺血性脑卒中效果的不恒定,可能与用药剂量有关。有些研究者认为每日给 75～325mg 最为合适。有学者分别给患者口服阿司匹林每日 50mg、100mg、325mg 和 1000mg,进行比较,发现 50mg/d 即可完全抑制 TXA_2 生成,出血时间从 5.03 分钟延长到 6.96min,100mg/d 出血时间 7.78min,但 1000mg/d 反而缩减至 6.88min。也有人观察到口服阿司匹林 50mg/d,尿内 TXA_2 代谢产物能被抑制 95％,而尿内 PGI_2 代谢产物基本不受影响;每日 100mg,则尿内 TXA_2 代谢产物完全被抑制,而尿内 PGI_2 代谢产物保持基线的 25％～40％;若用 1000mg/d,则上述两项代谢产物完全被抑制。根据以上实验结果和临床体会提示,阿司匹林每日 100～150mg 最为合适,既能达到预防和治疗的目的,又能避免发生不良反应。

《中国脑血管病防治指南》建议:①多数无禁忌证的未溶栓患者,应在脑卒中后尽早(最好 48h 内)开始使用阿司匹林。②溶栓患者应在溶栓 24h 后,使用阿司匹林,或阿司匹林与双嘧达莫缓释剂的复合制剂。③阿司匹林的推荐剂量为 150～300mg/d,分 2 次服用,2～4 周后改为预防剂量(50～150mg/d)。

2.氯吡格雷

由于噻氯匹定有明显的不良反应,已基本被淘汰,被第 2 代 ADP 受体拮抗剂氯吡格雷所取代。氯吡格雷和噻氯匹定一样对 ADP 诱导的血小板聚集有较强的抑制作用,对花生四烯酸、胶原、凝血酶、肾上腺素和血小板活化因子诱导的血小板聚集也有一定的抑制作用。与阿司匹林不同的是,它们对 ADP 诱导的血小板第Ⅰ相和第Ⅱ相的聚集均有抑制作用,且有一定的解聚作用。它还可以与红细胞膜结合,降低红细胞在低渗溶液中的溶解倾向,改变红细胞的变形能力。

氯吡格雷和阿司匹林均可作为治疗缺血性脑卒中的一线药物,多项研究都说明氯吡格雷的效果优于阿司匹林。氯吡格雷与阿司匹林合用可防治缺血性脑卒中,比单用效果更好。氯吡格雷可用于预防颈动脉粥样硬化高危患者急性缺血事件。有文献报道 23 例颈动脉狭窄患者,在颈动脉支架置入术前常规服用阿司匹林 100mg/d,在介入治疗的前晚给予负荷剂量氯吡格雷 300mg,术后服用氯吡格雷 75mg/d,3 个月后经颈动脉彩超发现,新生血管内皮已完全覆盖支架,无血管闭塞和支架内再狭窄。

氯吡格雷的使用剂量为每次 50~75mg,每日 1 次。它的不良反应与阿司匹林比较,发生胃肠道出血的风险明显降低,发生腹泻和皮疹的风险略有增加,但明显低于噻氯匹定。主要不良反应有头昏、头胀、恶心、腹泻,偶有出血倾向。氯吡格雷禁用于对本品过敏者及近期有活动性出血者。

3.双嘧达莫

又名潘生丁,通过抑制磷酸二酯酶活性,阻止环腺苷酸(cAMP)的降解,提高血小板 cAMP 的水平,具有抗血小板黏附聚集的能力。双嘧达莫已作为预防和治疗冠心病、心绞痛的药物,而用于防治缺血性脑卒中的效果仍有争议。欧洲脑卒中预防研究(ESPS)大宗 RCT 研究认为双嘧达莫与阿司匹林联合使用能防治缺血性脑卒中,疗效是单用阿司匹林或双嘧达莫的 2 倍,并不会导致更多的出血不良反应。

美国 FDA 最近批准了阿司匹林和双嘧达莫复方制剂用于预防脑卒中。这一复方制剂每片含阿司匹林 50mg 和缓释双嘧达莫 400mg。一项单中心大规模随机试验发现,与单用小剂量阿司匹林比较,这种复方制剂可使脑卒中发生率降低 22%,但这项资料的价值仍有争论。

双嘧达莫的不良反应轻而短暂,长期服用可有头痛、头晕、呕吐、腹泻、面红、皮疹和皮肤瘙痒等。

4.血小板糖蛋白(GP)Ⅱb/Ⅲa 受体拮抗剂

GPⅡb/Ⅲa 受体拮抗剂是一种新型抗血小板药,其通过阻断 GPⅡb/Ⅲa 受体与纤维蛋白原配体的特异性结合,有效抑制各种血小板激活剂诱导的血小板聚集,进而防止血栓形成。GPⅡb/Ⅲa 受体是一种血小板膜蛋白,是血小板活化和聚集反应的最后通路。GPⅡb/Ⅲa 受体拮抗剂能完全抑制血小板聚集反应,是作用最强的抗血小板药。

GPⅡb/Ⅲa 受体拮抗剂分 3 类,即抗体类如阿昔单抗、肽类如依替巴肽和非肽类如替罗非班。这 3 种药物均获美国 FDA 批准应用。

该药还能抑制动脉粥样硬化斑块的其他成分,对预防动脉粥样硬化和修复受损血管壁起重要作用。GPⅡb/Ⅲa 受体拮抗剂在缺血性脑卒中二级预防中的剂量、给药途径、时间、监护措施以及安全性等目前仍在探讨之中。

有报道对于阿替普酶(rt-PA)溶栓和球囊血管成形术机械溶栓无效的大血管闭塞和急性缺血性脑卒中患者,GPⅡb/Ⅲa 受体拮抗剂能够提高治疗效果。阿昔单抗的抗原性虽已减低,但仍有部分患者可引起变态反应。

5.西洛他唑

又名培达,可抑制磷酸二酯酶(PDE),特别是 PDEⅢ,提高 cAMP 水平,从而起到扩张血管和抗血小板聚集的作用,常用剂量为每次 50~100mg,每日 2 次。

为了检测西洛他唑对颅内动脉狭窄进展的影响,Kwan 进行了一项多中心双盲随机与安慰剂对照研究,将 135 例大脑中动脉 M1 段或基底动脉狭窄有急性症状者随机分为两组,一组接受西洛他唑 200mg/d 的治疗,另一组给予安慰剂治疗,所有患者均口服阿司匹林 100mg/d,在进入试验和 6 个月后分别做 MRA 和 TCD 对颅内动脉狭窄程度进行评价。主要转归指标为 MRA 上有症状颅内动脉狭窄的进展,次要转归指标为临床事件和 TCD 的狭窄进展。西洛他唑组,45 例有症状颅内动脉狭窄者中有 3 例(6.7%)进展、11 例(24.4%)缓解;而安慰剂组有 15 例(28.8%)进展、8 例(15.4%)缓解,两组差异有显著性意义。

有症状颅内动脉狭窄是一个动态变化的过程,西洛他唑有可能防止颅内动脉狭窄的进展。西洛他唑的不良反应可有皮疹、头晕、头痛、心悸、恶心、呕吐,偶有消化道出血、尿路出血等。

6.三氟柳

三氟柳的抗血栓形成作用是通过干扰血小板聚集的多种途径实现的,如不可逆性抑制环氧化酶(CoX)和阻断血栓素 A_2(TXA$_2$)的形成。三氟柳抑制内皮细胞 CoX 的作用极弱,不影响前列腺素合成。另外,三氟柳及其代谢产物 2－羟基－4－三氟甲基苯甲酸可抑制磷酸二酯酶,增加血小板和内皮细胞内 cAMP 的浓度,增强血小板的抗聚集效应,该药应用于人体时不会延长出血时间。

有研究将 2113 例 TIA 或脑卒中患者随机分组,进行三氟柳(600mg/d)或阿司匹林(325mg/d)的治疗,平均随访 30.1 个月,主要转归指标为非致死性缺血性脑卒中、非致死性心肌梗死和血管性疾病死亡的联合终点,结果两组联合终点发生率、各个终点事件发生率和存活率均无明显差异,三氟柳组出血性事件发生率明显低于阿司匹林组。

7.沙格雷酯

又名安步乐克,是 5－HT$_2$ 受体阻滞剂,具有抑制由 5－HT 增强的血小板聚集作用和由 5－HT 引起的血管收缩的作用,增加被减少的侧支循环血流量,改善周围循环障碍等。口服沙格雷酯后 1～5h 即有抑制血小板的聚集作用,可持续 4～6h。口服每次 100mg,每日 3 次。不良反应较少,可有皮疹、恶心、呕吐和胃部灼热感等。

8.曲克芦丁

又名维脑路通,能抑制血小板聚集,防止血栓形成,同时能对抗 5－HT、缓激肽引起的血管损伤,增加毛细血管抵抗力,降低毛细血管通透性等。每次 200mg,每日 3 次,口服;或每次 400～600mg 加入 5% 葡萄糖注射液或 0.9% 氯化钠注射液 250～500mL 中静脉滴注,每日 1 次,可连用 15～30d。不良反应较少,偶有恶心和便秘。

(四)扩血管治疗

扩张血管药目前仍然是广泛应用的药物,但脑梗死急性期不宜使用,因为脑梗死病灶后的血管处于血管麻痹状态,此时应用血管扩张药,能扩张正常血管,对病灶区的血管不但不能扩张,还要从病灶区盗血,称"偷漏现象"。因此,血管扩张药应在脑梗死发病 2 周后才应用。常用的扩张血管药有以下几种。

1.丁苯酞

每次 200mg,每日 3 次,口服。偶见恶心,腹部不适,有严重出血倾向者忌用。

2.倍他司汀

每次 20mg 加入 5% 葡萄糖注射液 500mL 中静脉滴注,每日 1 次,连用 10～15d;或每次 8mg,每日 3 次,口服。有些患者会出现恶心、呕吐和皮疹等不良反应。

3.盐酸法舒地尔注射液

每次 60mg(2 支)加入 5% 葡萄糖注射液或 0.9% 氯化钠注射液 250mL 中静脉滴注,每日 1 次,连用 10～14d。可有一过性颜面潮红、低血压和皮疹等不良反应。

4.丁咯地尔

每次 200mg 加入 5% 葡萄糖注射液或 0.9% 氯化钠注射液 250～500mL 中,缓慢静脉滴注,每日 1 次,连用 10～14d。可有头痛、头晕、肠胃道不适等不良反应。

5.银杏达莫注射液

每次 20mL 加入 5% 葡萄糖注射液或 0.9% 氯化钠注射液 500mL 中静脉滴注,每日 1 次,可连用 14d。偶有头痛、头晕、恶心等不良反应。

6.葛根素注射液

每次 500mg 加入 5% 葡萄糖注射液或 0.9% 氯化钠注射液 500mL 中静脉滴注,每日 1 次,连用 14d。少数患者可出现皮肤瘙痒头痛、头昏、皮疹等不良反应,停药后可自行消失。

7.灯盏花素注射液

每次 20mL(含灯盏花乙素 50g)加入 5% 葡萄糖注射液或 0.9% 氯化钠注射液 250mL 中静脉滴注,每日 1 次,连用 14d。偶有头痛、头昏等不良反应。

(五)钙通道阻滞剂

钙通道阻滞剂是继 β 受体阻滞剂之后,脑血管疾病治疗中最重要的进展之一。正常时细胞内钙离子浓度为 10^{-9} mol/L,细胞外钙离子浓度比细胞内大 10000 倍。在病理情况下,钙离子迅速内流到细胞内,使原有的细胞内外钙离子平衡破坏,结果造成:①由于血管平滑肌细胞内钙离子增多,导致血管痉挛,加重缺血、缺氧。②由于大量钙离子激活了 ATP 酶,使 ATP 酶加速消耗,结果细胞内能量不足,多种代谢无法维持。③由于大量钙离子破坏了细胞膜的稳定性,使许多有害物质释放出来。④由于神经细胞内钙离子陡增,可加速已经衰竭的细胞死亡。使用钙通道阻滞剂的目的在于阻止细胞外钙离子内流到细胞内,阻断上述病理过程。

钙通道阻滞剂改善脑缺血和解除脑血管痉挛的机制可能是:①解除缺血灶中的血管痉挛。②抑制肾上腺素能受体介导的血管收缩,增加脑组织葡萄糖利用率,继而增加脑血流量。③有梗死的半球内血液重新分布,缺血区脑血流量增加,高血流区血流量减少,对临界区脑组织有保护作用。有以下几种常用的钙通道阻滞剂:

1.尼莫地平

为选择性扩张脑血管作用最强的钙通道阻滞剂。口服,每次 40mg,每日 3～4 次。注射液,每次 24mg,溶于 5% 葡萄糖注射液 1500mL 中静脉滴注,开始注射时,1mg/h,若患者能耐受,1h 后增至 2mg/h,每日 1 次,连续用药 10d,以后改用口服。德国 Bayer 药厂生产的尼莫同,每次口服 30～60mg,每日 3 次,可连用 1 个月。注射液开始 2h 可按照 0.5mg/h 静脉滴注,如果耐受性良好,尤其血压无明显下降时,可增至 1mg/h,连用 7～10d 后改为口服。该药规格为尼莫同注射液 50mL 含尼莫地平 10mg,一般每日静脉滴注 10mg。不良反应比较轻微,口服时可有一过性消化道不适、头晕、嗜睡和皮肤瘙痒等。静脉给药可有血压下降(尤其是治疗前有高血压者)、头痛、头晕、皮肤潮红、多汗、心率减慢或心率加快等。

2.尼卡地平

对脑血管的扩张作用强于外周血管的作用。每次口服 20mg,每日 3～4 次,连用 1～2 个月。可有胃肠道不适、皮肤潮红等不良反应。

3.氟桂利嗪

又名西比灵,每次 5～10mg,睡前服。有嗜睡、乏力等不良反应。

4.桂利嗪

又名脑益嗪,每次口服 25mg,每日 3 次。有嗜睡、乏力等不良反应。

(六)防治脑水肿

大面积脑梗死、出血性梗死的患者多有脑水肿,应给予降低颅压处理,如床头抬高 30°角,避免有害刺激、解除疼痛、适当吸氧和恢复正常体温等基本处理;有条件行颅内压测定者,脑灌注压应保持在 70mmHg 以上;避免使用低渗和含糖溶液,如脑水肿明显者应快速给予降颅压处理。

1.甘露醇

甘露醇对缩小脑梗死面积与减轻病残有一定的作用。甘露醇除降低颅内压外,还可降低血液黏度、增加红细胞变形性、减少红细胞聚集、减少脑血管阻力、增加灌注压、提高灌注量、改善脑的微循环。同时,还可提高心搏出量。每次 125～250mL 静脉滴注,6h/1 次,连用 7～10d。甘露醇治疗脑水肿疗效快、效果好。不良反应:降颅压有反跳现象,可能引起心力衰竭、肾功能损害、电解质紊乱等。

2.复方甘油注射液

能选择性脱出脑组织中的水分,可减轻脑水肿;在体内参加三羧酸循环代谢后转换成能量,供给脑组织,增加脑血流量,改善脑循环,因而有利于脑缺血病灶的恢复。每日 500mL 静脉滴注,每日 2 次,可连用 15～30d。静脉滴注速度应控制在 2mL/min,以免发生溶血反应。由于要控制静脉滴速,并不能用于急救。有大面积脑梗死的患者,有明显脑水肿甚至发生脑疝,一定要应用足量的甘露醇,或甘露醇与复方甘油同时或交替用药,这样可以维持恒定的降颅压作用和减少甘露醇的用量,从而减少甘露醇的不良反应。

3.七叶皂苷钠注射液

有抗渗出、消水肿、增加静脉张力、改善微循环和促进脑功能恢复的作用。每次 25mg 加入 5% 葡萄糖注射液或 0.9% 氯化钠注射液 250～500mL 中静脉滴注,每日 1 次,连用 10～14d。

4.手术减压治疗

主要适用于恶性大脑中动脉(MCA)梗死和小脑梗死。

(七)提高血氧和辅助循环

高压氧是有价值的辅助疗法,在脑梗死的急性期和恢复期都有治疗作用。最近有研究提示,脑广泛缺血后,纠正脑的乳酸中毒或脑代谢产物积聚,可恢复神经功能。高压氧向脑缺血区域弥散,可使这些区域的细胞在恢复正常灌注前得以生存,从而减轻缺血缺氧后引起的病理改变,保护受损的脑组织。

(八) 神经细胞活化剂

据一些药物实验研究报告,这类药物有一定的营养神经细胞和促进神经细胞活化的作用,但确切的效果,尚待进一步大宗临床验证和评价。

1. 胞磷胆碱

参与体内卵磷脂的合成,有改善脑细胞代谢的作用和促进意识的恢复。每次 750mg 加入 5％葡萄糖注射液 250mL 中静脉滴注,每日 1 次,连用 15～30d。

2. 三磷酸胞苷二钠

主要药效成分是三磷酸胞苷,该物质不仅能直接参与磷脂与核酸的合成,而且还间接地参与磷脂与核酸合成过程中的能量代谢,有神经营养、调节物质代谢和抗血管硬化的作用。每次 60～120mg 加入 5％葡萄糖注射液 250mL 中静脉滴注,每日 1 次,可连用 10～14d。

3. 小牛血去蛋白提取物

又名爱维治,是一种小分子肽、核苷酸和寡糖类物质,不含蛋白质和致热原。爱维治可促进细胞对氧和葡萄糖的摄取和利用,使葡萄糖的无氧代谢转向为有氧代谢,使能量物质生成增多,延长细胞生存时间,促进组织细胞代谢、功能恢复和组织修复。每次 1200～1600mg 加入 5％葡萄糖注射液 500mL 中静脉滴注,每日 1 次,可连用 15～30d。

4. 依达拉奉

依达拉奉是一种自由基清除剂,有抑制脂自由基的生成、抑制细胞膜脂质过氧化连锁反应及抑制自由基介导的蛋白质、核酸不可逆破坏作用,是一种脑保护药物。每次 30mg 加入 5％葡萄糖注射液 250mL 中静脉滴注,每日 2 次,连用 14d。

(九) 其他内科治疗

1. 调节和稳定血压

急性脑梗死患者的血压检测和治疗是一个存在争议的领域。因为血压偏低会减少脑血流灌注,加重脑梗死。在急性期,患者会出现不同程度的血压升高。原因是多方面的,如脑卒中后的应激反应、膀胱充盈、疼痛及机体对脑缺氧和颅内压升高的代偿反应等,且其升高的程度与脑梗死病灶大小和部位、疾病前是否患高血压有关。脑梗死早期的高血压处理取决于血压升高的程度及患者的整体情况。美国脑卒中学会(ASA)和欧洲脑卒中促进会(EUSI)都赞同:收缩压超过 220mmHg 或舒张压超过 120mmHg 以上,则应给予谨慎缓慢降压治疗,并严密观察血压变化,防止血压降得过低。然而有一些脑血管治疗中心,主张只有在出现下列情况才考虑降压治疗,如合并夹层动脉瘤、肾衰竭、心脏衰竭及高血压脑病时。但在溶栓治疗时,需及时降压治疗,应避免收缩压＞185mmHg,以防止继发性出血。降压推荐使用微输液泵静脉注射硝普钠,可迅速、平稳地降低血压至所需水平,也可用利喜定(压宁定)、卡维地洛等。血压过低对脑梗死不利,应适当提高血压。

2. 控制血糖

糖尿病是脑卒中的危险因素之一,并可加重急性脑梗死和局灶性缺血再灌注损伤。欧洲脑卒中组织(ESO)《缺血性脑卒中和短暂性脑缺血发作处理指南》[欧洲脑卒中促进会(EUSI),2008 年]指出,已证实急性脑卒中后高血糖与大面积脑梗死、皮质受累及其功能转归不良有关,但积极降低血糖能否改善患者的临床转归,尚缺乏足够证据。如果过去没有糖尿病史,只是急性脑卒中后血糖应激性升高,则不必应用降糖措施,只需输液中尽量不用葡萄糖注射液似可降低血糖水平;有糖尿病史的患者必须同时应用降糖药适当控制高血糖;血糖超过10mmol/L(180mg/dL)时需降糖处理。

3.心脏疾病的防治

对并发心脏疾病的患者要采取相应防治措施,如果要应用甘露醇脱水治疗,则必须加用呋塞米以减少心脏负荷。

4.防治感染

对有吞咽困难或意识障碍的脑梗死患者,常常容易造成肺部感染,应给予相应抗生素和止咳化痰药物,必要时行气管切开,有利吸痰。

5.保证营养和水、电解质的平衡

特别是对有吞咽困难和意识障碍的患者,应采用鼻饲,保证营养、水与电解质的补充。

6.体温管理

在实验室脑卒中模型中,发热与脑梗死体积增大和转归不良有关。体温升高可能是中枢性高热或继发感染的结果,均与临床转归不良有关。应积极迅速找出感染灶并予以适当治疗,并可使用乙酰氨基酚进行退热治疗。

(十)康复治疗

脑梗死患者只要生命体征稳定,应尽早开始康复治疗,主要目的是促进神经功能的恢复。早期进行瘫痪肢体的功能锻炼和语言训练,防止关节挛缩和足下垂,可采用针灸、按摩、理疗和被动运动等措施。

七、预后与预防

(一)预后

(1)如果得到及时的治疗,特别是能及时在卒中单元获得早期溶栓疗法等系统规范的中西医结合治疗,可提高疗效,减少致残率,约30%～50%以上的患者能自理生活,甚至恢复工作能力。

(2)脑梗死国外病死率为6.9%～20%,其中颈内动脉系梗死为17%,椎－基底动脉系梗死为18%。秦震等观察随访经CT证实的脑梗死1～7年的预后,发现:①累计生存率,6个月为96.8%,12个月为91%,2年为81.7%,3年为81.7%,4年为76.5%,5年为76.5%,6年为71%,7年为71%。急性期病死率为22.3%,其中颈内动脉系22%,椎－基底动脉系25%。意识障碍、肢体瘫痪和继发肺部感染是影响预后的主要因素。②累计病死率在开始半年内迅速上升,一年半达高峰。说明发病后一年半不能恢复自理者,继续恢复的可能性较小。

(二)预防

1.一级预防

一级预防是指发病前的预防,即通过早期改变不健康的生活方式,积极主动地控制危险因素,从而达到使脑血管疾病不发生或发病年龄推迟的目的。从流行病学角度看,只有一级预防才能降低人群的发病率,所以对于病死率及致残率很高的脑血管疾病来说,重视并加强开展一级预防的意义远远大于二级预防。

对血栓形成性脑梗死的危险因素及其干预管理有下述几方面:服用降血压药物,有效控制高血压,防治心脏病,冠心病患者应服用小剂量阿司匹林,定期监测血糖和血脂,合理饮食、应用降糖药物和降脂药物,不抽烟、不酗酒,对动脉狭窄患者及无症状颈内动脉狭窄患者一般不推荐手术治疗或血管内介入治疗,对重度颈动脉狭窄(≥70%)的患者在有条件的医院可以考虑行颈动脉内膜切除术或血管内介入治疗。

2.二级预防

脑卒中首次发病后应尽早开展二级预防工作,可预防或降低再次发生率。二级预防有下述几个方面:首先要对第 1 次发病机制正确评估,管理和控制血压、血糖、血脂和心脏病,应用抗血小板聚集药物,颈内动脉狭窄的干预同一级预防,有效降低同型半胱氨酸水平等。

第二节　腔隙性脑梗死

腔隙性脑梗死是指大脑半球深部白质和脑干等中线部位,由直径为 $100\sim400\mu m$ 的穿支动脉血管闭塞导致的脑梗死所引起的病灶为 $0.5\sim15.0mm^3$ 的梗死灶。大多由大脑前动脉、大脑中动脉、前脉络膜动脉和基底动脉的穿支动脉闭塞所引起。脑深部穿动脉闭塞导致相应灌注区脑组织缺血、坏死、液化,由吞噬细胞将该处组织移走而形成小腔隙。好发于基底节、丘脑、内囊、脑桥的大脑皮质贯通动脉供血区。反复发生多个腔隙性脑梗死,称多发性腔隙性脑梗死。临床引起相应的综合征,常见的有纯运动性轻偏瘫、纯感觉性卒中、构音障碍一手笨拙综合征共济失调性轻偏瘫和感觉运动性卒中。高血压和糖尿病是主要原因,特别是高血压尤为重要。腔隙性脑梗死占脑梗死的 $20\%\sim30\%$。

一、病因与发病机制

(一)病因

真正的病因和发病机制尚未完全清楚,但与下列因素有关。

1.高血压

长期高血压作用于小动脉及微小动脉壁,致脂质透明变性,管腔闭塞,产生腔隙性病变。舒张压增高是多发性腔隙性脑梗死的常见原因。

2.糖尿病

糖尿病的血浆低密度脂蛋白及极低密度脂蛋白的浓度增高,引起脂质代谢障碍,促进胆固醇合成,从而加速、加重动脉硬化的形成。

3.微栓子(无动脉病变)

各种类型小栓子阻塞小动脉导致腔隙性脑梗死,如胆固醇、红细胞增多症、纤维蛋白等。

4.血液成分异常

如红细胞增多症、血小板增多症和高凝状态,也可导致发病。

(二)发病机制

腔隙性脑梗死的发病机制还不完全清楚。微小动脉粥样硬化被认为是症状性腔隙性脑梗死常见的发病机制。在慢性高血压患者中,粥样硬化斑为 $100\sim400\mu m$ 的小动脉中,也能发现动脉狭窄和闭塞。颈动脉粥样斑块,尤其是多发性斑块,可能会导致腔隙性脑梗死;脑深部穿动脉闭塞,导致相应灌注区脑组织缺血、坏死,由吞噬细胞将该处脑组织移走,遗留小腔,因而导致该部位神经功能缺损。

二、病理

腔隙性脑梗死灶呈不规则圆形、卵圆形或狭长形。累及管径在 $100\sim400\mu m$ 的穿动脉,梗死部位主要在基底节(特别是壳核和丘脑)、内囊和脑桥的白质。大多数腔隙性脑梗死位于豆纹动脉分支、大脑后动脉的丘脑深穿支、基底动脉的旁中央支供血区。阻塞常发生在深穿支的前半部分,因而梗死灶均较小,大多数直径为 $0.2\sim15mm$。病变血管可见透明变性、玻璃样脂肪变、玻璃样小动脉坏死、血管壁坏死和小动脉硬化等。

三、临床表现

本病常见于 $40\sim60$ 岁以上的中老年人。腔隙性脑梗死患者中高血压的发病率约为 75%,糖尿病的发病率约为 $25\%\sim35\%$,有 TIA 史者约有 20%。

(一)症状和体征

临床症状一般较轻,体征单一,一般无头痛、颅内高压症状和意识障碍。由于病灶小,又常位于脑的静区,故许多腔隙性脑梗死在临床上无症状。

(二)临床综合征

Fisher 根据病因、病理和临床表现,归纳为 21 种综合征,常见的有以下几种。

1.纯运动性轻偏瘫

最为常见,约占 60%,有病灶对侧轻偏瘫,而不伴失语、感觉障碍和视野缺损,病灶多在内囊和脑干。

2.纯感觉性卒中

约占 10%,表现为病灶对侧偏身感觉障碍,也可伴有感觉异常,如麻木、烧灼和刺痛感。病灶在丘脑腹后外侧核或内囊后肢。

3.构音障碍-手笨拙综合征

约占 20%,表现为构音障碍、吞咽困难,病灶对侧轻度中枢性面、舌瘫,手的精细运动欠灵活,指鼻试验欠稳。病灶在脑桥基底部或内囊前肢及膝部。

4.共济失调性轻偏瘫

病灶同侧共济失调和病灶对侧轻偏瘫,下肢重于上肢,伴有锥体束征。病灶多在放射冠汇集至内囊处,或脑桥基底部皮质脑桥束受损所致。

5.感觉运动性卒中

少见,以偏身感觉障碍起病,再出现轻偏瘫,病灶位于丘脑腹后核及邻近内囊后肢。

6.腔隙状态

由 Marie 提出,由于多次腔隙性脑梗死后,有进行性加重的偏瘫、严重的精神障碍、痴呆、平衡障碍、二便失禁、假性延髓性麻痹、双侧锥体束征和帕金森综合征等。近年由于有效控制血压及治疗的进步,现在已很少见。

四、辅助检查

(一)神经影像学检查

1.颅脑 CT

非增强 CT 扫描显示为基底节区或丘脑呈卵圆形低密度灶,边界清楚,直径为 10～15mm。由于病灶小,占位效应轻微,但一般仅为相邻脑室局部受压,多无中线移位,梗死密度随时间逐渐减低,4 周后接近脑脊液密度,并出现萎缩性改变。增强扫描于梗死后 3d 至 1 个月可能发生均一或斑块性强化,以 2～3 周明显,待达到脑脊液密度时,则不再强化。

2.颅脑 MRI

MRI 显示比 CT 优越,尤其是对脑桥的腔隙性脑梗死和新旧腔隙性脑梗死的鉴别有意义,增强后能提高阳性率。颅脑 MRI 检查在 T2W 像上显示高信号,是小动脉阻塞后新的或陈旧的病灶。T_1WI 和 T_2WI 分别表现为低信号和高信号斑点状或斑片状病灶,呈圆形、椭圆形或裂隙形,最大直径常为数毫米,一般不超过 1cm。急性期 T_1WI 的低信号和 T_2WI 的高信号,常不及慢性期明显,由于水肿的存在,使病灶看起来常大于实际梗死灶。注射造影剂后,T_1WI 急性期、亚急性期和慢性期病灶显示增强,呈椭圆形、圆形,也可呈环形。

3.CT 血管成像(CTA)、磁共振血管成像(MRA)

了解颈内动脉有无狭窄及闭塞程度。

(二)超声检查

经颅多普勒超声(TCD)了解颈内动脉狭窄及闭塞程度。三维 B 超检查,了解颈内动脉粥样硬化斑块的大小和厚度。

(三)血液学检查

了解有无糖尿病和高脂血症等。

五、诊断与鉴别诊断

(一)诊断

(1)中老年人发病,多数患者有高血压病史,部分患者有糖尿病史或 TIA 史。

(2)急性或亚急性起病,症状比较轻,体征比较单一。

(3)临床表现符合 Fisher 描述的常见综合征之一。

(4)颅脑 CT 或 MRI 发现与临床神经功能缺损一致的病灶。

(5)预后较好,恢复较快,大多数患者不遗留后遗症状和体征。

(二)鉴别诊断

1.小量脑出血

均为中老年发病,有高血压和急起的偏瘫和偏身感觉障碍。但小量脑出血头颅 CT 显示高密度灶即可鉴别。

2.脑囊虫病

CT 均表现为低信号病灶。但是,脑囊虫病 CT 呈多灶性、小灶性和混合灶性病灶,临床表现常有头痛和癫痫发作,血和脑脊液囊虫抗体阳性,可供鉴别。

六、治疗

(一)抗血小板聚集药物

抗血小板聚集药物是预防和治疗腔隙性脑梗死的有效药物,常用的有以下几种。

1.肠溶阿司匹林(或拜阿司匹林)

每次 100mg,每日 1 次,口服,可连用 6～12 个月。

2.氯吡格雷

每次 50～75mg,每日 1 次,口服,可连用半年。

3.西洛他唑

每次 50～100mg,每日 2 次,口服。

4.曲克芦丁

每次 200mg,每日 3 次,口服;或每次 400～600mg 加入 5％葡萄糖注射液或 0.9％氯化钠注射液 500mL 中静脉滴注,每日 1 次,可连用 20d。

(二)钙通道阻滞剂

1.氟桂利嗪

每次 10～20mg,睡前口服。

2.尼莫地平

每次 20～30mg,每日 3 次,口服。

3.尼卡地平

每次 20mg,每日 3 次,口服。

(三)血管扩张药

1.丁苯酞

每次 200mg,每日 3 次,口服。偶见恶心、腹部不适,有严重出血倾向者忌用。

2.丁咯地尔

每次 200mg 加入 5％葡萄糖注射液或 0.9％氯化钠注射液 250mL 中静脉滴注,每日 1 次,连用 10～14d;或每次 200mg,每日 3 次,口服。可有头痛、头晕、恶心等不良反应。

3.倍他司汀

每次 6～12mg,每日 3 次,口服。可有恶心、呕吐等不良反应。

(四)内科病的处理

有效控制高血压、糖尿病、高脂血症等,坚持药物治疗,定期检查血压、血糖、血脂、心电图和有关血液流变学指标。

七、预后与预防

(一)预后

Marie 和 Fisher 认为腔隙性脑梗死一般预后良好,下述几种情况影响本病的预后。

(1)梗死灶的部位和大小,如腔隙性脑梗死发生在脑的重要部位一脑桥和丘脑,以及大的和多发性腔隙性脑梗死者预后不良。

(2)有反复 TIA 发作,有高血压、糖尿病和严重心脏病(如缺血性心脏病、心房颤动、心脏瓣膜病等),症状没有得到很好控制者预后不良。据报道,1 年内腔隙性脑梗死的复发率约为

10％～18％;腔隙性脑梗死,特别是多发性腔隙性脑梗死半年后约有 23％的患者发展为血管性痴呆。

(二)预防

控制高血压、防治糖尿病和 TIA 是预防腔隙性脑梗死发生和复发的关键。

(1)积极处理危险因素。①血压的调控:长期高血压是腔隙性脑梗死主要的危险因素之一。在降血压药物方面无统一规定应用的药物。选用降血压药物的原则是既要有效和持久的降低血压,又不至于影响重要器官的血流量。可选用钙离子通道阻滞剂,如硝苯地平缓释片,每次 20mg,每日 2 次,口服;或尼莫地平,每次 30mg,每日 1 次,口服。也可选用血管紧张素转换酶抑制剂(ACEI),如卡托普利,每次 12.5～25mg,每日 3 次,口服;或贝拉普利,每次 5～10mg,每日 1 次,口服。②调控血糖:糖尿病也是腔隙性脑梗死主要的危险因素之一。③调控高血脂:可选用辛伐他汀,每次 10～20mg,每日 1 次,口服;或洛伐他汀,每次 20～40mg,每日 1～2 次,口服。④积极防治心脏病:要减轻心脏负荷,避免或慎用增加心脏负荷的药物,注意补液速度及补液量;对有心肌缺血、心肌梗死者应在心血管内科医师的协助下进行药物治疗。

(2)可以较长时期应用抗血小板聚集药物,如阿司匹林、氯吡格雷和中药活血化瘀药物。

(3)生活规律,心情舒畅,饮食清淡,适宜的体育锻炼。

第三节　脑栓塞

脑栓塞以前称栓塞性脑梗死,是指来自身体各部位的栓子,经颈动脉或椎动脉进入颅内,阻塞脑部血管,中断血流,导致该动脉供血区域的脑组织缺血缺氧而软化坏死及相应的脑功能障碍。临床表现出相应的神经系统功能缺损症状和体征,如急骤起病的偏瘫、偏身感觉障碍和偏盲等。大面积脑梗死还有颅内高压症状,严重时可发生昏迷和脑疝。脑栓塞约占脑梗死的 15％。

一、病因与发病机制

(一)病因

脑栓塞按其栓子来源不同,可分为心源性脑栓塞、非心源性脑栓塞及来源不明的脑栓塞。心源性栓子约占脑栓塞的 60％～75％。

1.心源性

风湿性心脏病引起的脑栓塞,占整个脑栓塞的 50％以上。二尖瓣狭窄或二尖瓣狭窄合并闭锁不全者最易发生脑栓塞,因二尖瓣狭窄时,左心房扩张,血流缓慢瘀滞,又有涡流,易于形成附壁血栓,血流的不规则更易使之脱落成栓子,故心房颤动时更易发生脑栓塞。慢性心房颤动是脑栓塞形成最常见的原因。其他还有心肌梗死、心肌病的附壁血栓,以及细菌性心内膜炎时瓣膜上的炎性赘生物脱落、心脏黏液瘤和心脏手术等病因。

2.非心源性

主动脉及发出的大血管粥样硬化斑块和附着物脱落引起的血栓栓塞也是脑栓塞的常见原

因。另外,还有炎症的脓栓、骨折的脂肪栓、人工气胸和气腹的空气栓、癌栓、虫栓和异物栓等。

（二）发病机制

各个部位的栓子通过颈动脉系统或椎动脉系统时,栓子阻塞血管的某一分支,造成缺血、梗死和坏死,产生相应的临床表现;还有栓子造成远端的急性供血中断,该区脑组织发生缺血性变性、坏死及水肿;另外,由于栓子的刺激,该段动脉和周围小动脉反射性痉挛,结果不仅造成该栓塞的动脉供血区的缺血,同时因其周围的动脉痉挛,进一步加重脑缺血损害的范围。

二、病理

脑栓塞的病理改变与脑血栓形成基本相同。但是,有以下几点不同:①脑栓塞的栓子与动脉壁不粘连;而脑血栓形成是在动脉壁上形成的,所以栓子与动脉壁粘连不易分开。②脑栓塞的栓子可以向远端移行,而脑血栓形成的栓子不能。③脑栓塞所致的梗死灶,有60%以上合并出血性梗死;脑血栓形成所致的梗死灶合并出血性梗死较少。④脑栓塞往往为多发病灶,脑血栓形成常为一个病灶。另外,炎性栓子可见局灶性脑炎或脑脓肿,寄生虫栓子在栓塞处可发现虫体或虫卵。

三、临床表现

（一）发病年龄

风湿性心脏病引起者以中青年为多,冠心病及大动脉病变引起者以中老年人为多。

（二）发病情况

发病急骤,在数秒钟或数分钟之内达高峰,是所有脑卒中发病最快者,有少数患者因反复栓塞可在数日内呈阶梯式加重。一般发病无明显诱因,在安静和活动时均可发病。

（三）症状与体征

约有4/5的脑栓塞发生于前循环,特别是大脑中动脉,病变对侧出现偏瘫、偏身感觉障碍和偏盲,优势半球病变还有失语。癫痫发作很常见,因大血管栓塞,常引起脑血管痉挛,有部分性发作或全面性发作。椎-基底动脉栓塞约占1/5,起病有眩晕、呕吐、复视、交叉性瘫痪、共济失调、构音障碍和吞咽困难等。栓子进入一侧或两侧大脑后动脉有同向性偏盲或皮质盲。基底动脉主干栓塞会导致昏迷、四肢瘫痪,可引起闭锁综合征及基底动脉尖综合征。

心源性栓塞患者有心慌、胸闷、心律不齐和呼吸困难等。

四、辅助检查

（一）胸部X线检查

可发现心脏肥大。

（二）心电图检查

可发现陈旧或新鲜心肌梗死、心律失常等。

（三）超声心动图检查

超声心动图检查是评价心源性脑栓塞的重要依据之一,能够显示心脏立体解剖结构,包括瓣膜反流和运动、心室壁的功能和心腔内的肿块。

（四）多普勒超声检查

有助于测量血流通过狭窄瓣膜的压力梯度及狭窄的严重程度。彩色多普勒超声血流图可检测瓣膜反流程度并可研究与血管造影的相关性。

（五）经颅多普勒超声

TCD可检测颅内血流情况，评价血管狭窄的程度及闭塞血管的部位，也可检测动脉粥样硬化的斑块程度及微栓子的部位。

（六）神经影像学检查

头颅CT和MRI检查可显示缺血性梗死和出血性梗死改变。合并出血性梗死高度支持脑栓塞的诊断，许多患者继发出血性梗死临床症状并未加重，发病3~5d内复查CT可早期发现继发性梗死后出血。早期脑梗死CT难发现，常规MRI假阳性率较高，MRI弥散成像（DWI）和灌注成像（PWI）可以发现超急性期脑梗死。磁共振血管成像（MRA）是一种无创伤性显示脑血管狭窄或阻塞的方法，造影特异性较高。数字减影血管造影（DSA）可更好地显示脑血管狭窄的部位、范围和程度。

（七）腰椎穿刺脑脊液检查

脑栓塞引起的大面积脑梗死可有压力增高和蛋白含量增高。出血性脑梗死时可见红细胞。

五、诊断与鉴别诊断

（一）诊断

(1)多为急骤发病。

(2)多数无前驱症状。

(3)一般意识清楚或有短暂意识障碍。

(4)有颈内动脉系统或椎－基底动脉系统症状和体征。

(5)腰椎穿刺脑脊液检查一般不应含血，若有红细胞可考虑出血性脑栓塞。

(6)栓子的来源可为心源性或非心源性，也可同时伴有脏器栓塞症状。

(7)头颅CT和MRI检查有梗死灶或出血性梗死灶。

（二）鉴别诊断

1.血栓形成性脑梗死

均为急性起病的偏瘫、偏身感觉障碍，但血栓形成性脑梗死发病较慢，短期内症状可逐渐进展，一般无心房颤动等心脏病症状，头颅CT很少有出血性梗死灶，以资鉴别。

2.脑出血

均为急骤起病的偏瘫，但脑出血多数有高血压、头痛、呕吐和意识障碍，头颅CT为高密度灶可以鉴别。

六、治疗

（一）抗凝治疗

对抗凝治疗预防心源性脑栓塞复发的利弊，仍存在争议。有的学者认为脑栓塞容易发生出血性脑梗死和大面积脑梗死，可有明显的脑水肿，所以在急性期不主张应用较强的抗凝药物，以免引起出血性梗死，或并发脑出血及加重脑水肿。也有学者认为，抗凝治疗是预防随后再发栓塞性脑卒中的重要手段。心房颤动或有再栓塞风险的心源性病因、动脉夹层或动脉高度狭窄的患者，可应用抗凝药物预防再栓塞。栓塞复发的高风险可完全抵消发生出血的风险。常用的抗凝药物主要有以下几种。

1.肝素

有妨碍凝血活酶的形成作用;能增强抗凝血酶、中和活性凝血因子及纤溶酶;还有消除血小板的凝集作用,通过抑制透明质酸酶的活性而发挥抗凝作用。肝素每次 12500～25000U(100～200mg)加入 5％葡萄糖注射液或 0.9％氯化钠注射液 1000mL 中,缓慢静脉滴注或微泵注入,以每分钟 10～20 滴为宜,维持 48h,同时第 1d 开始口服抗凝药。

有颅内出血、严重高血压、肝肾功能障碍、消化道溃疡、急性细菌性心内膜炎和出血倾向者禁用。根据部分凝血活酶时间(APTT)调整剂量,维持治疗前 APTT 值的 1.5～2.5 倍,及时检测凝血活酶时间及活动度。用量过大,可导致严重自发性出血。

2.那曲肝素钙

又名低分子肝素钙,是一种由普通肝素通过硝酸分解纯化而得到的低分子肝素钙盐,其平均分子量为 4500。目前认为低分子肝素钙是通过抑制凝血酶的生长而发挥作用。另外,还可溶解血栓和改善血流动力学。对血小板的功能影响明显小于肝素,很少引起出血并发症。因此,那曲肝素钙是一种比较安全的抗凝药。每次 4000～5000U(WHO 单位),腹部脐下外侧皮下垂直注射,每日 1～2 次,连用 7～10d,注意不能用于肌内注射。可能引起注射部位出血性瘀斑、皮下瘀血、血尿和过敏性皮疹等。

3.华法林

为香豆素衍生物钠盐,通过拮抗维生素 K 的作用,使凝血因子 Ⅱ、Ⅶ、Ⅸ 和 Ⅹ 的前体物质不能活化,在体内发挥竞争性的抑制作用,为一种间接性的中效抗凝剂。第 1d 给予 5～10mg 口服,第 2d 半量;第 3d 根据复查的凝血酶原时间及活动度结果调整剂量,凝血酶原活动度维持在 25％～40％给予维持剂量,一般维持量为每日 2.5～5mg,可用 3～6 个月。不良反应可有牙龈出血、血尿、发热、恶心、呕吐、腹泻等。

(二)脱水降颅压药物

脑栓塞患者常为大面积脑梗死、出血性脑梗死,常有明显脑水肿,甚至发生脑疝的危险,对此必须立即应用降颅压药物。心源性脑栓塞应用甘露醇可增加心脏负荷,有引起急性肺水肿的风险。20％甘露醇每次只能给 125mL 静脉滴注,每日 4～6 次。为增强甘露醇的脱水力度,同时必须加用呋塞米,每次 40mg 静脉注射,每日 2 次,可减轻心脏负荷,达到保护心脏的作用,保证甘露醇的脱水治疗;甘油果糖每次 250～500mL 缓慢静脉滴注,每日 2 次。

(三)扩张血管药物

1.丁苯酞

每次 200mg,每日 3 次,口服。

2.葛根素注射液

每次 500mg 加入 5％葡萄糖注射液或 0.9％氯化钠注射液 250mL 中静脉滴注,每日 1 次,可连用 10～14d。

3.复方丹参注射液

每次 2 支(4mL)加入 5％葡萄糖注射液或 0.9％氯化钠注射液 250mL 中静脉滴注,每日 1 次,可连用 10～14d。

4.川芎嗪注射液

每次 100mg 加入 5％葡萄糖注射液或 0.9％氯化钠注射液 250mL 中静脉滴注,每日 1 次,可连用 10～15d,有脑水肿和出血倾向者忌用。

(四)抗血小板聚集药物

早期暂不应用,特别是已有出血性梗死者急性期不宜应用。当急性期过后,为预防血栓栓塞的复发,可较长期应用阿司匹林或氯吡格雷。

(五)原发病治疗

对感染性心内膜炎(亚急性细菌性心内膜炎),在病原菌未培养出来时,给予青霉素每次 320 万～400 万 U 加入 5％葡萄糖注射液或 0.9％氯化钠注射液 250mL 中静脉滴注,每日 4～6 次;已知病原微生物,对青霉素敏感的首选青霉素,对青霉素不敏感者选用头孢曲松钠,每次 2g 加入 5％葡萄糖注射液 250～500mL 中静脉滴注,12h 滴完,每日 2 次。对青霉素过敏和过敏体质者慎用,对头孢菌素类药物过敏者禁用。对青霉素和头孢菌素类抗生素不敏感者可应用去甲万古霉素,30mg/(kg·d),分 2 次静脉滴注,每 0.8g 药物至少加 200mL 液体,在 1h 以上时间内缓慢滴入,可用 4～6 周,24h 内最大剂量不超过 2g,此药有明显的耳毒性和肾毒性。

七、预后与预防

(一)预后

脑栓塞急性期病死率为 5％～15％,多死于严重的脑水肿、脑疝。心肌梗死引起的脑栓塞预后较差,多遗留严重的后遗症,如栓子来源不消除,半数以上患者可能复发,约 2/3 在 1 年内复发,复发的病死率更高。10％～20％的脑栓塞患者可能在病后 10d 内发生第 2 次栓塞,病死率极高。栓子较小、症状较轻、及时治疗的患者,神经功能障碍可以部分或完全缓解。

(二)预防

最重要的是预防脑栓塞的复发。目前认为对于心房颤动、心肌梗死、二尖瓣脱垂患者可首选华法林作为二级预防的药物,阿司匹林也有效,但效果低于华法林。华法林的剂量一般为每日 2.5～3.0mg,老年人每日 1.5～2.5mg,并可采用国际标准化比值(INR)为标准进行治疗,既可获效,又可减少出血的危险性。1993 年欧洲 13 个国家 108 个医疗中心联合进行了一组临床试验,共人选 1007 例非风湿性心房颤动发生 TIA 或小卒中的患者,分为 3 组,一组应用香豆素,一组用阿司匹林,另一组用安慰剂,随访 2～3 年,计算脑卒中或其他部位栓塞的发生率。结果应用香豆素组每年可减少 9％脑卒中发生率,阿司匹林组减少 4％。前者出血发生率为 2.8％(每年),后者为 0.9％(每年)。

关于脑栓塞发生后何时开始应用抗凝剂仍有不同看法。有的学者认为过早应用可增加出血的危险性,因此建议发病后数周再开始应用抗凝剂比较安全。据临床研究结果表明,高血压是引起出血的主要危险因素,如能严格控制高血压,华法林的剂量强度控制在 INR2.0～3.0,则其出血发生率可以降低。因此,目前认为华法林可以作为某些心源性脑栓塞的预防药物。

第四节　脑出血

脑出血(ICH)也称脑溢血,系指原发性非外伤性脑实质内出血,故又称原发性或自发性脑出血。脑出血系脑内的血管病变破裂而引起的出血,绝大多数是高血压伴发小动脉微动脉瘤在血压骤升时破裂所致,称为高血压性脑出血。主要病理特点为局部脑血流变化、炎症反应,以及脑出血后脑血肿的形成和血肿周边组织受压、水肿、神经细胞凋亡。80%的脑出血发生在大脑半球,20%发生在脑干和小脑。脑出血起病急骤,临床表现为头痛、呕吐、意识障碍、偏瘫、偏身感觉障碍等。在所有脑血管疾病患者中,脑出血占 20%～30%,年发病率为 60/100 万～80/100 万,急性期病死率为 30%～40%,是病死率和致残率很高的常见疾病。该病常发生于40～70 岁人群,其中>50 岁的人群发病率最高,达 93.6%,但近年来发病年龄有越来越年轻的趋势。

一、病因与发病机制

(一)病因

高血压及高血压合并小动脉硬化是 ICH 的最常见病因,约95%的 ICH 患者患有高血压。其他病因有先天性动静脉畸形或动脉瘤破裂、脑动脉炎血管壁坏死、脑瘤出血、血液病并发脑内出血、Moyamoya 病、脑淀粉样血管病变、梗死性脑出血、药物滥用、抗凝或溶栓治疗等。

(二)发病机制

尚不完全清楚,与下列因素相关。

1.高血压

持续性高血压引起脑内小动脉或深穿支动脉壁脂质透明样变性和纤维蛋白样坏死,使小动脉变脆,血压持续升高引起动脉壁疝或内膜破裂,导致微小动脉瘤或微夹层动脉瘤。血压骤然升高时血液自血管壁渗出或动脉瘤壁破裂,血液进入脑组织形成血肿。此外,高血压引起远端血管痉挛,导致小血管缺氧坏死、血栓形成、斑点状出血及脑水肿,继发脑出血,可能是子痫时高血压脑出血的主要机制。脑动脉壁中层肌细胞薄弱,外膜结缔组织少且缺乏外层弹力层,豆纹动脉等穿动脉自大脑中动脉近端呈直角分出,受高血压血流冲击易发生粟粒状动脉瘤,使深穿支动脉成为脑出血的主要好发部位,故豆纹动脉外侧支称为出血动脉。

2.淀粉样脑血管病

它是老年人原发性非高血压性脑出血的常见病因,好发于脑叶,易反复发生,常表现为多发性脑出血。发病机制不清,可能为:血管内皮异常导致渗透性增加,血浆成分包括蛋白酶侵入血管壁,形成纤维蛋白样坏死或变性,导致内膜透明样增厚,淀粉样蛋白沉积,使血管中膜、外膜被淀粉样蛋白取代,弹性膜及中膜平滑肌消失,形成蜘蛛状微血管瘤扩张,当情绪激动或活动诱发血压升高时血管瘤破裂引起出血。

3.其他因素

血液病如血友病、白血病、血小板减少性紫癜、红细胞增多症、镰状细胞病等可因凝血功能障碍引起大片状脑出血。肿瘤内异常新生血管破裂或侵蚀正常脑血管也可导致脑出血。B 族维生素、维生素C缺乏或毒素(如砷)可引起脑血管内皮细胞坏死,导致脑出血,出血灶特点通常为斑点状而非融合成片。结节性多动脉炎、病毒性和立克次体性疾病等可引起血管床炎症,炎症致血管内皮细胞坏死、血管破裂发生脑出血。脑内小动、静脉畸形破裂可引起血肿,脑内静脉循环障碍和静脉破裂亦可导致出血。血液病、肿瘤、血管炎或静脉窦闭塞性疾病等所致脑出血亦常表现为多发性脑出血。

(三)脑出血后脑水肿的发生机制

脑出血后机体和脑组织局部发生一系列的病理生理反应,其中自发性脑出血后最重要的继发性病理变化之一是脑水肿。由于血肿周围脑组织形成水肿带,继而引起神经细胞及其轴突的变性和坏死,成为患者病情恶化和死亡的主要原因之一。目前认为,ICH后脑水肿与占位效应、血肿内血浆蛋白渗出和血凝块回缩、血肿周围继发缺血、血肿周围组织炎症反应、水通道蛋白-4(AQP-4)及自由基级联反应等有关。

1.占位效应

主要是通过机械性压力和颅内压增高引起。巨大血肿可立即产生占位效应,造成周围脑组织损害,并引起颅内压持续增高。早期主要为局灶性颅内压增高,随后发展为弥散性颅内压增高,而颅内压的持续增高可引起血肿周围组织广泛性缺血,并加速缺血组织的血管通透性改变,引发脑水肿形成。同时,脑血流量降低、局部组织压力增加可促发血管活性物质从受损的脑组织中释放,破坏血脑屏障,引发脑水肿形成。因此,血肿占位效应虽不是脑水肿形成的直接原因,但可通过影响脑血流量、周围组织压力及颅内压等因素,间接地在脑出血后脑水肿形成机制中发挥作用。

2.血肿内血浆蛋白渗出和血凝块回缩

血肿内血液凝结是脑出血超急性期血肿周围组织脑水肿形成的首要条件。在正常情况下,脑组织细胞间隙中的血浆蛋白含量非常低,但在血肿周围组织细胞间隙中却可见血浆蛋白和纤维蛋白聚积,这可导致细胞间隙胶体渗透压增高,使水分渗透到脑组织内形成水肿。此外,血肿形成后由于血凝块回缩,使血肿腔静水压降低,这也将导致血液中的水分渗透到脑组织间隙形成水肿。凝血连锁反应激活、血凝块回缩(血肿形成后血块分离成1个红细胞中央块和1个血清包绕区)及纤维蛋白沉积等,在脑出血后血肿周围组织脑水肿形成中发挥着重要作用。血凝块形成是脑出血血肿周围组织脑水肿形成的必经阶段,而血浆蛋白(特别是凝血酶)则是脑水肿形成的关键因素。

3.血肿周围继发缺血

脑出血后血肿周围局部脑血流量显著降低,而脑血流量的异常降低可引起血肿周围组织缺血。一般脑出血后6~8h,血红蛋白和凝血酶释出细胞毒性物质,兴奋性氨基酸释放增多等,细胞内钠聚集,则引起细胞毒性水肿;出血后4~12h,血脑屏障开始破坏,血浆成分进入细胞间液,则引起血管源性水肿。同时,脑出血后形成的血肿在降解过程中,产生的渗透性物质和缺血的代谢产物,也使组织间渗透压增高,促进或加重脑水肿,从而形成血肿周围半暗带。

4.血肿周围组织炎症反应

脑出血后血肿周围中性粒细胞、巨噬细胞和小胶质细胞活化,血凝块周围活化的小胶质细胞和神经元中白细胞介素-1(IL-1)、白细胞介素-6(IL-6)、细胞间黏附因子-1

(ICAM-1)和肿瘤坏死因子-α(TNF-α)表达增加。临床研究采用双抗夹心酶联免疫吸附试验检测41例脑出血患者脑脊液IL-1和S100蛋白含量发现,急性患者脑脊液IL-1水平显著高于对照组,提示IL-1可能促进了脑水肿和脑损伤的发展。ICAM-1在中枢神经系统中分布广泛。Gong等的研究证明,脑出血后12h神经细胞开始表达ICAM-1,3d达高峰,持续10d逐渐下降;脑出血后1d时血管内皮开始表达ICAM-1,7d达高峰,持续2周。表达ICAM-1的白细胞活化后能产生大量蛋白水解酶,特别是基质金属蛋白酶(MMP),促使血脑屏障通透性增加,血管源性脑水肿形成。

5.水通道蛋白-4(AQP-4)与脑水肿

过去一直认为水的跨膜转运是通过被动扩散实现的,而水通道蛋白(AQP)的发现完全改变了这种认识。现在认为,水的跨膜转运实际上是一个耗能的主动过程,是通过AQP实现的。AQP在脑组织中广泛存在,可能是脑脊液重吸收、渗透压调节、脑水肿形成等生理、病理过程的分子生物学基础。迄今已发现的AQP至少存在10种亚型,其中AQP-4和AQP-9可能参与血肿周围脑组织水肿的形成。实验研究脑出血后不同时间点大鼠脑组织AQP-4的表达分布发现,对照组和实验组未出血侧AQP-4在各时间点的表达均为弱阳性,而水肿区从脑出血后6h开始表达增强,3d时达高峰,此后逐渐回落,1周后仍明显高于正常组。另外,随着出血时间的推移,出血侧AQP-4表达范围不断扩大,表达强度不断增强,并且与脑水肿严重程度呈正相关。以上结果提示,脑出血能导致细胞内外水和电解质失衡,细胞内外渗透压发生改变,激活位于细胞膜上的AQP-4,进而促进水和电解质通过AQP-4进入细胞内导致细胞水肿。

6.自由基级联反应

脑出血后脑组织缺血缺氧发生一系列级联反应造成自由基浓度增加。自由基通过攻击脑内细胞膜磷脂中多聚不饱和脂肪酸和脂肪酸的不饱和双键,直接造成脑损伤发生脑水肿;同时引起脑血管通透性增加,亦加重脑水肿从而加重病情。

二、病理

肉眼所见:脑出血病例尸检时脑外观可见到明显动脉粥样硬化,出血侧半球膨隆肿胀,脑回宽、脑沟窄,有时可见少量蛛网膜下隙积血,颞叶海马与小脑扁桃体处常可见脑疝痕迹,出血灶一般在2~8cm左右,绝大多数为单灶,仅1.8%~2.7%为多灶。常见的出血部位为壳核出血,出血向内发展可损伤内囊,出血量大时可破入侧脑室。丘脑出血时,血液常穿破第三脑室或侧脑室,向外可损伤内囊。脑桥和小脑出血时,血液可穿破第四脑室,甚至可经中脑导水管逆行进入侧脑室。原发性脑室出血,出血量小时只侵及单个脑室或多个脑室的一部分;大量出血时全部脑室均可被血液充满,脑室扩张积血形成铸型。脑出血血肿周围脑组织受压,水肿明显,颅内压增高,脑组织可移位。幕上半球出血,血肿向下破坏或挤压丘脑下部和脑干,使其变形、移位和继发出血,并常出现小脑幕疝;如中线部位下移可形成中心疝;颅内压增高明显或小脑出血较重时均易发生枕骨大孔疝,这些都是导致患者死亡的直接原因。急性期后,血块溶解,含铁血黄素和破坏的脑组织被吞噬细胞清除,胶质增生,小出血灶形成胶质瘢痕,大者形成囊腔,称为中风囊,腔内可见黄色液体。

显微镜观察可分为三期:①出血期:可见大片出血,红细胞多新鲜。出血灶边缘多出现坏死。软化的脑组织,神经细胞消失或呈局部缺血改变,常有多形核白细胞浸润。②吸收期:出血24～36h即可出现胶质细胞增生,小胶质细胞及来自血管外膜的细胞形成格子细胞,少数格子细胞含铁血黄素。星形胶质细胞增生及肥胖变性。③修复期:血液及坏死组织渐被清除,组织缺损部分由胶质细胞、胶质纤维及胶原纤维代替,形成瘢痕。出血灶较小可完全修复,较大则遗留囊腔。血红蛋白代谢产物长久残存于瘢痕组织中,呈现棕黄色。

三、临床表现

(一)症状与体征

1.意识障碍

多数患者发病时很快会出现不同程度的意识障碍,轻者可呈嗜睡,重者可昏迷。

2.高颅压征

表现为头痛、呕吐。头痛以病灶侧为重,意识蒙眬或浅昏迷者可见患者用健侧手触摸病灶侧头部;呕吐多为喷射性,呕吐物为胃内容物,如合并消化道出血可为咖啡样物。

3.偏瘫

病灶对侧肢体瘫痪。

4.偏身感觉障碍

病灶对侧肢体感觉障碍,主要是痛觉、温度觉减退。

5.脑膜刺激征

见于脑出血已破入脑室、蛛网膜下隙及脑室原发性出血之时,可有颈项强直或强迫头位,Kernig征阳性。

6.失语症

优势半球出血者多伴有运动性失语症。

7.瞳孔与眼底异常

瞳孔可不等大、双瞳孔缩小或散大。眼底可有视网膜出血和视盘水肿。

8.其他症状

如心律不齐、呃逆、呕吐咖啡色样胃内容物、呼吸节律紊乱、体温迅速上升及心电图异常等变化。脉搏常有力或缓慢,血压多升高,可出现肢端发绀,偏瘫侧多汗,面色苍白或潮红。

(二)不同部位脑出血的临床表现

1.基底节区出血

为脑出血中最多见者,占60%～70%。其中壳核出血最多,约占脑出血的60%,主要是豆纹动脉尤其是其外侧支破裂引起;丘脑出血较少,约占10%,主要是丘脑穿动脉或丘脑膝状体动脉破裂引起;尾状核及屏状核等出血少见。虽然各核出血有其特点,但出血较多时均可侵及内囊,出现一些共同症状。现将常见的症状分轻、重两型叙述如下。

(1)轻型:多属壳核小量出血,出血量一般为数毫升至30mL,或为丘脑小量出血,出血量仅数毫升,出血限于丘脑或侵及内囊后肢。患者突然头痛、头晕、恶心呕吐、意识清楚或轻度障碍,出血灶对侧出现不同程度的偏瘫,亦可出现偏身感觉障碍及偏盲(三偏征),两眼可向病灶侧凝视,优势半球出血可有失语。

(2)重型:多属壳核大量出血,向内扩展或穿破脑室,出血量可达30～160mL;或丘脑较大量出血,血肿侵及内囊或破入脑室。发病突然,意识障碍重,鼾声明显,呕吐频繁,可吐咖啡样胃内容物(由胃部应激性溃疡所致)。丘脑出血病灶对侧常有偏身感觉障碍或偏瘫,肌张力低,可引出病理反射,平卧位时,患侧下肢呈外旋位。但感觉障碍常先于或重于运动障碍,部分病例病灶对侧可出现自发性疼痛。常有眼球运动障碍(眼球向上注视麻痹,呈下视内收状态)。瞳孔缩小或不等大,一般为出血侧散大,提示已有小脑幕疝形成;部分病例有丘脑性失语(言语缓慢而不清、重复言语、发音困难、复述差,朗读正常)或丘脑性痴呆(记忆力减退、计算力下降、情感障碍、人格改变等)。如病情发展,血液大量破入脑室或损伤丘脑下部及脑干,昏迷加深,出现去大脑强直或四肢弛缓,面色潮红或苍白,出冷汗,鼾声大作,中枢性高热或体温过低,甚至出现肺水肿、上消化道出血等内脏并发症,最后多发生枕骨大孔疝死亡。

2.脑叶出血

又称皮质下白质出血。应用 CT 以后,发现脑叶出血约占脑出血的 15%,发病年龄 11～80 岁不等,40 岁以下占 30%,年轻人多由血管畸形(包括隐匿性血管畸形)、Moyamoya 病引起,老年人常见于高血压动脉硬化及淀粉样血管病等。脑叶出血以顶叶最多见,以后依次为颞叶、枕叶、额叶,40% 为跨叶出血。脑叶出血除意识障碍、颅内高压和抽搐等常见症状外,还有各脑叶的特异表现。

(1)额叶出血:常有一侧或双侧的前额痛、病灶对侧偏瘫。部分病例有精神行为异常、凝视麻痹、言语障碍和癫痫发作。

(2)顶叶出血:常有病灶侧颞部疼痛;病灶对侧的轻偏瘫或单瘫、深浅感觉障碍和复合感觉障碍;体象障碍、手指失认和结构失用症等,少数病例可出现下象限盲。

(3)颞叶出血:常有耳部或耳前部疼痛,病灶对侧偏瘫,但上肢瘫重于下肢,中枢性面、舌瘫可有对侧上象限盲;优势半球出血可出现感觉性失语或混合性失语;可有颞叶癫痫、幻嗅、幻视、兴奋躁动等精神症状。

(4)枕叶出血:可出现同侧眼部疼痛,同向性偏盲和黄斑回避现象,可有一过性黑蒙和视物变形。

3.脑干出血

(1)中脑出血:中脑出血少见,自 CT 应用于临床后,临床已可诊断。轻症患者表现为突然出现复视、眼睑下垂、一侧或两侧瞳孔扩大、眼球不同轴、水平或垂直眼震,同侧肢体共济失调,也可表现大脑脚综合征(Weber 综合征)或红核综合征(Benedikt 综合征)。重者出现昏迷、四肢迟缓性瘫痪、去大脑强直,常迅速死亡。

(2)脑桥出血:占脑出血的 10% 左右。病灶多位于脑桥中部的基底部与被盖部之间。患者表现突然头痛,同侧第 Ⅵ、Ⅶ、Ⅷ 对脑神经麻痹,对侧偏瘫(交叉性瘫痪),出血量大或病情重者常有四肢瘫,很快进入意识障碍针尖样瞳孔、去大脑强直、呼吸障碍,多迅速死亡。可伴中枢性高热、大汗和应激性溃疡等。一侧脑桥小量出血可表现为脑桥腹内侧综合征(Foville 综合征)、闭锁综合征和脑桥腹外侧综合征(Millard－Gubler 综合征)。

(3)延髓出血:延髓出血更为少见,突然意识障碍,血压下降,呼吸节律不规则,心律失常,轻症病例可呈延髓背外侧综合征(Wallenberg 综合征),重症病例常因呼吸心跳停止而死亡。

4.小脑出血

约占脑出血的10%。多见于一侧半球的齿状核部位,小脑蚓部也可发生。发病突然,眩晕明显,频繁呕吐,枕部疼痛,病灶侧共济失调,可见眼球震颤,同侧周围性面瘫,颈项强直等,如不仔细检查,易误诊为蛛网膜下隙出血。当出血量不大时,主要表现为小脑症状,如病灶侧共济失调,眼球震颤,构音障碍和吟诗样语言,无偏瘫。当出血量增加时,还可表现有脑桥受压体征,如展神经麻痹、侧视麻痹等,以及肢体偏瘫和(或)锥体束征。病情如继续加重,颅内压增高明显,昏迷加深,极易发生枕骨大孔疝死亡。

5.脑室出血

分原发与继发两种,继发性系指脑实质出血破入脑室者;原发性指脉络丛血管出血及室管膜下动脉破裂出血,血液直流入脑室者。以前认为脑室出血罕见,现已证实占脑出血的3%~5%。55%的患者出血量较少,仅部分脑室有血,脑脊液呈血性,类似蛛网膜下隙出血。临床常表现为头痛、呕吐、项强、Kernig征阳性、意识清楚或一过性意识障碍,但常无偏瘫体征,脑脊液血性,酷似蛛网膜下隙出血,预后良好,可以完全恢复正常;出血量大,全部脑室均被血液充满者,其临床表现符合既往所谓脑室出血的症状,即发病后突然头痛、呕吐、昏迷、瞳孔缩小或时大时小,眼球浮动或分离性斜视,四肢肌张力增高,病理反射阳性,早期出现去大脑强直,严重者双侧瞳孔散大,呼吸深,鼾声明显,体温明显升高,面部充血多汗,预后极差,多迅速死亡。

四、辅助检查

(一)头颅 CT 扫描

发病后CT平扫可显示近圆形或卵圆形均匀高密度的血肿病灶,边界清楚,可确定血肿部位、大小、形态及是否破入脑室,血肿周围有无低密度水肿带及占位效应(脑室受压、脑组织移位)和梗阻性脑积水等。早期可发现边界清楚、均匀的高度密度灶,CT值为60~80Hu,周围环绕低密度水肿带。血肿范围大时可见占位效应。根据CT影像估算出血量可采用简单易行的多田计算公式:出血量(mL)=0.5×最大面积长轴(cm)×最大面积短轴(mL)×层面数。出血后3~7d,血红蛋白破坏,纤维蛋白溶解,高密度区向心性缩小,边缘模糊,周围低密度区扩大。病后2~4周,形成等密度或低密度灶。病后2个月左右,血肿区形成囊腔,其密度与脑脊液近乎相等,两侧脑室扩大;增强扫描,可见血肿周围有环状高密度强化影,其大小、形状与原血肿相近。

(二)头颅 MRI/MRA 扫描

MRI的表现主要取决于血肿所含血红蛋白量的变化。发病1d内,血肿呈T_1等信号或低信号,T_2呈高信号或混合信号;第2天~1周内,T_1为等信号或稍低信号,T_2为低信号;第2~4周,T_1和T_2均为高信号;4周后,T_1呈低信号,T_2为高信号。此外,MRA可帮助发现脑血管畸形、肿瘤及血管瘤等病变。

(三)数字减影血管造影(DSA)

对脑叶出血、原因不明或怀疑脑血管畸形、血管瘤、Moyamoya病和血管炎等患者有意义,尤其血压正常的年轻患者应通过DSA查明病因。

(四)腰椎穿刺检查

在无条件做CT时,且患者病情不重,无明显颅内高压者可进行腰椎穿刺检查。脑出血者脑脊液压力常增高,若出血破入脑室或蛛网膜下隙者脑脊液多呈均匀血性。有脑疝及小脑出血者应禁做腰椎穿刺检查。

(五)经颅多普勒超声检查(TCD)

由于简单及无创性,可在床边进行检查,已成为监测脑出血患者脑血流动力学变化的重要方法。①通过检测脑动脉血流速度,间接监测脑出血的脑血管痉挛范围及程度,脑血管痉挛时其血流速度增高。②测定血流速度、血流量和血管外周阻力可反映颅内压增高时脑血流灌注情况,如颅内压超过动脉压时收缩期及舒张期血流信号消失,无血流灌注。③提供脑动静脉畸形、动脉瘤等病因诊断的线索。

(六)脑电图检查(EEG)

可反映脑出血患者脑功能状态。意识障碍可见两侧弥散性慢活动,病灶侧明显;无意识障碍时,基底节和脑叶出血出现局灶性慢波,脑叶出血靠近皮质时可有局灶性棘波或尖波发放;小脑出血无意识障碍时脑电图多正常,部分患者同侧枕颞部出现慢活动;中脑出血多见两侧阵发性同步高波幅慢活动;脑桥出血患者昏迷时可见 $8\sim12Hz$ a 波、低波幅 β 波、纺锤波或弥散性慢波等。

(七)心电图检查

可及时发现脑出血合并心律失常或心肌缺血,甚至心肌梗死。

(八)血液检查

重症脑出血急性期白细胞数可增至$(10\sim20)\times10^9/L$,并可出现血糖含量升高、蛋白尿、尿糖、血尿素氮含量增加,以及血清肌酶含量升高等。但均为一过性,可随病情缓解而消退。

五、诊断与鉴别诊断

(一)诊断要点

1.一般性诊断要点

(1)急性起病,常有头痛、呕吐、意识障碍、血压增高和局灶性神经功能缺损症状,部分病例有眩晕或抽搐发作。饮酒、情绪激动、过度劳累等是常见的发病诱因。

(2)常见的局灶性神经功能缺损症状和体征包括偏瘫、偏身感觉障碍、偏盲等,多于数分钟至数小时内达到高峰。

(3)头颅 CT 扫描可见病灶中心呈高密度改变,病灶周边常有低密度水肿带。头颅 MRI/MRA 有助于脑出血的病因学诊断和观察血肿的演变过程。

2.各部位脑出血的临床诊断要点

(1)壳核出血:①对侧肢体偏瘫,优势半球出血常出现失语。②对侧肢体感觉障碍,主要是痛觉、温度觉减退。③对侧偏盲。④凝视麻痹,呈双眼持续性向出血侧凝视。⑤尚可出现失用、体象障碍、记忆力和计算力障碍、意识障碍等。

(2)丘脑出血:①丘脑型感觉障碍:对侧半身深浅感觉减退、感觉过敏或自发性疼痛。②运动障碍:出血侵及内囊可出现对侧肢体瘫痪,多为下肢重于上肢。③丘脑性失语:言语缓慢而不清、重复言语、发音困难、复述差、朗读正常。④丘脑性痴呆:记忆力减退、计算力下降、情感障碍、人格改变。⑤眼球运动障碍:眼球向上注视麻痹,常向内下方凝视。

(3)脑干出血:①中脑出血:突然出现复视,眼睑下垂;一侧或两侧瞳孔扩大,眼球不同轴,水平或垂直眼震,同侧肢体共济失调,也可表现 Weber 综合征或 Benedikt 综合征;严重者很快出现意识障碍,去大脑强直。②脑桥出血:突然头痛,呕吐,眩晕,复视,眼球不同轴,交叉性瘫痪或偏瘫、四肢瘫等。出血量较大时,患者很快进入意识障碍,针尖样瞳孔,去大脑强直,呼吸障碍,并可伴有高热、大汗、应激性溃疡等,多迅速死亡;出血量较少时可表现为一些典型的综合征,如 Foville 综合征、Millard—Gubler 综合征和闭锁综合征等。③延髓出血:突然意识障碍,血压下降,呼吸节律不规则,心律失常,继而死亡。轻者可表现为不典型的 Wallenberg 综合征。

(4)小脑出血:①突发眩晕、呕吐、后头部疼痛,无偏瘫。②有眼震,站立和步态不稳,肢体共济失调、肌张力降低及颈项强直。③头颅 CT 扫描示小脑半球或小脑蚓高密度影及第四脑室、脑干受压。

(5)脑叶出血:①额叶出血:前额痛呕吐、痛性发作较多见;对侧偏瘫、共同偏视、精神障碍;优势半球出血时可出现运动性失语。②顶叶出血:偏瘫较轻,而偏侧感觉障碍显著;对侧下象限盲,优势半球出血时可出现混合性失语。③颞叶出血:表现为对侧中枢性面、舌瘫及上肢为主的瘫痪;对侧上象限盲,优势半球出血时可有感觉性或混合性失语;可有颞叶癫痫、幻嗅、幻视。④枕叶出血:对侧同向性偏盲,并有黄斑回避现象,可有一过性黑矇和视物变形;多无肢体瘫痪。

(6)脑室出血:①突然头痛、呕吐,迅速进入昏迷或昏迷逐渐加深。②双侧瞳孔缩小,四肢肌张力增高,病理反射阳性,早期出现去大脑强直,脑膜刺激征阳性。③常出现丘脑下部受损的症状及体征,如上消化道出血、中枢性高热、大汗、应激性溃疡、急性肺水肿、血糖增高、尿崩症等。④脑脊液压力增高,呈血性。⑤轻者仅表现头痛、呕吐、脑膜刺激征阳性,无局限性神经体征。临床上易误诊为蛛网膜下隙出血,需通过头颅 CT 检查来确定诊断。

(二)鉴别诊断

1.脑梗死

发病较缓,或病情呈进行性加重;头痛、呕吐等颅内压增高症状不明显;典型病例一般不难鉴别;但脑出血与大面积脑梗死、少量脑出血与脑梗死临床症状相似,鉴别较困难,常需头颅 CT 鉴别。

2.脑栓塞

起病急骤,一般缺血范围较广,症状常较重,常伴有风湿性心脏病、心房颤动、细菌性心内膜炎、心肌梗死或其他容易产生栓子来源的疾病。

3.蛛网膜下隙出血

好发于年轻人,突发剧烈头痛,或呈爆裂样头痛,以颈枕部明显,有的可痛牵颈背、双下肢。呕吐较频繁,少数严重患者呈喷射状呕吐。约50%的患者可出现短暂、不同程度的意识障碍,尤以老年患者多见。常见一侧动眼神经麻痹,其次为视神经、三叉神经和展神经麻痹,脑膜刺激征常见,无偏瘫等脑实质损害的体征,头颅 CT 可帮助鉴别。

4.外伤性脑出血

外伤性脑出血是闭合性头部外伤所致,发生于受冲击颅骨下或对冲部位,常见于额极和颞极,外伤史可提供诊断线索,CT 可显示血肿外形不整。

5.内科疾病导致的昏迷

(1)糖尿病昏迷:①糖尿病酮症酸中毒:多数患者在发生意识障碍前数天有多尿、烦渴多饮和乏力,随后出现食欲缺乏、恶心、呕吐,常伴头痛、嗜睡、烦躁、呼吸深快、呼气中有烂苹果味(丙酮)。随着病情进一步发展,出现严重失水,尿量减少,皮肤弹性差,眼球下陷,脉细速,血压下降,至晚期时各种反射迟钝甚至消失,嗜睡甚至昏迷。尿糖、尿酮体呈强阳性,血糖和血酮体均有升高。头部 CT 结果阴性。②高渗性非酮症糖尿病昏迷:起病时常先有多尿、多饮,但多食不明显,或反而食欲缺乏,以致常被忽视。失水随病程进展逐渐加重,出现神经精神症状,表现为嗜睡、幻觉、定向障碍、偏盲、上肢拍击样粗震颤、痫性发作(多为局限性发作)等,最后陷入昏迷。尿糖强阳性,但无酮症或较轻,血尿素氮及肌酐升高。突出的表现为血糖常高至33.3mmol/L(600mg/dL)以上,一般为 33.3~66.6mmol/L(600~1200mg/dL);血钠升高可达155mmol/L;血浆渗透压显著增高达 330~460mmol/L,一般在 350mmol/L 以上。头部 CT结果阴性。

(2)肝性昏迷:有严重肝病和(或)广泛门体侧支循环,精神紊乱、昏睡或昏迷,明显肝功能损害或血氨升高,扑翼(击)样震颤和典型的脑电图改变(高波幅的 δ 波,每秒少于 4 次)等,有助于诊断与鉴别诊断。

(3)尿毒症昏迷:少尿(<400mL/d)或无尿(<50mL/d),血尿,蛋白尿,管型尿,氮质血症,水电解质紊乱和酸碱失衡等。

(4)急性酒精中毒:①兴奋期:血酒精浓度达到 11mmol/L(50mg/dL)即感头痛、欣快、兴奋。血酒精浓度超过 16mmol/L(75mg/dL),健谈、饶舌、情绪不稳定、自负、易激怒,可有粗鲁行为或攻击行动,也可能沉默、孤僻;浓度达到 22mmol/L(100mg/dL)时,驾车易发生车祸。②共济失调期:血酒精浓度达到 33mmol/L(150mg/dL)时,肌肉运动不协调,行动笨拙,言语含糊不清,眼球震颤,视力模糊,复视,步态不稳,出现明显共济失调。浓度达到 43mmol/L(200mg/dL)时,出现恶心、呕吐、困倦。③昏迷期:血酒精浓度升至 54mmol/L(250mg/dL)时,患者进入昏迷期,表现昏睡、瞳孔散大、体温降低。血酒精浓度超过 87mmol/L(400mg/dL)时,患者陷入深昏迷,心率快、血压下降,呼吸慢而有鼾音,可出现呼吸、循环麻痹而危及生命。实验室检查可见血清酒精浓度升高,呼出的气中酒精浓度与血清酒精浓度相当;动脉血气分析可见轻度代谢性酸中毒;电解质失衡,可见低血钾、低血镁和低血钙;血糖可降低。

(5)低血糖昏迷:低血糖昏迷是指各种原因引起的重症的低血糖症。患者突然昏迷、抽搐,表现为局灶神经系统症状的低血糖易被误诊为脑出血。化验血糖低于 2.8mmol/L,推注葡萄糖后症状迅速缓解,发病后 72h 复查头部 CT 结果阴性。

(6)药物中毒:①镇静催眠药中毒:有服用大量镇静催眠药史,出现意识障碍和呼吸抑制及血压下降。胃液、血液、尿液中检出镇静催眠药。②阿片类药物中毒:有服用大量吗啡或哌替啶的阿片类药物史,或有吸毒史,除了出现昏迷、针尖样瞳孔(哌替啶的急性中毒瞳孔反而扩大)、呼吸抑制"三联征"等特点外,还可出现发绀、面色苍白、肌肉无力、惊厥、牙关禁闭、角弓反张,呼吸先浅而慢,后叹息样或潮式呼吸、肺水肿、休克、瞳孔对光反射消失,死于呼吸衰竭。血、尿阿片类毒物成分,定性试验呈阳性。使用纳洛酮可迅速逆转阿片类药物所致的昏迷、呼吸抑制、缩瞳等毒性作用。

（7）CO中毒：①轻度中毒：血液碳氧血红蛋白（COHb）可高于10%～20%。患者有剧烈头痛、头晕、心悸、口唇黏膜呈樱桃红色、四肢无力、恶心、呕吐嗜睡、意识模糊、视物不清、感觉迟钝、谵妄、幻觉、抽搐等。②中度中毒：血液COHb浓度可高达30%～40%。患者出现呼吸困难、意识丧失、昏迷，对疼痛刺激可有反应，瞳孔对光反射和角膜反射可迟钝，腱反射减弱，呼吸、血压和脉搏可有改变。经治疗可恢复且无明显并发症。③重度中毒：血液COHb浓度可高于50%以上。深昏迷，各种反射消失。患者可呈去大脑皮质状态（患者可以睁眼，但无意识，不语，不动，不主动进食或大小便，呼之不应，推之不动，肌张力增强），常有脑水肿、惊厥、呼吸衰竭、肺水肿、上消化道出血、休克和严重的心肌损害，出现心律失常，偶可发生心肌梗死。有时并发脑局灶损害，出现锥体系或锥体外系损害体征。监测血中COHb浓度可明确诊断。应详细询问病史，内科疾病导致昏迷者有相应的内科疾病病史，仔细查体，局灶体征不明显；脑出血者则同向偏视、一侧瞳孔散大、一侧面部船帆现象、一侧上肢出现扬鞭现象、一侧下肢呈外旋位，血压升高。CT检查可助鉴别。

六、治疗

急性期的主要治疗原则是：保持安静，防止继续出血；积极抗脑水肿，降低颅内压；调整血压；改善循环；促进神经功能恢复；加强护理，防治并发症。

（一）一般治疗

1.保持安静

（1）卧床休息3～4周，脑出血发病后24h内，特别是6h内可有活动性出血或血肿继续扩大，应尽量减少搬运，就近治疗。重症需严密观察体温、脉搏、呼吸、血压、瞳孔和意识状态等生命体征变化。

（2）保持呼吸道通畅，头部抬高15°～30°角，切忌无枕仰卧；疑有脑疝时应床脚抬高45°角，意识障碍患者应将头歪向一侧，以利于口腔、气道分泌物及呕吐物流出；痰稠不易吸出，则要行气管切开，必要时吸氧，以使动脉血氧饱和度维持在90%以上。

（3）意识障碍或消化道出血者宜禁食24～48h，发病后3d，仍不能进食者，应鼻饲以确保营养。过度烦躁不安的患者可适量用镇静药。

（4）注意口腔护理，保持大便通畅，留置尿管的患者应做膀胱冲洗以预防尿路感染。加强护理，经常给患者翻身，预防压疮，保持肢体功能位置。

（5）注意水、电解质平衡，加强营养。注意补钾，液体量应控制在2000mL/d左右，或以尿量加500mL来估算，不能进食者鼻饲各种营养品。对于频繁呕吐、胃肠道功能减弱或有严重的应激性溃疡者，应考虑给予肠外营养。如有高热、多汗、呕吐或腹泻者，可适当增加入液量，或10%脂肪乳500mL静脉滴注，每日1次。如需长期采用鼻饲，应考虑胃造瘘术。

（6）脑出血急性期血糖含量增高可以是原有糖尿病的表现或是应激反应。高血糖和低血糖都能加重脑损伤。当患者血糖含量增高超过11.1mmol/L时，应立即给予胰岛素治疗，将血糖控制在8.3mmol/L以下。同时应监测血糖，若发生低血糖，可用葡萄糖口服或注射纠正低血糖。

2.亚低温治疗

能够减轻脑水肿,减少自由基的产生,促进神经功能缺损恢复,改善患者预后。降温方法:立即行气管切开,静脉滴注冬眠肌松合剂(0.9％氯化钠注射液500mL＋氯丙嗪100mg＋异丙嗪100mg),同时用冰毯机降温。行床旁监护仪连续监测体温(T)、心率(HR)、血压(BP)、呼吸(R)、脉搏(P)、血氧饱和度(SPO_2)、颅内压(ICP)。直肠温度(RT)维持在34℃～36℃,持续3～5d。冬眠肌松合剂用量和速度根据患者T、HR、BP、肌张力等调节。保留自主呼吸,必要时应用同步呼吸机辅助呼吸,维持SPO_2在95％以上,10～12h将RT降至34℃～36℃。当ICP降至正常后72h,停止亚低温治疗。采用每日恢复1℃～2℃,复温速度不超过0.1℃/h。在24～48h内,将患者RT复温至36.5℃～37℃。局部亚低温治疗实施越早,效果越好,建议在脑出血发病6h内使用,治疗时间最好持续48～72h。

(二)调控血压和防止再出血

脑出血患者一般血压都高,甚至比平时更高,这是因为颅内压增高时机体保证脑组织供血的代偿性反应,当颅内压下降时血压亦随之下降,因此一般不应使用降血压药物,尤其是注射利血平等强有力降压剂。目前理想的血压控制水平还未确定,主张采取个体化原则,应根据患者年龄、病前有无高血压、病后血压情况等确定适宜血压水平,但血压过高时,容易增加再出血的危险性,则应及时控制高血压。一般来说,收缩压≥200mmHg,舒张压≥115mmHg时,应降血压治疗,使血压控制于治疗前原有血压水平或略高水平。收缩压≤180mmHg或舒张压≤115mmHg时,或平均动脉压≤130mmHg时可暂不使用降压药,但需密切观察。收缩压在180～230mmHg或舒张压在105～140mmHg宜口服卡托普利、美托洛尔等降压药,收缩压180mmHg以内或舒张压105mmHg以内,可观察而不用降压药。急性期过后(约2周),血压仍持续过高时可系统使用降压药,急性期血压急骤下降表明病情严重,应给予升压药物以保证足够的脑供血量。

止血剂及凝血剂对脑出血并无效果,但如合并消化道出血或有凝血障碍时仍可使用。消化道出血时,还可经胃管鼻饲或口服云南白药、三七粉、氢氧化铝凝胶和(或)冰牛奶、冰盐水等。

(三)控制脑水肿

脑出血后48h水肿达到高峰,维持3～5d或更长时间后逐渐消退。脑水肿可使ICP增高和导致脑疝,是影响功能恢复的主要因素和导致早期死亡的主要死因。积极控制脑水肿、降低ICP是脑出血急性期治疗的重要环节,必要时可行ICP监测。治疗目标是使ICP降至20mmHg以下,脑灌注压＞70mmHg,应首先控制可加重脑水肿的因素,保持呼吸道通畅,适当给氧,维持有效脑灌注,限制液体和盐的入量等。应用皮质类固醇减轻脑出血后脑水肿和降低ICP,其有效证据不充分;脱水药只有短暂作用,常用20％甘露醇、利尿药如呋塞米等。

1.20％甘露醇

为渗透性脱水药,可在短时间内使血浆渗透压明显升高,形成血与脑组织间渗透压差,使脑组织间液水分向血管内转移,经肾脏排出,每8g甘露醇可由尿带出水分100mL,用药后20～30min开始起效,2～3h作用达峰。常用剂量125～250mL,1次/6～8h,疗程7～10d。如患者出现脑疝征象可快速加压经静脉或颈动脉推注,可暂时缓解症状,为术前准备赢得时间。

冠心病、心肌梗死、心力衰竭和肾功能不全者慎用,注意用药不当可诱发肾衰竭和水盐及电解质失衡。因此,在应用甘露醇脱水时,一定要严密观察患,者尿量、血钾和心肾功能,一旦出现尿少、血尿、无尿时应立即停用。

2.利尿剂

呋塞米注射液较常用,脱水作用不如甘露醇,但可抑制脑脊液产生,用于心肾功能不全不能用甘露醇的患者,常与甘露醇合用,减少甘露醇用量。每次 20~40mg,每日 2~4 次,静脉注射。

3.甘油果糖氯化钠注射液

该药为高渗制剂,通过高渗透性脱水,能使脑水分含量减少,降低颅内压。本品降低颅内压作用起效较缓,持续时间较长,可与甘露醇交替使用。推荐剂量为每次 250~500mL,每日 1~2次,静脉滴注,连用 7d 左右。

4.10%人血清蛋白

通过提高血浆胶体渗透压发挥对脑组织脱水降颅压作用,改善病灶局部脑组织水肿,作用持久。适用于低蛋白血症的脑水肿伴高颅压的患者。推荐剂量每次 10~20g,每日 1~2 次,静脉滴注。该药可增加心脏负担,心功能不全者慎用。

5.地塞米松

可防止脑组织内星形胶质细胞肿胀,降低毛细血管通透性,维持血脑屏障功能。抗脑水肿作用起效慢,用药后 12~36 小时起效。剂量每日 10~20mg,静脉滴注。由于易并发感染或使感染扩散,可促进或加重应激性上消化道出血,影响血压和血糖控制等,临床不主张常规使用,病情危重、不伴上消化道出血者可早期短时间应用。

若药物脱水、降颅压效果不明显,出现颅高压危象时可考虑转外科手术开颅减压。

(四)控制感染

发病早期或病情较轻时通常不需使用抗生素,老年患者合并意识障碍易并发肺部感染,合并吞咽困难易发生吸入性肺炎,尿潴留或导尿易合并尿路感染,可根据痰液或尿液培养、药物敏感试验等选用抗生素治疗。

(五)维持水电解质平衡

患者液体的输入量最好根据其中心静脉压(CVP)和肺毛细血管楔压(PCWP)来调整,CVP 保持在 5~12mmHg 或者 PCWP 维持在 10~14mmHg。无此条件时每日液体输入量可按前 1d 尿量+500mL 估算。每日补钠 50~70mmol/L,补钾 40~50mmol/L,糖类 13.5~18g。使用液体种类应以 0.9%氯化钠注射液或复方氯化钠注射液(林格液)为主,避免用高渗糖水,若用糖时可按每 4g 糖加 1U 胰岛素后再使用。由于患者使用大量脱水药、进食少、合并感染等原因,极易出现电解质紊乱和酸碱失衡,所以应加强监护和及时纠正,意识障碍患者可通过鼻饲管补充足够热量的营养和液体。

(六)对症治疗

1.中枢性高热

宜先行物理降温,如头部、腋下及腹股沟区放置冰袋,戴冰帽或睡冰毯等。效果不佳可用多巴胺受体激动剂如溴隐亭 3.75mg/d,逐渐加量至 7.5~15.0mg/d,分次服用。

2.痫性发作

可静脉缓慢推注(注意患者呼吸)地西泮 10～20mg,控制发作后可予卡马西平片,每次 100mg,每日 2 次。

3.应激性溃疡

丘脑、脑干出血患者常合并应激性溃疡和引起消化道出血,机制不明,可能是出血影响边缘系统、丘脑、丘脑下部及下行自主神经纤维,使肾上腺皮质激素和胃酸分泌大量增加,黏液分泌减少及屏障功能削弱。常在病后第 2～14d 突然发生,可反复出现,表现呕血及黑便,出血量大时常见烦躁不安、口渴、皮肤苍白、湿冷、脉搏细速、血压下降、尿量减少等外周循环衰竭表现。可采取抑制胃酸分泌和加强胃黏膜保护治疗,用 H_2 受体阻滞剂如:①雷尼替丁,每次 150mg,每日 2 次,口服。②西咪替丁,0.4～0.8g/d,加入 0.9%氯化钠注射液,静脉滴注。③注射用奥美拉唑钠,每次 40mg,每 12h 静脉注射 1 次,连用 3d。还可用硫糖铝,每次 1g,每日 4 次,口服;或氢氧化铝凝胶,每次 40～60mL,每日 4 次,口服。若发生上消化道出血可用去甲肾上腺素 4～8mg 加冰盐水 80～100mL,每日 4～6 次,口服;云南白药,每次 0.5g,每日 4 次,口服。保守治疗无效时可在胃镜下止血,但须注意呕血引起窒息,并补液或输血维持血容量。

4.心律失常

心房颤动常见,多见于病后前 3d。心电图复极改变常导致易损期延长,易损期出现的期前收缩可导致室性心动过速或心室颤动。这可能是脑出血患者易发生猝死的主要原因。心律失常影响心排血量,降低脑灌注压,可加重原发脑病变,影响预后。应注意改善冠心病患者的心肌供血,给予常规抗心律失常治疗,及时纠正电解质紊乱,可试用 β-受体阻滞剂和钙通道阻滞剂治疗,维护心脏功能。

5.大便秘结

脑出血患者,由于长期卧床等原因,常会出现便秘。用力排便时腹压增高,从而使颅内压升高,可加重脑出血症状。便秘时腹胀不适,使患者烦躁不安,血压升高,亦可使病情加重,故脑出血患者便秘的护理十分重要。便秘可用甘油灌肠剂(支),患者侧卧位插入肛门内 6～10cm,将药液缓慢注入直肠内 60mL,5～10min 即可排便;缓泻剂如酚酞 2 片,每晚口服,亦可用中药番泻叶 3～9g 泡服。

6.稀释性低钠血症

又称血管升压素分泌异常综合征,10%的脑出血患者可发生。因血管升压素分泌减少,尿排钠增多,血钠降低,可加重脑水肿,每日应限制水摄入量在 800～1000mL,补钠 9～12g;宜缓慢纠正,以免导致脑桥中央髓鞘溶解症。另有脑耗盐综合征,是心钠素分泌过高导致低钠血症,应输液补钠治疗。

7.下肢深静脉血栓形成

急性脑卒中患者易并发下肢和瘫痪肢体深静脉血栓形成,患肢进行性水肿和发硬,肢体静脉血流图检查可确诊。勤翻身、被动活动或抬高瘫痪肢体可预防;治疗可用肝素 5000U,静脉滴注,每日 1 次;或低分子量肝素,每次 4000U,皮下注射,每日 2 次。

(七)外科治疗

可挽救重症患者的生命及促进神经功能恢复,手术宜在发病后 6～24h 内进行,预后直接与术前意识水平有关,昏迷患者通常手术效果不佳。

1.手术指征

(1)脑叶出血:患者清醒、无神经障碍和小血肿(<20mL)者,不必手术,可密切观察和随访。患者意识障碍、大血肿和在 CT 片上有占位征,应手术。

(2)基底节和丘脑出血:大血肿、神经障碍者应手术。

(3)脑桥出血:原则上内科治疗。但对非高血压性脑桥出血如海绵状血管瘤,可手术治疗。

(4)小脑出血:血肿直径≥2cm 者应手术,特别是合并脑积水、意识障碍、神经功能缺失和占位征者。

2.手术禁忌证

(1)深昏迷患者(GCS3~5 级)或去大脑强直。

(2)生命体征不稳定,如血压过高、高热、呼吸不规则,或有严重系统器质病变者。

(3)脑干出血。

(4)基底节或丘脑出血影响到脑干。

(5)病情发展急骤,发病数小时即深度昏迷者。

3.常用手术方法

(1)小脑减压术:是高血压性小脑出血最重要的外科治疗,可挽救生命和逆转神经功能缺损,病程早期患者处于清醒状态时手术效果好。

(2)开颅血肿清除术:占位效应引起中线结构移位和初期脑疝时外科治疗可能有效。

(3)钻孔扩大骨窗血肿清除术。

(4)钻孔微创颅内血肿清除术。

(5)脑室出血脑室引流术。

(八)早期康复治疗

原则上应尽早开始。在神经系统症状不再进展,没有严重的精神、行为异常,生命体征稳定,没有严重的并发症、并发症时即可开始康复治疗的介入,但需注意康复方法的选择。早期康复治疗对恢复患者的神经功能,提高生活质量是十分有利的。早期对瘫痪肢体进行按摩及被动运动,开始有主动运动时即应根据康复要求按阶段进行训练,以促进神经功能恢复,避免出现关节挛缩、肌肉萎缩和骨质疏松;对失语患者需加强言语康复训练。

(九)加强护理,防治并发症

常见的并发症有肺部感染、上消化道出血、吞咽困难和水电解质紊乱、下肢静脉血栓形成、肺栓塞、肺水肿、冠状动脉性疾病和心肌梗死、心脏损伤、痫性发作等。脑出血预后与急性期护理有直接关系,合理的护理措施十分重要。

1.体位

头部抬高 15°~30°角,既能保持脑血流量,又能保持呼吸道通畅。切忌无枕仰卧。凡意识障碍患者宜采用侧卧位,头稍前屈,以利口腔分泌物流出。

2.饮食与营养

营养不良是脑出血患者常见的易被忽视的并发症,应充分重视。重症意识障碍患者急性期应禁食 1~2d,静脉补给足够的能量与维生素,发病48h 后若无活动性消化道出血,可鼻饲流质饮食,应考虑营养合理搭配与平衡。患者意识转清、咳嗽反射良好、能吞咽时可停止鼻饲,应注意喂食时宜取 45°角半卧位,食物宜做成糊状,流质饮料均应选用茶匙喂食,喂食若出现呛咳可拍背。

　　3.呼吸道护理

　　脑出血患者应保持呼吸道通畅和足够通气量,意识障碍或脑干功能障碍患者应行气管插管,指征是 $PaO_2 < 60mmHg$、$PaCO_2 > 50mmHg$ 或有误吸危险者。鼓励勤翻身、拍背,鼓励患者尽量咳嗽,咳嗽无力痰多时可超声雾化治疗,呼吸困难、呼吸道痰液多、经鼻抽吸困难者可考虑气管切开。

　　4.压疮防治与护理

　　昏迷或完全性瘫痪患者易发生压疮,预防措施包括定时翻身,保持皮肤干燥清洁,在骶部、足跟及骨隆起处加垫气圈,经常按摩皮肤及活动瘫痪肢体促进血液循环,皮肤发红可用 70% 酒精溶液或温水轻柔,涂以 3.5% 的安息香酊。

七、预后与预防

(一)预后

　　脑出血的预后与出血量、部位、病因及全身状况等有关。脑干、丘脑及大量脑室出血预后差。脑水肿、颅内压增高及脑疝、并发症及脑—内脏(脑—心、脑—肺、脑—肾、脑—胃肠)综合征是致死的主要原因。早期多死于脑疝,晚期多死于中枢性衰竭肺炎和再出血等继发性并发症。影响本病的预后因素有:①年龄较大;②昏迷时间长和程度深;③颅内压高和脑水肿重;④反复多次出血和出血量大;⑤小脑、脑干出血;⑥神经体征严重;⑦出血灶多和生命体征不稳定;⑧伴癫痫发作、去大脑皮质强直或去大脑强直;⑨伴有脑—内脏联合损害;⑩合并代谢性酸中毒、代谢障碍或电解质紊乱者,预后差。及时给予正确的中西医结合治疗和内外科治疗,可大大改善预后,减少病死率和致残率。

(二)预防

　　总的原则是定期体检,早发现、早预防、早治疗。脑出血是多危险因素所致的疾病。研究证明,高血压是最重要的独立危险因素,心脏病、糖尿病是肯定的危险因素。多种危险因素之间存在错综复杂的相关性,它们互相渗透、互相作用、互为因果,从而增加了脑出血的危险性,也给预防和治疗带来困难。目前我国仍存在对高血压知晓率低、用药治疗率低和控制率低等"三低"现象,恰与我国脑卒中患病率高、致残率高和病死率高等"三高"现象形成鲜明对比。因此,加强高血压的防治宣传教育是非常必要的。在高血压治疗中,轻型高血压可选用尼群地平和吲达帕胺,对其他类型的高血压则应根据病情选用钙通道阻滞剂、β—受体阻滞剂、ACEI、利尿剂等联合治疗。有些危险因素是先天决定的,而且是难以改变甚至不能改变的(如年龄、性别);有些危险因素是环境造成的,很容易预防(如感染);有些是人们生活行为的方式,是完全可以控制的(如抽烟、酗酒);还有些疾病常常是可治疗的(如高血压)。虽然大部分高血压患者都接受过降压治疗,但规范性、持续性差,这样非但没有起到降低血压、预防脑出血的作用,反而使血压忽高忽低,易于引发脑出血。所以,控制血压除进一步普及治疗外,重点应放在正确的治疗方法上。预防工作不可简单、单一化,要采取突出重点、顾及全面的综合性预防措施,才能有效地降低脑出血的发病率、病死率和复发率。除针对危险因素进行预防外,日常生活中须注意经常锻炼、戒烟酒,合理饮食,调理情绪。在饮食上提倡:"五高三低",即高蛋白质、高钾、高钙高纤维素、高维生素及低盐、低糖、低脂。锻炼要因人而异,方法灵活多样,强度不宜过大,避免激烈运动。

第五节　短暂性脑缺血发作

短暂性脑缺血发作(TIA)是指因脑血管病变引起的短暂性、局限性脑功能缺失或视网膜功能障碍。临床症状一般持续10～20min,多在1h内缓解,最长不超过24h,不遗留神经功能缺失症状,结构性影像学(CT、MRI)检查无责任病灶。凡临床症状持续超过1h且神经影像学检查有明确病灶者不宜称为TIA。

1975年,曾将TIA定义限定为24h,这是基于时间的定义。2002年,美国TIA工作组提出了新的定义,即由于局部脑或视网膜缺血引起的短暂性神经功能缺损发作,典型临床症状持续不超过1h,且无急性脑梗死的证据。TIA新的基于组织学的定义以脑组织有无损伤为基础,更有利于临床医师及时进行评价,使急性脑缺血能得到迅速干预。

流行病学统计表明,15％的脑卒中患者曾发生过TIA。不包括未就诊的患者,美国每年TIA发作人数估计为20万～50万人。TIA发生脑卒中率明显高于一般人群,TIA后第1个月内发生脑梗死者占4％～8％;1年内约12％～13％;5年内增至24％～29％。TIA患者发生脑卒中在第1年内较一般人群高13～16倍,是最严重的"卒中预警"事件,也是治疗干预的最佳时机,频发TIA更应以急诊处理。

一、病因与发病机制

(一)病因

TIA病因各有不同,主要是动脉粥样硬化和心源性栓子。多数学者认为微栓塞或血流动力学障碍是TIA发病的主要原因,90％左右的微栓子来源于心脏和动脉系统,动脉粥样硬化是50岁以上患者TIA的最常见原因。

(二)发病机制

TIA的真正发病机制至今尚未完全阐明。主要有血流动力学改变学说和微栓子学说。

1.血流动力学改变学说

TIA的主要原因是血管本身病变。动脉粥样硬化造成大血管的严重狭窄,由于病变血管自身调节能力下降,当一些因素引起灌注压降低时,病变血管支配区域的血流就会显著下降,同时又可能存在全血黏度增高、红细胞变形能力下降和血小板功能亢进等血液流变学改变,促进了微循环障碍的发生,而使局部血管无法保持血流量的恒定,导致相应供血区域TIA的发生。血流动力学型TIA在大动脉严重狭窄基础上合并血压下降,导致远端一过性脑供血不足症状,当血压回升时症状可缓解。

2.微栓子学说

大动脉的不稳定粥样硬化斑块破裂,脱落的栓子随血流移动,阻塞远端动脉,随后栓子很快发生自溶,临床表现为一过性缺血发作。动脉的微栓子来源最常见的部位是颈内动脉系统。心源性栓子为微栓子的另一来源,多见于心房颤动、心脏瓣膜疾病及左心室血栓形成。

3.其他学说

脑动脉痉挛、受压学说,如脑血管受到各种刺激造成的痉挛或由于颈椎骨质增生压迫椎动脉造成缺血;颅外血管盗血学说,如锁骨下动脉严重狭窄,椎动脉脑血流逆行,导致颅内灌注不足等。

TIA 常见的危险因素包括高龄、高血压、抽烟、心脏病(冠心病、心律失常、充血性心力衰竭、心脏瓣膜病)、高血脂、糖尿病和糖耐量异常、肥胖、不健康饮食、体力活动过少、过度饮酒、口服避孕药或绝经后雌激素的应用、高同型半胱氨酸血症、抗心磷脂抗体综合征、蛋白 C/蛋白 S 缺乏症等。

二、病理

发生缺血部位的脑组织常无病理改变,但部分患者可见脑深部小动脉发生闭塞而形成的微小梗死灶,其直径常<1.5mm。主动脉弓发出的大动脉、颈动脉可见动脉粥样硬化性改变、狭窄或闭塞。颅内动脉也可有动脉粥样硬化性改变,或可见动脉炎性浸润。另外,可有颈动脉或椎动脉过长或扭曲。

三、临床表现

TIA 多发于老年人,男性多于女性。发病突然,恢复完全,不遗留神经功能缺损的症状和体征,多有反复发作的病史。持续时间短暂,一般为 10～15min,颈内动脉系统平均为 14min,椎－基底动脉系统平均为 8min,每日可有数次发作,发作间期无神经系统症状及阳性体征。颈内动脉系统 TIA 与椎－基底动脉系统 TIA 相比,发作频率较少,但更容易进展为脑梗死。

TIA 神经功能缺损的临床表现依据受累的血管供血范围而不同,临床常见的神经功能缺损有以下两种。

(一)颈动脉系统 TIA

最常见的症状为对侧面部或肢体的一过性无力和感觉障碍、偏盲,偏侧肢体或单肢的发作性轻瘫最常见,通常以上肢和面部较重,优势半球受累可出现语言障碍。单眼视力障碍为颈内动脉系统 TIA 所特有,短暂的单眼黑蒙是颈内动脉分支——眼动脉缺血的特征性症状,表现为短暂性视物模糊、眼前灰暗感或云雾状。

(二)椎－基底动脉系统 TIA

常见症状为眩晕、头晕、平衡障碍、复视、构音障碍、吞咽困难、皮质性盲和视野缺损、共济失调交叉性肢体瘫痪或感觉障碍。脑干网状结构缺血可能由于双下肢突然失张力,造成跌倒发作。颞叶、海马、边缘系统等部位缺血可能出现短暂性全面性遗忘症,表现为突发的一过性记忆丧失,时间、空间定向力障碍,患者有自知力,无意识障碍,对话、书写、计算能力保留,症状可持续数分钟至数小时。

四、辅助检查

治疗的结果与确定病因直接相关,辅助检查的目的就在于确定病因及危险因素。

(一)TIA 的神经影像学表现

普通 CT 和 MRI 扫描正常。MRI 灌注成像(PWI)表现可有局部脑血流减低,但不出现 DWI 的影像异常。TIA 作为临床常见的脑缺血急症,要进行快速的综合评估,尤其是 MRI 检查(包括 DWI 和 PWI),以便鉴别脑卒中、确定半暗带、制订治疗方案和判断预后。CT 检查可以排除脑出血、硬膜下血肿、脑肿瘤、动静脉畸形和动脉瘤等临床表现与 TIA 相似的疾病,必要时需行腰椎穿刺以排除蛛网膜下隙出血。CT 血管成像(CTA)、磁共振血管成像(MRA)有助于了解血管情况。梗死型 TIA 的概念是指临床表现为 TIA,但影像学上有脑梗死的证据,早期的 MRI 弥散成像(DWI)检查发现,20%～40%临床上表现为 TIA 的患者存在梗死灶。但实际上根据 TIA 的新概念,只要出现了梗死灶就不能诊断为 TIA。

(二)血浆同型半胱氨酸检查

血浆同型半胱氨酸(hcy)浓度与动脉粥样硬化程度密切相关,血浆 hcy 水平升高是全身性动脉硬化的独立危险因素。

(三)其他检查

包括:TCD 检查可发现颅内动脉狭窄,并且可进行血流状况评估和微栓子检测。血常规和生化检查也是必要的,神经心理学检查可能发现轻微的脑功能损害。双侧肱动脉压、桡动脉搏动、双侧颈动脉及心脏有无杂音、全血和血小板检查、血脂、空腹血糖及糖耐量、纤维蛋白原、凝血功能、抗心磷脂抗体、心电图、心脏及颈动脉超声、TCD、DSA 等,有助于发现 TIA 的病因和危险因素、评判动脉狭窄程度、评估侧支循环建立程度和进行微栓子的检测;有条件时应考虑经食管超声心动图检查,可能发现卵圆孔未闭等心源性栓子的来源。

五、诊断与鉴别诊断

(一)诊断

诊断只能依靠病史,根据血管分布区内急性短暂神经功能障碍与可逆性发作特点,结合 CT 排除出血性疾病可考虑 TIA。确立 TIA 诊断后应进一步进行病因、发病机制的诊断和危险因素分析。TIA 和脑梗死之间并没有截然的区别,两者应被视为一个疾病动态演变过程的不同阶段,应尽可能采用"组织学损害"的标准界定两者。

(二)鉴别诊断

鉴别诊断需要考虑其他可以导致短暂性神经功能障碍发作的疾病。

1.局灶性癫痫后出现的 Todd 麻痹

局限性运动性发作后可能遗留短暂的肢体无力或轻偏瘫,持续 0.5～36h 后可消除。患者有明确的癫痫病史,EEG 可见局限性异常,CT 或 MRI 可能发现脑内病灶。

2.偏瘫型偏头痛

多于青年期发病,女性多见,可有家族史,头痛发作的同时或过后出现同侧或对侧肢体不同程度瘫痪,并可在头痛消退后持续一段时间。

3.昏厥

为短暂性弥散性脑缺血、缺氧所致,表现为短暂性意识丧失,常伴有面色苍白、大汗、血压下降,EEG 多数正常。

4.梅尼埃病

发病年龄较轻,发作性眩晕、恶心、呕吐可与椎－基底动脉系统 TIA 相似,反复发作常合并耳鸣及听力减退,症状可持续数小时至数天,但缺乏中枢神经系统定位体征。

5.其他

血糖异常、血压异常、颅内结构性损伤(如肿瘤、血管畸形、硬膜下血肿、动脉瘤等)、多发性硬化等,也可能出现类似于 TIA 的临床症状。临床上可以依靠影像学资料和实验室检查进行鉴别诊断。

六、治疗

TIA 是缺血性血管病变的重要部分。TIA 既是急症,也是预防缺血性血管病变的最佳和最重要时机。TIA 的治疗与二级预防密切结合,可减少脑卒中及其他缺血性血管事件发生。TIA 症状持续 1h 以上,应按照急性脑卒中流程进行处理。根据 TIA 病因和发病机制的不同,应采取不同的治疗策略。

(一)控制危险因素

TIA 需要严格控制危险因素,包括调整血压、血糖、血脂、同型半胱氨酸,以及戒烟、治疗心脏疾病、避免大量饮酒、有规律的体育锻炼、控制体重等。已经发生 TIA 的患者或高危人群可长期服用抗血小板药物。阿司匹林肠溶片为目前最主要的预防性用药之一。

(二)药物治疗

1.抗血小板聚集药物

阻止血小板活化、黏附和聚集,防止血栓形成,减少动脉－动脉微栓子。常用药物有以下几种。

(1)阿司匹林肠溶片:通过抑制环氧化酶减少血小板内花生四烯酸转化为血栓烷 A_2(TXA$_2$)防止血小板聚集,各国指南推荐的标准剂量不同,我国指南的推荐剂量为 $75 \sim 150$mg/d。

(2)氯吡格雷(75mg/d):也是被广泛采用的抗血小板药,通过抑制血小板表面的二磷酸腺苷(ADP)受体阻止血小板积聚。

(3)双嘧达莫:为血小板磷酸二酯酶抑制剂,缓释剂可与阿司匹林联合使用,效果优于单用阿司匹林。

2.抗凝治疗

考虑存在心源性栓子的患者应予抗凝治疗。抗凝剂种类很多,肝素、低分子量肝素、口服抗凝剂(如华法林、香豆素)等均可选用,但除低分子量肝素外,其他抗凝剂如肝素、华法林等应用过程中应注意检测凝血功能,以避免发生出血不良反应。低分子量肝素,每次 $4000 \sim 5000$U,腹部皮下注射,每日 2 次,连用 $7 \sim 10$d,与普通肝素比较,生物利用度好,使用安全。口服华法林 $6 \sim 12$mg/d,$3 \sim 5$d 后改为 $2 \sim 6$mg/d 维持,目前国际标准化比值(INR)范围为 $2.0 \sim 3.0$。

3.降压治疗

血流动力学型 TIA 的治疗以改善脑供血为主,慎用血管扩张药物,除抗血小板聚集、降脂治疗外,需慎重管理血压,避免降压过度,必要时可给予扩容治疗。在大动脉狭窄解除后,可考虑将血压控制在目标值以下。

4.生化治疗

防治动脉硬化及其引起的动脉狭窄和痉挛及斑块脱落的微栓子栓塞造成 TIA。主要用药有:维生素 B_1,每次 10mg,3 次/日;维生素 B_2,每次 5mg,3 次/日;维生素 B_6,每次 10mg,3 次/日;复合 B 族维生素,每次 10mg,3 次/日;维生素 C,每次 100mg,3 次/日;叶酸片,每次 5mg,3 次/日。

(三)手术治疗

颈动脉剥脱术(CEA)和颈动脉支架治疗(CAS)适用于症状性颈动脉狭窄 70% 以上的患

者,在实际操作上应从严掌握适应证。仅为预防脑卒中而让无症状的颈动脉狭窄患者冒险手术不是正确的选择。

七、预后与预防

(一)预后

TIA 可使发生缺血性脑卒中的危险性增加。传统观点认为,未经治疗的 TIA 患者约 1/3 发展成脑梗死,1/3 可反复发作,另 1/3 可自行缓解。但如果经过认真细致的中西医结合治疗应会减少脑梗死的发生比例。一般第 1 次 TIA 后,10%～20%的患者在其后 90d 会出现缺血性脑卒中,其中 50%发生在第 1 次 TIA 发作后 24～28h。预示脑卒中发生率增高的危险因素包括高龄、糖尿病、发作时间超过 10min、颈内动脉系统 TIA 症状(如无力和语言障碍);椎一基底动脉系统 TIA 发生脑梗死的比例较少。

(二)预防

近年来,以中西医结合治疗本病的临床研究证明,在注重整体调节的前提下,病证结合,中医辨证论治能有效减少 TIA 发作的频率及程度并降低形成脑梗死的危险因素,从而起到预防脑血管病事件发生的作用。

第六节　蛛网膜下隙出血

蛛网膜下隙出血(SAH)是指脑表面或脑底部的血管自发破裂,血液流入蛛网膜下隙,伴或不伴颅内其他部位出血的一种急性脑血管疾病。本病可分为原发性、继发性和外伤性。原发性 SAH 是指脑表面或脑底部的血管破裂出血,血液直接或基本直接流入蛛网膜下隙所致,称特发性蛛网膜下隙出血或自发性蛛网膜下隙出血(ISAH),约占急性脑血管疾病的 15%左右,是神经科常见急症之一;继发性 SAH 则为脑实质内、脑室、硬脑膜外或硬脑膜下的血管破裂出血,血液穿破脑组织进入脑室或蛛网膜下隙者;外伤引起的概称外伤性 SAH,常伴发于脑挫裂伤。SAH 临床表现为急骤起病的剧烈头痛、呕吐、精神或意识障碍、脑膜刺激征和血性脑脊液。SAH 的年发病率世界各国各不相同,中国约为 5/10 万,美国约为 6/10 万～16/10 万,德国约为 10/10 万,芬兰约为 25/10 万,日本约为 25/10 万。

一、病因与发病机制

(一)病因

SAH 的病因很多,以动脉瘤为最常见,包括先天性动脉瘤、高血压动脉硬化性动脉瘤、夹层动脉瘤和感染性动脉瘤等,其他如脑血管畸形、脑底异常血管网、结缔组织病、脑血管炎等。75%～85%的非外伤性 SAH 患者为颅内动脉瘤破裂出血,其中,先天性动脉瘤发病多见于中青年;高血压动脉硬化性动脉瘤为梭形动脉瘤,约占 13%,多见于老年人。脑血管畸形占第二位,以动静脉畸形最常见,约占 15%,常见于青壮年。其他如烟雾病、感染性动脉瘤、颅内肿瘤、结缔组织病垂体卒中、脑血管炎、血液病及凝血障碍性疾病、妊娠并发症等均可引起 SAH。近年发现约 15%的 ISAH 患者病因不清,即使 DSA 检查也未能发现 SAH 的病因。

1.动脉瘤

近年来,对先天性动脉瘤与分子遗传学的多个研究支持 I 型胶原蛋白 α_2 链基因 (COLIA_2)和弹力蛋白基因(FLN)是先天性动脉瘤最大的候补基因。颅内动脉瘤好发于 Willis 环及其主要分支的血管分叉处,其中位于前循环颈内动脉系统者约占 85%,位于后循环基底动脉系统者约占 15%。对此类动脉瘤的研究证实,血管壁的最大压力来自沿血流方向上的血管分叉处的尖部。随着年龄增长,在血压增高、动脉瘤增大,更由于血流涡流冲击和各种危险因素的综合因素作用下,出血的可能性也随之增大。颅内动脉瘤体积的大小与有无蛛网膜下隙出血相关,直径<3mm 的动脉瘤,SAH 的风险小;直径>5~7mm 的动脉瘤,SAH 的风险高。对于未破裂的动脉瘤,每年发生动脉瘤破裂出血的危险性介于 1%~2%。曾经破裂过的动脉瘤有更高的再出血率。

2.脑血管畸形

以动静脉畸形最常见,且 90% 以上位于小脑幕上。脑血管畸形是胚胎发育异常形成的畸形血管团,血管壁薄,在有危险因素的条件下易诱发出血。

3.高血压动脉硬化性动脉瘤

长期高血压动脉粥样硬化导致脑血管弯曲多,侧支循环多,管径粗细不均,且脑内动脉缺乏外弹力层,在血压增高、血流涡流冲击等因素影响下,管壁薄弱的部分逐渐向外膨胀形成囊状动脉瘤,极易破裂出血。

4.其他病因

动脉炎或颅内炎症可引起血管破裂出血,肿瘤可直接侵袭血管导致出血。脑底异常血管网形成后可并发动脉瘤,一旦破裂出血可导致反复发生的脑实质内出血或 SAH。

(二)发病机制

蛛网膜下隙出血后,血液流入蛛网膜下隙淤积在血管破裂相应的脑沟和脑池中,并可下流至脊髓蛛网膜下隙,甚至逆流至第四脑室和侧脑室,引起一系列变化,主要包括:①颅内容积增加。血液流入蛛网膜下隙使颅内容积增加,引起颅内压增高,血液流入量大者可诱发脑疝。②化学性脑膜炎。血液流入蛛网膜下隙后直接刺激血管,使白细胞崩解释放各种炎症介质。③血管活性物质释放。血液流入蛛网膜下隙后,血细胞破坏产生各种血管活性物质(氧合血红蛋白、5-羟色胺、血栓烷 A_2、肾上腺素、去甲肾上腺素)刺激血管和脑膜,使脑血管发生痉挛和蛛网膜颗粒粘连。④脑积水。血液流入蛛网膜下隙在颅底或逆流入脑室发生凝固,造成脑脊液回流受阻引起急性阻塞性脑积水和颅内压增高;部分红细胞随脑脊液流入蛛网膜颗粒并溶解,使其阻塞,引起脑脊液吸收减慢,最后产生交通性脑积水。⑤下丘脑功能紊乱。血液及其代谢产物直接刺激下丘脑引起神经内分泌紊乱,引起发热、血糖含量增高、应激性溃疡、肺水肿等。⑥脑-心综合征。急性高颅压或血液直接刺激下丘脑、脑干,导致自主神经功能亢进,引起急性心肌缺血、心律失常等。

二、病理

肉眼可见脑表面呈紫红色,覆盖有薄层血凝块;脑底部的脑池、脑桥小脑三角及小脑延髓池等处可见更明显的血块沉积,甚至可将颅底的血管、神经埋没。血液可穿破脑底面进入第三脑室和侧脑室。脑底大量积血或脑室内积血可影响脑脊液循环出现脑积水,约 5% 的患者,由于部分红细胞随脑脊液流入蛛网膜颗粒并使其堵塞,引起脑脊液吸收减慢而产生交通性脑积水。蛛网膜及软膜增厚、色素沉着,脑与神经、血管间发生粘连。脑脊液呈血性。血液在蛛网膜下隙的分布,以出血量和范围分为弥散型和局限型。前者出血量较多,穹隆面与基底面蛛网膜下隙均有血液沉积;后者血液则仅存于脑底池。40%～60%的脑标本并发脑内出血。出血的次数越多,并发脑内出血的比例越大。并发脑内出血的发生率第 1 次约 39.6%,第 2 次约55%,第 3 次达 100%。出血部位随动脉瘤的部位而定。动脉瘤好发于 Willis 环的血管上,尤其是动脉分叉处,可单发或多发。

三、临床表现

SAH 发生于任何年龄,发病高峰多在 30～60 岁;50 岁后,SAH 的危险性有随年龄的增加而升高的趋势。男女在不同的年龄段发病不同,10 岁前男性的发病率较高,男女比为 4:1;40～50 岁时,男女发病相等;70～80 岁时,男女发病率之比高达 1:10。临床主要表现为剧烈头痛、脑膜刺激征阳性、血性脑脊液。在严重病例中,患者可出现意识障碍,从嗜睡至昏迷不等。

(一)症状与体征

1.先兆及诱因

先兆通常是不典型头痛或颈部僵硬,部分患者有病侧眼眶痛、轻微头痛、动眼神经麻痹等表现,主要由少量出血造成;70%的患者存在上述症状数日或数周后出现严重出血,但绝大部分患者起病急骤,无明显先兆。常见诱因有过量饮酒、情绪激动、精神紧张、剧烈活动、用力状态等,这些诱因均能增加 SAH 的风险性。

2.一般表现

出血量大者,当日体温即可升高,可能与下丘脑受影响有关;多数患者于 2～3d 后体温升高,多属于吸收热;SAH 后患者血压增高,1～2 周病情趋于稳定后逐渐恢复病前血压。

3.神经系统表现

绝大部分患者有突发持续性剧烈头痛。头痛位于前额、枕部或全头,可扩散至颈部、腰背部;常伴有恶心、呕吐。呕吐可反复出现,系由颅内压急骤升高和血液直接刺激呕吐中枢所致。如呕吐物为咖啡色样胃内容物则提示上消化道出血,预后不良。头痛部位各异,轻重不等,部分患者类似眼肌麻痹型偏头痛。有 48%～81%的患者可出现不同程度的意识障碍,轻者嗜睡,重者昏迷,多逐渐加深。意识障碍的程度、持续时间及意识恢复的可能性均与出血量、出血部位及有无再出血有关。

部分患者以精神症状为首发或主要的临床症状,常表现为兴奋、躁动不安、定向障碍,甚至谵妄和错乱;少数患者可出现迟钝、淡漠、抗拒等。精神症状可由大脑前动脉或前交通动脉附近的动脉瘤破裂引起,大多在病后 1～5d 出现,但多数在数周内自行恢复。癫痫发作较少见,多发生在出血时或出血后的急性期,国外发生率为 6%～26.1%,国内资料为 10%～18.3%。在一项 SAH 的大宗病例报道中,大约有 15%的动脉瘤性 SAH 表现为癫痫。癫痫可为局限性抽搐或全身强直－阵挛性发作,多见于脑血管畸形引起者,出血部位多在天幕上,多由于血液刺激大脑皮质所致,患者有反复发作倾向。部分患者由于血液流入脊髓蛛网膜下隙可出现神经根刺激症状,如腰背痛。

4.神经系统体征

(1)脑膜刺激征:为 SAH 的特征性体征,包括头痛、颈强直、Kernig 征和 Brudzinski 征阳性。常于起病后数小时至 6d 内出现,持续 3～4 周。颈强直发生率最高(6%～100%)。另外,应当注意临床上有少数患者可无脑膜刺激征,如老年患者,可能因蛛网膜下隙扩大等老年性改变和痛觉不敏感等因素,往往使脑膜刺激征不明显,但意识障碍仍可较明显,老年人的意识障碍可达 90%。

(2)脑神经损害:以第Ⅱ、Ⅲ对脑神经最常见,其次为第Ⅴ、Ⅵ、Ⅶ、Ⅷ对颅神经,主要由于未破裂的动脉瘤压迫或破裂后的渗血、颅内压增高等直接或间接损害引起。少数患者有一过性肢体单瘫、偏瘫、失语,早期出现者多因出血破入脑实质和脑水肿所致;晚期多由于迟发性脑血管痉挛引起。

(3)眼症状:在 SAH 的患者中,17% 有玻璃体膜下出血,7%～35% 有视盘水肿。视网膜下出血及玻璃体下出血是诊断 SAH 有特征性的体征。

(4)局灶性神经功能缺失:如有局灶性神经功能缺失有助于判断病变部位,如突发头痛伴眼睑下垂者,应考虑载瘤动脉可能是后交通动脉或小脑上动脉。

(二)SAH 并发症

1.再出血

在脑血管疾病中,最易发生再出血的疾病是 SAH,据国内文献报道再出血率为 24% 左右。再出血临床表现严重,病死率远远高于第 1 次出血,一般发生在第 1 次出血后 10～14d,2周内再发生率占再发病例的 54%～80%。近期再出血病死率为 41%～46%,甚至更高。再发出血多因动脉瘤破裂所致,通常在病情稳定的情况下,突然头痛加剧、呕吐、癫痫发作,并迅速陷入深昏迷,瞳孔散大,对光反射消失,呼吸困难甚至停止。神经定位体征加重或脑膜刺激征明显加重。

2.脑血管痉挛

脑血管痉挛(CVS)是 SAH 发生后出现的迟发性大、小动脉的痉挛狭窄,以后者更多见。典型的血管痉挛发生在出血后 3～5d,于 5～10d 达高峰,2～3 周逐渐缓解。在大多数研究中,血管痉挛发生率在 25%～30%。早期可逆性 CVS 多在蛛网膜下隙出血后 30 分钟内发生,表现为短暂的意识障碍和神经功能缺失。70% 的 CVS 在蛛网膜下隙出血后 1～2 周内发生,尽管及时干预治疗,但仍有约 50% 有症状的 CVS 患者将会进一步发展为脑梗死。因此,CVS 的治疗关键在预防。血管痉挛发作的临床表现通常是头痛加重或意识状态下降,除发热和脑膜刺激征外,也可表现局灶性的神经功能损害体征,但不常见。尽管导致血管痉挛的许多潜在危险因素已经确定,但 CT 扫描所见的蛛网膜下隙出血的数量和部位是最主要的危险因素。基底池内有厚层血块的患者比仅有少量出血的患者更容易发展为血管痉挛。虽然国内外均有大量的临床观察和实验数据,但是 CVS 的机制仍不确定。蛛网膜下隙出血本身或其降解产物中的一种或多种成分可能是导致 CVS 的原因。

CVS 的检查常选择经颅多普勒超声(TCD)和数字减影血管造影(DSA)检查。TCD 有助于血管痉挛的诊断。TCD 血液流速峰值>200cm/s 和(或)平均流速>120cm/s 时能很好地与血管造影显示的严重血管痉挛相符。值得提出的是,TCD 只能测定颅内血管系统中特定深度的血管段,测得数值的准确性在一定程度上依赖于超声检查者的经验。动脉插管血管造影诊断 CVS 较 TCD 更为敏感。CVS 患者行血管造影的价值不仅用于诊断,更重要的目的是血管内治疗。动脉插管血管造影为有创检查,价格较昂贵。

3.脑积水

大约 25%的动脉瘤性蛛网膜下隙出血患者由于出血量大、速度快,血液大量涌入第三脑室、第四脑室并凝固,使第四脑室的外侧孔和正中孔受阻,可引起急性梗阻性脑积水,导致颅内压急剧升高,甚至出现脑疝而死亡。急性脑积水常发生于起病数小时至 2 周内,多数患者在1～2d 内意识障碍呈进行性加重,神经症状迅速恶化,生命体征不稳定,瞳孔散大。颅脑 CT 检查可发现阻塞上方的脑室明显扩大等脑室系统有梗阻表现,此类患者应迅速进行脑室引流术。慢性脑积水是 SAH 后 3 周至 1 年内发生的脑积水,原因可能为蛛网膜下隙出血刺激脑膜,引起无菌性炎症反应形成粘连,阻塞蛛网膜下隙及蛛网膜绒毛而影响脑脊液的吸收与回流,以脑脊液吸收障碍为主,病理切片可见蛛网膜增厚纤维变性,室管膜破坏及脑室周围脱髓鞘改变。Johnston 认为脑脊液的吸收与蛛网膜下隙和上矢状窦的压力差及蛛网膜绒毛颗粒的阻力有关。当脑外伤后颅内压增高时,上矢状窦的压力随之升高,使蛛网膜下隙和上矢状窦的压力差变小,从而使蛛网膜绒毛微小管系统受压甚至关闭,直接影响脑脊液的吸收。由于脑脊液的积蓄造成脑室内静水压升高,致使脑室进行性扩大。因此,慢性脑积水的初期,患者的颅内压是高于正常的,及至脑室扩大到一定程度之后,由于加大了吸收面,才渐使颅内压下降至正常范围,故临床上称之为正常颅压脑积水,但由于脑脊液的静水压已超过脑室壁所能承受的压力,使脑室不断继续扩大、脑萎缩加重而致进行性痴呆。

4.自主神经及内脏功能障碍

常因下丘脑受出血、脑血管痉挛和颅内压增高的损伤所致,临床可并发心肌缺血或心肌梗死、急性肺水肿、应激性溃疡。这些并发症被认为是由于交感神经过度活跃或迷走神经张力过高所致。

5.低钠血症

尤其是重症 SAH 常影响下丘脑功能,而导致有关水盐代谢激素的分泌异常。目前,关于低钠血症发生的病因有两种机制,即血管升压素分泌异常综合征(SIADH)和脑性耗盐综合征(CSWS)。

SIADH 理论是 1957 年由 Bartter 等提出的,该理论认为,低钠血症产生的原因是各种创伤性刺激作用于下丘脑,引起血管升压素(ADH)分泌过多,或血管升压素渗透性调节异常,丧失了低渗对 ADH 分泌的抑制作用,而出现持续性 ADH 分泌。肾脏远曲小管和集合管重吸收水分的作用增强,引起水潴留、血钠被稀释及细胞外液增加等一系列病理生理变化。同时,促肾上腺皮质激素(ACTH)相对分泌不足,血浆 ACTH 降低,醛固酮分泌减少,肾小管排钾保钠功能下降,尿钠排出增多。细胞外液增加和尿钠丢失的后果是血浆渗透压下降和稀释性低血钠,尿渗透压高于血渗透压,低钠而无脱水,中心静脉压增高的一种综合征。若进一步发展,将导致水分从细胞外向细胞内转移、细胞水肿及代谢功能异常。当血钠<120mmol/L 时,可出现恶心、呕吐、头痛;当血钠<110mmol/L 时可发生嗜睡、躁动、谵语、肌张力低下、腱反射减弱或消失甚至昏迷。

自 20 世纪 70 年代末以来,越来越多的学者发现,发生低钠血症时,患者多伴有尿量增多和尿钠排泄量增多,而血中 ADH 并无明显增加。这使得脑性耗盐综合征的概念逐渐被接受。SAH 时,CSWS 的发生可能与脑钠肽(BNP)的作用有关。下丘脑受损时可释放出 BNP,脑血管痉挛也可使 BNP 升高。BNP 的生物效应类似心房钠尿肽(ANP),有较强的利钠和利尿反应。CSWS 时可出现厌食、恶心、呕吐、无力、直立性低血压、皮肤无弹性、眼球内陷、心率增快等表现。诊断依据:细胞外液减少,负钠平衡,水摄入与排出率<1,肺动脉楔压<8mmHg,中央静脉压<6mmHg,体重减轻。Ogawasara 提出每日对 CSWS 患者定时测体重和中央静脉压是诊断 CSWS 和鉴别 SIADH 最简单和实用的方法。

四、辅助检查

(一)脑脊液检查

目前脑脊液(CSF)检查尚不能被 CT 检查所完全取代。由于腰椎穿刺(LP)有诱发再出血和脑疝的风险,在无条件行 CT 检查和病情允许的情况下,或颅脑 CT 所见可疑时才可考虑谨慎施行 LP 检查。均匀一致的血性脑脊液是诊断 SAH 的金标准,脑脊液压力增高,蛋白含量增高,糖和氯化物水平正常。起初脑脊液中红、白细胞比例与外周血基本一致(700∶1),12h 后脑脊液开始变黄,2～3d 后因出现无菌性炎症反应,白细胞数可增加,初为中性粒细胞,后为单核细胞和淋巴细胞。LP 阳性结果与穿刺损伤出血的鉴别很重要。通常是通过连续观察试管内红细胞计数逐渐减少的三管试验来证实,但采用脑脊液离心检查上清液黄变及匿血反应是更灵敏的诊断方法。脑脊液细胞学检查可见巨噬细胞内吞噬红细胞及碎片,有助于鉴别。

(二)颅脑 CT 检查

CT 检查是诊断蛛网膜下隙出血的首选常规检查方法。急性期颅脑 CT 检查快速、敏感,不但可早期确诊,还可判定出血部位、出血量、血液分布范围及动态观察病情进展和有无再出血迹象。急性期 CT 表现为脑池、脑沟及蛛网膜下隙呈高密度改变,尤以脑池局部积血有定位价值,但确定出血动脉及病变性质仍需借助于数字减影血管造影(DSA)检查。发病距 CT 检查的时间越短,显示蛛网膜下隙出血病灶部位的积血越清楚。Adams 观察发病当日 CT 检查显示阳性率为 95%,1d 后降至 90%,5d 后降至 80%,7d 后降至 50%。CT 显示蛛网膜下隙高密度出血征象,多见于大脑外侧裂池、前纵裂池、后纵裂池、鞍上池、和环池等。CT 增强扫描可能显示大的动脉瘤和血管畸形。须注意 CT 阴性并不能绝对排除 SAH。

部分学者依据 CT 扫描并结合动脉瘤好发部位推测动脉瘤的发生部位,如蛛网膜下隙出血以鞍上池为中心呈不对称向外扩展,提示颈内动脉瘤;外侧裂池基底部积血提示大脑中动脉瘤;前纵裂池基底部积血提示前交通动脉瘤;出血以脚间池为中心向前纵裂池和后纵裂池基底部扩散,提示基底动脉瘤。CT 显示弥散性出血或局限于前部的出血发生再出血的风险较大,应尽早行 DSA 检查确定动脉瘤部位并早期手术。MRA 作为初筛工具具有无创、无风险的特点,但敏感性不如 DSA 检查高。

(三)数字减影血管造影

确诊 SAH 后应尽早行数字减影血管造影(DSA)检查,以确定动脉瘤的部位、大小、形状、数量、侧支循环和脑血管痉挛等情况,并可协助除外其他病因如动静脉畸形、烟雾病和炎性血管瘤等。大且不规则、分成小腔(为责任动脉瘤典型的特点)的动脉瘤可能是出血的动脉瘤。

如发病之初脑血管造影未发现病灶,应在发病 1 个月后复查脑血管造影,可能会有新发现。DSA 可显示 80% 的动脉瘤及几乎 100% 的血管畸形,而且对发现继发性脑血管痉挛有帮助。脑动脉瘤大多数在 2～3 周内再次破裂出血,尤以病后 6～8d 为高峰,因此对动脉瘤应早检查、早期手术治疗,如在发病后 2～3d 内,脑水肿尚未达到高峰时进行手术则手术并发症少。

(四)MRI 检查

MRI 对蛛网膜下隙出血的敏感性不及 CT。急性期 MRI 检查还可能诱发再出血,但 MRI 可检出脑干隐匿性血管畸形;对直径 3～5mm 的动脉瘤检出率可达 84%～100%,而由于空间分辨率较差,不能清晰显示动脉瘤颈和载瘤动脉,仍需行 DSA 检查。

(五)其他检查

心电图可显示 T 波倒置、QT 间期延长、出现高大 U 波等异常;血常规、凝血功能和肝功能检查可排除凝血功能异常方面的出血原因。

五、诊断与鉴别诊断

(一)诊断

根据以下临床特点,诊断 SAH 一般并不困难,如突然起病,主要症状为剧烈头痛,伴呕吐;可有不同程度的意识障碍和精神症状,脑膜刺激征明显,少数伴有脑神经及轻偏瘫等局灶症状;辅助检查 LP 为血性脑脊液,脑 CT 所显示的出血部位有助于判断动脉瘤。

(二)鉴别诊断

1.脑出血

脑出血深昏迷时与 SAH 不易鉴别,但脑出血多有局灶性神经功能缺失体征,如偏瘫、失语等,患者多有高血压病史。仔细的神经系统检查及脑 CT 检查有助于鉴别诊断。

2.颅内感染

发病较 SAH 缓慢。各类脑膜炎起病初均先有高热,脑脊液呈炎性改变而有别于 SAH。进一步脑影像学检查,脑沟、脑池无高密度增高影改变。脑炎临床表现为发热、精神症状、抽搐和意识障碍,且脑脊液多正常或只有轻度白细胞数增高,只有脑膜出血时才表现为血性脑脊液;脑 CT 检查有助于鉴别诊断。

3.瘤卒中

依靠详细病史(如有慢性头痛、恶心、呕吐等)、体征和脑 CT 检查可以鉴别。

六、治疗

主要治疗原则:①控制继续出血,预防及解除血管痉挛,去除病因,防治再出血,尽早采取措施预防、控制各种并发症。②掌握时机尽早行 DSA 检查,如发现动脉瘤及动静脉畸形,应尽早行血管介入进行手术治疗。

(一)一般处理

绝对卧床护理 4～6 周,避免情绪激动和用力排便,防治剧烈咳嗽,烦躁不安时适当应用止咳剂、镇静剂;稳定血压,控制癫痫发作。对于血性脑脊液伴脑室扩大者,必要时可行脑室穿刺和体外引流,但应掌握引流速度要缓慢。发病后应密切观察 GCS 评分,注意心电图变化,动态观察局灶性神经体征变化和进行脑功能监测。

（二）防止再出血

二次出血是本病的常见现象,故积极进行药物干预对防治再出血十分必要。蛛网膜下隙出血急性期脑脊液纤维素溶解系统活性增高,第 2 周开始下降,第 3 周后恢复正常。因此,选用抗纤维蛋白溶解药物抑制纤溶酶原的形成,具有防治再出血的作用常用药有以下几种。

1.6－氨基己酸

为纤维蛋白溶解抑制剂,可阻止动脉瘤破裂处凝血块的溶解,又可预防再破裂和缓解脑血管痉挛。每次 8～12g 加入 10％葡萄糖盐水 500mL 中静脉滴注,每日 2 次。

2.氨甲苯酸

又称抗血纤溶芳酸,能抑制纤溶酶原的激活因子,每次 200～400mg,溶于葡萄糖注射液或 0.9％氯化钠注射液 20mL 中缓慢静脉注射,每日 2 次。

3.氨甲环酸

为氨甲苯酸的衍化物,抗血纤维蛋白溶酶的效价强于前两种药物,每次 250～500mg 加入 5％葡萄糖注射液 250～500mL 中静脉滴注,每日 1～2 次。

但近年来的一些研究显示抗纤溶药虽有一定的防止再出血作用,但同时增加了缺血事件的发生,因此不推荐常规使用此类药物,除非凝血障碍所致出血时可考虑应用。

（三）降颅压治疗

蛛网膜下隙出血可引起颅内压升高、脑水肿,严重者可出现脑疝,应积极进行脱水降颅压治疗,主要选用 20％甘露醇静脉滴注,每次 125～250mL,2～4 次/日;呋塞米入小壶,每次 20～80mg,2～4 次/日;清蛋白 10～20g/d,静脉滴注。药物治疗效果不佳或疑有早期脑疝时,可考虑脑室引流或颞肌下减压术。

（四）防治脑血管痉挛及迟发性缺血性神经功能缺损

目前认为脑血管痉挛引起迟发性缺血性神经功能缺损（DIND）是动脉瘤性 SAH 最常见的死亡和致残原因。钙通道拮抗剂可选择性作用于脑血管平滑肌,减轻脑血管痉挛和 DIND。常用的尼莫地平,每日 10mg(50mL),以每小时 2.5～5.0mL 速度泵入或缓慢静脉滴注,5～14d 为 1 个疗程;也可选择尼莫地平,每次 40mg,每日 3 次,口服。国外报道高血压－高血容量－血液稀释(3H)疗法可使大约 70％的患者临床症状得到改善。有数个报道认为与以往相比,"3H"疗法能够明显改善患者预后,增加循环血容量,提高平均动脉压(MAP),降低血细胞比容(HCT)至 30％～50％,被认为能够使脑灌注达到最优化。3H 疗法必须排除已存在脑梗死、高颅压,并已夹闭动脉瘤后才能应用。

（五）防治急性脑积水

急性脑积水常发生于病后 1 周内,发生率为 9％～27％。急性阻塞性脑积水患者脑 CT 扫描显示脑室急速进行性扩大,意识障碍加重,有效的疗法是行脑室穿刺引流和冲洗。但应注意防止脑脊液引流过度,维持颅内压在 15～30mmHg,因过度引流会突然发生再出血。长期脑室引流要注意继发感染（脑炎、脑膜炎）,感染率为 5％～10％。同时常规应用抗生素防治感染。

（六）低钠血症的治疗

SIADH 的治疗原则主要是纠正低血钠和防止体液容量过多。可限制液体摄入量,1d＜

500～1000mL,使体内水分处于负平衡以减少体液过多与尿钠丢失。注意应用利尿剂和高渗盐水,纠正低血钠与低渗血症。当血浆渗透压恢复,可给予5%葡萄糖注射液维持,也可用抑制 ADH 药物,地美环素 1～2g/d,口服。

CSWS 的治疗主要是维持正常水盐平衡,给予补液治疗。可静脉滴注或口服等、渗或高渗盐液,根据低钠血症的严重程度和患者耐受程度单独或联合应用。高渗盐液补液速度以每小时0.7mmol/L,24h<20mmol/L 为宜。如果纠正低钠血症速度过快可导致脑桥脱髓鞘病,应予特别注意。

(七)外科治疗

经造影证实有动脉瘤或动静脉畸形者,应争取手术或介入治疗,根除病因防止再出血。

1.显微外科

夹闭颅内破裂的动脉瘤是消除病变并防止再出血的最好方法,而且动脉瘤被夹闭,继发性血管痉挛就能得到积极有效的治疗。一般认为 Hunt－Hess 分级Ⅰ～Ⅱ级的患者应在发病后48～72h 内早期手术。应用现代技术,早期手术已经不再难以克服。一些神经血管中心富有经验的医师已经建议给低评分的患者早期手术,只要患者的血流动力学稳定,颅内压得以控制即可。对于神经状况分级很差和(或)伴有其他内科情况,手术应该延期。对于病情不太稳定、不能承受早期手术的患者,可选择血管内治疗。

2.血管内治疗

选择适合的患者行血管内放置 Guglielmi 可脱式弹簧圈(GDCs),已经被证实是一种安全的治疗手段。近年来,一般认为治疗指征为手术风险大或手术治疗困难的动脉瘤。

七、预后与预防

(一)预后

临床常采用 Hunt 和 Kosni 修改的 Botterell 的分级方案,对预后判断有帮助。Ⅰ～Ⅱ级患者预后佳,Ⅳ～Ⅴ级患者预后差,Ⅲ级患者介于两者之间。

首次蛛网膜下隙出血的病死率约为 10%～25%。病死率随着再出血递增。再出血和脑血管痉挛是导致死亡和致残的主要原因。蛛网膜下隙出血的预后与病因、年龄、动脉瘤的部位、瘤体大小、出血量、有无并发症、手术时机选择及处置是否及时、得当有关。

(二)预防

蛛网膜下隙出血病情常较危重,病死率较高,尽管不能从根本上达到预防的目的,但对已知的病因应及早积极对因治疗,如控制血压、戒烟、限酒,以及尽量避免剧烈运动、情绪激动、过劳、用力排便、剧烈咳嗽等;对于长期便秘的个体应采取辨证论治思路长期用药(如麻仁润肠丸、芪蓉润肠口服液、香砂枳术丸、越鞠保和丸等);情志因素常为本病的诱发因素,对于已经存在脑动脉瘤、动脉血管夹层或烟雾病的患者,保持情绪稳定至关重要。

不少尸检材料证实,患者生前曾患动脉瘤但未曾破裂出血,说明存在危险因素并不一定完全会出血,预防动脉瘤破裂有着非常重要的意义。应当强调的是,蛛网膜下隙出血常在首次出血后 2 周再次发生出血且常常危及生命,故对已出血患者积极采取有效措施进行整体调节并及时给予恰当的对症治疗,对预防再次出血至关重要。

第七节　颅内静脉系统血栓形成

颅内静脉系统血栓形成(CVT)是由多种原因所致的脑静脉回流受阻的一组脑血管疾病，包括颅内静脉窦和脑静脉血栓形成。本病的特点为病因复杂，发病形式多样，诊断困难，容易漏诊、误诊，不同部位的 CVT 虽有其相应表现，但严重头痛往往是最主要的共同症状，约 80% ~ 90% 的 CVT 患者都存在头痛。头痛可以单独存在，伴有或不伴有其他神经系统异常体征。以往认为颅内静脉系统血栓形成比较少见，随着影像学技术的发展，更多的病例被确诊。特别是随着 MRI、MRA 及 MRV(磁共振动静脉血管成像)的广泛应用，诊断水平不断提高，此类疾病的检出率较过去显著提高。

本病按病变性质可分为感染性和非感染性两类。感染性者以急性海绵窦和横窦血栓形成多见，非感染性者以上矢状窦血栓形成多见。脑静脉血栓形成大多数由静脉窦血栓形成发展而来，但也有脑深静脉血栓形成(DCVST)伴发广泛静脉窦血栓形成，两者统称脑静脉及静脉窦血栓形成(CVST)。

一、病因与发病机制

(一)病因

主要分为感染性和非感染性。20% ~ 35% 的患者原因尚不明确。

1.感染性

可分为局限性和全身性。局限性因素为头、面部的化脓性感染，如面部危险三角区皮肤感染、中耳炎、乳突炎、扁桃体炎、鼻旁窦炎、齿槽感染颅骨骨髓炎、脑膜炎等。全身性因素则由细菌性(败血症、心内膜炎、伤寒、结核)、病毒性(麻疹、肝炎、脑炎、HIV)、寄生虫性(疟疾、旋毛虫病)、真菌性(曲霉病)疾病经血行感染所致。头面部感染较常见，常引起海绵窦、横窦、乙状窦血栓形成。

2.非感染性

可分为局限性和全身性。全身性因素如妊娠、产褥期、口服避孕药、各类型手术后、严重脱水、休克、恶病质、心功能不全、某些血液病(如红细胞增多症、镰状细胞贫血、失血性贫血、白血病、凝血障碍性疾病)、结缔组织病(系统性红斑狼疮、颞动脉炎、韦格纳肉芽肿)、消化道疾病(肝硬化、克罗恩病、溃疡性结肠炎)、静脉血栓疾病等。局限性因素见于颅脑外伤、脑肿瘤、脑外科手术后等。

(二)发病机制

1.感染性因素

对于感染性因素来说，由于解剖的特点，海绵窦和乙状窦是炎性血栓形成最易发生的部位。

(1)海绵窦血栓形成：①颜面部病灶。如鼻部、上唇、口腔等部位疖肿等化脓性病变破入血液，通过眼静脉进入海绵窦。②耳部病灶。中耳炎、乳突炎引起乙状窦血栓形成后，沿岩窦扩展至海绵窦。③颅内病灶。蝶窦、后筛窦通过筛静脉或直接感染侵入蝶窦壁而后入海绵窦。

④颈咽部病灶。沿翼静脉丛进入海绵窦或侵入颈静脉,经横窦、岩窦达海绵窦。

(2)乙状窦血栓形成:①乙状窦壁的直接损害。中耳炎、乳突炎破坏骨质,脓肿压迫乙状窦,使窦壁发生炎症及窦内血流淤滞,血栓形成。②乳突炎、中耳炎使流向乙状窦的小静脉发生血栓,血栓扩展到乙状窦。

2.非感染性因素

如全身衰竭、脱水、糖尿病高渗性昏迷、颅脑外伤、脑膜瘤、口服避孕药、妊娠、分娩、真性红细胞增多症、血液病、其他不明原因等,常导致高凝状态、血流淤滞,容易诱发静脉血栓形成。

二、病理

本病的病理所见是:静脉窦内栓子富含红细胞和纤维蛋白,仅有少量血小板,故称红色血栓。随着时间的推移,栓子被纤维组织所替代。血栓性静脉窦闭塞可引起静脉回流障碍,静脉压升高,导致脑组织淤血、水肿和颅内压增高,脑皮质和皮质下出现点、片状出血灶。硬膜窦闭塞可导致严重的脑水肿,脑静脉病损累及深静脉可致基底节或(和)丘脑静脉性梗死。感染性患者静脉窦内可见脓液,常伴脑膜炎和脑脓肿等。

三、临床表现

近年来的研究认为,从新生儿到老年人均可发生本病,但多见于老年人和产褥期妇女,也可见于长期疲劳或抵抗力下降的患者;男女均可患病,男女发病比为1.5∶5,平均发病年龄为37~38岁。CVT临床表现多样,头痛是最常见的症状,约80%的患者有头痛。其他常见症状和体征有视盘水肿、局灶神经体征、癫痫及意识改变等。不同部位的CVT临床表现有不同的特点。

(一)症状与体征

1.高颅压症状

由脑静脉梗阻导致高颅压者,多存在持续性弥散或局灶性头痛,通常有视盘水肿,还可出现恶心、呕吐、视物模糊或黑复视、意识水平下降和混乱。

2.脑局灶症状

其表现与病变的部位和范围有关,最常见的症状和体征是运动和感觉障碍,包括脑神经损害、单瘫、偏瘫等。

3.局灶性癫痫发作

常表现为部分性发作,可能是继发于皮质静脉梗死或扩张的皮质静脉"刺激"皮质所致。

4.全身性症状

主要见于感染性静脉窦血栓形成,表现为不规则高热、寒战、乏力、全身肌肉酸痛、精神萎靡、咳嗽、皮下瘀血等感染和败血症症状。

5.意识障碍

如精神错乱、躁动、谵妄、昏睡、昏迷等。

(二)常见的颅内静脉系统血栓

1.海绵窦血栓形成

最常见的是因眼眶部、上面部的化脓性感染或全身感染所引起的急性型;由后路(中耳炎)及中路(蝶窦炎)逆行至海绵窦导致血栓形成者多为慢性型,较为少见;非感染性血栓形成更少见。常急性起病,出现发热、头痛、恶心、呕吐、意识障碍等感染中毒症状。疾病初期多累及一侧海绵窦,眼眶静脉回流障碍可致眶周、眼睑、结膜水肿和眼球突出,眼睑不能闭合和眼周软组织红肿;第Ⅲ、Ⅳ、Ⅵ对脑神经及第Ⅴ对脑神经1、2支受累可出现眼睑下垂、眼球运动受限、眼球固定和复视、瞳孔扩大,对光反射消失,前额及眼球疼痛,角膜反射消失等;可并发眼角膜溃疡,有时因眼球突出而眼睑下垂可不明显。因视神经位于海绵窦前方,故视神经较少受累,视力正常或中度下降。由于双侧海绵窦由环窦相连,故多数患者在数日后会扩展至对侧。病情进一步加重可引起视盘水肿及视盘周围出血,视力显著下降。颈内动脉海绵窦段感染和血栓形成,可出现颈动脉触痛及颈内动脉闭塞的临床表现,如对侧偏瘫和偏身感觉障碍,甚至可并发脑膜炎、脑脓肿等。

2.上矢状窦血栓形成

多为非感染性,常发生于产褥期;妊娠、口服避孕药、婴幼儿或老年人严重脱水,以及消耗性疾病或恶病质等情况下也常可发生;少部分也可由感染引起,如头皮或邻近组织感染;也偶见于骨髓炎、硬膜或硬膜下感染扩散引起上矢状窦血栓形成。

急性或亚急性起病,最主要的临床表现为颅内压增高症状,如头痛、恶心、呕吐、视盘水肿、展神经麻痹,1/3的患者仅表现为不明原因的颅内高压,视盘水肿可以是唯一的体征。上矢状窦血栓形成患者,可出现意识—精神障碍,如表情淡漠、呆滞、嗜睡及昏迷等。多数患者血栓累及一侧或两侧侧窦而主要表现为颅内高压。血栓延伸到皮质特别是运动区和顶叶的静脉可引起全面性、局灶性运动发作或感觉性癫痫发作,伴偏瘫或双下肢瘫痪。旁中央小叶受累可引起小便失禁及双下肢瘫痪。累及枕叶视觉皮质可发生黑蒙。婴儿可表现喷射性呕吐,颅缝分离,囟门紧张和隆起,囟门周围及额、面、颈、枕等处的静脉怒张和迂曲。老年患者一般仅有轻微头昏、眼花、头痛、眩晕等症状,诊断困难。腰椎穿刺可见脑脊液压力增高,蛋白含量和白细胞数也可增高,磁共振静脉血管造影(MRV)有助于确诊。

3.侧窦血栓形成

侧窦包括横窦和乙状窦。因与乳突邻近,化脓性乳突炎或中耳炎常引起单侧乙状窦血栓形成。常见于感染急性期,以婴儿及儿童最易受累,约50%的患者是由溶血性链球菌性败血症引起,皮肤、黏膜出现瘀点、瘀斑。一侧横窦血栓时可无症状,当波及对侧横窦或窦汇时常有明显症状。侧窦血栓形成的临床表现如下。

(1)颅内压增高:随着病情发展而出现颅内压增高,常有头痛、呕吐、复视、头皮及乳突周围静脉怒张、视盘水肿,也可有意识或精神障碍。当血栓经窦汇延及上矢状窦时,颅内压更加增高,并可出现昏迷、肢瘫和抽搐等。

(2)局灶神经症状:血栓扩展至岩上窦及岩下窦,可出现同侧展神经及三叉神经眼支受损的症状;约1/3患者的血栓延伸至颈静脉,可出现舌咽神经(Ⅸ)、迷走神经(Ⅹ)及副神经(Ⅺ)损害的颈静脉孔综合征,表现为吞咽困难、饮水呛咳、声音嘶哑、心动过缓和患侧耸肩、转颈力弱等神经受累的症状。

(3)感染症状:表现为化脓性乳突炎或中耳炎症状,如发热、寒战、外周血白细胞计数增高,患侧耳后乳突部红肿、压痛、静脉怒张等。感染扩散可并发化脓性脑膜炎、硬膜外(下)脓肿及小脑、颞叶脓肿。

4.脑静脉血栓形成

(1)脑浅静脉血栓形成:一般症状可有头痛、咳嗽、用力、低头时加重;可有恶心、呕吐、视盘水肿、颅压增高、癫痫发作,或意识障碍;也可出现局灶性损害症状,如脑神经受损、偏瘫或双侧瘫痪。

(2)脑深静脉血栓形成:多为急性起病,1～3d达高峰,因常有第三脑室阻塞而颅内压增高,出现高热、意识障碍、癫痫发作,多有动眼神经损伤、肢体瘫痪、昏迷、去皮质状态,甚至死亡。

四、辅助检查

CVT 缺乏特异性临床表现,仅靠临床症状和体征诊断困难。辅助检查特别是影像学检查对诊断的帮助至关重要,并有重要的鉴别诊断价值。

(一)脑脊液检查

主要是压力增高,早期常规和生化一般正常,中后期可出现脑脊液蛋白含量轻、中度增高。

(二)影像学检查

1.CT 扫描和 CTV

CT 扫描是诊断 CVT 有用的基础步骤,其直接征象是受累静脉内血栓呈高密度影,横断扫描可见与静脉走向平行的束带征;增强扫描时血栓不增强而静脉壁环形增强,呈铁轨影或称空三角征和 δ 征。束带征和空三角征对诊断 CVT 具有重要意义,但出现率较低,束带征仅约 20％～30％,空三角征约 30％。继发性 CT 改变主要包括脑实质内不符合脑动脉分布的低密度影(缺血性改变)或高密度影(出血性改变)。国外研究资料表明,颅内深静脉血栓形成 CT 平扫的诊断价值,无论是敏感性或特异性均显著高于静脉窦血栓形成。应用螺旋 CT 三维重建最大强度投影法(CTV)来显示脑静脉系统,是近年来正在探索的一种方法。与 MRA 相比,CTV 可显示更多的小静脉结构,且具有扫描速度快的特点。与 DSA 相比,CTV 具有无创性和低价位的优势。Rodallec 等认为疑诊 CVT,应首选 CTV 检查。

2.MRI 扫描

MRI 扫描虽具有识别血栓的能力,但影像学往往随发病时间不同而相应改变。在急性期 CVT 的静脉窦内流空效应消失,血栓内主要含去氧血红蛋白,T_1WI 呈等信号,T_2WI 呈低信号;在亚急性期,血栓内主要含正铁血红蛋白,T_1WI 和 T_2WI 均表现为高信号;在慢性期,血管出现不同程度再通,流空信号重新出现,T_1WI 表现为不均匀的等信号,T_2WI 显示为高信号或等信号。此后,信号强度随时间延长而不断降低。另外,MRI 可显示特征性的静脉性脑梗死或脑出血。但是,MRI 也可能因解剖变异或血栓形成的时期差异出现假阳性或假阴性。

3.磁共振静脉成像(MRV)

可以清楚地显示静脉窦及大静脉形态及血流状态,CVT 时表现为受累静脉和静脉窦内血流高信号消失或边缘模糊的较低信号及病变以外静脉侧支的形成,但是对于极为缓慢的血流,MRV 易将其误诊为血栓形成,另外与静脉窦发育不良的鉴别有一定的困难,可出现假阳性。如果联合运用 MRI 与 MRV 进行综合判断,可明显提高 CVT 诊断的敏感性和特异性。

4.数字减影血管造影(DSA)

数字减影血管造影是诊断 CVT 的标准检查。CVT 时主要表现为静脉期时受累、静脉或静脉窦不显影或显影不良,可见静脉排空延迟和侧支静脉通路建立,有时 DSA 的结果难以与静脉窦发育不良或阙如相鉴别。DSA 的有创性也使其应用受到一定的限制。

影像检查主要从形态学方面为 CVT 提供诊断信息,由于各项检查可能受到不同因素的限制,因此均可以出现假阳性或假阴性结果。

5.经颅多普勒超声(TCD)检查

经颅多普勒超声技术对脑深静脉血流速度进行探测,可为 CVT 的早期诊断、病情监测和疗效观察提供可靠、无创、易重复而又经济的检测手段。脑深静脉血流速度的异常增高是脑静脉系统血栓的特征性表现,且不受颅内压增高及脑静脉窦发育异常的影响。在 CVT 早期,当 CT、MRI、MRV 甚至 DSA 还未显示病变时,脑静脉血流动力学检测就反映出静脉血流异常。

五、诊断与鉴别诊断

(一)诊断

颅内静脉窦血栓形成的临床表现错综复杂,诊断比较困难。对单纯颅内压增高,伴或不伴神经系统局灶体征者,或以意识障碍为主的亚急性脑病患者,均应考虑到脑静脉系统血栓形成的可能。结合 CTV、MRV、DSA 等检查可明确诊断。

(二)鉴别诊断

1.仅表现为颅内压增高者应与以下疾病鉴别

(1)假脑瘤综合征:是一种没有局灶症状,没有抽搐,没有精神障碍,在神经系统检查中除有视盘水肿及其伴有的视觉障碍外,没有其他阳性神经系统体征的疾病;是一种发展缓慢、能自行缓解的良性高颅压症,脑脊液检查没有细胞及生化方面的改变。

(2)脑部炎性疾病:有明确的感染病史,发病较快;多有体温的升高,头痛、呕吐的同时常伴有精神、意识等脑功能障碍,外周血白细胞计数常明显升高;腰椎穿刺脑脊液压力增高的同时,常伴有白细胞数和蛋白含量的明显升高;脑电图多有异常变化。

2.海绵窦血栓应与以下疾病鉴别

(1)眼眶蜂窝织炎:本病多见于儿童,常突然发病,眼球活动疼痛时加重,眼球活动无障碍,瞳孔无变化,角膜反射正常,一般单侧发病。

(2)鞍旁肿瘤:多为慢性起病,MRI 可确诊。

(3)颈动脉海绵窦瘘:无急性炎症表现,眼球突出,并有搏动感,眼部听诊可听到血管杂音。

六、治疗

治疗原则是早诊断、早治疗,针对每一病例的具体情况给予病因治疗、对症治疗和抗血栓药物治疗相结合。对其他促发因素,必须进行特殊治疗,少数情况下考虑手术治疗。

(一)抗感染治疗

由于本病的致病原因主要为化脓性感染,因此抗生素的应用是非常重要的。部分静脉窦血栓形成和几乎所有海绵窦血栓形成,常有基础感染,可根据脑脊液涂片、常规及生化检查、细菌培养和药敏试验等结果,选择应用相应抗生素或广谱抗生素,必要时手术清除原发性感染灶。因此,应尽可能确定脓毒症的起源部位并针对致病微生物进行治疗。

(二)抗凝治疗

普通肝素治疗 CVT 已有半个世纪,已被公认是一种有效而安全的首选治疗药物。研究认为,除新生儿不宜使用外,所有脑静脉血栓形成患者只要无肝素使用禁忌证,均应给予肝素治疗。头痛几乎总是 CVT 的首发症状,目前多数主张对孤立性头痛应用肝素治疗。肝素的主要药物学机制是阻止 CVT 的进展,预防相邻静脉发生血栓形成性脑梗死。抗凝治疗的效果远远大于其引起出血的危险性,无论有无出血性梗死,都应使用抗凝治疗。普通肝素的用量和给药途径还不完全统一。原则上应根据血栓的大小和范围,以及有无并发颅内出血综合考虑,一般首剂静脉注射 3000~5000U,而后以 25000~50000U/d 持续静脉滴注,或者 12500~25000U 皮下注射,每 12h 测定 1 次部分凝血活酶时间(APTT)和纤维蛋白原水平,以调控肝素的剂量,使 APTT 延长 2~3 倍,但不超过 120s,疗程为 7~10d。也可皮下注射低分子量肝素(LMWH),可取得与肝素相同的治疗效果,其剂量易于掌握,且引起的出血发病率低,可连用 10~14d。此后,在监测国际标准化比值(INR)使其控制在 2.5~3.5 的情况下,应服用华法林治疗 3~6 个月。

(三)扩容治疗

对非感染性血栓者,积极纠正脱水,降低血液黏度和改善循环。可应用羟乙基淀粉 40(706 代血浆)、低分子右旋糖酐等。

(四)溶栓治疗

目前尚无足够证据支持全身或局部溶栓治疗,如果给予合适的抗凝治疗后,患者症状仍继续恶化,且排除其他病因导致的临床恶化,则应该考虑溶栓治疗。脑静脉血栓溶栓治疗采用的剂量差异很大,尿激酶每小时用量可从数万至数十万单位,总量从数十万至上千万单位。阿替普酶用量为 20~100mg。由于静脉血栓较动脉血栓更易溶解,且更易伴发出血危险,静脉溶栓剂量应小于动脉溶栓剂量,但具体用量的选择应以病情轻重及改变程度为参考。

(五)对症治疗

伴有癫痫发作者给予抗癫痫治疗,但对于所有静脉窦血栓形成的患者是否都要给予预防性抗癫痫治疗尚存争议。对颅内压增高者给予静脉滴注甘露醇、呋塞米、甘油果糖等,同时加强支持治疗,给予 ICU 监护,包括抬高头位、镇静、高度通气、监测颅内压及注意血液黏度、肾功能、电解质等,防治感染等并发症,必要时行去除出血性梗死组织或去骨瓣减压术。

(六)介入治疗

在有条件的医院可进行颅内静脉窦及脑静脉血栓形成的介入治疗,利用静脉内导管溶栓。近年来,采用血管内介入局部阿替普酶溶栓联合肝素抗凝治疗的方法,取得较好疗效。但局部溶栓操作难度大,应充分做好术前准备,妥善处理术后可能发生的不良事件。

七、预后与预防

(一)预后

CVT 总体病死率约在 6%~33%,预后较差。死亡原因主要是小脑幕疝。影响预后的相关因素包括高龄、急骤起病、局灶症状(如脑神经受损、意识障碍和出血性梗死)等。大脑深静脉血栓的预后不如静脉、窦血栓,临床表现最重,病死率最高,存活者后遗症严重。各种原发疾病中,脓毒症性 CVT 预后最差,产后的 CVT 预后较好,后者 90% 以上存活。

(二)预防

针对局部及全身的感染性和非感染性因素进行预防。

（1）控制感染：尽早治疗局部和全身感染，如面部危险三角区的皮肤感染、中耳炎、乳突炎、扁桃体炎、鼻旁窦炎、齿槽感染及败血症、心内膜炎等。针对感染灶的分泌物及血培养，合理使用抗生素。

（2）保持头面部的清洁卫生，对长时间卧床者，要定时翻身。

（3）对严重脱水、休克、恶病质等，尽早采取补充血容量等治疗。

（4）对高凝状态者，可口服降低血液黏度或抗血小板聚集药物，必要时可予低分子量肝素等抗凝治疗。

（5）定期检测血糖、血脂、血常规、凝血因子、血液黏度，防止血液系统疾病引发 CVT。

第八节　皮质下动脉硬化性脑病

皮质下动脉硬化性脑病（SAE）又称宾斯旺格病（BD）。1894 年，由 Otto Binswanger 首先报道 8 例，临床表现为进行性的智力减退，伴有偏瘫等神经局灶性缺失症状，尸检中发现颅内动脉高度粥样硬化、侧脑室明显增大、大脑白质明显萎缩，而大脑皮质萎缩相对较轻。为有别于当时广泛流行的梅毒引起的麻痹性痴呆，故命名为慢性进行性皮质下脑炎。此后，根据 Alzheimer 和 Nissl 等研究发现其病理的共同特征为较长的脑深部血管的动脉粥样硬化所致的大脑白质弥散性脱髓鞘病变。1898 年，Alzheimer 又称这种病为 Binswanger 病（SD）。Olseswi 又称做皮质下动脉硬化性脑病（SAE）。临床特点为伴有高血压的中老年人进行性智力减退和痴呆；病理特点为大脑白质脱髓鞘而弓状纤维不受累，以及明显的脑白质萎缩和动脉粥样硬化。Rosenbger、Babikian、Fisher 等先后报道生前颅脑 CT 扫描发现双侧白质低密度灶，尸检符合本病的病理特征，由此确定了影像学结合临床对本病生前诊断的可能，并随着影像技术的临床广泛应用，对本病的临床检出率明显提高。

一、病因与发病机制

（一）病因

（1）高血压：Fisher 曾总结 72 例病理证实的 BD 病例，68 例（94%）有高血压病史，90% 以上合并腔隙性脑梗死。高血压尤其是慢性高血压引起脑内小动脉和深穿支动脉硬化，血管壁增厚及透明变性，导致深部脑白质缺血性脱髓鞘改变，特别是脑室周围白质为动脉终末供血，血管纤细，很少或完全没有侧支循环，极易形成缺血软化、腔隙性脑梗死等病变。因此，高血压、腔隙性脑梗死是 SAE 非常重要的病因。

（2）全身性因素：心律失常、心肺功能不全、过度应用降压药等，均可造成脑白质特别是分水岭区缺血；心源性或血管源性栓子在血流动力学的作用下可随时进入脑内动脉的远端分支，造成深部白质的慢性缺血性改变。

（3）糖尿病、真性红细胞增多症、高脂血症、高球蛋白血症、脑肿瘤等也都能引起广泛的脑白质损害。

(二)发病机制

关于发病机制目前尚有争议。最初多数学者认为本病与高血压、小动脉硬化有关,管壁增厚及脂肪透明变性是其主要发病机制。SAE的病变主要位于脑室周围白质,此区域由皮质长髓支及白质深穿支动脉供血,两者均为终末动脉,期间缺少吻合支,很少或完全没有侧支循环,故极易导致脑深部白质血液循环障碍,因缺血引起脑白质大片脱髓鞘致痴呆。后来有人提出,SAE的病理在镜下观察可见皮质下白质广泛的髓鞘脱失,脑室周围、放射冠、半卵圆中心脱髓鞘,而皮质下的弓形纤维相对完好,如小动脉硬化引起供血不足,根据该区血管解剖学特点,脑室周围白质和弓形纤维均应受损。大脑静脉引流特点为大脑皮质及皮质下白质由浅静脉引流,则大部分白质除弓形纤维外都会受损。由此推测白质脱髓鞘不是因动脉硬化供血不足引起的,而是静脉回流障碍引起的,这样也能解释临床有一部分患者没有动脉硬化却发生了SAE的原因。近来又有不少报道如心律失常、心肺功能不全、缺氧、低血压、过度应用降压药、糖尿病、真性红细胞增多症、高脂血症、高球蛋白血症、脑部深静脉回流障碍等都能引起广泛的脑白质脱髓鞘改变,故多数人认为本病为一综合征,是由于多种能引起脑白质脱髓鞘改变的因素综合作用的结果。

脑室周围白质、半卵圆中心集中了与学习、记忆功能有关的大量神经纤维,故在脑室周围白质、半卵圆中心及基底节区发生缺血时出现记忆改变、情感障碍及行为异常等认知功能障碍。

二、病理

肉眼观察:病变主要在脑室周围区域。①大脑白质显著萎缩、变薄,呈灰黄色、坚硬的颗粒状;②脑室扩大、脑积水;③高度脑动脉粥样硬化。

镜下观察:皮质下白质广泛髓鞘脱失,髓鞘染色透明化,而皮质下的弓形纤维相对完好,胼胝体变薄。白质的脱髓鞘可能有灶性融合,产生大片脑损害。或病变轻重不匀,轻者仅髓鞘水肿性变化及脱落(电镜可见髓鞘分解)。累及区域的少突胶质细胞减少及轴索减少,附近区域有星形细胞堆积。小的深穿支动脉壁变薄,内膜纤维增生,中膜透明素脂质变性,内弹力膜断裂,外膜纤维化,使血管管径变窄(血管完全闭塞少见),尤以额叶明显。电镜可见肥厚的血管壁有胶原纤维增加及基底膜样物质沉着,平滑肌细胞却减少。基底节区、丘脑、脑干及脑白质部位常见腔隙性脑梗死。

三、临床表现

SAE患者临床表现复杂多样。大多数患者有高血压、糖尿病、心律失常、心功能不全等病史,多数患者有一次或数次脑卒中发作史;病程呈慢性进行性或卒中样阶段性发展,通常5~10年;少数可急性发病,可有稳定期或暂时好转。发病年龄多在55~75岁,男女发病无差别。

(一)智力障碍

智力障碍是SAE最常见的症状,并且是最常见的首发症状。

(1)记忆障碍:表现近段时间记忆力减退明显或缺失;熟练的技巧退化、失认及失用等。

(2)认知功能障碍:反应迟钝,理解、判断力差等。

(3)计算力障碍:计算数字或倒数数字明显减慢或不能。

(4)定向力障碍:视空间功能差,外出迷路,不认家门。

(5)情绪性格改变：表现固执、自私、多疑、言语减少。

(6)行为异常：表现为无欲，对周围环境失去兴趣，运动减少，穿错衣服，尿失禁，乃至生活完全不能自理。

(二)临床体征

大多数患者具有逐步发展累加的局灶性神经缺失体征。

(1)假性延髓性麻痹：表现说话不清，吞咽困难，饮水呛咳，伴有强哭强笑。

(2)锥体束损害：常有不同程度的偏瘫或四肢瘫，病理征阳性，掌颏反射阳性等。

(3)锥体外系损害：四肢肌张力增高，动作缓慢，类似帕金森综合征样的临床表现，平衡障碍，步行不稳，共济失调。

有的患者亦可以是腔隙性脑梗死综合征的一个类型为主要表现。

四、辅助检查

(一)血液检查

检查血常规、纤维蛋白原、血脂、球蛋白、血糖等，以明确是否存在糖尿病、红细胞增多症、高脂血症、高球蛋白血症等危险因素。

(二)脑电图

约有 60% 的 SAE 患者有不同程度的 EEG 异常，主要表现为 α 波节律消失，α 波慢化，局灶或弥散性 θ 波、δ 波增加。

(三)影像学检查

1.颅脑 CT 表现

(1)双侧对称性侧脑室周围弥散性斑片状、无占位效应的较低密度影，其中一些不规则病灶可向邻近的白质扩展。

(2)放射冠和半卵圆中心内的低密度病灶与侧脑室周围的较低密度灶不连接。

(3)基底节、丘脑、脑桥及小脑可见多发性腔隙灶。

(4)脑室扩大、脑沟轻度增宽。

以往 Goto 将皮质下动脉硬化性脑病的 CT 表现分为 3 型：Ⅰ 型病变局限于额角与额叶，尤其是额后部；Ⅱ 型病变围绕侧脑室体、枕角及半卵圆中心后部信号，累及大部或全部白质，边缘参差不齐；Ⅲ 型病变环绕侧脑室，弥散于整个半球。Ⅲ 型和部分 Ⅱ 型对本病的诊断有参考价值。

2.颅脑 MRI 表现

(1)侧脑室周围及半卵圆中心白质散在分布的异常信号（T_1 加权像病灶呈低信号，T_2 加权像病灶呈高信号），形状不规则、边界不清楚，但无占位效应。

(2)基底节区、脑桥可见腔隙性脑梗死灶，矢状位检查胼胝体内无异常信号。

(3)脑室系统及各个脑池明显扩大，脑沟增宽、加深，有脑萎缩的改变。

Kinkel 等将颅脑 MRI 脑室周围高信号(PVH)分为 5 型：0 型未见 PVH；Ⅰ 型为小灶性病变，仅见于脑室的前区和后区，或脑室的中部；Ⅱ 型侧脑室周围局灶非融合或融合的双侧病变；Ⅲ 型脑室周围 T_2 加权像高信号改变，呈月晕状，包绕侧脑室，且脑室面是光滑的；Ⅳ 型弥散白质高信号，累及大部或全部白质，边缘参差不齐。

五、诊断与鉴别诊断

(一)诊断

(1)有高血压、动脉硬化及脑卒中发作史等。

(2)多数潜隐起病,缓慢进展加重,或呈阶梯式发展。

(3)痴呆是必须具备的条件,而且是心理学测验所证实存在以结构障碍为主的认知障碍。

(4)有积累出现的局灶性神经缺损体征。

(5)影像学检查符合 SAE 改变。

(6)排除阿尔茨海默病、无神经系统症状和体征的脑白质疏松症及其他多种类型的特异性白质脑病等。

(二)鉴别诊断

1.进行性多灶性白质脑病(PML)

PML 是乳头状瘤空泡病毒感染所致,与免疫功能障碍有关。病理可见脑白质多发性不对称的脱髓鞘病灶,镜下可见组织坏死、炎症细胞浸润、胶质增生和包涵体。表现痴呆和局灶性皮质功能障碍,急性或亚急性病程,3～6 个月死亡。多见于艾滋病、淋巴瘤、白血病或器官移植后服用免疫抑制剂的患者。

2.阿尔茨海默病(AD)

又称老年前期痴呆。老年起病隐匿、缓慢,进行性非阶梯性逐渐加重,出现记忆障碍、认知功能障碍、自知力丧失、人格障碍,神经系统阳性体征不明显。CT 扫描可见脑皮质明显萎缩及脑室扩张,无脑白质多发性脱髓鞘病灶。

3.血管性痴呆(VaD)

VaD 是由于多发的较大动脉梗死或多灶梗死后影响了中枢之间的联系而致病,常可累及大脑皮质和皮质下组织,其发生痴呆与梗死灶的体积、部位、数目等有关,绝大多数患者为双侧 MCA 供血区的多发性梗死。MRI 扫描显示为多个大小不等、新旧不一的散在病灶,与本病 MRI 检查的表现(双侧脑室旁、白质内广泛片状病灶)不难鉴别。

4.单纯脑白质疏松症(LA)

单纯脑白质疏松症(LA)与皮质下动脉硬化性脑病(SAE)患者都有记忆障碍,病因、发病机制均不十分清楚。SAE 所具有的三主症(高血压、脑卒中发作、慢性进行性痴呆),LA 不完全具备,轻型 LA 可能一个也不具备,两者是可以鉴别的。对于有疑问的患者应进一步观察,若随病情的发展,如出现 SAE 所具有的三主症则诊断明确。

5.正常颅压脑积水(NPH)

可表现进行性步态异常、尿失禁、痴呆三联征,起病隐匿,病前有脑外伤、蛛网膜下隙出血或脑膜炎等病史,无脑卒中史,发病年龄较轻,腰椎穿刺颅内压正常,CT 扫描可见双侧脑室对称性扩大,第三脑室、第四脑室及中脑导水管明显扩张,影像学上无脑梗死的证据。有时在 CT 和 MRI 扫描上可见扩大的前角周围有轻微的白质低密度影,很难与 SAE 区别;但 SAE 早期无尿失禁与步行障碍,且 NPH 双侧侧脑室扩大较明显、白质低密度较轻,一般不影响半卵圆心等,不难鉴别。

6.多发性硬化(MS)

多发性硬化为常见的中枢神经系统自身免疫性脱髓鞘疾病。发病年龄多为 20～40 岁；临床症状和体征复杂多变,可确定中枢神经系统中有两个或两个以上的病灶；病程中有两次或两次以上缓解复发的病史；多数患者可见寡克隆带阳性；诱发电位异常。根据患者发病年龄、起病及临床经过,两者不难鉴别。

7.放射性脑病

主要发生在颅内肿瘤放疗后的患者,临床以脑胶质瘤接受大剂量照射(35Gy 以上)的患者为多见,还可见于各种类型的颅内肿瘤接受 γ 刀或 X 刀治疗后的患者。分为照射后短时间内迅速发病的急性放射性脑病和远期放射性脑病两种类型。临床表现为头疼、恶心、呕吐、癫痫发作和不同程度的意识障碍。颅脑 CT 平扫见照射脑区大片低密度病灶,占位效应明显。主要鉴别点是患者因病进行颅脑放射治疗后发生脑白质脱髓鞘。

8.弓形体脑病

见于先天性弓形体病患儿,出生后表现为精神和智力发育迟滞,癫痫发作,可合并有视神经萎缩、眼外肌麻痹、眼球震颤和脑积水。腰椎穿刺检查脑脊液压力正常,细胞数和蛋白含量轻度增高,严重感染者可分离出病原体。颅脑 CT 见沿双侧侧脑室分布的散在钙化病灶,MRI 见脑白质内多发的片状长 T_1、长 T_2 信号,可合并脑膜增厚和脑积水。血清学检查补体结合试验效价明显增高,间接荧光抗体试验阳性可明确诊断。

六、治疗

多数学者认为 SAE 与血压有关；还有观察认为,合理的降压治疗较未合理降压治疗的患者发生 SAE 的时间有显著性差异。本病的治疗原则是控制高血压、预防脑动脉硬化及脑卒中发作,治疗痴呆。临床观察 SAE 患者多合并有高血压,经合理的降压治疗能延缓病情的进展。降压药物很多,根据患者的具体情况,正确的选择药物,规范系统地治疗使血压降至正常范围(140/90mmHg 以下),或达理想水平(120/80mmHg)；抗血小板聚集药物是改善脑血液循环,是预防和治疗腔隙性脑梗死的有效方法。

(一)双氢麦角碱类

可消除血管痉挛和增加血流量,改善神经元功能。常用双氢麦角碱,每次 0.5～1mg,每日 3 次,口服。

(二)钙离子通道阻滞剂

增加脑血流、防止钙超载及自由基损伤。二氢吡啶类,如尼莫地平,每次 25～50mg,每日 3 次,饭后口服；二苯烷胺类,如氟桂利嗪,每次 5～10mg,每日 1 次,口服。

(三)抗血小板聚集药

常用阿司匹林,每次 75～150mg,每日 1 次,口服。抑制血小板聚集,稳定血小板膜,改善脑循环,防止血栓形成；氯吡格雷推荐剂量每日 75mg,口服,通过选择性抑制二磷酸腺苷(ADP)诱导血小板的聚集；噻氯匹定,每次 250mg,每日 1 次,口服。

(四)神经细胞活化剂

促进脑细胞对氨基酸磷脂及葡萄糖的利用,增强患者的反应性和兴奋性,增强记忆力。

1.吡咯烷酮类

常用吡拉西坦(脑复康),每次 0.8～1.2g,每日 3 次,口服;或茴拉西坦,每次 0.2g,每日 3 次,口服。可增加脑内三磷酸腺苷(ATP)的形成和转运,增加葡萄糖利用和蛋白质合成,促进大脑半球信息的传递。

2.甲氯芬酯(健脑素)

可增加葡萄糖利用,兴奋中枢神经系统和改善学习记忆功能。每次 0.1～0.2g,每日 3～4 次,口服。

3.阿米三嗪/萝巴新(都可喜)

由萝巴新(为血管扩张剂)和阿米三嗪(呼吸兴奋剂,可升高动脉血氧分压)两种活性物质组成,能升高血氧饱和度,增加供氧改善脑代谢,每次 1 片,每日 2 次,口服。

4.其他

如脑蛋白水解物(脑活素)、胞磷胆碱(胞二磷胆碱)、三磷腺苷(ATP)、辅酶 A 等。

(五)加强护理

对已有智力障碍、精神障碍和肢体活动不便者,要加强护理,以防止意外事故发生。

七、预后与预防

(一)预后

目前有资料统计本病的自然病程为 1～10 年,平均生存期 5 年,少数可达 20 年。大部分患者在病程中有相对平稳期。预后与病变部位、范围有关,认知功能衰退的过程呈不可逆过程,进展速度不一。早期治疗预后较好,晚期治疗预后较差。如果发病后大部分时间卧床,缺乏与家人沟通和社会交流,言语功能和认知功能均迅速减退者,预后较差。死亡原因主要为全身衰竭、肺部感染、心脏疾病或发生新的脑卒中。

(二)预防

目前对 SAE 尚缺乏特效疗法,主要通过积极控制危险因素预防 SAE 的发生。

(1)多数学者认为本病与高血压、糖尿病、心脏疾病、高脂血症及高纤维蛋白原血症等有关。因此,首先对危险人群进行控制,预防脑卒中发作,选用抗血小板凝集药及改善脑循环、增加脑血流量的药物。有学者发现 SAE 伴高血压患者,收缩压控制在 135～150mmHg 可改善认知功能恶化。

(2)高度颈动脉狭窄者可手术治疗,有助于降低皮质下动脉硬化性脑病的发生。

(3)戒烟、控制饮酒及合理饮食;适当进行体育锻炼,增强体质。

(4)早期治疗:对早期患者给予脑保护和脑代谢药物治疗,临床和体征均有一定改善;特别是在治疗的同时进行增加注意力和改善记忆力方面的康复训练,可使部分患者的认知功能维持相对较好的水平。

第九节 高血压脑病

高血压脑病(HE)是指血压突然显著升高而引起的一种急性脑功能障碍综合征。可发生于各种原因所致的动脉性高血压患者,其发病率约占高血压患者的 5%。发病时血压突然升高,收缩压、舒张压均升高,以舒张压升高为主。临床上出现剧烈头痛、烦躁、恶心呕吐、视力障碍、抽搐意识障碍甚至昏迷等症状,也可出现暂时性偏瘫、失语、偏身感觉障碍等。本病的特点是起病急、病程短,经及时降低血压,所有症状在数分钟或数日内可完全消失,而不留后遗症,否则可导致严重的脑功能损害,甚至死亡。病理特征:主要是脑组织不同程度的水肿,镜下可出现玻璃样变性,即小动脉管壁发生纤维蛋白样坏死。

本病可发生于各种原因导致的动脉性高血压患者,成人舒张压＞140mmHg,儿童、孕妇或产妇血压＞180/120mmHg 可导致发病。新近发病或急速发病的高血压患者可在血压相对较低的水平发生本病,如儿童急性肾小球肾炎或子痫患者血压在 160/100mmHg 左右即可发病。高血压脑病起病急,病死率高,故对其防治的研究显得尤为重要,目前西医治疗高血压脑病已取得了较好的成效。

一、病因与发病机制
(一)病因
(1)原发性高血压,当受情绪或精神影响时,血压迅速升高,可发生高血压脑病。

(2)继发性高血压,包括肾性高血压、嗜铬细胞瘤、原发性醛固酮增多症、皮质醇增多症、某些肾上腺酶的先天缺陷、妊娠高血压、主动脉狭窄等引起的高血压及收缩期高血压。

(3)少部分抑郁症患者在服用单胺氧化酶抑制剂时可发生高血压脑病,吃过多富含酪胺的食物(奶油、干酪、扁豆、腌鱼、红葡萄酒、啤酒等)也可诱发高血压脑病。

(4)急慢性脊髓损伤的患者,因膀胱充盈或胃肠潴留等过度刺激自主神经可诱发高血压脑病。

(5)突然停用高血压药物,特别是停用可乐亭亦可导致高血压脑病。

(6)临床上应用环孢素时若出现头痛、抽搐、视觉异常等症状时,也应考虑为高血压脑病的可能。总之,临床上任何原因引起的急进型恶性高血压均可能成为高血压脑病的发病因素。

(二)发病机制
1.脑血管自动调节机制崩溃学说

在正常情况下,血压波动时可通过小动脉的自动调节维持恒定的脑血流量,即 Bayliss 效应,此调节范围限制在平均动脉压 60～180mmHg 之内,在此范围内小动脉会随着血压的波动自动调节保持充足的脑血流量。而当平均动脉压迅速升高达 180mmHg 以上时,可引起其自动调节机制破坏,使脑血管由收缩变为被动扩张,脑血流量迅速增加,血管内压超出脑间质压,血管内液体外渗,迅速出现脑水肿及颅内压增高,从而导致毛细血管壁变性坏死,出现点状出血及微梗死。

2.脑血管自动调节机制过度学说

又称小动脉痉挛学说,在血压迅速升高,导致 Bayliss 效应过强,小动脉痉挛,血流量反而减少,血管壁缺血变性,通透性增加,血管内液外渗,引起水肿、点状出血及微梗死等。高血压脑病患者尸检时可见脑组织极度苍白,血管内无血,表明高血压脑病患者脑血管有显著的痉挛。高血压脑病发生时,还可见身体其他器官亦发生局限性血管痉挛,也支持小动脉痉挛的看法。

3.脑水肿学说

(1)有学者认为,上述两种机制可能同时存在。血压急剧升高后,先出现脑小动脉广泛的痉挛,继而出现扩张,造成小血管缺血变性,血管内液和血细胞外渗,引起广泛的脑水肿,从而出现点状出血及微血栓形成,甚至继发较大的动脉血栓形成,严重时因脑疝形成而致死。

(2)高血压脑病是急性过度升高的血压迫使血管扩张,通过动脉壁过度牵伸破坏了血脑屏障,毛细血管通透性增加,使血浆成分和水分子外溢,细胞外液增加,继发血管源性水肿,导致神经功能缺损。目前,多数学者认为血管自动调节障碍是高血压脑病发病的主要因素。

二、病理

(一)肉眼观察

脑组织不同程度的水肿是高血压脑病的主要病理表现。严重脑水肿者,脑的重量可增加20%～30%。脑的外观呈苍白色,脑回变平,脑沟变浅,脑室变小,脑干常因颅内压增高而疝入枕骨大孔,导致脑干发生圆锥形的变形,脑的表面可有出血点,周围有大量的脑脊液外渗,浅表部位动脉、毛细血管及静脉可见扩张。切面呈白色,可见脑室变小、点状及弥散性小出血灶或微小狭长的裂隙状出血灶和腔隙性脑梗死灶。

(二)镜下观察

脑部小动脉管壁发生纤维蛋白样坏死,即玻璃样变性,血管内皮增生,中层肥厚,外膜增生,血管腔变小或阻塞,形成本病所特有的小动脉病变。毛细血管壁变性或坏死,血脑屏障结构破坏。血管周围有明显的渗出物,组织细胞间隙增宽,部分神经细胞变性坏死,但胶质细胞增生不多。长期高血压者,还可见到较大的脑动脉壁中层肥大,内膜呈粥样硬化。此外,亦可在皮质及基底节区见到少数胶质细胞肿胀、神经元的缺血性改变及神经胶质的瘢痕形成。

三、临床表现

高血压脑病起病急骤,常因过度劳累、精神紧张或情绪激动诱发,病情发展迅速,急骤加重。起病前常先有动脉压显著增高,并有严重头痛、精神错乱、意识改变、周身水肿等前驱症状,一般约经12～48h发展成高血压脑病,严重者仅需数分钟。大部分患者在出现前驱症状时,立即嘱其卧床休息,并给予适当的降压治疗后,脑病往往可以消失而不发作;若血压继续升高则可转变为高血压脑病。本病的发病年龄与病因有关,平均年龄为40岁左右;因急性肾小球性肾炎引起本病者多见于儿童或青年;因慢性肾小球肾炎引起者则以成年人多见;恶性高血压在30～45岁间最多见。高血压脑病的症状一般持续数分钟到数小时,最长可达1～2个月。若不进行及时降压或原发病治疗,使脑病症状持续较长时间,可造成不可逆的神经功能损伤,重者可因继发癫痫持续状态、心力衰竭或呼吸障碍而死亡。本病可反复发作,症状可有所不同。

(一)急性期

1.动脉压升高

原已有高血压者,发病时血压再度增高,舒张压往往升高至120mmHg以上,平均动脉压常在150～200mmHg之间。对于妊娠毒血症的妇女或急性肾小球肾炎儿童,发生高血压脑病时,血压波动范围较已有高血压的患者为小,收缩压可不高于180mmHg,舒张压亦可不高于120mmHg。新近起病的高血压患者脑病发作时的血压水平要比慢性高血压患者发作时的血压低。

2.颅内压增高

表现为剧烈头痛,呕吐,颈项强直及视盘水肿等颅内高压症;并出现高血压性视网膜病变,表现为眼底火焰状出血和动脉变窄及绒毛状渗出物。脑脊液压力可显著增高,甚至在腰椎穿刺时脑脊液可喷射而出,此时腰椎穿刺可促进脑疝的发生,故应慎行。

(1)头痛:为高血压脑病的早期症状,以前额或后枕部为主,咳嗽、排便紧张、用力时加重。头痛多出现于早晨,程度与血压水平相关,经降压及休息等相应治疗后头痛可缓解。

(2)呕吐:常在早晨与头痛伴发,可以呈喷射性,恶心可以不明显。其原因可能由于颅内压增高刺激迷走神经核所致,也可能是由于颅内高压、脑内的血液供应不足、延髓的呕吐中枢缺血缺氧而致。

(3)视盘水肿:指视盘表面和筛板前区神经纤维的肿胀,镜检发现视盘周围有毛刺样边界不清,随着水肿的发展,视盘边缘逐渐模糊、充血,颜色呈红色,视盘隆起,常超过 2 个屈光度,生理凹陷消失,视网膜静脉充盈、怒张、搏动消失,颅内压持续增高可出现血管周围点状或片状出血。眼底视网膜荧光照相可见视盘中央及其周边区有异常和扩张的毛细血管网,且有液体漏出。轻度视盘水肿可在颅内压增高几小时内形成,高度视盘水肿一般需要几天的时间,此期患者可出现视力模糊、偏盲或黑等视力障碍症状,可能与枕叶水肿、大脑后动脉或大脑中动脉痉挛有关。颅高压解除之后,视盘水肿即开始消退。

3.抽搐

抽搐是高血压脑病的常见症状,其发生率约为 10.5%~41%,是由于颅内高压、脑部缺血缺氧、脑神经异常放电所致。表现为发作性意识丧失、瞳孔散大、两眼上翻、口吐白沫、呼吸暂停、皮肤发紫、肢体痉挛,并可有舌头咬破及大小便失禁等。发作多为全身性,也可为局限性,一般持续 1~2min 后,痉挛停止。有的患者频繁发作,最后发展为癫痫持续状态,有些患者则因抽搐诱发心力衰竭而死亡。

4.脑功能障碍

(1)意识障碍:表现为兴奋,烦躁不安,继而精神萎靡嗜睡、神志模糊等。若病情继续进展可在数小时或 1~2d 内出现意识障碍加重甚至昏迷。

(2)精神症状:表现强哭、强笑、定向障碍、判断力障碍、冲动行为,甚至谵妄、痴呆等症状。

(3)脑局灶性病变:表现短暂的偏瘫、偏盲、失语、听力障碍和偏身感觉障碍等神经功能缺损症状。

5.阵发性呼吸困难

可能由于呼吸中枢血管痉挛、局部脑组织缺血及局部酸中毒引起。

6.高血压脑病的全身表现

(1)视网膜和眼底改变:视网膜血管出现不同程度的损害,如血管痉挛、硬化、渗出和出血等。血管痉挛是视网膜血管对血压升高的自身调节反应;渗出是小血管壁通透性增高和血管内压增高所致;出血则是小血管在高血压作用下管壁破裂的结果。

(2)肾脏和肾功能:持续性高血压可引起肾小动脉和微动脉硬化、纤维组织增生,促成肾大血管的粥样硬化与血栓形成,从而使肾缺血、肾单位萎缩和纤维化。轻者出现多尿、夜尿等,重者导致肾衰竭。若为肾性高血压,血压快速升高后,又可通过肾小血管的功能和结构改变,加重肾缺血,加速肾脏病变和肾衰竭。

(二)恢复期

血压下降至正常后症状消失,辅助检查指标转入正常,一般可在数日内完全恢复正常。

四、辅助检查

(一)血液、尿液检查

高血压脑病本身无特异性的血、尿改变,若合并肾功能会受损害,可出现氮质血症,血中酸碱度及电解质紊乱,尿中可出现蛋白尿、白细胞、红细胞、管型等改变。

(二)脑脊液检查

外观正常;多数患者脑脊液压力增高,多为中度增高,少数正常;细胞数多数正常,少数可有少量红细胞、白细胞;蛋白含量多数轻度增高,个别可达 1.0g/L。

(三)脑电图检查

可见弥散性慢波或者癫痫样放电。急性期脑电图可出现两侧同步的尖、慢波,尤以枕部明显。严重的脑水肿可出现广泛严重的慢节律脑电活动波;当出现局灶性脑电波时可能存在有局灶病变。脑电图表现可以间接地反映高血压脑病的严重程度。

(四)CT、MRI 检查

颅脑 CT 可见脑水肿所致的弥散性白质密度降低,脑室变小;部分患者脑干及脑实质内可见弥散性密度减低,环池狭窄;MRI 显示脑水肿呈长 T_1 与长 T_2 信号;这种信号可以在脑实质或脑干内出现,而且在 FLAIR 不被抑制,而呈更明显的高信号;CT 和 MRI 的这种改变通常在病情稳定后 1 周左右消失。

五、诊断与鉴别诊断

(一)诊断

(1)有原发或继发性高血压等病史,发病前常有过度疲劳、精神紧张、情绪激动等诱发因素。急性或亚急性起病,病情发展快,常在 12~48h 达高峰;突然出现明显的血压升高,尤以舒张压升高为主(常>120mmHg)。

(2)出现头痛、抽搐、意识障碍、呕吐、视盘水肿、偏瘫、失语、高血压性视网膜病变等症状和体征;眼底显示 3~4 级高血压视网膜病变。

(3)头颅 CT 或 MRI 显示特征性顶枕叶水肿。脑脊液清晰,部分患者压力可能增高,可有少量红细胞或白细胞,蛋白含量可轻度增高;合并尿毒症者尿中可见蛋白及管型,血肌酐、尿素氮可升高。

(4)经降低颅内压和血压后症状可迅速缓解,一般不遗留任何脑损害后遗症。

(5)需排除高血压性脑出血、特发性蛛网膜下隙出血及颅内占位性病变。

(二)鉴别诊断

1.高血压危象

(1)指高血压病程中全身周围小动脉发生暂时性强烈痉挛,导致血压急剧升高,引起全身多个脏器功能损伤的一系列症状和体征。

(2)出现头痛烦躁、恶心呕吐、心悸气促及视力模糊等症状。伴靶器官病变者可出现心绞痛、肺水肿或高血压脑病。

（3）血压以收缩压显著升高为主，常＞200mmHg，也可伴有舒张压升高。

2.高血压性脑出血

（1）多发生于50岁以上的老年人，有较长时间的高血压动脉硬化病史。

（2）干体力活动或情绪激动时突然发病，有不同程度的头痛、恶心、呕吐、意识障碍等症状。

（3）病情进展快，几分钟或几小时内迅速出现肢体功能障碍及颅内压增高的症状。

（4）查体有神经系统定位体征。

（5）颅脑CT检查可见脑内高密度血肿区。

3.特发性蛛网膜下隙出血

（1）意识障碍常在发病后立即出现，血压升高不明显。

（2）有头痛、呕吐等颅内压增高的症状和脑膜刺激征阳性体征，伴或不伴有意识障碍。

（3）眼底检查可发现视网膜新鲜出血灶。脑脊液压力增高，为均匀血性脑脊液。

（4）脑CT可发现在蛛网膜下隙内或出血部位有高密度影。

4.原发性癫痫

（1）无高血压病史，临床症状与血压控制程度无关。

（2）具有发作性、短暂性、重复性、刻板性的临床特点。

（3）出现突发意识丧失、瞳孔散大、两眼上翻、口吐白沫、四肢抽搐等表现。

（4）脑电图见尖波、棘波、尖－慢波或棘－慢波等痫样放电。

（5）部分癫痫患者有明显的家族病史。

六、治疗

（一）高血压脑病急性期治疗

主要应降低血压和管理血压，降压药物使用原则应做到迅速、适度、个体化。①发作时应在数分钟至1h内使血压下降，原有高血压的患者舒张压应降至110mmHg以下，原血压正常者舒张压应降至80mmHg以下，维持1～2周，以利脑血管自动调节功能的恢复。②根据患者病情及心肾功能情况选用降压药物，以作用快、有可逆性、无中枢抑制作用、毒性小为原则。③在用药过程中，严密观察血压变化，避免降压过快过猛，以防血压骤降而出现休克，导致心脑肾等重要靶器官缺血或功能障碍如失明、昏迷、心绞痛、心肌梗死、脑梗死或肾小管坏死等。④血压降至一定程度时，若无明显神经功能改善甚至加重或出现新的神经症状，应考虑是否有脑缺血的可能，可将血压适当提高。⑤老年人个体差异大，血压易波动，故降压药应从小剂量开始，逐渐加大剂量，使血压缓慢下降。⑥注意血压、意识状态、尿量及尿素氮的变化，如降压后出现意识障碍加重，尿少，尿素氮升高，提示降压不当，应加以调整。⑦一般首选静脉给药，待血压降至适当水平后保持恒定2～3d，再逐渐改为口服以巩固疗效。

1.降压药物

（1）硝普钠：能扩张周围血管、降低外周阻力而使血压下降，能减轻心脏前负荷，不增加心率和心排血量；作用快而失效亦快，应在血压监护下使用。硝普钠50mg，加入5%葡萄糖注射液500mL中静脉滴注，滴速为1ml/min（开始每分钟按体重0.5μg/kg，根据治疗反应以每分钟0.5μg/kg递增，逐渐调整剂量，常用剂量为每分钟按体重3μg/kg，极量为每分钟按体重

10μg/kg),每 2~3min 测血压一次,根据血压值调整滴速使血压维持在理想水平;本药很不稳定,必须新鲜配制,应在 12h 内使用。

(2)硝酸甘油:5~10mg 加入 5％葡萄糖注射液 250~500mL 中静脉滴注,开始10μg/min,每 5min 可增加 5~10μg,根据血压值调整滴速。硝酸甘油作用迅速,且不良反应小,适于合并有冠心病、心肌供血不足和心功能不全的患者使用。以上两药因降压迅猛,静脉滴注过程亦应使用血压监护仪,时刻监测血压,以防血压过度下降。

(3)利血平:通过耗竭交感神经末梢儿茶酚胺的贮藏、降低周围血管阻力、扩张血管而起到降血压作用,该药使用较安全,不必经常监护血压,但药量个体差异较大,从 250~500mg 或更大剂量开始,而且起效较缓慢、降压力量较弱,不作为首选,可用于快速降压后维持用药。

(4)硫酸镁:有镇静、止痉及解除血管痉挛而降压的作用,可用于各种原因所致的高血压脑病,一般为妊娠高血压综合征所致子痫的首选药物。25％硫酸镁注射液 10mL 肌内注射,必要时可每日 2~3 次;或以 25％硫酸镁注射液溶于 500mL 液体中静脉滴注。但应注意硫酸镁使用过量会出现呼吸抑制,一旦出现立即用 10％葡萄糖酸钙注射液 10~20mL 缓慢静脉注射以对抗。

(5)卡托普利:12.5mg 舌下含服,无效 0.5h 后可重复 1~2 次,有一定的降压效果。

(6)尼莫地平:针剂 50mL 通过静脉输液泵以每小时 5~10mL 的速度输入,较安全,个别患者使用降压迅速,输入过程亦应使用血压监护仪,根据血压调整输入速度,以防血压过度下降。

2.降低颅内压

要选降低颅内压快的药物。

(1)20％甘露醇:125~250mL 快速静脉滴注,每日 4~6h1 次,心肾功能不全者慎用,使用期间密切监控肾功能变化,注意监控水、电解质变化。

(2)甘油果糖:250ml,每日 1~2 次,滴速不宜过快,以免发生溶血反应,心肾功能不全者慎用或禁用,其降颅内压持续时间比甘露醇约长 2h,并无反跳现象,更适用于慢性高颅压、肾功能不全或需要较长时间脱水的患者;使用期间需密切监控血常规变化。

(3)呋塞米:20~40mg,肌内注射或缓慢静脉滴注,1~1.5h 后视情况可重复给药。

3.控制抽搐

首选地西泮注射液,一般用量为 10mg,缓慢静脉注射,速度应＜2mg/min,如无效可于 5min 后使用同一剂量再次静脉注射;或氯硝西泮,成人剂量为 1~2mg,缓慢静脉注射,或用氯硝西泮 4~6mg 加入 0.9％氯化钠注射液 48mL 通过静脉输液泵输入(每小时 4~6mL),可根据抽搐控制情况调整泵入速度;或苯巴比妥 0.1~0.2g,肌内注射,以后每 6~8h 重复注射 0.1g;或 10％水合氯醛 30~40mL,保留灌肠。用药过程应严密观察呼吸等情况。待控制发作后可改用丙戊酸钠或卡马西平等口服,维持 2~3 个月以防复发。

4.改善脑循环和神经营养

由于脑水肿与脑缺血,故在高血压脑病急性期治疗后,可给予改善脑循环和神经营养的药物,如神经细胞活化剂:脑活素、胞磷胆碱等。

5.病因治疗

积极对高血压脑病的原发病进行治疗,对于高血压脑病的控制及恢复尤显重要。

(二)高血压脑病恢复期治疗

血压控制至理想水平后,可改口服降压剂以巩固治疗,积极防治水电解质及酸碱平衡失调;对有心力衰竭、癫痫、肾炎等病症时,应进行相应处理。

七、预后与预防

(一)预后

与以下因素有关。

1.病因

高血压脑病的预后视致病的原因而定,病因成为影响高血压脑病预后的重要因素,因而积极治疗原发病是本病治疗的关键。

2.复发

高血压脑病复发频繁者预后不良,如不及时处理,则会演变成急性脑血管疾病,甚至死亡。

3.治疗

高血压脑病的治疗重在早期及时治疗,预后一般较好,若耽误治疗时间,则预后不良。发作时病情凶险,但若能得到及时的降压治疗,预后一般较好。

4.并发症

高血压脑病若无并发症则预后较好,若并发脑出血或脑梗死则加重脑部损伤;合并高血压危象,可造成全身多脏器损害,更加重病情,预后不良。

5.降压

血压控制情况直接影响高血压脑病的预后,若降压效果不好,可使脑功能继续受到损伤;若血压降的太低,又可造成脑缺血性损伤,更加重脑损伤。

(二)预防

本病可发生于各种原因导致的动脉性高血压患者,成人舒张压＞140mmHg,儿童、孕妇或产妇血压＞180/120mmHg,可导致发病。新近发病或急速发病的高血压患者可在血压相对较低的水平发生本病,如儿童急性肾小球肾炎或子痫患者血压在160/100mmHg左右即可发生。高血压脑病起病急、病死率高,故对其预防显得尤为重要。

(1)控制高血压:积极治疗各种原因导致的动脉性高血压患者,使血压控制在正常水平。

(2)控制体重:所有高血压肥胖者,减轻体重可使血压平均下降约15%。强调低热量饮食必须与鼓励体育活动紧密结合,并持之以恒。

(3)饮食方面:限制食盐量,食盐日摄入量控制在5g左右,并提高钾摄入,有助于轻、中度高血压患者血压降低;限制富含胆固醇的食物,以防动脉粥样硬化的发生和发展;避免服用单胺氧化酶抑制剂或进食含酪胺的食物,以防诱发高血压脑病。

(4)增强体质:经常坚持适度体力活动可预防和控制高血压。

(5)积极治疗和控制各种容易引起高血压脑病的诱因。

第十节　肺性脑病

肺性脑病(PE)是慢性肺胸疾病患者发生呼吸衰竭时,因缺氧和二氧化碳潴留所致的神经精神功能紊乱综合征。临床特征为原有的呼吸衰竭症状加重并出现神经精神症状,如神志恍惚、嗜睡和谵妄,甚至昏迷、四肢抽搐等。肺源性心脏病简称"肺心病",合并肺性脑病者高达20%,病死率达32.2%~77%,居肺心病死因之首。

一、病因与发病机制

(一)病因

1.通气功能障碍

(1)阻塞性通气障碍:如慢性支气管炎、慢性阻塞性肺疾病、支气管哮喘等可使气道分泌物增多;支气管黏膜炎性肿胀充血、黏液腺增生及管壁增厚、支气管收缩使管腔狭窄,或由于肺泡壁中弹力纤维破坏和肺泡间隔缺失引起肺弹力降低,呼气时细支气管闭塞等因素产生阻塞性通气障碍。进而影响肺泡通气量,使 O_2 的吸入和 CO_2 排出受阻,引起 PaO_2 下降和 $PaCO_2$ 上升。

(2)限制性通气障碍:肺膨胀受限,如气胸、大量胸腔积液、大量腹腔积液、腹膜炎、重度肥胖、胸膜粘连、胸廓变形或畸形等,都使胸壁顺应性下降和胸腔容积减小,肺活量降低和通气不足,从而使肺泡与血液间的气体交换不足,导致 PaO_2 下降和 $PaCO_2$ 上升。其他如重症肌无力、肌萎缩性侧索硬化症等可因呼吸肌损害而致通气不足而引起呼吸衰竭。

2.换气功能障碍

如弥散性肺间质纤维化、肺栓塞、急性呼吸窘迫综合征、各种外源性肺泡炎、肺尘埃沉着症(尘肺)、各种结缔组织病引起的肺脏病变、放射性肺炎等疾病可引起肺泡壁中纤维组织增生变厚,炎性渗出或液体积存等;肺泡表面活性物质合成减少、消耗增加,使其表面张力增高,限制了肺泡扩张,使肺泡膨大受限,通气不足,进而肺泡与血液间气体交换不足,引起 PaO_2 下降和 $PaCO_2$ 上升;肺血管病变可引起通气血流比例失调,亦可影响气体交换,导致呼吸衰竭的发生。

(二)发病机制

1.低氧血症

严重缺氧,体内无氧代谢增强,可导致细胞氧化过程障碍,脑中 ATP 生成减少及消耗增加,钠泵运转失灵, Na^+ 不能泵出细胞外,脑细胞内渗透压增高,导致脑细胞内水肿;另外,缺氧时,体内乳酸堆积而致乳酸酸中毒。缺氧使脑血管扩张,并可直接损伤血管内皮细胞,使其通透性增加,导致脑间质性水肿。

2.二氧化碳潴留及酸碱失衡

慢性 CO_2 潴留时机体可发挥代偿作用,使二氧化碳升高的水平与临床表现不一致。正常时 CSF 的 pH、HCO_3^- 含量低于动脉血,而 CO_2 含量却高于动脉血,因为 CSF 中碳酸酐酶含量极少,不易形成 HCO_3^-,而二氧化碳却容易通过血脑屏障。少量 CO_2 可兴奋呼吸中枢,使通气量增加;但 $PaCO_2$ 升高到正常的两倍时,能很快与 CSF 中 CO_2 达到平衡,使 CSF 的 pH 下降,对呼吸中枢产生抑制作用,引起不同程度的嗜睡。CO_2 潴留也使脑血管扩张,血流量增加,更加重了缺氧引起的脑水肿和颅高压。CSF 的 pH 下降,使 H^+ 向细胞内转移,加重脑细胞内酸中毒,降低溶酶体膜的稳定性,释放出各种水解酶。这些酶可致脑细胞死亡,并作用于 γ 一球蛋白,生成缓激肽,使血管对儿茶酚胺的反应性降低,加重脑循环障碍,进一步损伤脑功能。

二、病理

肺性脑病的脑组织形态学改变主要为脑水肿、淤血、神经细胞肿胀及各种变性;小血管漏出性出血及小圆细胞或小胶质细胞渗出或增生、浸润等。缺氧主要引起神经细胞肿胀、淤血和漏出性出血,神经细胞增生;二氧化碳潴留主要引起脑水肿,使脑压增高,重者可出现脑疝,但以上改变并无特异性。临床上诊断为肺性脑病患者,病理检查有 50% 脑部未发现病理改变,其神经症状大多系脑功能代谢障碍所致,部分患者虽有轻度脑水肿、充血及点状出血等器质性损害,而颅压增高并不明显。但反复发病的重症肺性脑病者,脑神经细胞可出现出血、坏死,形成小液化灶,均为不可逆病变。肉眼观察大体脑标本显示脑白质体积增大,脑沟变浅,脑回变平,颜色呈茶色或苍白色。电镜观察,双侧半球标本显示轻度星形胶质细胞肿胀,轻度血管内皮细胞肥大,其内质网小池中度扩大及吞饮泡的数目增多。

三、临床表现

(一)症状与体征

1.呼吸困难与发绀

呼吸困难明显,二氧化碳麻醉时呼吸变浅变慢,可伴发绀,但严重贫血时可无发绀。

2.头痛头昏及记忆力减退

常见于肺性脑病早期,患者神志清楚,主诉头痛、头昏、精神疲倦、记忆力减退、工作能力降低等。50% 以上的患者出现全头或额、枕部剧烈的顽固性头痛,以夜间和早晨加重为特征。

3.运动障碍及其他脑局灶损害征象

常见各种不自主运动,早期可出现姿位性粗大无节律震颤,称扑翼样震颤;有时可发生偏瘫失语及感觉障碍,表现为突发性的肢体无力、麻木感;约 30% 的患者发生癫痫发作。

4.颅内压增高

大部分患者可出现颅内压增高,表现为头痛,呕吐,视神经水肿,严重者可致脑疝。

5.眼部症状

球结膜充血水肿,瞳孔忽大忽小,后者是早期脑疝征象。

6.反射变化

多数患者可出现足跖反射暴露不明显或巴宾斯基征阳性,腱反射亢进或减弱、消失或正常。

7.精神障碍

可出现不同程度的意识障碍,如兴奋烦躁不安、胡言乱语、躁狂忧郁,表情淡漠,定向力、判断力异常;或出现幻觉、妄想;或嗜睡、昏睡、昏迷。

8.循环系统

早期血压偏高,心率加快,多汗;晚期周围循环衰竭时血压下降,甚至休克。常有各种心律失常、肺心病及右心衰竭体征;亦可出现弥散性血管内凝血(DIC)表现。

9.消化系统和泌尿系统

食欲缺乏或厌食、恶心、呕吐、腹胀、黑便、呕血;口腔黏膜糜烂、溃疡;黄疸、肝大及触痛;水肿。

(二)临床分型

1.轻型肺性脑病

神志恍惚,表情淡漠,嗜睡,精神异常或兴奋,多语,神经系统阳性体征不明显。

2.中型肺性脑病

神志模糊,谵妄,躁动或语无伦次,肌肉轻度抽动。对各种刺激反应减退,瞳孔对光反射迟钝。常无上消化道出血或弥散性血管内凝血等并发症。

3.重型肺性脑病

昏迷,对各种刺激无反应,深反射消失或出现病理反射,瞳孔或扩大或缩小。或伴有癫痫样抽搐、上消化道出血、弥散性血管内凝血或休克。

(三)并发症

1.休克

以感染性休克多见,其他还有心源性及低血容量性休克。

2.上消化道出血

其发生机制主要是:①呼吸衰竭引起的缺氧和高碳酸血症,以及右心衰竭所致的循环淤血,造成上消化道黏膜充血水肿,糜烂坏死。②或因高碳酸血症,胃壁细胞碳酸酐酶的活性增加,氢离子释放增多,胃酸分泌增加,在缺氧胃黏膜抗酸力低下的情况下极易发生应激性溃疡出血。

3.弥散性血管内凝血

其发生的主要机制是严重缺氧及感染导致毛细血管内皮损伤,进而激活凝血及纤溶系统,导致全身微血栓形成,凝血因子大量消耗并继发纤溶亢进。

此外,还有肾衰竭、肝衰竭、电解质紊乱等。

四、辅助检查

(一)血常规

白细胞和中性粒细胞计数常见增高;红细胞计数及血红蛋白含量亦常增高。

(二)尿常规

有少量蛋白及红、白细胞。

(三)血生化

血清尿素氮、肌酐可轻度增高;缓解期可恢复正常。血钾或增高(酸中毒)或降低(长期消耗,摄入不足,利尿);低钠、低氯血症亦常见。

(四)痰培养

社区感染多见肺炎链球菌、流感嗜血杆菌等,而院内感染常以革兰阴性菌、金黄色葡萄球菌为主,二重感染以真菌常见。

(五)血气分析

pH 多降至 7.35 以下;PaO_2 降低,多 $<55mmHg$(7.5kPa);$PaCO_2$ 明显升高,多 $>$

70mmHg(9.31kPa);二氧化碳结合力增高,标准碳酸氢盐(SB)和剩余碱(BE)的含量增加。

(六)X线检查

因原发肺胸疾病的不同,X线的表现也不尽相同,但一般多见右下肺动脉干扩张,横径≥15mm;肺动脉段明显突出或其高度≥3mm;肺动脉圆锥显著突出,高度≥7mm;右心室增大。

(七)心电图检查

电轴右偏,额面平均电轴≥+90°角,重度顺钟向转位。$RV_1 + SV_5 \geq 1.05mV$,V_1导联$R/S \geq 1$,V_1 V_2甚至延及V_3出现QS图形(须排除心肌梗死)。其他如肺型P波等。

(八)脑脊液检查

部分患者脑脊液压力可有不同程度的升高,pH降低,偶见红细胞。

(九)脑电图

早期出现不同程度的慢波,后头部α节律减少,频率减慢;昏迷时,脑电图呈弥散性低—中波幅δ慢波活动。可见三相波和周期性及不规则中等波幅、高波幅θ节律或(及)δ节律。

五、诊断与鉴别诊断

(一)诊断

(1)有慢性肺胸疾患伴呼吸衰竭病史。

(2)有加重呼吸功能损害导致呼吸衰竭的诱发因素,如呼吸道感染使呼吸道阻塞加重;安眠药或镇静:药应用使呼吸中枢抑制加重;进食少、消化道功能紊乱引起的呕吐、腹泻,利尿剂或肾上腺皮质激素应用等产生的电解质紊乱,以及并发休克、自发性气胸等。

(3)临床表现有意识障碍、神经定位体征;血气分析有肺功能不全及CO_2潴留表现,如$PaO_2 < 55mmHg$,$PaCO_2 > 70mmHg$,pH降至7.35以下。

(4)排除了其他原因引起的精神神经障碍。

(二)鉴别诊断

1.急性脑血管疾病

①发病多突然。②常伴有高血压或动脉硬化的病史。③常有三偏征等神经系统定位征。④脑CT检查提示脑实质血肿或梗死灶。

2.感染中毒性脑病

临床上以小儿最为常见,是机体对病毒感染或细菌毒素产生变态反应或过敏反应所致的脑功能障碍。多见于急性感染的早期或极期。

3.肝性脑病

①有引起肝细胞衰竭和广泛门—体分流的基础疾病。②有明显的肝功能损害。③血氨增高或血浆氨基酸改变。

4.尿毒症脑病

①表现为注意力不集中,抑郁、失眠甚至出现嗜睡、谵妄、幻觉和昏迷。②有各种原发或继发肾脏疾患。③肾功能减退,水、电解质和酸碱平衡失调。

5.糖尿病昏迷

①有糖尿病病史。②发病前有导致血糖增高的各种诱因。③血糖明显增高,酮症酸中毒者有特殊的烂苹果味。

六、治疗

(一)控制呼吸道感染

有效的抗感染治疗可消除呼吸道黏膜充血、水肿,使痰液稀薄、减少,呼吸道阻塞改善,通气功能增强。临床先据经验或痰涂片革兰染色结果初步选用抗生药:轻、中症感染应用第二、第 3 代头孢菌素、β 内酰胺类/β－内酰胺类酶抑制剂;青霉素过敏者可选用喹诺酮类或克林霉素联合大环内酯类;重症感染应用广谱 β－内酰胺类/β 内酰胺类酶抑制剂联合大环内酯类抗生素;喹诺酮类联合氨基苷类;碳青霉烯类联合大环内酯类或同时联用氨基苷类;必要时联合万古霉素(针对甲氧西林耐药菌株)。有铜绿假单胞菌感染危险因素时,选用具有抗假单胞菌活性的 β－内酰胺类抗生素,联合静脉注射大环内酯类或喹诺酮类等;有真菌感染时,应选用有效抗真菌药物。注意及时通过病原学和药敏检测结果正确选用、调整抗菌药物。

(二)改善呼吸功能,抢救呼吸衰竭

采取综合措施,包括清除痰液、缓解支气管痉挛、通畅呼吸道等,是治疗呼吸衰竭和肺性脑病的最基本措施。

1.祛痰及湿化气道、稀释痰液

除口服复方甘草合剂、溴己新、氨溴素、乙酰半胱氨酸等稀释痰液的药物外,雾化吸入是有效的湿化气道、稀释痰液的治疗方法。雾化方式有射流雾化和超声雾化,雾化液中可加入抗菌药、糜蛋白酶、氨溴素、β2 受体激动剂、地塞米松等。勤翻身、拍背、鼓励咳嗽等都是最有效的排痰方法。患者无力咳嗽时,可通过纤维支气管镜、气管插管或气管切开吸痰。

2.支气管舒张剂

常用 β2 受体激动剂、抗胆碱能药物及茶碱类药物。上述药物的联合使用效果比单用要好。

(1)β2 受体激动剂:主要有沙丁胺醇和特布他林等制剂,吸入数分钟内开始起效,15～30min 达到峰值,持续 4～5h。沙丁胺醇气雾吸入,每次 0.1～0.2mg,必要时每 4～6h 1 次。特布他林气雾剂,每次 $100～200\mu g$,每日 3～4 次。

(2)抗胆碱能药物:主要有溴化异丙托品,起效较 β2 受体激动剂慢,但持续时间长,30～90min 达最大效果,持续 4～6h。剂量为每次 $40～80\mu g$(每喷 $20\mu g$),每日 3～4 次,与 βz 受体激动剂联用有协同作用。选择性 M_1/M_3 受体阻滞剂噻托溴铵由于作用时间长,每日 1 次。

(3)茶碱类药物:具有舒张支气管平滑肌作用,并具有强心、利尿、扩张冠状动脉、兴奋呼吸中枢和呼吸肌作用。氨茶碱片,成人口服一般剂量为每次 0.1g,每日 3 次;长效缓释片为每次 0.1～0.2g,每日 1～2 次;静脉滴注剂量为每次 0.25～0.5g,稀释成 250～500mL 缓慢静脉滴注,每日 1 次。

3.糖皮质激素

因具有强力消除气道非特异性炎症作用和增加 β2 受体激动剂的作用,从而改善气道阻塞,如布地奈德混悬液在临床上也常应用。

(三)吸氧

肺性脑病缺氧伴二氧化碳潴留时,为保持化学感受器对缺氧的敏感性,使之在有二氧化碳麻醉时仍起呼吸推动作用,因此,应为低浓度持续给予,即吸入氧浓度先从 25％开始,因为只

要吸氧浓度提高 2%,就可以提高 PaO_2 15mmHg,不致减弱化学感受器的呼吸驱动作用。待病情好转后,$PaCO_2$ 下降,呼吸中枢敏感性恢复时,再逐渐增加吸氧浓度,但一般不超过 33%。吸氧主要方法有鼻导管或鼻塞法、面罩法、经气管氧疗及经机械通气供氧。在使用过程中要注意严密观察呼吸、神志及发绀的变化;保持呼吸道湿化、恒温;防止氧中毒。

(四)纠正酸碱失衡及电解质紊乱

呼吸性酸中毒给予低流量持续吸氧;应用呼吸兴奋剂,必要时应用机械通气;控制感染,加强排痰,使呼吸道通畅;适当补碱。呼吸性酸中毒合并代谢性碱中毒:积极去除病因,纠正低钾、低氯,可补氯化钾每日 3～6g,并应补镁。碱中毒严重者(pH＞7.5),静脉滴注盐酸精氨酸 20g,也可给予乙酰唑胺 0.25g,每日 2 次,短期应用。

(五)血管扩张剂

常用的药物有硝苯地平、维拉帕米、酚妥拉明及多巴酚丁胺。钙通道阻滞剂能扩张支气管及血管平滑肌,抑制黏液腺分泌,解除气道痉挛,改善通气,从而纠正缺氧及二氧化碳潴留。此外,维拉帕米还可缓解呼衰及氨茶碱造成的心动过速。①硝苯地平:用 10～20mg,口服或舌下含服,每日 3 次。②维拉帕米:10～15mg 与氨茶碱配用。③酚妥拉明:可通过阻滞交感神经,拮抗儿茶酚胺作用而扩张血管平滑肌,降低肺动脉压,减轻水肿,兴奋 β 受体,增加冠脉血流及心肌收缩力,提高心脏指数,改善脑循环,使呼吸中枢兴奋性增高,对肺性脑病有促醒作用。常用酚妥拉明 10～20mg 加入 5% 葡萄糖注射液 250～500mL 中静脉滴注。但对血压偏低者,酚妥拉明应慎用,必要时可加用多巴胺维持正常血压,以免诱发脑梗死。

(六)控制心力衰竭

1.利尿剂

一般以间歇、小量呋塞米及螺旋内酯交替使用为妥,目的为降低心脏的前、后负荷,增加心排出量,减轻呼吸困难。使用时应注意此类制剂引起血液浓缩、痰液黏稠,加重气道阻塞、电解质紊乱及心律失常。

2.强心剂

以选用作用快、排泄快药物为原则,一般为常用剂量的 1/2 或 2/3。常用药物有毛花苷 C、毒毛花苷 K。

(七)控制心律失常

除对症处理外,需注意治疗病因,包括控制感染、纠正缺氧、纠正酸碱和电解质平衡失调等。但应用抗心律失常药物时应避免选用普萘洛尔等 β 受体阻滞剂,以免引起气道痉挛。

(八)改善血液高凝状态

该类患者由于长期处于低氧血症状态,继发性红细胞增多,可使血细胞比容增高;感染使血管内皮细胞受损,激活凝血因子,使血小板聚集,全血黏度增加,同时纤维蛋白原大量增加;低氧血症刺激肾素－血管紧张素－醛固酮系统,引起全身血管痉挛收缩,使血液流变学异常,致使高凝状态加重。上述诸多因素使机体内环境极度紊乱,此时机体处于缓慢发展的高凝状态,即 DIC 早期。肝素治疗能改善血液流变学指标,其作用机制为:降低血液黏滞性,改善脏器微循环;抗凝血酶作用;防止血小板释放 5－羟色胺等介质,激活和释放肺泡壁的脂蛋白酶;抗感染,抗过敏,抗渗出作用。

(九)纠正脑水肿

甘露醇除有强力的高渗脱水、改善脑缺氧作用外,还有降低血液黏度、改善肺循环及气血比例失调、增加肾小球滤过率等特点,但大剂量使用易加重体内原有的高血容量状态,导致心肾功能进一步恶化。因此主张小剂量间歇给药,20％甘露醇 125mL 快速静脉滴注,15min 内滴完,每日 6h 1 次;同时应用呋塞米 20mg 静脉注射,每日 2～3 次,病情稳定后逐渐减量。人血清蛋白能提高胶体渗透压,减轻脑水肿,还能提高机体的反应免疫功能。可用 20％人血清蛋白 50mL 静脉滴注,每日 2 次。

(十)改善通气

增加肺泡通气量,才能有效地排出二氧化碳,纠正 CO_2 潴留。

1.应用呼吸兴奋剂

呼吸兴奋剂能兴奋呼吸中枢和外周化学感受器,增加呼吸频率和潮气量以改善通气。先用尼可刹米 0.75g 静脉注射,而后用 3.75g 加 5％葡萄糖注射液 500mL,按每分钟 25～30 滴静脉滴注。如有效,可见呼吸加深,发绀减轻,神志逐渐清醒,PaO_2 升高,$PaCO_2$ 下降。也可用其他呼吸兴奋剂,如洛贝林 12mg 和哌甲酯 20mg 加入 5％葡萄糖注射液 500ml 中静脉滴注。对以中枢抑制为主所致的呼吸衰竭,呼吸兴奋剂疗效较好。由于呼吸兴奋剂应用方便、经济,在无机械通气时,暂时可起急救作用,但如应用 12h 以上,患者神志及 PaO_2、$PaCO_2$ 均无改善时,则应及时考虑气管插管或气管切开,进行机械通气。近年来,纳洛酮因能抑制 β—内啡肽受体,兴奋呼吸中枢,改善脑皮质供血,使脑细胞功能得到保护和恢复而逐渐应用于肺性脑病的治疗。首剂负荷量 0.8mg 加入 0.9％氯化钠注射液 20mL 中静脉推注,以后给予纳洛酮注射剂 1.6mg 加入 5％葡萄糖注射液 250mL 中,缓慢持续静脉滴入,每日 1 次。

2.机械通气

机械通气通过借助人工装置的机械力量产生或增强患者的呼吸动力和功能,以保证充分的通气和氧合。在经过氧疗和呼吸兴奋剂治疗后,神志障碍无好转,发绀加重,PaO_2 仍＜50mmHg;$PaCO_2$ 进行性升高,pH 动态下降;潮气量＜200mL,呼吸频率＞35 次/分钟;或呼吸极度减弱,或停止者应用机械通气治疗,以增加通气量和提高适当的氧浓度,在一定程度上改善换气功能和减少呼吸做功的消耗,使肺性脑病患者的缺氧、二氧化碳潴留和酸碱失衡得到不同程度的改善和纠正。呼吸机与患者的连接方式有鼻面罩、喉罩、气管插管术和气管切开术等。综合临床各项指标选择制订合理通气模式,并在治疗过程中据病情变化相应调整。常用的有辅助/控制(A/C)模式、同步间歇指令通气(SIMV)模式、压力支持通气(PSV)模式、压力控制通气(PCV)模式等。注意呼吸频率、潮气量、触发灵敏度、气体流量和形式、吸入氧浓度、PEEP 水平等主要参数。并注意防治机械通气的并发症,如通气不足、过度通气、循环障碍、气压伤、呼吸机相关性肺炎、胃肠充气、消化道黏膜损伤和出血,以及少尿与水、钠潴留等。

七、预后与预防

(一)预后

(1)与动脉血气中的 pH、$PaCO_2$ 有关,pH 越低预后越差,$PaCO_2$ 越高预后越差。

(2)与感染程度有关,感染越重预后越差。

(3)与体质、年龄有一定的关系,体质越差、年龄越大预后越差。

（4）与病程有一定的关系,病程越长、昏迷的时间越长,预后就越差。

（5）与氧疗有关,坚持长期家庭氧疗的患者预后相对较好。

（6）与治疗是否及时有关,如抗感染是否有效,改善通气是否及时等因素有关。

（二）预防

（1）注意饮食起居,适当锻炼,戒烟酒,补充适量的蛋白质,慎食生冷、肥甘滋腻之物。若伴神疲纳少,舌质淡、苔薄白、脉濡细者,可用薏苡仁煮粥,长期食用可健脾利湿,绝生痰之源。

（2）加强原发病的治疗及配合中医药调理。急性期应及早就医,合理使用抗菌药;缓解期中药调补肺脾肾,增强免疫力,预防感冒。

（3）平素患者还需坚持长期家庭氧疗。一般每日吸氧 $12\sim16h$,持续低流量给氧,氧流量控制在 $3L/min$ 内,使动脉血氧分压达 $50\sim60mmHg$ 以上的安全范围以内,而又不至于使动脉血二氧化碳分压进一步升高。可减轻患者呼吸困难症状,改善精神状态及睡眠,减少再入院的次数,提高生活质量,延长存活期等。

第十一节　颈动脉粥样硬化

颈动脉粥样硬化是指双侧颈总动脉、颈总动脉分叉处及颈内动脉颅外段的管壁僵硬,内膜—中层增厚（IMT）,内膜下脂质沉积,斑块形成及管腔狭窄,最终可导致脑缺血性损害。颈动脉粥样硬化与种族有关,白种男性老年人颈动脉粥样硬化的发病率最高。在美国约 35% 的缺血性脑血管病由颈动脉粥样硬化引起,因此对颈动脉粥样硬化的防治一直是西方国家研究的热点,如北美症,状性颈动脉内膜切除试验（NASCET）和欧洲颈动脉外科试验（ECST）。我国对颈动脉粥样硬化的研究起步较晚,目前尚缺乏像 NASCET 和 EC－ST 等大宗试验数据,但随着诊断技术的发展,如高分辨率颈部双功超声、磁共振血管造影、TCD 等的应用,人们对颈动脉粥样硬化在脑血管疾病中重要性的认识已明显提高,我国现已开展颈动脉内膜剥脱术及经皮血管内支架形成等治疗。

颈动脉粥样硬化的危险因素与一般动脉粥样硬化相似,如高血压、糖尿病、高血脂、吸烟、肥胖等。颈动脉粥样硬化引起脑缺血的机制有两点:①动脉—动脉栓塞,栓子可以是粥样斑块基础上形成的附壁血栓脱落,或斑块本身破裂脱落。②血流动力学障碍。人们一直以为血流动力学障碍是颈动脉粥样硬化引起脑缺血的主要发病机制,因此把高度颈动脉狭窄（＞70%）作为防治的重点,如采用颅外—颅内分流术以改善远端供血,但结果并未能降低同侧卒中的发病率,原因是颅外—颅内分流术并未能消除栓子源,仅仅是绕道而不是消除颈动脉斑,因此不能预防栓塞性卒中。现已认为脑缺血的产生与斑块本身的结构和功能状态密切相关,斑块的稳定性较之斑块的体积有更大的临床意义。动脉—动脉栓塞可能是缺血性脑血管病最主要的病因,颈动脉粥样硬化斑块是脑循环动脉源性栓子的重要来源。因此,有必要提高对颈动脉粥样硬化的认识,并在临床工作中加强对颈动脉粥样硬化的防治。

一、临床表现

颈动脉粥样硬化引起的临床症状,主要为一过性脑缺血(TIA)及脑梗死。

(一)TIA

脑缺血症状多在 2min(<5min)内达高峰,多数持续 2~15min,仅数秒的发作一般不是 TIA。TIA 持续的时间越长(<24h),遗留梗死灶的可能性越大,称为伴一过性体征的脑梗死,不过在治疗上与传统 TIA 并无区别。

1.运动和感觉症状

运动症状包括单侧肢体无力,动作笨拙或瘫痪。感觉症状为对侧肢体麻木和感觉减退。运动和感觉症状往往同时出现,但也可以是纯运动或纯感觉障碍。肢体瘫痪的程度从肌力轻度减退至完全性瘫痪,肢体麻木可无客观的浅感觉减退。如果出现一过性失语,提示优势半球 TIA。

2.视觉症状

一过性单眼黑蒙是同侧颈内动脉狭窄较特异的症状,患者常描述为"垂直下沉的阴影",或像"窗帘拉拢"。典型发作持续仅数秒或数分钟,并可反复、刻板发作。若患者有一过性单眼黑蒙伴对侧肢体 TIA,则高度提示黑蒙侧颈动脉粥样硬化狭窄。

严重颈动脉狭窄可引起一种少见的视觉障碍,当患者暴露在阳光下时,病变同侧单眼失明,在回到较暗环境后数分钟或数小时视力才能逐渐恢复。其发生的机制尚未明。

3.震颤

颈动脉粥样硬化可引起肢体震颤,往往在姿势改变,行走或颈部过伸时出现。这种震颤常发生在肢体远端,单侧,较粗大,且无节律性(3~12Hz),持续数秒至数分钟,发作时不伴意识改变。脑缺血产生肢体震颤的原因也未明。

4.颈部杂音

颈动脉粥样硬化使动脉部分狭窄,血液出现涡流,用听诊器可听到杂音。下颌角处舒张期杂音高度提示颈动脉狭窄。颈内动脉虹吸段狭窄可出现同侧眼部杂音。但杂音对颈动脉粥样硬化无定性及定位意义,仅 50%~60% 的颈部杂音与颈动脉粥样硬化有关,在 45 岁以上人群中,约 3%~4% 有无症状颈部杂音。过轻或过重的狭窄由于不能形成涡流,因此常无杂音。当一侧颈动脉高度狭窄或闭塞时,病变对侧也可出现杂音。

(二)脑梗死

颈动脉粥样硬化可引起脑梗死,出现持久性的神经功能缺失,在头颅 CT、MRI 扫描可显示大脑中动脉和(或)大脑前动脉供血区基底节及皮质下梗死灶,梗死灶部位与临床表现相符。与其他病因所致的脑梗死不同,颈动脉粥样硬化引起的脑梗死常先有 TIA,可呈阶梯状发病。

二、诊断

(一)超声检查

超声检查可评价早期颈动脉粥样硬化及病变的进展程度,是一种方便、常用的方法。国外近 70% 的颈动脉粥样硬化患者经超声检查即可确诊。在超声检查中应用较多的是双功能超声(Dus)。Dus 是多普勒血流超声与显像超声相结合,能反映颈动脉血管壁,斑块形态及血流动力学变化。其测定参数包括颈动脉内膜、内膜-中层厚度(IMT)、斑块大小及斑块形态、测量管壁内径并计算狭窄程度及颈动脉血流速度。IMT 是反映早期颈动脉硬化的指标，若 IMT ≥1mm 即提示有早期动脉硬化。斑块常发生在颈总动脉分叉处及颈内动脉起始段，根据形态分为扁平型、软斑、硬斑和溃疡型四种。斑块的形态较斑块的体积有更重要的临床意义，不稳定的斑块如软斑，特别是溃疡斑，更易合并脑血管疾病。目前，有四种方法来计算颈动脉狭窄程度：NASCET 法、ECST 法、CC 法和 CSI 法。采用较多的是 NASCET 法：狭窄率＝[1－最小残存管径(MRI)/狭窄远端管径(DL)]×100％。依据血流速度增高的程度，可粗略判断管腔的狭窄程度。

随着超声检查分辨率的提高，特别是其对斑块形态和溃疡的准确评价，使 DUS 在颈动脉粥样硬化的诊断和治疗方法的选择上具有越来越重要的临床实用价值。但 Dus 也有一定的局限性，超声检查与操作者的经验密切相关，其结果的准确性易受人为因素影响。另外，Dus 不易区别高度狭窄与完全性闭塞，而两者的治疗方法截然不同。因此，当 DUS 提示动脉闭塞时，应做血管造影证实。

(二)磁共振血管造影

磁共振血管造影(MRA)是 20 世纪 80 年代出现的一项无创性新技术，检查时不需注射对比剂，对人体无损害。MRA 对颈动脉粥样硬化评价的准确性在 85％以上，若与 DUS 相结合，则可大大提高无创性检查的精确度。只有当 DUS 与 MRA 检查结果不一致时，才需做血管造影。MRA 的局限性在于费用昂贵，对狭窄程度的评价有偏大倾向。

(三)血管造影

血管造影，特别是数字减影血管造影(DSA)，仍然是判断颈动脉狭窄的金标准。在选择是否采用手术治疗和手术治疗方案时，相当多患者仍需做 DSA。血管造影的特点在于对血管狭窄的判断有很高的准确性。缺点是不易判断斑块的形态。

(四)鉴别诊断

1.椎—基底动脉系统 TIA

当患者表现为双侧运动或感觉障碍、眩晕、复视、构音障碍、同向视野缺失时，应考虑是后循环病变而非颈动脉粥样硬化。一些交替性的神经症状，如先左侧然后右侧的偏瘫，往往提示后循环病变、心源性栓塞或弥散性血管病变。

2.偏头痛

约 25％～35％的缺血性脑血管病伴有头痛，且典型偏头痛发作也可伴发神经系统定位体征，易与 TIA 混淆。两者的区别在于偏头痛引起的定位体征为兴奋性的，如感觉过敏，视幻觉，不自主运动等。偏头痛患者常有类似的反复发作史和家族史。

三、治疗

治疗动脉粥样硬化的方法亦适用于颈动脉粥样硬化，如戒烟，加强体育活动，减轻肥胖，控制高血压及降低血脂等。

(一)内科治疗

内科治疗的目的在于阻止动脉粥样硬化的进展，预防脑缺血的发生及预防手术后病变的复发。目前，尚未完全证实内科治疗可逆转和消退颈动脉粥样硬化。

1.抗血小板聚集药治疗

抗血小板聚集药治疗的目的是阻止动脉粥样硬化斑块表面生成血栓,预防脑缺血的发作。阿司匹林是目前使用最广泛的抗血小板药,长期服用可较显著地降低心脑血管疾病发生的危险性。阿司匹林的剂量30～1300mg/d均有效。目前还没有证据说明大剂量阿司匹林较小剂量更有效,因此对绝大多数患者而言,50～325mg/d是推荐剂量。

对使用阿司匹林治疗无效的患者,一般不主张用加大剂量来增强疗效。此时可选择替换其他抗血小板聚集药,如抵克得力等,或改用口服抗凝剂。抵克得力的作用较阿司匹林强,但不良反应也大。

2.抗凝治疗

当颈动脉粥样硬化患者抗血小板聚集药治疗无效,或不能耐受抗血小板聚集药治疗时,可采用抗凝治疗。最常用的口服抗凝剂是华法林。

(二)颈动脉内膜剥脱术

对高度狭窄(70%～99%)的症状性颈动脉粥样硬化患者,首选的治疗方法是动脉内膜剥脱术(CEA)。国外自20世纪50年代开展CEA至今已有40年历史,其术式已有极大的改良,在美国每年有10万人因颈动脉狭窄接受CEA治疗,CEA不仅减少了脑血管疾病的发病率,也降低了因反复发作脑缺血而增加医疗费用。我国现已开展此项医疗技术。

四、康复

对于无症状性颈动脉粥样硬化,年龄与颈动脉粥样硬化密切相关,被认为是颈动脉粥样硬化的主要危险因素之一。国内一组1095例无症状人群的DUS普查发现:60岁以下、60～70岁和70岁以上人群,颈动脉粥样硬化的发病率分别是3.7%、24.2%及54.8%。若患者有冠心病或周围血管病,则约1/3的患者一侧颈动脉粥样硬化狭窄程度超过50%。因此,对高龄,特别是具有动脉粥样硬化危险因素的患者,应考虑到无症状性颈动脉粥样硬化的可能,查体时注意有无颈部血管杂音,必要时选作相应的辅助检查。

有报道无症状性颈动脉狭窄的3年脑卒中危险率为2.1%。从理论上讲,无症状性颈动脉粥样硬化随着病情的发展,特别是狭窄程度超过50%的患者,产生TIA、脑梗死等临床症状的可能性增大,欧洲一项针对无症状性颈动脉粥样硬化的研究表明,颈动脉狭窄程度越高,3年脑卒中危险率增加。

由于无症状性颈动脉粥样硬化3年脑卒中危险率仅2.1%,因此对狭窄程度超过70%的无症状患者,是否采用颈动脉内膜剥脱术,目前尚无定论。由于手术本身的危险性,因此,目前对无症状性颈动脉粥样硬化仍以内科治疗为主,同时密切随访。

第十二节　颅内动脉瘤

颅内动脉瘤是引起自发性蛛网膜下隙出血最常见的原因。

一、临床表现

(一)发病年龄

多在40～60岁,女多于男,约为3:2。

(二)症状

(1)动脉瘤破裂出血:主要表现为蛛网膜下隙出血,但少数出血可发生于脑内或积存于硬脑膜下,分别形成脑内血肿或硬膜下血肿,引起颅内压增高和局灶性脑损害的症状。颅内动脉瘤一旦出血以后将会反复出血,每出一次血,病情也加重一些,病死率也相应增加。

(2)疼痛:常伴有不同程度的眶周疼痛,成为颅内动脉瘤最常见的首发症状;部分患者表现为三叉神经痛,偏头痛并不多见。

(3)抽搐:比较少见。

(4)下丘脑症状:如尿崩症、体温调节障碍及脂肪代谢紊乱。

(三)体征

(1)动眼神经麻痹:是颅内动脉瘤所引起的最常见的症状。可以是不完全的,以眼睑下垂的表现最为突出。

(2)三叉神经的部分麻痹:较常见于海绵窦后部及颈内动脉管内的动脉瘤。

(3)眼球突出:常见于海绵窦部位的颈内动脉瘤。

(4)视野缺损:是由于动脉瘤压迫视觉通路的结果。

(5)颅内血管杂音:不多见,一般都限于动脉瘤的同侧,声音很微弱,为收缩期吹风样杂音。

二、辅助检查

(一)腰穿

腰穿用于检查有潜在出血的患者,或临床怀疑出血而头颅 CT 蛛网膜下隙未见高密度影患者。

(二)影像学检查

1.头颅 CT

在急性患者中,CT 平扫可诊断 90% 以上的出血,并可发现颅内血肿、水肿,脑积水。

2.头颅 MRI 和 MRA

其可提供动脉瘤更多的资料,可作为脑血管造影前的无创伤筛选方法。

(三)脑血管造影

脑血管造影在诊断动脉瘤上占据绝对优势,可明确动脉瘤的部位和形状,评价对侧循环情况,发现先天性异常及诊断和治疗血管痉挛有重要价值。

三、诊断

既往无明确高血压病史,突然出现自发性蛛网膜下隙出血症状时,均应首先怀疑有颅内动脉瘤的可能,如患者还有下列情况时,则更应考虑颅内动脉瘤的可能。

(1)有一侧动眼神经麻痹症状。

(2)有一侧海绵窦或眶上裂综合征(即有一侧第Ⅲ、Ⅳ、Ⅵ对等颅神经麻痹症状),并有反复大量鼻出血。

(3)有明显视野缺损,但又不属于垂体腺瘤中所见的典型的双颞侧偏盲,且蝶鞍的改变不明显者,应考虑颅内动脉瘤的可能,应积极行血管造影检查,以明确诊断。

四、鉴别诊断

1.有动眼神经麻痹的颅内动脉瘤

应与糖尿病、重症肌无力、鼻咽癌、蝶窦炎或蝶窦囊肿、眼肌麻痹性偏头痛、蝶骨嵴内侧或鞍结节脑膜瘤及 Tolosa－Hunt 综合征鉴别。

2.有视觉及视野缺损的颅内动脉瘤

应与垂体腺瘤、颅咽管瘤、鞍结节脑膜瘤和视神经胶质瘤鉴别。

3.后循环上的颅内动脉瘤

应与桥小脑角的肿瘤,小脑肿瘤及脑干肿瘤做鉴别。

五、治疗

(一)手术治疗

首选手术治疗,由于外科手术技术的不断进步,特别是显微神经外科的发展,及各种动脉瘤夹的不断完善,使其手术效果大为提高,手术的病残率与病死率都降至比其自然病残率及病死率远为低的程度。因此,只要手术能达到,都可较安全的采用不同的手术治疗。

(二)非手术治疗

颅内动脉瘤的非手术治疗适用于急性蛛网膜下隙出血早期,病情的趋向尚未能明确时;病情严重不允许作开颅手术,或手术需要延迟进行者;动脉瘤位于手术不能达到的部位;拒绝手术治疗或等待手术治疗的病例。

(1)一般治疗:卧床应持续 4 周。

(2)脱水药物:主要选择甘露醇、呋塞米等。

(3)降压治疗:药物降压须谨慎使用。

(4)抗纤溶治疗:可选择 6－氨基己酸(EACA),但对于卧床患者应注意深静脉栓塞的发生。

第十三节　脑底异常血管网病

脑底异常血管网病是颈内动脉虹吸部及大脑前、中动脉起始部进行性狭窄或闭塞及颅底软脑膜、穿通动脉形成细小密集的吻合血管网为特征的脑血管疾病。脑血管造影显示密集成堆的小血管影像,酷似吸烟时吐出的烟雾,故又称烟雾病,最初在日本有报道。

一、病因及发病机制

本病病因不清,可能是一种先天性血管畸形。某些病例有家族史,母子或同胞中有类似患病者;有些病例与其他先天性疾病并存;亦可能是多种后天性炎症、外伤等因素引起的,多数病例发病前有上呼吸道感染或扁桃腺炎、系统性红斑狼疮、钩端螺旋体感染史,我国学者报道的半数病例与钩端螺旋体感染有关。本病呈阶梯式进展,当某一支血管发生闭塞时,由于血流中断而出现临床事件,侧支循环形成代偿后又得以恢复,这种过程可反复发生。脑底异常血管网形成后可并发动脉瘤,一旦破裂出血可导致反复发生的脑实质内出血和(或)蛛网膜下隙出血。

二、病理

脑底部和半球深部有许多畸形增生和扩张的血管网,管壁薄,偶见动脉瘤形成。在疾病各阶段均可见脑梗死、脑出血或蛛网膜下隙出血等病理改变。主要病理改变是受累动脉内膜明显增厚、内弹力纤维层高度迂曲断裂、中层萎缩变薄、外膜改变较少,通常无炎症性改变,偶见淋巴细胞浸润。

三、临床表现

(1)约半数病例在 10 岁以前发病,11～40 岁发病约占 40％,以儿童和青年多见。TIA、脑卒中、头痛、癫痫发作和智能减退等是本病常见的临床表现,并有年龄差异。

(2)儿童患者以缺血性脑卒中或 TIA 为主,常见偏瘫、偏身感觉障碍或(和)偏盲,优势半球受损可有失语,非优势半球受损多有失用或忽视。两侧肢体可交替出现轻偏瘫或反复发作,单独出现的 TIA 可为急性脑梗死的先兆,部分病例有智能减退和抽搐发作;头痛也较常见,与脑底异常血管网的舒缩有关。约 10％的病例出现脑出血或 SAH,个别病例可有不自主运动。

(3)成年患者多见出血性卒中,SAH 多于脑出血;约 20％为缺血性脑卒中,部分病例表现为反复的昏厥发作。与囊状动脉瘤所致的 SAH 相比,本病患者神经系统局灶症状如偏瘫、偏身感觉障碍、视盘水肿等发生率较高;脑出血虽发病时较重,但大多数恢复较好,有复发倾向。

四、诊断

如果儿童和青壮年患者反复出现不明原因的 TIA、急性脑梗死、脑出血和蛛网膜下隙出血,又无高血压及动脉硬化证据时,应想到本病的可能。本病确诊依赖于以下辅助检查。

(1)数字减影血管造影(DSA)时,常可发现一侧或双侧颈内动脉虹吸段、大脑中动脉及前动脉起始部狭窄或闭塞,脑底部及大脑半球深部的异常血管网,动脉间侧支循环吻合网及部分代偿性增粗的血管;在疾病的不同时期患儿的血管影像改变可不同。

(2)MRI 可显示脑梗死、脑出血和蛛网膜下隙出血,MRA 可见狭窄或闭塞的血管部位和脑底的异常血管网,正常血管的流空现象消失等。

(3)CT 可显示脑梗死、脑出血或蛛网膜下隙出血部位和病灶范围,脑梗死病灶多位于皮质和皮质下,特别是额、顶、颞叶和基底节区;脑出血多见于额叶,病灶形态多不规则。

(4)TCD、PET、SPECT、体感诱发电位、局部脑血流测定等不能提供直接诊断证据。

(5)血沉、抗链"O"、黏蛋白、C—反应蛋白、类风湿因子、抗核抗体、抗磷脂抗体浓度、钩体免疫试验、血小板黏附和聚集性试验等,对确定结缔组织病、钩端螺旋体感染等是必要的。

五、治疗

可依据患者的个体情况选择治疗方法。

(1)针对病因治疗。如与钩端螺旋体、梅毒螺旋体、结核和病毒感染有关,应针对病因治疗;合并结缔组织病者可给予皮质类固醇和其他免疫抑制剂治疗。

(2)TIA、脑梗死、脑出血或 SAH 可依据一般的治疗原则和方法。

(3)对原因不明者可试用血管扩张剂、钙拮抗剂、抗血小板聚集剂和中药(丹参、川芎、葛根)等治疗,一般不用皮质类固醇。

(4)手术治疗。对发作频繁、颅内动脉狭窄或严重闭塞者,特别是儿童患者,可考虑旁路手术。如颞浅动脉与大脑中动脉皮质支、硬脑膜动脉的多血管吻合、颞肌移植或大网膜移植等,促进侧支循环的形成,改善脑供血。

六、预后

本病预后较好病死率为 $4.8\%\sim9.8\%$。临床症状可反复发作,发作间期为数天至数年。儿童患者在一定时间内多呈进行性发展,但进展较缓慢,成年患者病情趋于稳定。

第十四节　脑血管畸形

脑血管畸形是一种先天性脑血管发生上的异常,由胚胎期脑血管芽胚演化而成的一种血管畸形,有多种类型(最常见的是脑动静脉畸形)。

一、脑动静脉畸形

本病是引起自发性蛛网膜下隙出血的另一常见原因,仅次于颅内动脉瘤。

(一)临床表现

(1)出血:可表现为蛛网膜下隙出血,脑内出血或硬脑膜下出血,一般多发生于年龄较小的患者。

(2)抽搐:多见于较大的,有大量"脑盗血"的动静脉畸形患者。

(3)进行性神经功能障碍:主要表现为运动或感觉性瘫痪。

(4)头痛:常局限于一侧,类似偏头痛。

(5)智力减退:见于巨大型动静脉畸形由于"脑盗血"严重或癫痫频繁发作所致。

(6)颅内血管杂音。

(7)眼球突出。

(二)辅助检查

1.头颅 X 平片

一般无异常。

2.头颅 CT

可见局部不规则低密度区,用造影剂增强后在病变部位出现不规则高密度区。

3.头颅 MRI

在 T_1 加权和 T_2 加权像上均表现为低或无信号暗区(流空现象),此为动静脉畸形的特征性表现。

4.头颅核磁血管显像

MRA 显示血管畸形优于 MRI,两者之间可互相补充。

5.数字减影血管造影

在动脉期摄片中可见到一堆不规则的扭曲血管团,有一根或数根粗大而显影较深的供血动脉,引流静脉早期出现于动脉期摄片上,扭曲扩张,导入颅内静脉窦。病变远侧的脑动脉充盈不良或不充盈。

(三)诊断

青年人有自发蛛网膜下隙出血或脑内出血史时,应想到本病的可能,如病史中还有局限性或全身性癫痫发作则更应该怀疑本病,可结合头颅 CT、脑血管造影、MRI、TCD、头颅平片等,其中脑血管造影是诊断动静脉畸形最可靠、最重要的方法。

(四)鉴别诊断

(1)颅内动脉瘤:该病发病高峰多在 40～60 岁,症状较重。头颅 CT 增强扫描前后阴性较多,与动静脉畸形头颅 CT 扫描见颅内有不规则低密度区不同,可以鉴别。

(2)胶质瘤:患者常表现为神经功能障碍进行性加重,疾病进展快,病程较短。头颅 CT、MRI 检查可见明显的占位。

(3)成血管细胞脑膜瘤和成血管细胞瘤:前者占位效应明显,CT 扫描可见增强的肿瘤。后者很少发生在幕上,周边平滑,多位于缺乏血管的中线位置或中线偏心位置。这些区域通常表现为一个囊状结构拥有正常的血液循环,与占位效应不相称。

(4)颅内转移瘤:该类患者常可发现原发灶,病情进展快,头颅 CT 及 MRI 检查可见明显的占位征象。

(5)后颅窝肿瘤。

(6)其他类型的颅内血管畸形。

(7)Moyamoya 病:脑血管造影可显示颈内动脉和大脑中动脉有闭塞,大脑前、后动脉可有逆流现象,脑底部有异常血管网,没有早期出现的扩张扭曲的静脉。

(五)治疗

(1)避免剧烈的情绪波动,禁烟酒,防止便秘,如已出血,则按蛛网膜下隙出血或脑出血处理。

(2)控制癫痫。

(3)对症治疗。

(4)防止再出血。

二、其他类型脑血管畸形

(一)海绵状血管瘤

本病好发于 20～40 岁成人。临床症状隐袭,最常见的起病症状为抽搐发作,另外有头痛、颅内出血、局部神经功能障碍。CT 和 MRI 扫描是诊断颅内海绵状血管瘤的较好手段。

(二)静脉血管畸形

多见于 30～40 岁的成人,常见症状有癫痫发作,局灶性神经功能障碍和头痛,出血很少见。可依靠 CT、MRI、血管造影。静脉畸形的预后较好,故主张内科治疗,发生严重出血者可考虑手术治疗。

(三)毛细血管扩张症

CT 及 MRI 检查通常不能显示病灶,血管造影时也不能显示扩张的毛细血管,并发出血时上述检查可显示相应的血肿。一般给予对症治疗,若发生严重出血,则可考虑手术治疗。

(四)大脑大静脉畸形

随年龄不同,症状有所不同。新生儿患者的常见症状为心力衰竭,有心动过速、呼吸困难、发绀、肺水肿、肝大及周围性水肿。幼儿患者的常见症状为脑积水,头围增大,颅缝分裂,头部可闻及颅内杂音,并有抽搐发作,患儿心脏可有扩大,有时伴有心力衰竭。对较大儿童及青年,除引起癫痫发作外,尚可引起蛛网膜下隙出血、头痛、智力发育迟钝,也可有发作性昏迷、眩晕、视力障碍、肢体无力等。新生儿及婴幼儿出现心力衰竭、心脏扩大、头颅增大、颅内可闻及杂音,应想到本病的可能,进一步确诊可行头颅 CT、MRI(和)或脑血管造影检查。

第二章　脑神经疾病

第一节　三叉神经痛

三叉神经痛是以三叉神经分布范围内,反复发作、阵发性剧烈疼痛,不伴三叉神经功能破坏表现的一种疾病。临床上有原发性和继发性2种,原发性者发病机制尚不明确,继发性者多半为肿瘤所致,血管畸形、动脉瘤、蛛网膜炎、多发性硬化等也可引起。它是一种单纯性面部疼痛症,局部无鲜红肿胀,以半侧面部疼痛最为常见。好发于中年女性,起病突然,常以口－耳－鼻－眶区剧烈如刀割或电击样疼痛为主要临床特征。

一、病因病理

本病病因按其表现,有风、火、痰、瘀、虚5种。

(一)风

外风入侵,与痰胶结,风痰闭阻,脉络不通,不通则痛;风为阳邪,善行数变,忽聚忽散,故来去突然,疼痛乍作乍间,若风寒夹痰则寒凝经脉,气血淤阻,疼痛遇温、寒更甚;若风热夹痰则热伤脉络,阴津灼而成痰,痰热闭阻脉络,疼痛受热更甚。肝象为风,肝郁化火,火灼津液为痰,肝风夹痰上扰清空,额面经脉阻滞;火热炽盛,引动肝风上窜,额面经脉拘急,不通则痛,疼痛如掣。

(二)火

实火多为肝胃郁火及风邪化火;虚火即肝肾阴虚,虚火上扰。或胃经热盛化火,热扰阳明,阳明胃经上循面颊,经脉受灼,则面部灼痛。或风邪郁久,由寒化热,或感受风热之邪,风火上炎,面部灼痛。

(三)痰

痰阻经络,则脉络不通,不通则痛,易与风、火胶结为患,流窜经络,则面痛时作时止。

(四)瘀

常由病邪入侵之后,气血津液流行不畅,津液留滞而为痰,血流不行而为瘀,痰瘀阻于经脉,经脉不通,不通则痛,故头面疼痛难忍。

(五)虚

气虚阴亏,脉络空虚,风邪乘虚入侵,常与痰瘀搏结,阻滞脉络,而为本虚标实之面痛。

二、诊断

三叉神经痛,根据疼痛发作部位、性质、触发点的存在,检查时有无阳性体征,结合发病年龄,一般可以作出明确诊断。

(一)诊断要点

(1)疼痛部位在三叉神经分布区域内,但以第2、3支面神经较常见。

（2）疼痛剧烈难忍，呈发作性剧烈刺痛、撕裂样或烧灼样疼痛，并为单纯性面痛，无眼、鼻、齿等兼夹病证。

（3）常因触及面部或口腔内某一点而引发，发作初期为电击样感觉，在 20s 内扩散到其他区域，持续时间多以秒计，每次发作很少超过 2min。说话、咀嚼、刷牙、漱口、洗脸、刮面等均可诱发。

（4）本病多为原发性，于 40 岁左右起病，女性多见。

（5）常见症状：发作时患者常以手掌或毛巾紧按病侧面部或用力擦面部，以期减轻疼痛，病久局部皮肤粗糙、变薄、眉毛脱落。发作时不断做咀嚼动作，严重时有反射性抽搐，口角牵面一侧，并有面部潮红、眼结膜充血、流泪或流涎，又称痛性抽搐。疼痛多为一侧，少数可为两侧，但也不是同时发病，往往从一侧先发。通常自一侧的上颌支（第 2 支）或下颌支（第 3 支）开始，由眼支（第 1 支）起病者很少见。随病程进展可影响其他分支，甚至 3 支全部累及。疼痛受累支别，以第 2 支最常见，第 3 支次之，第 1 支少见。亦有 2 支同时发病者，以第 2、3 支合并疼痛者最常见。

（二）辅助检查

对疑有继发性三叉神经痛的应做进一步检查，如脑脊液、颅底拍片、鼻咽部活检、空气造影及同位素检查，必要时作葡萄糖耐量试验，以排除糖尿病性神经病变的可能。

三、鉴别诊断

（一）牙痛

三叉神经痛早期易误认为牙痛，一部分患者在得到正确诊断前，常已多次拔牙而不能使疼痛缓解。其主要区别点，牙痛痛处在牙龈部，而三叉神经痛显示痛在面颊，有内外之别。

（二）副鼻旁窦炎

副鼻旁窦炎常持续性鼻塞，鼻腔黏膜充血、肿胀，或伴有脓涕残留。患者常诉头昏头痛。三叉神经痛则主要是面痛，虽有时波及头痛，但无上述之特征。

（三）蝶腭神经痛

蝶腭神经痛表现为不规则的头痛，有时引向眼后，上颌或上腭痛与三叉神经痛相似，但蝶腭神经节位于中鼻甲后端，三叉神经自耳部向面部分布，故疼痛有以耳、鼻部为主之异。

（四）舌咽神经痛

舌咽神经痛为舌咽神经及迷走神经耳支和咽支分布区内阵发性反复发作的剧烈疼痛，性质类似三叉神经痛，但本病较为少见。疼痛部位在舌根或扁桃体区附近咽壁，可放散至鼻咽部或耳深部，可因吞咽、讲话、咳嗽、打哈欠或舌运动等诱发。在咽后、舌根、扁桃体窝可有疼痛触发点，而三叉神经痛主要在耳前有疼痛触发点，舌咽神经痛可以 10% 可卡因涂于疼痛起始部而使疼痛暂时缓解，可与三叉神经痛第 3 支的疼痛相区别。

（五）偏头痛

偏头痛是一种周期性发作的血管性头痛，多在青年期发病，每次发作的性质及过程相似，头痛多在单侧，伴有恶心、呕吐、面色苍白等症，间歇期临床表现正常，约半数有家族史。应用麦角胺有显效，此均与三叉神经痛不同。

四、并发症

三叉神经痛并发症并不多见,可有面部感觉减退,角膜反射减退及听力减退等症。或眼结膜充血、水肿,呈慢性炎症状,但这些并发症都不典型。

五、治疗

(一)药物治疗

1.卡马西平

或称酰胺咪嗪、得理多,为三叉神经痛首选药物。常用初服剂量 100mg,每日 2～3 次,必要时可加量至 200mg,直到疼痛停止(最大剂量不应超过每日 1000mg);以后逐渐减少,确定最小有效量,作为维持剂量服用。孕妇忌服。治疗前应做全血细胞计数检查,尚需注意可能发生的骨髓造血功能抑制和肝脏损害。不良反应可有嗜睡、恶心、呕吐、眩晕、皮疹、共济失调等。

2.加巴喷丁

卡马西平效果不满意时可加用,或单用,常用剂量为每日 900～1800mg。

3.苯妥英钠

常用量为 0.1g,每日 3～4 次,每日以 0.6g 为限。如产生头晕、步态不稳、眼球震颤等中毒反应,应即减量至中毒反应消失为止,如仍有效,即以此为维持量。如效果不显,可与氯丙嗪 12.5mg 合用,以增强疗效。或东莨菪碱(654-2)注射液 10mg,每日 2 次,肌内注射。

4.巴氯芬

又称力奥来素,5～10mg,每日 2 次开始,剂量视患者反应而定。

5.阿米替林

12.5mg,每日 2～3 次,或每晚 50mg。

6.七叶莲(野木瓜)注射液

每支 2mL,相当于生药 5g,或片剂,每片含干浸膏 0.4g,相当于生药 5g。注射液每次 4mL,每日 2～3 次,肌内注射,俟疼痛减轻后改用口服药片,每次 3 片,每日 4 次,连续服用。

(二)封闭治疗

三叉神经封闭是注药于神经分支或半月节上,使之破坏以阻断其传导作用,使注射区面部感觉消失,从而获得止痛效果。此疗法一般用于服药无效或不适宜手术治疗者。外周支封闭,在缺医少药地区,可用 1% 普鲁卡因或丁卡因,按三叉神经通路各外周支局部封闭。半月节封闭,一般用纯酒精注射于疼痛的神经支或其分支。本法操作简易安全,缺点是疗效不持久,近年来,渐渐被射频治疗所代替。本法有引起出血、角膜炎、失明等严重并发症的可能。

(三)手术治疗

在药物治疗无效的情况下,可行手术治疗,有多种术式。

1.经皮手术

射频电流经皮选择性热凝术治疗三叉神经痛,已取得满意的治疗效果,该术可选择性破坏三叉神经的痛觉纤维,基本不损害触觉纤维,因此可得到消除疼痛而保持触觉的效果。此法简便,疗效多,适应证广,并发症少,优于其他手术治疗。因此,将成为普遍选用的手术疗法。其他还有经皮甘油半月节后根阻断术经皮球囊微血管减压术。

2.伽马刀手术

手术风险相对较少,需 3～13 周后起效,也有复发病例。

3.经颅微血管减压术

开颅暴露三叉神经根,确定血管瓣与神经交叉压迫部位,用 Teflon 补片减压。有一定的风险,适合于年轻患者,尤其是第 1 支或所有 3 支均受累者。以上所有手术后的患者有可能仍然需要服用药物。

第二节　面神经炎

面神经炎是单神经炎之一种。面神经炎即指茎乳突孔内面神经的急性非化脓性炎症,以周围神经麻痹为特征,故又称周围性面瘫,或称贝尔(Bell)麻痹。病因尚未明确,病毒感染可能性最大,或可能是局部营养神经的血管因受冷而发生痉挛,导致神经缺血、水肿、压迫而致病。可见于任何年龄,但以 20～40 岁的青壮年为多见,男性多于女性。任何季节皆可发病,起病急骤,以一侧面部口眼歪斜为主要临床特征。

一、病因病理

本病多由风寒之邪,乘虚入侵手足阳明之经,导致风痰夹瘀,流窜经脉,阳明络道壅塞不利,气血痹阻,筋脉失养,则口眼歪斜。病因病理多责之于虚、风、寒、痰、瘀。

(一)虚

虚为本虚。由于正气不足,脉络空虚,风寒之邪乘虚而入中经络,以致气血不行,筋脉失养,则口眼歪斜,此为病之本。

(二)风

风分内风与外风。外风为六淫之风邪客于面部脉络,使脉络失去濡养,风善行数变,故瞬间出现口眼歪斜。内风指肝风内动,风阳上扰,损伤太阳、少阳、阳明三脉,则筋惕肉润,肌肉抽动而现口眼歪斜。本病以外风入中为主。

(三)寒

寒分内寒与外寒。外寒为六淫之寒邪客于面部脉络,寒则收引,经脉拘急,气血凝涩,而致面部筋脉失养而发病。内寒为阳虚内寒之证,常内外合邪为病,即阳衰寒盛,外寒入侵,凝滞脉络而发病。

(四)痰

痰之为病,变化莫测。风邪入侵与痰搏结,痰动生风或风袭痰动,风痰互结,流窜脉络,上扰面部,则气血不利,面部脉络失养而发病。

(五)瘀

风寒痰浊之邪,入侵脉络,气机不畅,气滞则血瘀,血瘀脉络,气血运行受阻,痰瘀交结为患而发病。五者可以单独为患,或互为因果,本虚致风寒之邪外袭,风寒与痰瘀胶结,流窜脉道,致气血痹阻。故常数者同病,相互为患,其中痰瘀两者常胶结致病,成为痰瘀同病之证,因气滞或气虚,受寒、受风,导致气血留滞,津液壅滞,留于经脉,血滞为瘀,津不归正,化为痰浊,而成痰瘀互结之证,所以痰瘀同病是面神经炎中不可忽视的病理变化。

二、诊断

(一)症状

急性起病,病前多有受风寒或上呼吸道感染的病史,或患侧耳内、乳突部位疼痛。常于晨起发现面部僵硬感,面颊动作不灵,口角歪斜,唾液自口角外流,食物存积于齿颊间,舌前部味觉减退,或听觉过敏。

(二)体征

患侧额纹消失,眼裂扩大,眼睑闭合不全,鼻唇沟平坦。皱额、蹙眉、鼓腮、示齿及吹口哨均受限制,面部歪向健侧。乳突常有压痛。

(三)发病

在起病前1～3d,部分患者有同侧乳突耳区疼痛,起病后 10～30d 开始自行恢复,大约75%患者可基本恢复正常,部分面部瘫痪者,早期开始恢复,以后进展缓慢。面神经麻痹恢复不完全者,可发生瘫痪肌肉挛缩,面肌抽搐或连带运动。

三、鉴别诊断

(一)急性感染性神经根神经炎(吉兰-巴雷综合征)

其面瘫常为双侧,典型的临床表现有前驱感染病史,对称性的肢体运动和感觉障碍,四肢下运动神经原性瘫痪及脑脊液中有蛋白细胞分离现象。

(二)腮腺炎或腮腺肿瘤

颌后的化脓性淋巴结炎,可累及面神经,因有腮腺及面部体征,故不难鉴别。

(三)后颅窝病变

例如桥小脑角肿瘤、颅底脑膜炎及鼻咽癌颅内转移等原因所致的面瘫,多伴有听觉障碍及原发病的特殊表现。其所致的面神经麻痹,起病慢,有其他多个脑神经损害和原发病表现。

(四)中枢性面瘫

由大脑半球肿瘤、脑血管意外等导致,多伴有肢体的瘫痪或感觉障碍。

四、并发症

面神经麻痹多数于1～3个月恢复正常,如不恢复或不完全恢复时,常可产生瘫痪肌的痉挛或连带运动,闭目时口角上提,上唇颤动,露齿则闭眼,同时面肌痉挛性抽动。

五、治疗

(一)一般护理

(1)用眼罩保护病侧的角膜,以免受损害和感染。防止瘫痪肌被健侧面肌过度牵引。

(2)注意保暖,尤其是面部要戴上口罩和帽子,在冬季更要注意,在室内要保持一定的气温,一般在 18℃以上。

(3)要适当休息,除不上班外,要少外出,防止恶劣气候的影响,并在饮食困难的情况下,由护理人员或家人帮助喂食。

(二)药物治疗

(1)给予维生素 C、B 族维生素口服,或维生素 B_{12} 肌内注射;地巴唑 10mg,每日 3 次。

(2)短期激素治疗:泼尼松 10mg,每日 3 次,连用 5～7d;或泼尼松每日 20～50mg,口服,7～10d为一个疗程。

(3)阿昔洛韦 0.2g,每日 4～5 次口服,急性期也可静脉滴注。

(三)理疗

(1)面瘫部位及乳突部以红外线照射或超短波透热,局部热敷。自行按摩瘫痪面肌,作随意运动训练。

(2)按摩治疗对瘫痪部位作轻柔的按摩,动作不能太重,要使患者有舒适、微热感,可请按摩师或护理人员,或家人及自己操作。

(3)角膜外露可用眼罩覆遮,点眼膏,或眼药水以防角膜、巩膜损伤感染。

(四)手术治疗

神经功能恢复无能者,可行面神经修复术,如面神经—副神经,面神经—膈神经吻合术,或面神经管减压术等。

第三节　面肌痉挛

一、概述

面肌痉挛又称面肌抽搐,以一侧面肌阵发性不自主抽动为表现。发病率约为 64/10 万。

二、病因与病理生理

病因未明。多数认为是面神经行程的某一部位受到刺激或压迫导致异位兴奋或为突触传导所致,邻近血管压迫较多见。

三、诊断步骤

(一)病史采集要点

1.起病情况

慢性起病,多见于中老年人,女性多见。

2.主要临床表现

从眼轮匝肌的轻微间歇性抽动开始,逐渐扩散至口角、一侧面肌,严重时可累及同侧颈阔肌。疲劳、精神紧张可诱发症状加剧,入睡后抽搐停止。

3.既往病史

少数患者曾有面神经炎病史。

(二)体格检查要点

(1)一般情况;好。

(2)神经系统检查:可见一侧面肌阵发性不自主抽搐,无其他阳性体征。

(三)门诊资料分析

根据典型的临床表现和无其他阳性体征,可以做出诊断。

(四)进一步检查项目

在必要时可行下列检查。

(1)肌电图:可见肌纤维震颤和肌束震颤波。

(2)脑电图检查:结果正常。

(3)极少数患者的颅脑 MRI 可以发现小血管对面神经的压迫。

四、诊断对策

(一)诊断要点

一侧面肌阵发性抽动、无神经系统阳性体征可以诊断。

(二)鉴别诊断要点

1.继发性面肌痉挛

炎症、肿瘤、血管性疾病、外伤等均可出现面肌痉挛,但常常伴有其他神经系统阳性体征,不难鉴别,颅脑 CT/MRI 检查可以帮助明确诊断。

2.部分运动性发作癫痫

面肌抽搐幅度较大,多伴有头颈、肢体的抽搐。脑电图可有癫痫波发放,颅脑 CT/MRI 可有阳性发现。

3.睑痉挛—口下颌肌张力障碍综合征(Meige 综合征)

多见于老年女性,双侧眼睑痉挛,伴有口舌、面肌、下颌和颈部的肌张力障碍。

4.舞蹈病

可出现双侧性面肌抽动,伴有躯干、四肢的不自主运动。

5.习惯性面肌抽搐

多见于儿童和青少年,为短暂的面肌收缩,常为双侧,可由意志力短时控制,发病和精神因素有关。肌电图和脑电图正常。

6.功能性眼睑痉挛

多见于中年以上女性,局限于双侧的眼睑,不累及下半面部。

五、治疗对策

(一)治疗原则

消除痉挛,病因治疗。

(二)治疗计划

1.药物治疗

药物治疗可用抗癫痫药或镇静药,如卡马西平开始每次 0.1g,每天 2～3 次,口服,逐渐增加剂量,最大量不能超过 1.2g/d;巴氯芬开始每次 5mg,每天 2～3 次,口服,以后逐渐增加剂量至 30～40mg/d,最大量不超过 80mg/d;氯硝西泮,0.5～6mg/d;维生素 B_{12},500μg/次,每天 3 次,口服,可酌情选用。

2.A 型肉毒毒素(BTXA)注射治疗

本法是目前最安全有效的治疗方法。BTXA 作用于局部胆碱能神经末梢的突触前膜,抑制乙酰胆碱囊泡的释放,减弱肌肉收缩力,缓解肌肉痉挛。根据受累的肌肉可注射于眼轮匝肌、颊肌、颧肌、口轮匝肌、颏肌等,不良反应有注射侧面瘫、视蒙、暴露性角膜炎等。疗效可维持3～6个月,复发可重复注射。

3.面神经梳理术

通过手术对茎乳孔内的面神经主干进行梳理,可缓解症状,但有不同程度的面瘫,数月后可能复发。

4.面神经阻滞

可用酒精、维生素 B_1 等对面神经主干或分支注射以缓解症状。伴有面瘫,复发后可重复治疗。

5.微血管减压术

通过手术将面神经和相接触的微血管隔开以解除症状,并发症有面瘫、听力下降等。

(三)治疗方案的选择

对于早期症状轻的患者可先予药物治疗,效果欠佳可用 BTXA 局部注射治疗,无禁忌也可考虑手术治疗。

六、病程观察及处理

定期复诊,记录治疗前后的痉挛强度分级的评分(0级无痉挛;1级外部刺激引起瞬目增多;2级轻度,眼睑面肌轻微颤动,无功能障碍;3级中度,痉挛明显,有轻微功能障碍;4级重度,严重痉挛和功能障碍,如行走困难、不能阅读等)变化,评估疗效。

七、预后评估

本症一般不会自愈,积极治疗疗效满意,如 BTXA 注射治疗的有效率高达 95% 以上。

第四节　舌咽神经痛

舌咽神经痛是一种出现于舌咽神经分布区的阵发性剧烈疼痛。疼痛的性质与三叉神经痛相似,本病远较三叉神经痛少见,约为1:(70～85)。

一、病因及发病机制

原发性舌咽神经痛的病因,迄今不明。可能为舌咽及迷走神经的脱髓鞘性病变引起舌咽神经的传入冲动与迷走神经之间发生"短路"所致。以致轻微的触觉刺激即可通过短路传入中枢,中枢传出的脉冲也可通过短路再传入中枢,这些脉冲达到一定总和时,即可激发上神经节及岩神经节、神经根而产生剧烈疼痛。近年来,神经血管减压术的开展,发现舌咽神经痛患者椎动脉或小脑后下动脉压迫于舌咽及迷走神经上,解除压迫后症状缓解,这些患者的舌咽神经痛可能与血管压迫有关。造成舌咽神经根部受压的原因可能有多种情况,除血管因素外,还与小脑脑桥角周围的慢性炎症刺激,致蛛网膜炎性改变逐渐增厚,使血管与神经根相互紧靠,促成神经受压的过程。因为神经根部受增厚蛛网膜的粘连,动脉血管也受其粘连发生异位而固定于神经根部敏感区,致使神经受压而缺乏缓冲余地,引起神经的脱髓鞘改变。

继发性原因可能是小脑脑桥角或咽喉部肿瘤,颈部外伤,茎突过长、茎突舌骨韧带骨化等压迫刺激舌咽神经而诱发。

二、临床表现

舌咽神经痛多于中年起病,男女发病率无明显区别,左侧发病高于右侧,偶有双侧发病者。表现为发作性一侧咽部、扁桃体区及舌根部针刺样剧痛,突然开始,持续数秒至数十秒,发作期短,但疼痛难忍,可反射到同侧舌面或外耳深部,伴有唾液分泌增多。说话、反复吞咽、舌部运动、触摸患侧咽壁、扁桃体、舌根及下颌角均可引起发作。用 2% 丁卡因麻醉咽部,可暂时减轻或止住疼痛。按疼痛的部位一般可分为 2 型。

(1)口咽型:疼痛区始于咽侧壁、扁桃体、软腭及舌后 1/3 处,而后放射到耳区,此型最为多见。

(2)耳型:疼痛区始于外耳、外耳道及乳突,或介于下颌角与乳突之间,很少放射到咽侧,此型少见。疼痛程度轻重不一,有如电击、刀割、针刺,发作短暂,间歇期由数分钟到数月不等,少数甚至长达 2~3 年。一般发作期越来越短,痛的时间亦越来越长。严重时可放射到头顶和枕背部。个别患者发生昏厥,可能由于颈动脉窦神经过敏引起心脏停搏所致。神经系统检查无阳性体征。

三、诊断

根据疼痛发作的性质和特点不难做出本病的临床诊断。有时为了进一步明确诊断,可刺激扁桃体窝的"扳机点",能否诱发疼痛;或用 1% 丁卡因喷雾咽后壁、扁桃体窝等处,如能遏止发作,则可以证实诊断。如果经喷雾上述药物后,舌咽处的疼痛虽然消失,但耳痛却仍然保留,则可封闭颈静静脉孔,若能收效,说明不仅为舌咽神经痛,而且有迷走神经的耳后支参与。

临床表现呈持续性疼痛或有神经系统阳性体征的患者,应当考虑为继发性舌咽神经痛,需要进一步检查明确病因。

四、鉴别诊断

临床上应与三叉神经痛、喉上神经痛、蝶腭神经痛及颅底、鼻咽部和小脑脑桥角肿瘤等病变引起的继发性舌咽神经痛相鉴别。

(一)三叉神经痛

两者的疼痛性质与发作情况完全相似,部位亦与其毗邻,三叉神经第 3 支疼痛时易与舌咽神经痛相混淆。二者的鉴别点为三叉神经痛位于三叉神经分布区、疼痛较浅表,"扳机点"在睑、唇或鼻翼;说话、洗脸、刮胡须可诱发疼痛发作。舌咽神经痛位于舌咽神经分布区,疼痛较深在,"扳机点"多在咽后壁、扁桃体窝、舌根;咀嚼、吞咽等动作常诱发疼痛发作。

(二)喉上神经痛

喉深部、舌根及喉上区间歇性疼痛,可放射到耳区和牙龈,说话和吞咽动作可以诱发,在舌骨大角间有压痛点。用 1% 丁卡因涂抹梨状窝区及舌骨大角处,或用 2% 普鲁卡因神经封闭,均能完全抑制疼痛等特点可与舌咽神经痛相鉴别。

(三)蝶腭神经节痛

此病的临床表现主要是在鼻根、眼眶周围、牙齿、颜面下部及颞部阵发性剧烈疼痛,其性质似刀割、烧灼及针刺样,并向颌、枕及耳部等放射。每日发作数次至数十次,每次持续数分钟至数小时不等。疼痛发作时多伴有流泪、流涕、畏光、眩晕和鼻塞等,有时伴有舌前 1/3 味觉减退。疼痛发作无明显诱因,也无"扳机点"。用 1% 丁卡因麻醉中鼻甲后上蝶腭神经节处,5~

10min 后疼痛即可消失为本病特点。

(四)继发性舌咽神经痛

颅底、鼻咽部及小脑脑桥角肿物或炎症等病变均可引起舌咽神经痛,但多呈持续性痛伴有其他颅神经障碍及神经系统局灶体征。X线颅底拍片,头颅 CT 扫描及 MRI 等影像学检查有助于寻找病因。

五、治疗

(一)药物治疗

卡马西平为最常用的药物,苯妥英钠也常用来治疗舌咽神经痛,其他的镇静止痛药物(地西泮、曲马朵)及传统的中草药对该病也有一定的疗效。有研究发现 N 甲基 D 天冬氨酸(NMDA)受体在舌咽神经痛的发病机制中起一定作用,所以 NMDA 受体拮抗剂可有效地减轻疼痛,如氯胺酮。也有学者报道加巴喷丁可升高中枢神经系统 5－HT 水平,抑制痛觉,同时参与 NMDA 受体的调制,在神经病理性疼痛中发挥作用。这些药物为舌咽神经痛的药物治疗开辟了一个新领域。

(二)封闭疗法

维生素 B_{12} 和地塞米松等周围神经封闭偶有良效。有人用95％酒精或5％酚甘油于颈静脉孔处行舌咽神经封闭。但舌咽神经与颈内动脉、静脉、迷走神经、副神经等相邻,封闭时易损伤周围神经血管,故应慎用。

(三)手术治疗

对发作频繁或疼痛剧烈者,若保守治疗无效可考虑手术治疗。常用的手术方式有以下几种。

(1)微血管减压术(MVD):国内外学者行血管减压术治疗本病收到了良好的效果,因此有学者认为采用神经血管减压术是最佳治疗方案。可保留神经功能,避免了神经切断术所致的病侧咽部干燥、感觉消失和复发之弊端。

(2)经颅外入路舌咽神经切断术:术后复发率较高,建议对不能耐受开颅的患者可试用这种方法。

(3)经颅舌咽神经切断术:如术中探查没有明显的血管压迫神经,则可选用舌咽神经切断术。

(4)经皮穿刺射频热凝术:在 CT 引导下可大大减少其并发症的发生。另外,舌咽神经传入纤维在脑桥处加入了三叉神经的下支,开颅在此毁损可阻止舌咽神经痛的传导通路。

六、预后

舌咽神经痛如不给予治疗,一般不会自然好转,疼痛发作次数频繁,持续时间越来越短,严重影响患者的生活及工作。

第五节 前庭神经元炎

前庭神经元炎亦称为病毒性迷路炎、流行性神经迷路炎或急性迷路炎。常发生于上呼吸道感染后数日之内,临床特征为急性起病的眩晕、恶心、呕吐、眼球震颤和姿势不平衡。炎症仅限局于前庭系统,耳蜗和中枢神经系统均属正常,是一种不伴有听力障碍的眩晕病。

一、病因及发病机制

病因目前仍不明确,通常认为,前庭神经元炎患者发病前常有感染病史。Shimizu 等在 57 例前庭神经元炎病例中测定血清各种病毒抗体水平,其中 26 例显示病毒抗体效价升高达 4 倍以上,故推断此病与病毒感染有直接关系。Chen 等研究认为前庭神经元炎主要影响前庭神经上部,其支配水平半规管和前后半规管,而后后半规管和球囊的功能受前庭神经下部支配而不受影响。Goebel 等以解剖标本作研究认为,前庭神经上部的骨道相对较长,其和小动脉通过相对狭窄的通道,使前庭神经上部更易受到侵袭和可能起迷路缺血性损害。

另外,亦有报道认为,前庭神经遭受血管压迫或蛛网膜粘连,甚至可因内听道狭窄引起前庭神经缺氧变性而发病。Schuknecht 等认为,糖尿病可引起前庭神经元变性萎缩,导致眩晕反复发作。

二、病理生理

病理学研究显示,一些前庭神经元炎患者前庭神经切断后,可发现前庭神经有孤立或散在的退行性变和再生现象,神经纤维减少,节细胞空泡形成,神经内胶原沉积物增加。

三、临床表现

(1)本病多发生于中年人,两性发病率无明显差异。

(2)起病突然,病前有发热、上感或泌尿道感染病史,多为腮腺炎、麻疹及带状疱疹病毒引起。

(3)临床表现以眩晕最突出,头部转动时眩晕加剧,多于晚上睡醒时突然发作眩晕,数小时达到高峰,伴有恶心、呕吐,可持续数天或数周,多无耳鸣、耳聋,也有报道称约 30% 病例有耳蜗症状;严重者倾倒、恶心、呕吐、面色苍白。可以一家数人患病,亦有集体发病呈小流行现象。该病一般可以自愈,可能为仅有一次的发作,或在过了 12～18 个月后有几次后续发作;每次后续发作都不太严重,持续时间较短。

(4)病初有明显的自发性眼震,多为水平性和旋转性,快相向健侧。

(5)前庭功能检查显示单侧或双侧反应减弱,部分病例痊愈后前庭功能恢复正常。

四、辅助检查

(1)眼震电图(ENG)可以客观地记录一侧前庭功能丧失的情况,但 ENG 并非必要,因在急性期自发性眼震等客观体征有助于病变定侧,患者也难于耐受检查。

(2)可行听力检查排除听力损害。

(3)头颅核磁共振(MRI),特别要注意内听道检查以排除其他诊断的可能性,如桥小脑角肿瘤,脑干出血或梗死。必要时行增强扫描。

五、诊断

根据感染后突然起病,剧烈眩晕,站立不稳,头部活动时加重,不伴耳鸣、耳聋。前庭功能检查显示单侧或双侧反应减弱,无耳蜗功能障碍;无其他神经系异常症状、体征;预后良好可诊断。

六、鉴别诊断

(一)内耳眩晕病

又称梅尼埃病,本病为一突然发作的非炎性迷路病变,具有眩晕、耳聋、耳鸣及眼震等临床特点,有时有患侧耳内闷胀感等症状。多为单耳发病,男女发病率无明显差异,患者多为青壮年,60岁以上老人发病罕见,近年亦有儿童病例报告。眩晕有明显的发作期和间歇期。发作时患者常不敢睁眼、恶心、呕吐、面色苍白、出汗、甚至腹泻、血压多数偏低等一系列症状。本病病因学说甚多,如变态反应、内分泌障碍、维生素缺乏及精神神经因素等引起自主神经功能紊乱,因之使血管神经功能失调,毛细血管渗透性增加,导致膜迷路积水,蜗管及球囊膨大,刺激耳蜗及前庭感受器时,引起耳鸣、耳聋、眩晕等一系列临床症状。梅尼埃病的间歇期长短不一,从数月到数年,每次发作和程度也不一样。而听力随着发作次数的增加而逐渐减退,最后导致耳聋。

(二)位置性眩晕

眩晕发作常与特定的头位有关,无耳鸣、耳聋。中枢性位置性眩晕,常伴有特定头位的垂直性眼震,且常无潜伏期,反复试验可反复出现,呈相对无疲劳现象。外周性位置性眩晕,又称良性阵发性位置性眩晕,为常见的前庭末梢器官病变;亦称为管石症或耳石症;多数病例发病并无明显诱因,而可能的诱因则多见于外伤;眼震常有一定的潜伏期,呈水平旋转型,多次检查可消失或逐渐减轻,属疲劳性。预后良好,能够自愈。

(三)颈源性眩晕

由颈部疾病所致的眩晕。其特征是既有颈部疾病的表现,又有前庭及耳蜗系统受累的表现,冷热试验此类患者一般均为正常。其病因可能为颈椎病、颈部外伤、枕大孔畸形、后颈部交感神经综合征。颈椎病是椎动脉颅外段血流受阻的主要原因。由于颈椎骨刺及退行性关节炎、椎间盘病变,使椎动脉受压,转颈时更易受压。若动脉本身已有粥样硬化,而对侧椎动脉无法代偿时即出现症状。眩晕与头颈转动有关,可伴有枕部头痛、猝倒、视觉闪光、视野缺失及上肢麻痛。颈椎核磁共振检查可以协助诊断。

(四)药物中毒性眩晕

以链霉素最常见。其他有新霉素、卡那霉素、庆大霉素、万古霉素、多粘菌素B、奎宁、磺胺类等药物。有些药物性损害主要影响前庭部分,但多数对前庭与耳蜗均有影响。链霉素中毒引起的眩晕通常于疗程第四周出现,也有短至4d者。在行走、头部转动或转身时眩晕更为明显。于静止、头部不动时症状明显好转或消失,前庭功能检查多无自发性眼震,闭目难立征阳性。变温试验显示双侧前庭功能均减退或消失。如伴耳蜗损害,尚有双侧感音性耳聋。眩晕消失缓慢,需数月甚至或1~2年,前庭功能更难恢复。

(五)桥小脑角肿瘤

特别是听神经瘤,早期可出现轻度眩晕耳鸣、耳聋。病变进一步发展可出现邻近颅神经受损的体征,如病侧角膜反射减退、面部麻木、复视、周围性面瘫、眼震、同侧肢体共济失调。至病程后期,还可出现颅内压增高症状。诊断依据单侧听力渐进性减退、耳鸣;听力检查为感音性耳聋;伴同侧前庭功能早期消失;邻近脑神经(第Ⅴ、Ⅶ、Ⅷ、对脑神经)中有一支受累应怀疑为听神经瘤。头颅核磁共振检查可以协助诊断。

七、治疗

临床治疗原则是急性期的对症治疗、皮质激素治疗和尽早的前庭康复治疗。一项小规模的对照研究发现治疗前庭神经炎,皮质激素比安慰剂更有效。最近的一项临床研究比较了甲泼尼龙、阿昔洛韦和甲泼尼龙十阿昔洛韦3种治疗方法的疗效,结果表明,甲泼尼龙可明显改善前庭神经炎的症状,抗病毒药物无效,两者联合无助于提高疗效。

临床常用治疗方法如下。

(1)一般治疗:卧床休息,避免头、颈部活动和声光刺激。

(2)对症处理:对于前庭损害而产生的眩晕症状应给予镇静、安定剂,眩晕、呕吐剧烈者可肌内注射盐酸异丙嗪(12.5～25mg)或地西泮(10～20mg)每4～6h 1次。症状缓解不明显者,可酌情重复上述治疗。对长时间呕吐者,必要时行静脉补液和电解质以作补充和支持治疗。

(3)类固醇皮质激素:可用地塞米松10～15mg/d,7～10d;或服泼尼松 1mg/(kg·d),顿服或分2次口服,连续5d,以后7～10d内逐渐减量。注意补钾、补钙、保护胃黏膜。

(4)维生素 B_1 100mg,肌内注射,每天1次,维生素 B_{12} 500μg,肌内注射,每天1次。治疗2周后改为口服。

(5)前庭康复治疗:前庭神经炎的恢复往往需要数周的时间,患者越早开始前庭康复锻炼,功能恢复就越快、越完全。前庭康复锻炼的目的是加速前庭康复的进程,并改善最终的康复水平。前庭康复计划一般包括前庭—眼反射的眼动训练和前庭—脊髓反射的平衡训练。早期眼震存在,患者应尝试抑制各方向的凝视眼震。眼震消失后,开始头—眼协调练习。患者应尝试平衡练习和步态练习。症状好转后应加运动中的头动练习,开始慢,逐渐加快。前庭康复锻炼每天至少2次,每次数分钟,只要患者能够耐受,应尽可能多进行锻炼,并少用抗晕药物。

第六节　前庭蜗神经疾病

前庭蜗神经包括蜗神经和前庭神经,两者通常一起讨论。

一、蜗神经疾病

(一)病因

各种急、慢性迷路炎,药物中毒(链霉素、新霉素、庆大霉素等),颞骨,内耳外伤,噪声,听神经炎,脑膜炎,蛛网膜炎,脑桥小脑角肿瘤,脑桥病变,动脉硬化症,神经衰弱,遗传因素和全身性疾病(贫血和高血压等)等。

(二)临床表现

最常见的症状是耳鸣、听觉过敏和耳聋(听力减退或丧失)。根据耳鸣和耳聋的特点可鉴别传导性和神经性。低音调耳鸣(轰轰、嗡嗡似雷声、飞机声)通常是传导器的病变。高音调耳鸣(吱吱声、蝉鸣声、鸟叫声)常为感音器的病变。神经性耳聋听力障碍的共同特点是以高音频率为主,气导大于骨导,Weber 试验偏向健侧。

(三)治疗

首先是病因治疗。其他对症治疗包括应用 B 族维生素、扩张血管药物及能量合剂等。还可行针灸治疗,严重者的听力障碍应佩戴助听器。

二、前庭神经疾病

前庭神经的功能是调节机体平衡和对各种加速度的反应。当前庭功能受到异常刺激和功能障碍时,可出现一系列的症状和体征。

(一)病因

迷路炎、内耳眩晕病、迷路动脉血液供应障碍及药物中毒;脑桥小脑角肿瘤和脑桥小脑角蛛网膜炎;听神经炎和前庭神经元炎;各种原因所致的脑干病变;心血管系统的病变等。

(二)临床表现

1.眩晕

患者感觉自身或外界物体旋转或晃动(或称为运动幻觉)常伴有眼球震颤和共济失调,以及迷走神经的刺激症状,如面色苍白、恶心和呕吐、出汗及血压脉搏的变化,严重时可出现昏厥。

2.眼球震颤

通常为自发性眼球震颤,由快相和慢相组成,快相代表眼球震颤的方向。前庭周围性眼球震颤多为水平性,而且伴有明显的眩晕,闭眼后症状并不能减轻。

3.自发性肢体偏斜

表现为站立不稳或向一侧倾倒。肢体偏斜的方向与前庭周围神经病变侧和眼球震颤的慢相是一致的。而前庭中枢性损害三者的方向是不定的。

(三)诊断和鉴别诊断

首先应确定病变是否位于前庭神经,前庭神经损害的部分患者通常伴有听力障碍。其次是根据眩晕的性质和伴发症状、自发性眼球震颤的特点、肢体倾倒的方向及各种前庭功能试验的结果鉴别是前庭周围性病变还是中枢性病变。最后结合以上临床特点和借助于各种辅助检测手段对病变进行进一步的定性诊断或病因诊断。

(四)治疗

1.病因治疗

根据不同的病因采取针对性的治疗,如肿瘤行手术切除;炎症进行抗感染;缺血性病变用扩张血管药物等。

2.对症治疗

(1)常规剂量的各种安定剂和镇静剂。

(2)常规剂量的抗组胺类药物,如盐酸苯海拉明、氯苯那敏(扑尔敏)、异丙嗪等。

(3)伴有严重呕吐的患者可肌内注射东莨菪碱 0.3mg,或阿托品 0.5mg。

(4)维生素、谷维素等。

第七节　多发脑神经损害

一、概述

多发脑神经损害是指单侧或双侧、同时或先后两条以上脑神经受损而出现的功能障碍。解剖部位的关系和病变部位的不同组合成多发脑神经损害的综合征。

二、病因与病理生理

病因是多种多样的,炎症性疾病、感染后免疫功能障碍、脱髓鞘疾病、肿瘤、中毒、外伤、代谢性疾病等。

三、诊断步骤

(一)病史采集要点

1.起病情况

不同的病因,起病的急缓是不同的,炎症、外伤或血管病起病急,肿瘤的起病较慢,渐进发展。

2.既往病史

注意有无感染、肿瘤、化学物接触、代谢性疾病等,以期发现病因。

(二)主要临床表现和体格检查要点

受损脑神经的不同组合形成不同的综合征,将分别描述。

1.福斯特—肯尼迪综合征

嗅、视神经受损:表现为病侧嗅觉丧失、视神经萎缩,对侧视盘水肿。多见于嗅沟脑膜瘤或额叶底部肿瘤。

2.海绵窦综合征

动眼、滑车、展神经和三叉神经眼支受损;表现为病侧眼球固定、眼睑下垂、瞳孔散大、直间接对光反射和调节反射消失,眼和额部麻木疼痛、角膜反射减弱或消失,眼睑和球结膜水肿及眼球突出。见于感染、海绵窦血栓形成、海绵窦肉芽肿、动静脉瘘或动脉瘤等。

3.眶上裂综合征

动眼、滑车、展神经和三叉神经眼支受损。表现为病侧眼球固定、上睑下垂、瞳孔散大、光反射和调节反射消失,眼裂以上皮肤感觉减退、角膜反射减弱或消失,眼球突出。见于眶上裂骨折、骨膜炎或邻近肿瘤等。

4.眶尖综合征

视、动眼、滑车、展神经和三叉神经眼支受损。表现为眶上裂综合征＋视力障碍。见于眶尖骨折、炎症或肿瘤等。

5.岩骨尖综合征

三叉神经和展神经受损;表现为病侧眼球外展不能、复视,颜面部疼痛;见于乳突炎、中耳炎、肿瘤或外伤等。

6.小脑脑桥角综合征

三叉、展、面、听神经受损,病变大时可以累及脑干、小脑或后组脑神经。表现为病侧颜面部感觉减退、角膜反射减弱或消失,周围性面瘫,听力下降、眼震、眩晕和平衡障碍,小脑性共济失调。最多见于听神经瘤,还可见于炎症、血管瘤等。

7.Avellis 综合征

迷走神经和副神经受损;表现为声音嘶哑、吞咽困难、病侧咽反射消失,向对侧转颈无力、病侧耸肩无力;见于局部肿瘤、炎症、血管病或外伤等。

8.Jackson 综合征

迷走、副和舌下神经受损。表现为声音嘶哑、吞咽困难、病侧咽反射消失,向对侧转颈无力、病侧耸肩无力,病侧舌肌瘫痪、伸舌偏向病侧。见于局部肿瘤、炎症、血管病或外伤等。

9.Tapia 综合征

迷走和舌下神经(结状神经节以下的末梢)受损。表现为声音嘶哑,病侧舌肌瘫痪、伸舌偏向病侧。多见于局部外伤。

10.颈静脉孔综合征

舌咽、迷走和副神经受损:表现为病侧声带和咽部肌肉麻痹出现声嘶、吞咽困难、咽反射消失,向对侧转颈无力、病侧耸肩无力。见于局部肿瘤、炎症等。

11.枕髁—颈静脉综合征

舌咽、迷走、副和舌下神经受损。表现为病侧 Vernet 综合征+舌肌瘫痪和萎缩。见于颅底枪弹伤、局部炎症、肿瘤等。

12.腮腺后间隙综合征

舌咽、迷走、副和舌下神经受损。表现同 Collet—Sicard 综合征,可有同侧 Horner 征。见于局部肿瘤、炎症、外伤等。

(三)门诊资料分析

详细的病史询问和认真的体检,有助于明确病变范围和可能的原因。

(四)进一步检查项目

局部 X 线片、颅脑 CT/MRI 检查,必要时脑脊液检查,有助于了解病变部位、范围、性质和病因。

四、诊断对策

根据临床症状和体征,明确受损的脑神经范围,结合病史和相应的检查以做出诊断,并尽量进行病因诊断。

五、治疗对策

针对病因治疗:感染要抗感染治疗,肿瘤、外伤或血管瘤可以选择手术治疗,脱髓鞘性疾病可予糖皮质激素治疗,代谢性疾病要重视原发病的治疗。

六、预后评估

不同的病因可以有不同的预后。

第三章　周围神经疾病

第一节　坐骨神经痛

坐骨神经痛是一种主要表现为沿坐骨神经走行及其分布区,即臀部,大小腿后外侧和足外侧部的阵发性或持续性的疼痛。一般多为单侧。男性多见,尤以成年人为多。坐骨神经痛为周围神经系统常见疾病之一,可由很多原因引起。一般可分为原发性坐骨神经痛和继发性坐骨神经痛2种。原发性坐骨神经痛即坐骨神经炎,临床较少见。继发性坐骨神经痛多见,可由脊椎病变、椎管内病变、盆腔内病变、骨和关节疾病、糖尿病及臀部药物注射的位置不当等引起。本病常可影响或严重影响工作和学习。

根据本病的主要症状——疼痛、麻木、无力,一般可归属于中医的"痹证"范畴。但有些还应归属于中医的某些"痛证"与"痿证"。

一、病因病理

寒邪入侵腰腿局部是本病的主要病因。寒为阴邪,其性凝滞,气血为寒邪所阻,不通则痛,故腰腿局部疼痛是本病的主要症状。寒主收引,因此经脉拘急,肢体屈伸不利。

寒邪易伤人之阳气。阳虚则可导致气血凝滞。瘀血阻滞脉络,不通则痛,故临床表现为痛痹。腰为肾之府,膝为筋之府,肝主筋。若素体肝肾亏虚,或久病肝肾失养,轻则易引起腰腿部疼痛,重则导致局部肌肉萎缩。

亦有感受湿热之邪,侵入筋膜,或风寒湿痹久郁化热,灼伤筋肉,导致热痹或湿热痹。

二、诊断

(一)症状

1.疼痛

主要为沿臀部、大腿后面向腘窝部、小腿外侧直至踝部、足底部的放射痛。多呈持续性、阵发性加剧。活动时加重,休息时减轻。为了减轻疼痛,患者常采取特殊体位,站立时身体略向健侧倾斜,用健侧下肢持重,病侧下肢在髋、膝关节处微屈,造成脊椎侧凸,凸向健侧。坐位时将全身重量依靠于健侧坐骨粗隆,患肢屈曲。卧位时向健侧卧,并将患肢屈曲。行走时患肢髋关节处轻度外展外旋,膝关节处稍屈曲,足尖足掌着地而足跟不敢着地。变动体位时,往往不能及时自如地活动。

2.麻木

患肢足背外侧和小腿外侧可能有轻微感觉减退。

3.肢体无力

主要表现在大腿的伸髋、小腿的屈曲,以及足的外翻动作。

(二)体征

1.压迫痛

可能在以下 5 个区域内找到敏感的压痛点：①脊椎旁点——第 4、5 腰椎棘突旁 3cm 处。②臀中点——坐骨结节与股骨大粗隆之间。③腘窝点——腘窝横线上 2～3cm 处。④腓肠肌点一位于小腿后面中央。⑤踝点——外踝后方。

2.牵引痛

牵拉坐骨神经可产生疼痛。通常用直腿抬高试验,即在整个下肢伸直状态下向上抬高患肢,若患者抬高不过 70°角,则为阳性。

3.反射

跟腱反射减低或消失。膝腱反射正常。

(三)病因诊断

根据坐骨神经痛的特有症状及体征,诊断并不困难。但病因诊断则不易。以下为几种较常见的疾病。

1.腰脊神经根炎

其疼痛常波及股神经,或双下肢。可由腰部外伤、病灶感染、结核病、风湿病及病毒感染引起。

2.腰椎间盘突出

起病突然。常有明显外伤史。疼痛剧烈,卧床后可减轻。相应的椎间隙和椎旁可有压痛、腰椎曲度改变、腰肌痉挛、Lasegue 征强阳性。X 线片可显示椎间隙变窄。

3.硬膜外恶性肿瘤

疼痛剧烈。往往可找到原发病。X 线片可能发现骨质破坏。

4.马尾蜘蛛膜炎

疼痛较轻,进展缓慢。可依靠脊髓碘油造影确诊。

5.马尾良性肿瘤

疼痛剧烈,范围广泛。夜间疼痛加剧。脑脊液有改变。部分患者可出现视盘水肿等颅内压增高的表现。

6.盆腔炎

疼痛较轻。有妇科体征。化验血液白细胞增多,血沉加速。

7.妊娠时往往可因盆腔充血或胎儿压迫引起坐骨神经痛

疼痛较轻,体征可能阙如,休息后减轻,分娩后疼痛消失。

8.潮湿或受凉引起坐骨神经痛

体征局限,一般无牵引痛。

9.臀部注射引起坐骨神经痛

疼痛出现在注射后不久,症状可轻可重。检查注射部位可发现错误。

(四)不典型的原发性坐骨神经痛和所有继发性坐骨神经痛

对不典型的原发性坐骨神经痛和所有继发性坐骨神经痛,均应作 X 线检查,包括腰骶椎、骨盆、骶髂关节、髋关节。需要时,也应详细检查腹腔和盆腔,必要时也可作腰椎穿刺和奎肯施泰特试验。如怀疑蛛网膜下隙梗阻，可作椎管碘油造影。

三、鉴别诊断

类风湿关节炎、结核、肿瘤、脊柱畸形等引起的症状性坐骨神经痛可根据病史、血沉、X线检查或腰穿查脑脊液等与坐骨神经痛作鉴别。

髋关节或骶髂关节疾病，此两者跟腱反射正常，无感觉改变，髋关节或骶髂关节活动时疼痛明显，Patrick征阳性。根据病史及检查即可与坐骨神经痛作鉴别。必要时可予X线片以明确诊断。

四、并发症

本病病程久者，可并发脊柱侧弯、跛行及患肢肌肉萎缩。

五、治疗

(一)病因治疗

(1)腰椎间盘突出是坐骨神经痛最常见的病因。一般可先进行牵引或推拿治疗，若无效或大块椎间盘突出，产生脊髓或神经根较严重压迫者，则应及时行椎间盘摘除术。

(2)马尾圆锥肿瘤、腹后部或盆腔肿瘤等，应及时手术摘除。

(3)妊娠合并坐骨神经痛，休息后疼痛减轻，不必采取特殊治疗。

(4)邻近组织炎症所致者，可根据不同情况采用抗感染或抗结核治疗。

(二)对症治疗

(1)急性发作期应卧床休息，绝对睡硬板床。

(2)止痛药：可选用索米痛片、阿司匹林、保泰松、抗感染松、吲哚美辛等。

(3)维生素 B_1：100mg，每日1～2次，肌内注射。维生素 B_{12} 100～250mg，每日1次，肌内注射。

(4)封闭疗法：用1％～2％普鲁卡因，或利多卡因行坐骨神经封闭，可获一定疗效。若在上述溶液中加入醋酸可的松25mg，可增强疗效。

(5)肾上腺皮质激素：可以减轻炎症反应，在炎症急性期、创伤、蛛网膜粘连等情况下可以使用。一般用泼尼松5～10mg，每日3次；或醋酸可的松25mg，肌内注射，每日1次。

(6)理疗：短波透热疗法、离子透入法等，有助于止痛。

(三)其他治疗

针灸、电针、针刀、射频消融、推拿，已被证实较好的疗效。

第二节　急性吉兰－巴雷综合征

吉兰－巴雷综合征(GBS)是一种由多种因素诱发，通过免疫介导而引起的自身免疫性脱髓鞘性周围神经病，原称格林－巴利综合征。1916年，Guillain、Barre、Strohl报道了2例急性瘫痪的士兵，表现运动障碍、腱反射消失、肌肉压痛、感觉异常，无客观感觉障碍，并首次提出该病会出现脑脊液蛋白－细胞分离现象，经病理检查发现与1859年Landry报道的"急性上升性瘫痪"的病理改变非常相似。因此,被称为兰兑－吉兰－巴雷－斯特尔综合征。

急性炎性脱髓鞘性多发性神经病(AIDP)是最早被认识的经典 GBS,也是当今世界多数国家最常见的一种类型,又称急性炎性脱髓鞘性多发性神经根神经炎、急性感染性多发性神经根神经炎、急性感染性多发性神经病、急性特发性多发性神经根神经炎、急性炎性多发性神经根炎。病理特点是周围神经炎症细胞浸润、节段性脱髓鞘。临床主要表现为对称性弛缓性四肢瘫痪,可累及呼吸肌致呼吸肌麻痹而危及生命;脑脊液呈蛋白－细胞分离现象等。

该病在世界各地均有发病,其发病率在多数国家是 0.4/10 万～2.0/10 万。1984 年,我国在 21 省农村 24 万人口调查中,GBS 的年发病率为 0.8/10 万。1993 年,北京郊区两县 98 万人口采用设立监测点进行前瞻性监测,其年发病率为 1.4/10 万。多数学者报道 GBS 发病无季节倾向,但我国河北省石家庄地区多发生于夏、秋季,并有数年 1 次流行趋势,或出现丛集发病。

一、病因与发病机制

有关 GBS 的病因及发病机制目前仍不十分明确,但经研究已取得较大进展。

1.病因

(1)感染因素:流行病学资料提示发病前的前驱非特异性感染,是促发 GBS 的重要因素。如 Hutwitz 报道 1034 例 GBS,约有 70%的患者在发病前 8 周内有前驱感染因素,其中呼吸道感染占 58%,胃肠道感染占 22%,二者同时感染占 10%。前驱感染的主要病原体有:①空肠弯曲菌(CJ)。Rhodes 首先注意到 GBS 与 CJ 感染有关。Hughes 提出 CJ 感染常与急性运动轴索性神经病有关。在我国和日本,42%～76%的 GBS 患者血清中 CJ 特异性抗体增高。CJ 是革兰阴性微需氧弯曲菌,是引起人类腹泻的常见致病菌之一,感染潜伏期为 24～72h,腹泻开始为水样便,以后出现脓血便,高峰期为 24～48h,约 1 周左右恢复。GBS 患者常在腹泻停止后发病。②巨细胞病毒(CMV)是欧洲和北美洲地区 GBS 的主要前驱感染病原体。研究证明 CMV 感染与严重感觉型 GBS 有关,发病症状严重,常出现呼吸肌麻痹,脑神经及感觉神经受累多见。③其他病毒,如 E－B 病毒(EBV)、肺炎支原体(MP)、乙型肝炎病毒(HBV)、带状疱疹病毒(VZV)、单纯疱疹病毒(HHV)、麻疹病毒、流行性感冒病毒、腮腺炎病毒、柯萨奇病毒、甲型肝炎病毒等。新近研究又发现屡有流感嗜血杆菌、幽门螺杆菌等感染与 GBS 发病有关。还有人类免疫缺陷病毒(HIV)与 GBS 的关系也越来越受到关注。但是,研究发现人群中经历过相同病原体前驱感染,仅有少数人发生 GBS,又如流行病学调查发现,许多人即使感染了 CJ 也不患 GBS,提示感染因素不是唯一的病因,可能还与存在遗传易感性个体差异有关。

(2)遗传因素:目前认为 GBS 的发生是具有某种易感基因的人群感染后引起的自身免疫性疾病。国外学者报道 GBS 与人类白细胞抗原(HLA)基因分型(如 HLA－DR3、DR2、DQBI、B35)相关联;李春岩等对 31 例 AIDS、33 例急性运动轴索型神经病(AMAN)患者易感性与人白细胞抗原(HLA)－A、B 基因分型关系的研究,发现 HLA－A33 与 AIDP 易患性相关联;HLA－B15、B35 与 AMAN 易患性相关联;郭力等发现 HLA－DR16 和 DQ5 与 GBS 易患性相关,而且不同 GBS 亚型 HLA 等位基因分布不同。还发现在 GBS 患者携带 TNF2 等位基因频率、TNF1/2 和 TNF2/2 的基因频率都显著高于健康对照组,说明携带 TNF2 等位基因的个体较不携带者发生 GBS 的危险性增加,编码 TAFa 基因位于人类 6 号染色体短臂上

(6p21区)，HLA－Ⅲ类基因区内，因TAFa基因多个位点具有多态性，转录起始位点为上游第308位（－308位点），故提示TAFa基因启动子－308G－A的多态性与GBS的遗传易感性相关。所以，患者遗传素质可能决定个体对GBS的易感性。

（3）其他因素：有报道患者发病前有疫苗接种史、外伤史、手术史等，还有人报道因其他疾病用免疫抑制剂治疗发生GBS；也有患有其他自身免疫性疾病者合并GBS的报道。

2.发病机制

目前主要针对其自身免疫机制进行了较深入的研究。

（1）分子模拟学说：如果感染的微生物或寄生虫等生物性因子的某些抗原成分的结构与宿主自身组织的表位相似或相同，便可通过交叉反应启动自身免疫性疾病的发生，这种机制在免疫学称为"分子模拟"。该学说是目前解释GBS与感染因子之间关系的主要理论依据。机体感染细菌或病毒后，由于它们与机体神经组织有相同的表位，针对感染原的免疫应答的同时，发生错误的免疫识别，通过抗原抗体交叉反应导致自身神经组织的免疫损伤，则引起GBS的发生。如空肠弯曲菌（CJ）的菌体外膜上脂多糖（LPS）结构与人类周围神经神经节苷脂的结构相似，当易患宿主感染空肠弯曲菌后，产生保护性免疫反应消除感染的同时，也发生错误的免疫识别，激活了免疫细胞产生抗神经结苷脂自身抗体，攻击有共同表位的周围神经组织，导致周围神经纤维髓鞘脱失，干扰神经传导，而形成GBS的临床表现。又如研究发现，乙型肝炎表面抗原（HBsAg）分子的氨基酸序列中有一段多肽与人类及某些实验动物的周围神经髓鞘碱性蛋白分子的氨基酸序列中某段多肽完全相同，以此段多肽来免疫动物，可引起实验动物的周围神经病；某些个体感染了HBV，HBsAg分子中的某段多肽，刺激机体免疫系统产生细胞免疫及体液免疫应答，以攻击、排斥此段多肽；因人的周围神经髓鞘碱性蛋白分子中有与此段多肽完全相同的多肽段，于是机体发生错误的免疫识别，也启动攻击周围神经髓鞘碱性蛋白分子中的此段多肽的自身免疫，导致周围神经髓鞘脱失而发生GBS。

（2）实验性自身免疫性神经炎（EAN）动物模型研究：通过注射、口服或吸入抗原致敏，以及免疫细胞被动转移诱发等造成EAN。如用牛P2蛋白免疫Lewis大鼠可诱发典型EAN。其病理表现为周围神经，神经根节段性脱髓鞘及炎症反应，在神经根的周围可见到单核细胞及巨噬细胞浸润，自主神经受累，严重者可累及轴索。把EAN大鼠抗原特异性细胞被动转移给健康Lewis大鼠，经4～5d潜伏期后可发生EAN。EAN与GBS两者的临床表现及病理改变相似。均提示GBS是一种主要以细胞免疫为介导的疾病。但研究发现，将P2抗体（EAN动物的血清）直接注射到健康动物的周围神经亦可引起神经传导阻滞及脱髓鞘，提示体液因子也参与免疫病理过程。

（3）细胞因子与GBS发病的研究：细胞因子在GBS发病中起至关重要的作用。①干扰素－r（IFN－γ）是主要由Th1细胞分泌的一种多效性细胞因子，能显著增加抗原呈递细胞表达等作用，与神经脱髓鞘有关。因病毒感染，伴随产生的干扰素－r，引起血管内皮细胞、巨噬细胞、施万细胞的MHC－Ⅱ型抗原表达。活化的巨噬细胞可直接吞噬或通过分泌炎症介质引起髓鞘脱失，是致病的关键性因子。②肿瘤坏死因子－α（TNF－α）是由巨噬细胞和抗原激活的T细胞分泌，是引起炎症、自身免疫性组织损伤及选择性损害周围神经髓鞘的介质。GBS患者急性期血清TNF－α质量浓度增高，且增高的程度与病变的严重程度相关，当患者康复时血清 TNF－α 质量浓度亦恢复正常。③白细胞介素－2(IL－2)是由活化的 T 细胞分泌,能刺激 T 细胞增生分化,激活 T 细胞合成更多的 IL－2 及 IFN－γ、TNF－α 等细胞因子,促发炎症反应。④白细胞介素－12(IL－12)是由活化的单核/巨噬细胞、B 细胞等产生,IL－12 诱导 $CD4^+T$ 细胞分化为 Th1 细胞并使其增生、合成 IFN－Y、TNF－α、IL－2 等,使促炎细胞因子合成增加;同时 IL－12 抑制 $CD4^+T$ 细胞分化为 Th2 细胞而合成 IL－4,IL－10,使 IL－4,IL－10 免疫下调因子合成减少。IL－12 在 GBS 中的致病作用可能是使 IFN－Y、TNF－α、IL－2 等炎细胞因子合成增加,使 IL－4、IL－10 免疫下调因子合成减少,最终促使神经脱髓鞘、轴索变性而发病。⑤白细胞介素－6(IL－6)是由 T 细胞或非 T 细胞产生的一种多功能的细胞因子。IL－6 的一个主要的生物学功能是促使 B 细胞增生、分化并产生抗体。IL－6 对正常状态的 B 细胞无增生活性,但可促进病毒感染的 B 细胞增生,促进抗体产生。IL－6 在GBS 发病中通过激发 B 细胞产生致病的抗体而发病。⑥白细胞介素－18(IL－18)主要由单核巨噬细胞产生,启动免疫级联反应,使各种炎症细胞、细胞因子及其炎症介质释放,进入周围神经组织中引起一系列免疫病理反应,导致髓鞘脱失。总之,这一类细胞因子(TNF－α、IFN－γ、IL－2、IL－6、IL－12、IL－18 等)是促炎因子,与 GBS 发病及病情加重有关。另一类细胞因子对 GBS 具有调节免疫、减轻炎症性损害、终止免疫病理反应、促进髓鞘修复等作用。①白细胞介素－4(IL－4)是由 Th2 分泌的一种 B 细胞生长因子和免疫调节剂,可下调 Thl 细胞的活性,在疾病的发展中起免疫调节作用,可抑制 GBS 的发生。②白细胞介素－10(IL－10)是由 Th2 分泌,能抑制 Thl 细胞、单核/巨噬细胞合成 TNF－α、TNF－γ、IL－2等致炎因子,是一种免疫抑制因子,有助于脱髓鞘的修复,则 GBS 患者症状减轻。③白细胞介素－13(IL－13)是由活化的 Th2 细胞分泌的,具有免疫抑制和免疫调节作用,能抑制单核巨噬细胞产生多种致炎因子和趋化因子,从而具有显著抗感染作用。④干扰素－β(IFN－β)是由成纤维细胞产生,具有抗病毒、抗细胞增生和免疫调节作用,能减轻组织损伤,有利于疾病的恢复。故细胞因子 IL－4、IL－10、IL－13、TGF－β 等是抑炎细胞因子,与 GBS 临床症状缓解有关。

总之,细胞因子在 GBS 的发病过程中起至关重要的作用,促炎症细胞因子如 TNF－α、IFN－γ、IL－2、IL－6、IL－12、IL－18 等与 GBS 发病及病情加重有关,对 GBS 的发病起促进作用;抑炎症细胞因子 IL－4、IL－10、IL－13、TGF－β 等可下调炎症反应,有利于肌体的恢复。促炎症细胞因子和抑炎症细胞因子两者在人体内的平衡情况影响着 GBS 的发生、发展和转归。

目前研究较公认的 GBS 发生是因某些易感基因的人群感染(如空肠弯曲菌)后,经过一段潜伏期,机体产生抗抗原成分(抗空肠弯曲菌)的抗体后发生交叉反应,抗体作用于靶位导致神经组织脱髓鞘和功能改变而致病。李海峰报道 IgM 型 CM1 抗体与 CJ 近期感染有关,CJ 感染后可通过 CM1 样结构发生交叉反应导致神经组织结构和功能的改变。李松岩报道 CM1 IgG 抗体与 AMAN 及 AIDP 均相关。该抗体的产生机制可能为病原菌 CJ 及其脂多糖具有与人类神经节苷脂类似的结构,因而针对细菌的免疫反应产生了自身抗体,抗体攻击神经组织髓鞘,致使髓鞘破坏而引起发病。研究发现,在髓鞘裂解处及神经膜上有 IgG、IgM 和 C_3 的沉积物,而血清中补体减少。补体 C_3 降低提示补体参与免疫过程,该抗原抗体反应同时在补体参与及细胞因子的协同作用下发生 GBS。

综上所述，GBS 的发病，感染为始动因素，细胞免疫介导、细胞因子网络之间的调节紊乱和体液免疫等共同参与导致免疫功能障碍，促使周围神经髓鞘脱失而发生自身免疫性疾病。

二、临床表现

约半数以上的患者在发病前数日或数周曾有感染史，以上呼吸道及胃肠道感染较为常见，或有其他病毒感染性疾病发生，或有疫苗接种史、手术史等。多以急性或亚急性起病。一年四季均可发病，但以夏秋季（6～10 月约占 75.4％）为多发；男女均可发病，男女之比 1.4：1；任何年龄均可发病，但以 30 岁以下者最多。国内报道儿童和青少年为 GBS 发病的两个高峰。

（一）症状与体征

1.运动障碍

首发症状常为双下肢无力，从远端开始逐渐向上发展，四肢呈对称性弛缓性瘫痪，下肢重于上肢，近端重于远端，亦有远端重于近端者。轻者尚可行走，重者四肢完全性瘫痪，肌张力低，腱反射减弱或消失，部分患者有轻度肌萎缩。长期卧床可出现失用性肌萎缩。GBS 患者呈单相病程，发病 4 周后肌力开始恢复，一般无复发—缓解。急性重症患者对称性肢体无力，在数日内从下肢上升至躯干、上肢或累及支配肋间及膈肌的神经，导致呼吸肌麻痹，称为 Landry 上升性麻痹，表现除四肢弛缓性瘫痪外，有呼吸困难、说话声音低、咳嗽无力、缺氧、发绀，严重者可因完全性呼吸肌麻痹，而丧失自主呼吸。

2.脑神经损害

舌咽—迷走神经受损较为常见，首先表现吞咽困难、饮水呛咳、构音障碍、咽反射减弱或消失等；其次是面神经受损，表现为周围性面瘫；动眼神经亦可受累，表现眼球运动受限；三叉神经受累，表现为张口困难及，面部感觉减退。总的来说，单发脑神经受损较少，多与脊神经同时受累。

3.感觉障碍

发病后多有肢体感觉异常，如麻木、蚁行感、烧灼感、针刺感及不适感等。客观感觉障碍不明显，或有轻微的手套样、袜套样四肢末端感觉障碍，少数人有位置觉障碍及感觉性共济失调。常有 Lasegue 征阳性及腓肠肌压痛。

4.自主神经障碍

皮肤潮红或苍白，多汗，四肢末梢发凉，血压升高或降低，心动过速或过缓，尿潴留或尿失禁等。

5.其他

少数患者有精神症状，或有头疼、呕吐、视盘水肿，或一过性下肢病理征，或有脑膜刺激征等。

（二）GBS 变异型

1.急性运动轴索型神经病（AMAN）

免疫损伤主要的靶位是脊髓前根和运动神经纤维的轴索，导致轴索损伤，或免疫复合物结合导致轴索功能阻滞，病变多集中于周围神经近段或末梢，髓鞘相对完整无损，无明显的炎症细胞浸润，多伴有血清抗神经节苷脂 GM1、GM1b、GD1a 或 Gal Nac—CD1a 抗体滴度增高。

AMAN 的病因及发病机制不清,目前认为与 CJ 感染有关。据报道 GBS 发病前,CJ 感染率美国为 4%、英国为 26%、日本为 41%、中国为 51% 或 66%。病变以侵犯神经远端为主,临床表现主要为肢体瘫痪,无感觉障碍症状,病情严重者发病后迅速出现四肢瘫痪,伴有呼吸肌受累。早期出现肌萎缩者,预后相对不好。年轻患者神经功能恢复较好。本型流行病学特点是儿童多见,夏秋季多见,农村多见。

2.急性运动感觉性轴索型神经病(AMSAN)

也称暴发轴索型 GBS。免疫损伤主要的靶位在轴索,但同时波及脊髓前根和背根,以及运动和感觉纤维。临床表现病情大多严重,恢复缓慢,预后较差。患者常有血清抗 GM1、GM1b 或 GDla 抗体滴度增高。此型不常见,约占 GBS 的 10% 以下。

3.Miller－Fisher 综合征(MFS)

简称 Fisher 综合征。此型约占 5%,以急性或亚急性发病。临床表现以眼肌麻痹、共济失调和腱反射消失三联征为特点,无肢体瘫,若伴有肢体肌力减低也极轻微。部分电生理显示受累神经同时存在髓鞘脱失、炎症细胞浸润和轴索传导阻滞,患者常有血清抗 GQ1b 抗体滴度增高。MFS 呈单相性病程,病后 2～3 周或数月内大多数患者可自愈。

4.复发型急性炎性脱髓鞘性多发性神经根神经病

复发型急性炎性脱髓鞘性多发性神经根神经病是 AIDP 患者数周致数年后再次复发,5%～9% 的 AIDP 患者有 1 次以上的复发。复发后治疗仍有效。但恢复不如第一次完全,有少数复发患者呈慢性波动性进展病程,变成慢性型 GBS。

5.纯感觉型 Guillain－Barre 综合征

表现为四肢对称性感觉障碍和疼痛,感觉性共济失调,伴有肢体无力,电生理检查符合脱髓鞘性周围神经病,病后 5～14 个月肌无力恢复良好。

6.多数脑神经型 Guillain－Barre 综合征

多数脑神经型 Guillain－Barre 综合征是 GBS 伴多数运动性脑神经受累。

7.全自主神经功能不全型 Guillain－Barre 综合征

全自主神经功能不全型 Guillain－Barre 综合征是以急性或亚急性发作的单纯全自主神经系统功能失调综合征,病前有感染史。表现为全身无汗、口干、皮肤干燥、便秘、排尿困难、直立性低血压、阳痿等,无感觉障碍和瘫痪。病程呈单相性,预后良好。

(三)常与多种疾病伴发

1.心血管功能紊乱

GBS 患者可伴有心律失常,心电图 ST 段改变;血压升高或降低;并发心肌炎、心源性休克等。经追踪观察,随神经功能恢复心电图变化也随之好转。学者们认为是交感神经脱髓鞘或交感神经节的病损所致;还有学者认为是血管活性物质儿茶酚胺和肾上腺素升高所致。因心功能障碍可致心搏骤停,故对重症 GBS 患者要心功能监护。

2.甲状腺功能亢进症

甲状腺功能亢进症与 GBS 两者是伴发还是继发尚不清楚,两者均与自身免疫功能失调有关,故伴发可能性大。

3.流行性出血热

有报道流行性出血热与 GBS 伴发。GBS 是感染后激发免疫反应致周围神经脱髓鞘病；流行性出血热是由汉坦病毒感染的自然疫源性疾病，尚未见 GBS 感染该病毒的报道，有待进一步观察研究。

4.其他

临床报道还有 GBS 与钩端螺旋体病、伤寒、支原体肺炎、流行性腮腺炎、白血病、神经性肌强直、低血钾、多发性肌炎等伴发，都有待临床观察研究。

三、辅助检查

(一)脑脊液检查

1.蛋白细胞分离

病初期蛋白含量与细胞数均无明显变化，1 周后蛋白含量开始增高，病后 4～6 周达高峰，最高可达 10g/L，一般为 1～5g/L。蛋白含量高低与病情不呈平行关系。在疾病过程中，细胞数多为正常，有少数可轻度增高，表现蛋白－细胞分离现象。

2.免疫球蛋白含量升高

脑脊液中 IgG、IgM、IgA 含量明显升高，可出现寡克隆 IgG 带，阳性率在 70％以上。

(二)血液检查

1.血常规

白细胞多数正常，部分患者中等多核白细胞增多，或核左移。

2.外周血

T 淋巴细胞亚群异常，急性期患者抑制 T 细胞（Ts）减少，辅助 T 细胞（Th）与 Ts 之比（Th/Ts）升高。

3.血清免疫球蛋白含量升高

血清中 IgG、IgM、IgA 等含量均明显升高。

(三)电生理检查

1.肌电图

约有 80％的患者神经传导速度减慢，运动神经传导速度减慢更明显，常有神经传导潜伏期延长，F 波的传导速度减慢。当临床症状消失后，神经传导速度仍可减慢，可持续几个月或更长时间。此项检查可预测患者的预后情况。

2.心电图

多数患者的心电图正常，部分患者出现 ST 段降低、T 波低平、窦性心动过速，以及心肌劳损、传导阻滞、心房颤动等表现。

四、诊断与鉴别诊断

(一)诊断

根据如下表现，典型病例诊断并不困难：①儿童与青少年多发；②病前多有上呼吸道或胃肠道感染或疫苗接种史；③急性或亚急性起病；④表现双下肢或四肢无力，对称性弛缓性瘫痪，腱反射减弱或消失；⑤可有脑神经受损；⑥多有感觉异常；⑦脑脊液有蛋白－细胞分离现象等。

(二)鉴别诊断

1.多发性周围神经病

(1)缓慢起病。

(2)感觉神经、运动神经、自主神经同时受累,远端重于近端。

(3)无呼吸肌麻痹。

(4)无神经根刺激征。

(5)脑脊液正常。

(6)多能查到病因,如代谢障碍、营养缺乏、药物中毒,或有重金属及化学药品接触史等。

2.低钾型周期麻痹

(1)急性起病,四肢瘫痪,近端重、远端轻,下肢重、上肢轻。

(2)有反复发作史或家族史,病前常有过饱、过劳、饮酒史。

(3)无脑神经损害,无感觉障碍。

(4)脑脊液正常。

(5)发作时可有血清钾低。

(6)心电图出现 Q-T 间期延长,ST 段下移,T 波低平或倒置,可出现宽大的 U 波或 T 波、U 波融合等低钾样改变。

(7)补钾后症状迅速改善。

3.全身型重症肌无力

(1)四肢无力,晨轻夕重,活动后加重,休息后症状减轻。

(2)无感觉障碍。

(3)常有眼外肌受累,表现上眼睑下垂、复视等。

(4)新斯的明试验或疲劳试验阳性。

(5)肌电图重复刺激波幅减低。

(6)脑脊液正常。

4.急性脊髓炎

(1)先驱症状发热。

(2)急性起病,数小时或数日达高峰。

(3)脊髓横断性损害,有明显的节段性感觉平面,有传导束性感觉障碍,脊髓休克期后应出上位瘫。

(4)括约肌症状明显。

(5)脑脊液多正常,或有轻度的细胞数和蛋白含量增多。

5.急性脊髓灰质炎

患者常未服或未正规服用脊髓灰质炎疫苗。①起病时常有发热;②急性肢体弛缓性瘫痪,多为节段性,瘫痪肢体多明显不对称;③无感觉障碍,肌萎缩出现较早;④脑脊液蛋白含量和细胞数均增多;⑤肌电图呈失神经支配现象,运动神经传导速度可正常,或有波幅减低。

6.多发性肌炎

(1)常有发热、皮疹、全身不适等症状。

（2）全身肌肉广泛受累，以近端多见，表现酸疼无力。

（3）无感觉障碍。

（4）血常规白细胞计数增高、血沉快。

（5）血清肌酸激酶、醛缩酶和谷丙氨酸氨基转移酶明显增高。

（6）肌电图示肌源性改变。

（7）病理活检示肌纤维溶解断裂，炎细胞浸润，毛细血管内皮细胞增厚。

7.血卟啉病

（1）急性发作性弛缓性瘫痪。

（2）急性腹痛伴有恶心、呕吐。

（3）有光感性皮肤损害。

（4）尿呈琥珀色，暴露在日光下呈深黄色。

8.肉毒中毒

（1）有进食物史，如吃家制豆腐乳、豆瓣酱后发病，且与同食者一起发病。

（2）有眼肌麻痹、吞咽困难、呼吸肌麻痹、心动过缓等。

（3）肢体瘫痪轻。

（4）感觉无异常。

（5）脑脊液正常。

9.脊髓肿瘤

（1）起病缓慢。

（2）常有单侧神经根痛，后期可双侧持续痛。

（3）早期一般来说病侧肢体无力，后期双侧受损或出现脊髓横断性损害。

（4）腰椎穿刺椎管梗阻。

（5）脊髓 MRI 检查可显示占位性病变。

五、治疗

（一）一般治疗

由于 GBS 病因及发病机制不清，目前尚无特效治疗，但 GBS 的病程自限，如能精心护理及给予恰当的支持治疗，一般预后良好。急性期患者需要及时住院观察病情变化，GBS 最严重和危险的情况是发生呼吸肌麻痹，所以要严密监控患者的自主呼吸；新入院患者病情尚未得到有效控制，尤其需要观察有无呼吸肌麻痹的早期症状，如通过询问患者呼吸是否费力，有无胸闷、气短，能否吞咽及咳嗽等；观察患者的精神状态、面色改变等可了解其呼吸情况。同时：①加强口腔护理，常拍背，有痰要及时吸痰，或体位引流，清除口腔内分泌物，保持呼吸道畅通，预防呼吸道感染。②对重症患者应进行心肺功能监测，发现病情变化及时处置，如呼吸肌麻痹则及时抢救，尽早使用呼吸器，是减少病死率的关键。③有吞咽困难者应尽早鼻饲，防止食物流入气管内而窒息或引起肺部感染。④瘫痪肢体要保持功能位，适当进行康复训练，防止肌肉萎缩，促进瘫痪肢体的功能恢复。⑤定时翻身，受压部位要经常给予按摩，改善局部的血液循环，预防压疮。

(二)呼吸肌麻痹抢救

呼吸肌麻痹表现:①患者说话声音低,咳嗽无力;②呼吸困难或矛盾呼吸(当肋间肌麻痹时吸气时腹部下陷)。

1.呼吸肌麻痹的处理

当患者有轻度呼吸肌麻痹时,首先是口腔护理,及时清除口腔内分泌物,湿化呼吸道,用蒸汽吸入或超声雾化,2~4次/日,每次20min,可降低痰液黏稠度,有利痰液的排出。对重症GBS患者要床边监护,每2h测量呼吸量,当潮气量<1000mL时或患者连续读数字不超过4时,说明换气功能不好,患者已血氧不足、二氧化碳潴留,需及时插管行人工呼吸。

2.应用人工呼吸机的指标

(1)患者呼吸浅、频率快、烦躁不安等呼吸困难,四肢末梢轻度发绀有缺氧。

(2)检测二氧化碳分压达60mmHg(8kPa)以上。

(3)氧分压低于50mmHg(6.5kPa)或动脉pH在7.3及以下时,均提示有缺氧和二氧化碳潴留,要尽快使用人工辅助呼吸纠正乏氧。

3.停用人工呼吸机的指征

(1)患者神经系统症状改善,呼吸功能恢复正常。

(2)平静呼吸时矛盾呼吸基本消失。

(3)肺通气功能维持正常生理需要。

(4)肺部炎症基本控制。

(5)血气分析正常。

(6)间断停用呼吸器无缺氧现象。

(7)已达24h以上的正常自主呼吸。

4.气管切开插管的指征

(1)GBS患者发生呼吸肌麻痹。

(2)或伴有舌咽神经、迷走神经受累。

(3)或伴有肺部感染,患者咳嗽无力,呼吸道分泌物排出有困难时,应及时行气管切开,保持呼吸道畅通。气管切开后要严格执行气管切开护理规范。

5.拔管指征

(1)患者有正常的咳嗽反射。

(2)口腔内痰液能自行咯出。

(3)深吸气时无矛盾呼吸。

(4)肺部炎症已控制。

(5)吞咽功能已恢复。

(6)血气分析正常。

(三)静脉注射免疫球蛋白(IVIG)

(1)免疫球蛋白治疗GBS的机制有多种解释:①通过IgG的Fc段封闭靶细胞Fc受体,阻断抗原刺激和自身免疫反应。②通过IgG的Fab段结合抗原,防止产生自身抗体,或与免疫复合物中抗原结合,更易被巨噬细胞清除。③中和循环中的抗体,可影响T、B细胞的分化及成熟,抑制白细胞免疫反应及炎症细胞因子的产生等。

(2)临床应用指征:①急性进展期不超过 2 周,且独立行走不足 5m 的 GBS 患者。②使用其他疗法后,病情仍继续恶化者。③对已用 1VIG 治疗,病情仍继续加重者或 GBS 复发者。④病程超过 4 周,可能为慢性炎性脱髓鞘性多发性神经病者。

(3)推荐用量:人免疫球蛋白制剂 $400mg/(kg \cdot d)$,开始速度要慢,$40mL/h$,以后逐渐增加至 $100mL/h$,静脉滴注,5 日为 1 个疗程。该治疗见效快,不需要复杂设备,用药安全,故已推荐为重型 GBS 患者的一线用药。

(4)不良反应:有发热、头痛、肌痛、恶心、呕吐、皮疹及短暂性肝功能异常等,经减慢滴速或停药即可消失。偶见如变态反应、溶血、肾衰竭等。不良反应发生率在 $1\% \sim 15\%$,通常低于 5%。

(5)禁忌证:免疫球蛋白过敏、高球蛋白血症、先天性 IgA 缺乏患者。

(四)血浆置换(PE)

血浆置换疗法可清除患者血中的有害物质,特别是髓鞘毒性抗体及致敏的淋巴细胞、抗原－免疫球蛋白的免疫复合物、补体等,从而减轻和避免神经髓鞘的损害,改善和缓解临床症状,并缩短患者从恢复到独立行走的时间,缩短患者使用呼吸机辅助呼吸的时间,能明显降低重症的病死率。每次交换血浆量按 $40 \sim 50mL/kg$ 体重计算或 $1 \sim 1.5$ 倍血浆容量计算,血容量恢复主要依靠 5% 人血清蛋白。从患者静脉抽血后分离血细胞和血浆,弃掉血浆,将洗涤过的血细胞与 5% 人血清蛋白重新输回患者体内。轻度、中度和重度患者每周应分别做 2 次、4 次和 6 次。不良反应有血容量减少、心律失常、心肌梗死、血栓、出血、感染及局部血肿等。血浆置换疗法的缺点是价格昂贵及费时等。

禁忌证:严重感染、心律失常、心功能不全和凝血功能异常者。

(五)糖皮质激素

目前,糖皮质激素对 GBS 的治疗作用及疗效意见尚不一致,有的学者认为急性期应用糖皮质激素治疗无效,不能缩短病程和改善预后,甚至推迟疾病的康复和增加复发率。也有报道称应用甲泼尼龙治疗轻、中型 GBS 效果较好,减轻脱髓鞘程度,改善神经传导功能;重型 GBS 患者肺部感染率较高,还有合并应激性上消化道出血者,不主张应用。临床诊疗指南:规范的临床试验未能证实糖皮质激素治疗 GBS 的疗效,应用甲泼尼龙冲击治疗 GBS 也没有发现优于安慰剂对照组。因此,AIDP 患者不宜首先推荐应用大剂量糖皮质激素治疗。

糖皮质激素不良反应:①大剂量的甲泼尼龙冲击治疗能升高血压,平均动脉压增高 $12 \sim 27mmHg(1.7 \sim 3.6kPa)$。②静脉滴注速度过快可出现心律失常。③有精神症状,如语言增多、欣快等。④其他有上消化道出血、血糖升高、面部潮红、踝部水肿等。

(六)神经营养剂

神经营养药可促进周围损害的神经修复和再生;促进神经功能的恢复。常用有 B 族维生素、辅酶 A、ATP、细胞色素 C、肌苷、胞磷胆碱等。

(七)对症治疗

1.呼吸道感染

重型 GBS 患者易合并呼吸道感染,如有呼吸道感染者,除加强护理及时清除呼吸道分泌物外,还要应用有效足量的抗生素控制呼吸道炎症。

2.心律失常

重型 GBS 患者出现心律失常,多由机械通气、肺炎、酸碱平衡失调、电解质紊乱、自主神经功能障碍等引起。首先要明确引起心律失常的病因,其次要给予相应的处理。

3.尿潴留便秘

尿潴留可缓慢加压按摩下腹部排尿。预防便秘应鼓励患者多进食新鲜蔬菜、水果,多饮水,每日早晚按摩腹部,促进肠蠕动以防便秘。

4.心理护理

因突然发病,进展又快,四肢瘫,或不能讲话,患者会很紧张、恐惧、焦虑、悲观,心理负担很大,医务人员和家属要鼓励开导患者,树立信心和勇气,消除不良情绪,配合治疗。

(八)康复治疗

GBS 是周围神经脱髓鞘疾病,肌肉出现失神经支配,肌肉萎缩,所以对四肢瘫痪的患者要尽早开始康复治疗,可明显改善神经功能。对肌力在Ⅲ级以上者,鼓励患者要进行主动运动锻炼。肌力在 0～Ⅱ级者,支具固定,保持肢体关节功能位,同时做被动运动训练和按摩,其作用是保持和增加关节活动度,防止关节挛缩变形、肌肉萎缩及足下垂,改善局部血液循环,有利于瘫痪肢体的恢复。另外,还要进行日常生活能力的训练,复合动作训练及作业(即职业)训练等。康复治疗的效果与疾病的严重程度、病程、坚持训练等有关。从患者就诊开始,早期治疗的同时就要注意早期康复治疗。康复治疗不是一朝一夕之事,要鼓励患者持之以恒、循序渐进地坚持功能练习。

第三节　慢性吉兰－巴雷综合征

慢性炎症性脱髓鞘性多发性神经病(CIDP)又叫慢性吉兰－巴雷综合征,是一种慢性病程进展的,临床表现与 AIDP 相似的自身免疫性周围神经脱髓鞘疾病。CIDP 发病率较 AIDP 低。

一、病因及发病机制

本病发病机制未明,与 AIDP 相似而不相同。CIDP 体内可发现 β－微管蛋白抗体和髓鞘结合糖蛋白抗体,却未发现与 AIDP 发病密切相关的针对空肠弯曲菌及巨细胞病毒等感染因子免疫反应的证据。

二、病理

炎症反应不如 AIDP 明显,周围神经的供血血管周围可见单核细胞浸润,神经纤维水肿,有节段性髓鞘脱失和髓鞘重新形成的存在。施万细胞再生呈"洋葱头样"改变,轴索损伤也常见。

三、临床表现

起病隐匿,男女发病率相似,各年龄组均可发病。病前少见前驱感染,起病缓慢,并逐步进展达 2 个月以上。少数患者呈亚急性起病。临床表现主要为对称性肢体远端或近端无力,大多自远端向近端发展,近端受累较重。一般不累及延髓肌致吞咽困难,呼吸困难更为少见。感觉障碍常见的主诉有麻木、刺痛、紧束、烧灼或疼痛感,客观检查可见感觉丧失,不能识别物体,不能完成协调动作,肢体远端重。查体示四肢肌力减退,肌张力低,伴或不伴肌萎缩,四肢腱反射减低或消失,四肢末梢性感觉减退或消失,腓肠肌可有压痛,Kernig 征可阳性。

四、辅助检查

(一)CSF 检查

与 AIDP 相似,可见蛋白—细胞分离,蛋白含量波动于 $0.75\sim2g/L$,病情严重程度与 CSF 蛋白含量呈正相关。少数 CIDP 患者蛋白含量正常,少数患者可出现寡克隆 IgG 区带。

(二)电生理检查

早期行 EMG 检查有神经传导速度减慢,F 波潜伏期延长,提示脱髓鞘病变,发病数月后 30% 患者可有动作电位波幅减低提示轴索变性。

(三)腓肠神经活检

可见反复节段性脱髓鞘与再生形成的"洋葱头样"提示 CIDP。

五、诊断及鉴别诊断

根据中华医学会神经病学分会的意见,CIDP 的诊断必需符合条件如下。

(一)临床检查

(1)一个以上肢体的周围性进行性或多发性运动、感觉功能障碍,进展期超过 2 个月。

(2)四肢腱反射减弱或消失。

(二)电生理检查 NCV

显示近端神经节段性脱髓鞘,必须具备以下 4 条中的 3 条。

(1)2 条或多条运动神经传导速度减慢。

(2)1 条或多条运动神经部分性传导阻滞或短暂离散,如腓神经、尺神经或正中神经等。

(3)2 条或多条运动神经远端潜伏期延长。

(4)2 条或多条运动神经刺激 $10\sim15$ 次后 F 波消失或最短 P 波潜伏期延长。

(三)病理学检查

神经活检示脱髓鞘与髓鞘再生并存。

(四)CSF 检查

(1)若 HIV 阴性,细胞数 $<10\times10^6/L$;若 HIV 阳性,$50\times10^6/L$。

(2)性病筛查实验(VDRL)阴性。

应注意与以下疾病鉴别:①多灶性运动神经病是以运动神经末端受累为主的进行性周围神经病,临床表现为慢性非对称性肢体远端无力,以上肢为主,感觉正常。②进行性脊肌萎缩也为缓慢进展病程,但运动障碍不对称分布,有肌束震颤,无感觉障碍。神经电生理示 NCV 正常,EMG 可见纤颤波及巨大电位。③遗传性运动感觉性神经元病一般有遗传家族史,常合并有手足残缺,色素性视网膜炎等,确诊需依靠神经活检。④代谢性周围神经病有原发病的症状和体征。

六、治疗

许多免疫治疗方法都可以用于 CIDP,并可获得较好疗效。

(一)皮质类固醇

绝大多数 CIDP 患者对激素疗效肯定。临床应用泼尼松 100mg/d,连用 2～4 周,再逐渐减量,大多数患者 2 个月内出现肌力改善用地塞米松 40mg/d,静脉滴注,连续 4d。然后 20mg/d,共 12d,再 10mg/d,又 12d。共 28d 为 1 个疗程,治疗 6 个疗程后症状可见缓解。

(二)血浆交换(PE)和静脉注射免疫球蛋白(IVIG)

PE 每周行 2～3 次,约 3 周后起效,短期疗效好。约半数以上患者大剂量 IVIG 治疗有效,一般用 IVIG0.4g/(kg·d),连续 5d。或 1.0g/(kg·d),连用 2d,可重复使用。IVIG 和 PE 短期疗效相近,与大剂量激素合用疗效更好。

(三)免疫抑制剂

以上治疗无效可试用免疫抑制剂如环磷酰胺、硫唑嘌呤、环孢素 A 等,可能有效。

第四节　多灶性运动神经病

多灶性运动神经病(MMN)为仅累及运动神经的脱髓鞘性神经病,是一种免疫介导的、以肢体远端为主的、非对称性的、慢性进展的、以运动障碍为主要表现的慢性多发性单神经病,电生理特点为持续性、节段性、非对称性运动神经传导阻滞,免疫球蛋白及环磷酰胺治疗有效。

一、病因及病理

一般认为本病为自身免疫性疾病,约 $20\% \sim 84\%$ 的患者,血中有抗神经节苷脂抗体(GM_1),并且抗体的滴度与临床表现平行,病情进展与复发时升高,使用免疫抑制剂后,随该抗体的下降病情即好转。神经节苷脂抗体,选择性地破坏运动神经的体磷脂,导致运动神经的脱髓鞘改变,继之以施万细胞的再生,使病变部的周围神经呈"洋葱球"样改变,无炎症细胞浸润及水肿,严重的伴轴突变性。病变呈灶性分布,可发生于脊神经根,多条周围神经干,同一神经干上多个部位,有的有脊髓前角神经元的脱失和尼氏小体的溶解,甚至有皮质脊髓束的损坏。

二、临床表现

本病多见于 20～50 岁的男性,儿童及老年人亦可见到,男女比例为 4:1。大多数慢性起病,病情缓慢进展,中间也有不同时段的"缓解",在缓解期病情相对稳定,病程可达几年或几十年,少数人也可急性或亚急性起病,病情进展较快,但很快又进入慢性病程。临床表现以运动障碍为主,主要临床特点如下。

(一)运动障碍

呈进行性缓慢加重的肌肉无力,并且无力的肌肉,大多数伴有肌束颤动和肌肉痉挛,晚期出现肌萎缩。肌无力多从上肢远端开始,逐渐累及下肢,肌无力分布与周围神经干或其分支的支配范围一致,正中神经、桡神经、尺神经支配的肌肉最易受累;脑神经支配的肌肉及呼吸肌一般不受累。

(二)腱反射

受累的肌肉腱反射减弱,一部分正常,个别甚至亢进,无锥体束征。

(三)感觉障碍不明显

受损的神经干分布区可出现一过性疼痛或感觉异常,客观检查无感觉减退。

三、辅助检查

(一)血清学检查

血清肌酸磷酸激酶轻度增高,20%～84%的患者抗 GM_1 抗体阳性。

(二)脑脊液检查

一般正常,极少数患者蛋白有轻微的一过性升高。

(三)神经电生理检查

运动神经传导速度测定表现为:节段性、非对称性、持续性的传导阻滞,复合肌肉动作电位,近端较远端波幅及面积下降50%以上,时限增加<30%,感觉神经传导速度正常。

(四)神经活检

病变段神经脱髓鞘复髓鞘、"洋葱球"样形成,神经膜细胞增生,无炎症细胞浸润。

(五)MRI 检查

可发现传导阻滞段的周围神经呈灶性肿大。

四、诊断

主要根据临床特点(典型的肌无力特征、感觉大致正常)及典型的神经电生理特征(节段性、非对称性、持续性的传导阻滞等)做出诊断,抗 GM_1 抗体滴度升高,神经活检的特征性改变有助于确定诊断。

五、鉴别诊断

(一)慢性吉兰-巴雷综合征(CIDP)

本病有客观的持久的感觉障碍,肌无力的同时不伴有肌束震颤及肌肉痉挛,腱反射减弱或消失,脑脊液蛋白明显升高,可持续12周,免疫激素治疗效果良好。血中无抗 GM1 抗体。

(二)运动神经元病

该病影响脊髓前角运动细胞和锥体束,临床表现为肌无力及肌萎缩,可累及脑神经,无感觉障碍,腱反射亢进,锥体束征阳性。而 MMN 无锥体束征,病灶与周围神经支配区一致,血中可出现抗 GM_1 抗体,运动神经传导阻滞特点可兹鉴别。

六、治疗

(一)静脉注射免疫球蛋白

用量 0.4g/(kg·d)(具体用法见 GBS 的治疗),连用 5d 为一疗程,用药数小时至 7d 即开始见效,90%的患者肌力在用药 2 周内明显提高,运动神经传导速度明显好转,疗效可维持3～6周,症状即复发,因此,需要根据病情复发的规律,定期维持治疗。免疫球蛋白不能使抗 GM_1 抗体滴度降低。

(二)环磷酰胺

可先给大剂量治疗,而后以 1～3mg/(kg·d)的剂量维持治疗,85%的患者症状改善,血清抗 GM_1 抗体滴度下降。

以上两种方法同时使用,可减少静脉免疫球蛋白的用量,减少复发,但明显萎缩的肌肉对治疗反应差。因部分患者经上述治疗后,原有症状好转的同时仍有新病灶的产生,所以目前认为上述治疗只是改善症状,不能阻止新病灶的产生,病情仍处于缓慢进展状态。

(三)糖皮质激素及血浆置换

基本无效,糖皮质激素甚至可加重病情。

七、预后

本病为缓慢进行性病程,病程可达几十年,94%的患者始终能够保持工作能力。

第五节　多发性周围神经病

一、概述

多发性周围神经病旧称末梢性神经炎,是肢体远端的多发性神经损害,主要表现为四肢末端对称性的感觉、运动和自主神经障碍。

二、病因

引起周围神经病的病因很多,主要有以下几种类型。

1.感染性

病毒、细菌、螺旋体感染等。

2.营养缺乏和代谢障碍

各种营养缺乏,如慢性酒精中毒、B族维生素缺乏、营养不良等;各种代谢障碍,如糖尿病、肝病、尿毒症、淀粉样变性、血卟啉病等。

3.毒物

如工业毒物、重金属中毒、药物等。

4.感染后或变态反应

血清注射或疫苗接种后。

5.结缔组织疾病

如系统性红斑狼疮、结节性多动脉炎、巨细胞性动脉炎、硬皮病、类风湿关节炎等。

6.癌性

如淋巴瘤、肺癌、多发性骨髓瘤等。

三、病理

周围神经炎的主要病理过程是轴突变性和节段性髓鞘脱失。轴突变性可原发于轴突或细胞体的损害,并可引起继发的髓鞘崩解;恢复缓慢,常需数月至1年或更久。节段性髓鞘脱失可见于急性感染性多发性神经炎、白喉、铅中毒等,其原发损害神经膜细胞使髓鞘呈节段性破坏。恢复迅速,使原先裸露的轴突恢复功能。

四、诊断步骤

(一)病史采集要点

1.起病情况

根据病因的不同,病程可有急性、亚急性、慢性、复发性等,可发生于任何年龄。多数患者呈数周至数月的进展病程,进展时由肢体远端向近端发展,缓解时由近端向远端发展。

2.主要临床表现

大致相同,出现肢体远端对称性的感觉、运动和自主神经功能障碍。

3.既往病史

注意询问患者是否有可能致病的病因,如感染、营养缺乏、代谢性疾病、化学物质接触史、肿瘤病史、家族史等。

(二)体格检查要点

一般情况尚可,可能有原发病的体征,如发热、多汗、消瘦等。高级神经活动无异常。

1.感觉障碍

四肢远端对称性深浅感觉障碍。肢体远端有感觉异常,如刺痛、蚁走感、灼热感、触痛等。检查可发现四肢末梢有手套－袜套型的深浅感觉障碍,病变区皮肤可有触痛。

2.运动障碍

四肢远端对称性下运动神经元性瘫痪。肢体远端对称性无力,其程度可从轻瘫至全瘫,可有垂腕、垂足的表现。受累肢体肌张力减低,病程久可出现肌萎缩。上肢以骨间肌、蚓状肌、大小鱼际肌为明显,下肢以胫前肌、腓骨肌为明显。

3.反射异常

上下肢的腱反射常见减低或消失。

4.自主神经功能障碍

自主神经功能障碍呈对称性异常,肢体末梢的皮肤菲薄、干燥、变冷、苍白或发绀,少汗或多汗,指(趾)甲粗糙、松脆等。

(三)门诊资料分析

从症状和体征即末梢型感觉障碍、下运动神经元性瘫痪和自主神经功能障碍等临床特点,可诊断为多发性周围神经病。

根据详细的病史询问,了解相关的病因、病程、特殊症状等,以利于综合判断。

1.药物性

呋喃类(如呋喃安因)和异烟肼最常见,均为感觉－运动型。呋喃类可引起感觉、运动和自主神经联合受损,疼痛明显。大剂量或长期服用异烟肼干扰了 B 族维生素,代谢而致病,常见双下肢远端感觉异常或减退,浅感觉可达胸部,深感觉以震动觉改变最常见,合用 B 族维生素(剂量为异烟肼的 1/10)可以预防。

2.中毒性

如群体发病应考虑重金属或化学品中毒,需检测血、尿、头发、指甲等的重金属含量。

3.糖尿病性

表现为感觉、运动、自主神经或混合型,以混合型最常见,通常感觉障碍较重,早期出现主观感觉异常,损害主要累及小感觉神经纤维,以疼痛为主,夜间尤甚;累及大感觉纤维可引起感觉性共济失调,可发生无痛性溃疡和神经源性骨关节病。某些病例以自主神经损害为主,部分患者出现近端肌肉非对称性肌萎缩。

4.尿毒症性

该类型约占透析患者的半数,典型症状与远端性轴索病相同,大多数为感觉—运动型,初期多表现感觉障碍,下肢较上肢出现早且严重,夜间发生感觉异常及疼痛加重,透析后可好转。

5.营养缺乏性

如贫血、烟酸、B族维生素缺乏等,见于慢性酒精中毒、慢性胃肠道疾病、妊娠和手术后等。

6.癌肿

可以是感觉型或感觉—运动型,前者以四肢末端开始、上升性、自觉强烈不适及疼痛,伴深浅感觉减退或消失,运动障碍较轻;后者呈亚急性经过,恶化和缓解反复出现,可在癌原发症状前期或后期发病,约半数脑脊液蛋白增高。

7.感染后

如 Guillain—Barre 综合征、疫苗接种后多发性神经病可能为变态反应。白喉性多发性神经病是白喉外毒素作用于血神经屏障较差的后根神经节和脊神经根,见于病后 8~12 周,为感觉—运动性,数日或数周可恢复。

麻风性多发性神经病潜伏期长,起病缓慢,周围神经增粗并可触及,可发生大疱、溃烂和指骨坏死等营养障碍。

8.POEMS 综合征

POEMS 综合征是一种累及周围神经的多系统病变,多中年以后起病,男性较多见,起病隐袭、进展慢。依照症状、体征可有如下表现,也是病名组成:①多发性神经病:呈慢性进行性感觉—运动性多神经病,脑脊液蛋白质含量增高。②脏器肿大:肝脾大,周围淋巴结肿大。③内分泌病:男性出现阳痿、女性化乳房,女性出现闭经、痛性乳房增大和溢乳,可合并糖尿病。④M 蛋白:血清蛋白电泳出现 M 蛋白,尿检可有本周蛋白。⑤皮肤损害:因色素沉着变黑,并有皮肤增厚与多毛。⑥水肿:视盘水肿、胸腔积液、腹腔积液、下肢指凹性水肿。⑦骨骼改变:可在脊柱、骨盆、肋骨和肢体近端发现骨硬化性改变,为本病的影像学特征,也可有溶骨性病变,骨髓检查可见浆细胞增多或骨髓瘤。

9.遗传性疾病

如遗传性运动感觉性神经病(HMSN)、遗传性共济失调性多发性神经病(Refsum 病)、遗传性淀粉样变性神经病等,起病隐袭,进展缓慢,周围神经对称性、进行性变性导致四肢无力,下肢重于上肢。远端重于近端,常出现运动和感觉障碍。

10.其他

某些疾病如动脉硬化、肢端动脉痉挛症、系统性红斑狼疮、结节性多动脉炎、硬皮病、风湿病等,可致神经营养血管闭塞,为感觉—运动性表现,有时早期可有主观感觉异常。代谢性疾病如血卟啉病、巨球蛋白血症也影响周围神经,多为感觉—运动性,血卟啉病以运动损害为主,双侧对称性近端为重的四肢瘫痪。约 1/3~1/2 伴有末梢型感觉障碍。

(四)进一步检查项目

1.神经传导速度和肌电图

如果仅有轻度轴突变性,传导速度尚可正常;当有严重轴突变性及继发性髓鞘脱失时传导速度变慢,肌电图呈去神经性改变;节段性髓鞘脱失而轴突变性不显著时,传导速度变慢,肌电图可正常。

2.血生化检查

根据病情,可检测血糖水平、维生素 B_{12} 水平、尿素氮、肌酐、甲状腺功能、肝功能等。

3.免疫学检查

对疑有免疫疾病者,可做免疫球蛋白、类风湿因子、抗核抗体、抗磷脂抗体等检测。

4.可疑中毒者

对可疑中毒者,可根据病史做相关毒物或重金属、药物的血液浓度检测。

5.脑脊液检查

大多数无异常发现,少数患者可见脑脊液蛋白增高。

6.神经活检

对不能明确诊断或疑为遗传性的患者,可行腓神经活检。

五、诊断对策

(一)诊断要点

根据患者临床表现的特点,即以四肢远端为主的对称性下运动神经元性瘫痪、末梢型感觉障碍和自主神经功能障碍,可以临床诊断。注意临床工作时要认真询问病史,掌握不同病因所致的多发性周围神经病的特殊临床表现,有助于病因的诊断。肌电生理检查和神经肌肉活检对诊断很有帮助。神经传导速度测定,有助于亚临床型的早期诊断,并可区别轴索变性和节段性脱髓鞘改变。

(二)鉴别诊断要点

1.亚急性联合变性

早期表现类似于多发性周围神经病,随着病情进展逐渐出现双下肢软弱无力、步态不稳,双手动作笨拙;肌张力增高、腱反射亢进、锥体束征阳性和感觉性共济失调是其与多发性周围神经病的主要鉴别点。

2.周期性瘫痪

周期性瘫痪为周期性发作的短时期的肢体近端弛缓性瘫痪,无感觉障碍,发作时血清钾低于 3.5mmol/L,心电图呈低钾改变,补钾后症状改善,不难鉴别。

3.脊髓灰质炎

肌力降低常为不对称性,多数仅累及一侧下肢的一至数个肌群,呈节段性分布,无感觉障碍,肌萎缩出现早;肌电图可明了损害部位。

六、治疗对策

(一)治疗原则

去除病因,积极治疗原发病,改善周围神经的营养代谢,对症处理。

(二)治疗计划

1.去除病因

根据不同的病因采取针对性强的措施,以消除或阻止其病理性损害。重金属和化学品中毒应立即脱离中毒环境,避免继续接触有关毒物;急性中毒可大量补液,促使利尿、排汗和通便等,加速排出毒物。重金属如铅、汞、锑、砷中毒,可用二巯丙醇(BAL)、依地酸钙钠等结合剂;如砷中毒可用二巯丙醇 3mg/kg 肌内注射,4～6h1 次,2～3d 后改为每天 2 次,连用 10d;铅中毒用二巯丁二酸钠 1g/d,加入 5% 葡萄糖液 500mL 静脉滴注,5～7d 为一疗程,可重复 2～3 个疗程;或用依地酸钙钠 1g,稀释后静脉滴注,3～4d 为一个疗程,停用 2～4d 后重复应用,一般用 3～4 个疗程。

对各种疾病所致的多发性周围神经病,要积极治疗原发病,如糖尿病控制好血糖;尿毒症行血液透析或肾移植;黏液水肿用甲状腺素;结缔组织病、SLE、硬皮病、类风湿关节病、血清注射或疫苗接种后、感染后神经病,可应用皮质类固醇治疗;麻风病用砜类药;肿瘤行手术切除,也可使多发性神经病缓解。

2.改善神经的营养代谢

营养缺乏和代谢障碍可能是病因,或在其发病机制中起重要作用,在治疗中必须予以重视并纠正。应用大剂量 B 族维生素有利于神经损伤的修复和再生,地巴唑、加兰他敏也有促进神经功能恢复的作用,还可使用神经生长因子、神经节苷脂等。

3.对症处理

急性期应卧床休息,疼痛可用止痛剂、卡马西平、苯妥英钠等;恢复期可用针灸、理疗和康复治疗,以促进肢体功能恢复;重症患者护理时要定期翻身,保持肢体功能位,防止挛缩和畸形。

第六节　POEMS 综合征

POEMS 综合征又称 Crow－ukase 综合征。本病为多系统受累的疾病,临床上以多发性神经炎、脏器肿大、内分泌病、M 蛋白、皮肤损害为主要表现,这五大临床表现的每一个外文字头,组合成缩写词,命名为 POEMS 综合征。因 Crow 于 1956 年首先报道骨髓瘤伴发该综合征的临床表现,Fukase 于 1968 年将其作为一个综合征提出来,故又称为 Crow－Fukase 综合征。

一、病因及病理

不完全清楚,目前多认为与浆细胞瘤、自身免疫有关。浆细胞瘤分泌毒性蛋白,对周围神经及垂体和垂体－下丘脑结构产生免疫损害,从而导致周围神经损害、内分泌和皮肤的改变。自身免疫异常,导致浆细胞产生异常免疫球蛋白,从而损害多系统,形成 POEMS 综合征。

二、临床表现

青壮年男性多见,男女比例为 2∶1,起病或急或缓,从发病到典型临床表现出现的时间不一,数月至数年不等,首发临床表现不一,有时不典型,病程的不同时期表现复杂多变,病情进行性加重,主要临床表现可归纳为以下几种。

(一)慢性进行性多发性神经病

见于所有患者,大多为首发症状,表现为从远端开始的肢体对称性逐渐加重的感觉、运动障碍,感觉障碍表现为向心性发展的"手套-袜套"状感觉减退,肌无力下肢较上肢为重,很快出现肌萎缩,腱反射减弱,后期消失,脑神经主要表现为视盘水肿,其支配的肌肉很少瘫痪,自主神经功能障碍主要表现为多汗,个别人在疾病的后期可出现括约肌功能障碍。

(二)脏器肿大

主要表现为肝脾肿大,一般为轻中度肿大,质地中等硬度,胰腺肿大亦十分常见,个别人可出现心脏肿大,一部分患者可出现全身淋巴结肿大。在病后期小部分患者可出现肝硬化,门脉高压,一般不出现脾功能亢进。

(三)皮肤改变

大部分病例在病后 30d 左右即可出现明显的皮肤发黑,暴露部位明显,乳晕呈黑色,皮肤增厚、粗糙、多毛。也可出现红斑、皮疹、硬皮病样改变。皮肤改变有时可作为首发症状就诊。

(四)内分泌紊乱

明显的改变为雄性激素降低,而雌激素减低不明显,有的患者轻微升高,血泌乳素升高,从而出现男性乳房发育,阳痿,男性女性化,女性乳房增大、溢乳、闭经。胰岛素分泌不足,可导致血糖升高,其中合并糖尿病的人数占总人数的 28%。甲状腺功能低下,T_3、T_4 降低,约占全部患者的 24%。

(五)血中 M 蛋白阳性

多为 IgG,其次为 IgA,国外报道可见于一半以上的患者,国内报道不足 50%。

(六)水肿

疾病的早期即可出现水肿,中期明显加重,最初眼睑及双下肢出现水肿,腹腔积液、胸腔积液、心包积液几乎见于全部中期患者,积液量中等,有时是患者首次就诊的原因。有的患者出现腹腔积液的同时可出现腹痛。

(七)其他

本病可引起广泛的血管病变,包括大、中、小动脉血管及微血管、静脉等,主要表现为闭塞性血管病,多发生在脑血管、腹腔的静脉,心血管偶可受累,表现为脑梗死、腹腔的静脉血栓形成及心绞痛等。疾病的中后期可出现低热、盗汗、体重下降、消瘦、杵状指等。

三、辅助检查

(一)血常规

示贫血,血沉增快。

(二)尿液检查

可有本周氏蛋白。

(三)血清学检查

血清蛋白电泳可呈现 M 蛋白,但增高不明显。

(四)脑脊液检查

脑脊液压力增高,蛋白轻、中度升高,细胞数正常,个别人可有轻微增加。

(五)内分泌检查

血 T_3、T_4 降低,血雄性激素降低,血泌乳素升高,胰岛素降低等。

(六)骨体检查

可见浆细胞增生,或可出现骨髓瘤表现。

(七)肌电图

显示神经源性损害、周围神经传导速度减慢,神经活检为轴索变性及节段性脱髓鞘,间质可见淋巴细胞和浆细胞浸润。

(八)X 线检查

可见骨硬化、溶骨病灶,骨硬化常见,主要累及盆骨、肋骨、股骨、颅骨等。

四、诊断

本病表现复杂,诊断主要依靠症状,Nakaniski 提出 7 个方面的诊断标准:

(1)慢性进行性多发性神经病。

(2)皮肤改变。

(3)全身水肿。

(4)内分泌紊乱。

(5)脏器肿大。

(6)M 蛋白。

(7)视乳盘水肿、脑脊液蛋白升高。

其他可有低热、多汗。因(1)慢性多发性神经病见于所有患者。(6)M 蛋白是该病的主要原因,所以这两项为必备条件,具备这两项后,如再加上其他一项临床表现即可确诊。

五、鉴别诊断

(一)吉兰－巴雷综合征

该病以肢体对称性的运动障碍,从下肢开始,脑脊液有蛋白－细胞分离现象,但不具内脏肿大、M 蛋白、皮肤改变等多系统的改变。

(二)肝硬化

肝硬化主要表现为肝脾肿大、腹腔积液、食管静脉曲张等门脉高压表现,可有脾功能亢进,虽可并发周围神经损害,但无 M 蛋白、骨髓瘤或髓外浆细胞瘤、皮肤等多系统表现。

(三)结缔组织病

结缔组织病表现为多脏器多系统损害,可有低热、血沉快、皮肤改变、肌炎等,但同时出现周围神经病变及脏器肿大、水肿者不常见,也不出现 M 蛋白。

六、治疗

本病无特效治疗方法,治疗的远期效果很不理想,病情反复加重,常用的治疗手段如下。

(一)免疫抑制剂

(1)泼尼松 30～80mg,每日或隔日 1 次口服,病情缓解后减量,改为维持量维持。

(2)环磷酰胺 100～200mg,每日 1 次。

（3）硫唑嘌呤 100～200mg,每日 1 次。

泼尼松效果差时,联合环磷酰胺或硫唑嘌呤,如联合使用效果仍差,可加服或改服他莫昔芬,一次 10～20mg,一日 3 次,可提高疗效。

(二)神经营养药物

针对末梢神经炎可使用 B 族维生素口服,B 族维生素 30mg,每日 3 次,B 族维生素 2500μg,每日 3 次,也可使用神经生长因子,适量肌内注射。

(三)对症治疗

血糖升高的,可使用胰岛素,根据血糖水平及反应效果适量皮下注射。甲状腺功能低下者,口服甲状腺素片,根据 T_3、T_4 水平调整用量。水肿者,适量使用利尿剂,胸腔积液及腹腔积液多时,穿刺抽水,改善症状。对重危患者,可应用血浆置换法,除去 M 蛋白。

(四)化疗

对有浆细胞瘤或骨髓瘤的患者,进行有效的化疗,可迅速缓解症状。

七、预后

本病经免疫抑制剂治疗,多数患者症状可暂时缓解,但停药即复发,即使维持用药,病情亦反复加重。有报告 5 年生存率 60%,个别患者可存活 10 年以上,对药物反应好的生存期更长,说明生存期与药物的反应有关。

第七节　周围神经肿瘤

周围神经肿瘤的分类目前尚无理想的标准,命名及译名纷乱。本节介绍临床常见的起源于神经外胚叶肿瘤,如神经鞘瘤、单发神经纤维瘤、多发神经纤维瘤病、神经源性纤维肉瘤、嗜铬细胞瘤及由多种组织组成的球瘤,非新生性肿瘤损伤性神经瘤及趾神经瘤等。

一、神经鞘瘤

神经鞘瘤又名神经膜瘤,雪旺氏细胞瘤,神经瘤。起源于具施万细胞特征的双基底膜的一种细胞,是发生于周围神经系统,生长缓慢,孤立性生长的良性肿瘤。多见于周围神经及其分支上,以脑神经第Ⅷ对听神经最多见,听神经瘤是颅内肿瘤最多见的一种,约占颅内肿瘤的 90%,其次见于脊神经背根,另可见于三叉神经、面神经、舌咽神经、迷走神经、副神经和舌下神经。

肿瘤多为实质性,包膜完整,将载瘤神经纤维推向一旁,不侵犯神经纤维束,切面比较一致,均匀光滑,色灰红,内含较多胶原间质,可见厚壁供血动脉。囊性者内含黄色黏稠液可自行凝固。镜检可见为薄层纤维包膜包裹的典型神经鞘膜细胞,分为两种:安东尼氏 A 型细胞为梭形细胞,含丰富的嗜伊红细胞浆,界限不清,胞核长形或椭圆形,呈栅栏状排列。安东尼氏 B 型细胞,细胞较小,胞浆稀疏,碱性染色呈蓝色,界限明显,胞核小,呈圆形。

本病多见于成年人,病情缓慢,可经几年到十几年。随着病情进展,肿瘤体积增大,压迫神经纤维束,受累神经支配区出现感觉异常,也可出现运动障碍,腱反射改变。当肿瘤位置表浅时,在体表神经径路上,可扪及梭形肿块,随神经横向活动,压迫肿瘤可产生向肢体远端部放射痛。

本病据症状体征较易诊断。颅内及椎管内者需进一步检查。治疗以手术切除为原则,效果较好。

二、单发神经纤维瘤

起源于周围神经鞘膜细胞,是一种生长缓慢的良性肿瘤,多位于皮下、皮内。病理可见瘤体质地略硬,无包膜形成,分界清楚,切面可见漩涡状纤维。镜下见肿瘤由增生的神经鞘膜细胞和成纤维细胞组成。神经轴索穿越其中,并扭曲变形,伴网状纤维、胶原纤维、疏松黏液样基质。部分肿瘤,尤其是位于关节附近的可恶变。

治疗宜手术切除,对离断的神经纤维,行对端吻合术。

三、多发神经纤维瘤病

多发神经纤维瘤病亦称神经纤维瘤病,或神经纤维瘤,在1882年由Von Recklinghausen正式命名并全面阐述,是一种少见遗传病。临床特点为皮肤大量的牛奶咖啡色斑,以及发生在周围神经的多发性纤维瘤,发病率为4/10万。

约50%患者有家族史,属常染色体显性遗传,同一家族患同病者可有不同表现度。此外,散发病例可由基因突变引起。病损基因位于17q11.2带或22q11~q13.1带。发病机制可能由于神经嵴分化异常或神经生长因子生成过多、活性增高,致使神经异常增生肿瘤形成。

肿瘤通常为良性,生长缓慢,约有3%~4%发生恶变,瘤体大小不一,形态各异,无明显界限,镜下可见基本由神经鞘膜细胞组成,胞核排列形成栅栏状,也可有来自神经束膜和外膜的中胚层细胞。

发病年龄10~70岁,平均年龄20岁,男性多于女性。本病可累及多个系统、多个器官。早期可见牛奶咖啡色斑,边缘规则、界限清楚、表面光滑,好发于被衣服遮盖部位,躯干、腋窝多见,形状、大小、数目不一。若有6个或6个以上直径超过1.5cm的牛奶咖啡色斑可确定本病。另外,皮肤纤维瘤、纤维软瘤沿神经干分布,如珠样结节,甚至丛状神经纤维瘤伴皮肤、皮下组织过度增生,引起表面皮肤或肢体弥散性肿大,称神经纤维瘤象皮病。有随年龄增长而进展趋势。约有30%~40%患者出现神经系统病变,如椎管内肿瘤、颅内听神经瘤、脑脊膜膨出约30%骨骼异常,可出现脊柱弯曲,四肢长骨弓状畸形等。此外,可见虹膜上粟粒状棕黄色圆形小结节等。

据家族史及各系统的临床表现,辅助检查可诊断。治疗方面,孤立的、生长速度快的、压迫神经的肿瘤均应手术治疗,恢复神经功能。

四、神经纤维肉瘤

神经纤维肉瘤又称恶性神经膜瘤、恶性雪旺氏鞘瘤、神经源性肉瘤。往往由神经纤维瘤病恶变导致,起源于神经鞘膜。

肿瘤呈白色、灰色或紫红色,质硬,切开可见坏死及黏液样物。镜下示瘤细胞呈梭形、多角形,核深染,排列呈栅状或杂乱,原浆丰富,可见瘤巨细胞。

发病年龄在20~50岁不等,临床特征是存在多年的肿瘤多迅速增长,引起受累神经分布区的感觉、运动腱反射异常,好发于膝、腹股沟、臀、股、肩胛等处的大神经干。

因手术治疗后易复发及远处或多发转移,故应及早行根治手术,对放疗不敏感。

五、嗜铬细胞瘤

起源于肾上腺髓质、颈动脉体、交感神经节、颈静脉球组织内的嗜铬颗粒细胞。最多见于肾上腺髓质,称嗜铬细胞瘤。临床可出现高血压及糖尿病。起源于颈动脉体的肿瘤称颈动脉体瘤,位于颈部颈动脉窦及其分岔处,体积增大后可产生压迫症状,如相应神经功能缺损、脑血管供血不足等,动脉造影可见瘤内血供丰富。治疗以手术切除为主。

六、损伤性神经瘤

损伤性神经瘤又称假性神经瘤、截肢神经瘤或神经再生瘢痕。多发生于神经被切断或碾伤后,由再生的神经轴索形成缠结,并与增生的神经鞘膜细胞、纤维细胞和致密胶原纤维形成肿块。常呈梭形,与周围组织粘连,有压痛,多见于残肢端,是残肢痛原因。疼痛可采用封闭治疗,如疼痛剧烈,可将该瘤松解后埋入临近组织,减少受压,个别患者可切断相应脊神经后根以止痛。

七、跖神经瘤

跖神经瘤又称足底神经瘤、摩顿氏神经瘤,或局限性跖间神经炎,是跖神经趾间分支局限性退行性变伴周围组织增生的结果。病因可与外伤及遭受机械压迫有关,以致影响局部神经及供应血管。多见于中年以上妇女的第3、第4趾之间,非真正肿瘤。

治疗以手术切除为原则,术后神经机能不受影响。

八、球瘤

球瘤又名神经血管肿瘤,起源于皮肤真皮层内的神经血管肌球小体的肿瘤,为良性,全身皮肤都可发生。

球瘤引起剧烈的自发性疼痛,压痛明显,界限清楚。肿瘤多位于手足指(趾)甲下,严重时可将指甲挺起。

治疗采用手术切除,可行甲下切除达骨膜,一般无复发。

第四章　自主神经疾病

第一节　肢端血管痉挛症

肢端血管痉挛症是一种少见的肢端小动脉痉挛或功能性闭塞引起的局部(指趾)缺血征象。常因暴露于寒冷中或情绪激动而诱发,症状表现为肢端皮肤阵发性对称性苍白、发绀和潮红并伴有疼痛。分为原发性和继发性两种,前者称雷诺病(RD),后者称雷诺综合征(RS),它继发于各种系统疾病,如血栓闭塞性脉管炎、闭塞性动脉硬化、硬皮病、遗传性冷指病及冻疮等。

一、病因及发病机制

本症为肢端小动脉痉挛所致,引起肢端小动脉痉挛的原因可归纳如下几种。

(一)神经机制

中枢及周围交感神经机能紊乱。研究发现肢端小动脉壁上肾上腺素受体的密度和敏感性增加,β—突触前受体和病理生理作用,血管壁上神经末梢的反应性增高,以上均提示周围交感神经功能亢进,对正常冷刺激反应过度。一只手震动引起另一只手血管收缩,这现象可被远端周围神经阻滞而控制;身体受冷而肢端不冷可诱发肢端血管痉挛,这现象提示中枢交感性血管收缩机制的作用。

(二)血管壁和血细胞的相互作用

正常的微循环血流有赖于正常的血细胞成分、血浆成分及完整的(未受损伤)内膜。激活的血小板聚集可以阻塞血流,同时释放出血管收缩物质如血栓素 A_2、5-羟色胺(5-HT),这些物质可进一步促使血小板聚集。研究发现 RD 患者血浆纤维蛋白原增加、球蛋白增高、血黏度增高、血流变慢、血小板聚集性增高、强直的红细胞和激活的白细胞及纤维蛋白降解降低。RD 的血管壁因素不清,但已知损伤的内膜产生血管收缩物质和血管扩张物质均受到影响,RD 患者血浆中前列环素(PG12)增加、血管收缩物质增高、一氧化氮减少及 VWF 增高。以上血液及内膜的异常改变是疾病的结果,亦是进一步引起疾病的原因。

(三)炎症及免疫反应

严重的 RS 患者常伴有免疫性疾病或炎症性疾病,如结缔组织病、硬皮病、系统性红斑狼疮、结节性多动脉炎、皮肌炎、肌炎、类风湿性关节炎、混合型结缔组织病、药物性血管炎、血栓栓塞性脉管炎或闭塞性动脉硬化症,因此推测 RS 可能存在免疫或炎症基础。

二、病理及病理生理

疾病早期指趾动脉壁中无病理改变。随着病程进展,动脉壁营养紊乱,动脉内膜增生,中层纤维化,小动脉管腔变小,血流减少;少数患者由于血栓形成及机化,管腔闭塞,局部组织营养障碍。严重者可发生指趾端溃疡,偶有坏死。

根据指动脉病变状况可分为梗阻型和痉挛型,梗阻型有明显的掌指动脉梗阻,多由免疫性疾病和动脉粥样硬化伴随的慢性动脉炎所致。由于存在严重的动脉梗阻,因此对寒冷的正常血管收缩反应就足以引起症状发作。痉挛型无明显指动脉梗阻,低温刺激才引起发作。

三、临床表现

临床特征为间歇性肢端血管痉挛伴疼痛及感觉障碍,寒冷或情绪激动是主要诱因,每次发作可分为三个阶段。

(一)局部缺血期(苍白期)

指趾、鼻尖或外耳突然变白、僵冷、肢端温度降低、出冷汗、皮肤变白常伴有麻木和疼痛感,为小动脉和毛细血管收缩所致,每次发作持续时间为数分钟至数小时不等。

(二)缺氧期

即缺血期,此时皮温仍低、疼痛、皮色呈青紫或蜡状,持续数小时或数日,然后消退或转入充血期。

(三)充血期

动脉充血,皮温上升,皮色潮红,继之恢复正常。有些患者可以无苍白期或苍白期直接转入充血期,也可在苍白青紫后即恢复正常。少数病例多次发作后,指动脉闭塞,双侧指尖出现缺血、水泡、溃疡形成,甚至指尖坏疽。

四、实验室检查

(一)激发试验

(1)冷水试验:将指趾浸于 4℃ 左右的冷水中 1min,可诱发上述典型发作。

(2)握拳试验:两手握拳 1.5min 后,松开手指,也可出现上述变化。

(3)将手浸泡在 10℃～13℃ 水中,全身暴露于寒冷的环境中更易激发发作。

(二)指动脉压力测定

用光电容积描记法测定指动脉压力,如指动脉压力低于肱动脉压力且大于 40mmHg,则为梗阻。

(三)指温与指动脉压关系测定

正常时,随着温度降低只有轻度指动脉压下降;痉挛型,当温度减低到触发温度时指动脉压突然下降;梗阻型,指动脉压也随着温度下降而逐渐降低,在常温时指动脉压也明显低于正常。

(四)指温恢复时间测定

用光电容积描记法测定,浸冰水 20s 后,指温恢复正常的平均时间为 5～10min,而本症患者常延长至 20min 以上。

(五)指动脉造影和低温(浸冰水后)

指动脉造影,此法除能明确诊断外,还能鉴别肢端动脉是否存在器质性改变。

五、诊断及鉴别诊断

主要根据临床表现为间歇性指趾局部麻痛、皮温降低、皮肤苍白及感觉障碍;寒冷或情绪激动诱发;拎水试验阳性可以确诊,但应与雷诺综合征区别。

六、治疗

(一)一般治疗

避免或减少肢体暴露于寒冷中,保持肢端温暖,冬天戴手套,避免指趾外伤和溃疡。

(二)药物治疗

常用药物有:盐酸妥拉苏林 25mg,每日 3 次。双氢麦角碱 1mg,每日 1～3 次。利血平 0.25mg,每日 2～4 次口服。氯丙嗪 25～50mg,每日 3～4 次。上述药物效果均尚不肯定。

(三)手术治疗

交感神经切除和掌指动脉周围微交感神经切除均可选用。

第二节　红斑性肢痛症

红斑性肢痛症为一少见的阵发性血管扩张性疾病。其特征为肢端皮肤温度升高,皮肤潮红、肿胀,产生剧烈灼热痛,尤以足底、足趾为著,环境温度增高时,则灼痛加剧。

一、病因

本症原因未明。多见于青年男女,是一种原发性血管疾病。可能是由于中枢神经、自主神经紊乱,使末梢血管运动功能失调,肢端小动脉极度扩张,造成局部血流障碍,局部充血。当血管内张力增加,压迫或刺激邻近的神经末梢时,则发生临床症状。应用 5－羟色胺拮抗剂治疗本病获得良效,因而认为本症可能是一种末梢性 5－羟色胺被激活的疾病。有学者认为本症是前列腺素代谢障碍性疾病,其皮肤潮红、灼热及阿司匹林治疗有效,皆可能与之有关。营养不良与严寒气候均是主要的诱因。毛细血管血流研究显示这些微小血管对温度的反应增强,形成毛细血管内压力增加和明显扩张。

二、临床表现

主要的症状多见于肢端,尤以双足最为常见。表现为足底、足趾的红、热、肿、痛。疼痛为阵发性,非常剧烈,如烧灼、针刺,夜晚发作次数较多,在发作之间仍有持续性钝痛。温热、行动、肢端下垂或长时站立,皆可引起或加剧发作。晚间入寝时,常因足温暖而发生剧痛,双足露在被外可减轻疼痛。若用冷水浸足、休息或将患肢抬高时,灼痛可减轻或缓解。

由于皮内小动脉及毛细血管显著的扩张,肢端的皮肤发红及充血,轻压可使红色暂时消失。患部皮肤温度增高,有灼热感,有轻微指压性水肿。皮肤感觉灵敏,患者不愿穿袜或戴手套,患处多汗。屡次发作后,可发生肢端皮肤与指甲变厚或溃破,偶见皮肤坏死,但一般无感觉及运动障碍。

三、诊断

注意肢端阵发性的红、肿、热、痛四大症状,其次病史中有受热时疼痛加剧,局部冷敷后可减轻疼痛的表现,则大多数病例的诊断并不困难。

四、鉴别诊断

但应与闭塞性脉管炎、红细胞增多症、糖尿病性周围神经炎、轻度蜂窝组织炎等相鉴别,鉴别的要点在于动脉阻塞或周围神经炎时,受累的足部是冷的。雷诺病是功能性血管间歇性痉挛性疾病,通常有苍白或发绀的阶段,受累时的指、趾呈寒冷、麻木或感觉减退。此外,脊髓结核、亚急性脊髓联合变性、脊髓空洞症等,可发现肢端感觉异常。但它们除轻度苍白外,发作时无客观征象,各病种有感觉障碍等其他特点。

五、治疗

应注意营养,发作时将患肢抬高及施行冷敷可使症状暂时减轻。患者应穿着透气的鞋子,不要受热,避免任何足以引起血管扩张的局部刺激。

(1)对症止痛,阿司匹林小剂量口服,0.3g/次,1～2 次/日,可使症状显著减轻,或索米痛片、可卡因、肾上腺素及其他止痛药物等均可服用,达到暂时止痛。近年来,应用 5-羟色胺拮抗剂,如美西麦角,2mg/次,3 次/日,或苯噻啶,0.5mg/次,1～3 次/日服用,常可获完全缓解。

(2)B 族维生素药物应用,也有人主张短期肾上腺皮质激素冲击治疗。

(3)患肢用 1%利多卡因和 0.25%丁卡因混合液 10mL,另加生理盐水 10mL 稀释后做踝上部环状封闭及穴位注射,严重者或将其液体做骶部硬膜外局封,亦有一定的效果。必要时施行交感神经阻滞术。

六、预后

本病常很顽固,往往屡次复发与缓解,经好多年而不能治愈;但也有良性类型,对治疗的反应良好。至晚期皮肤指甲变厚,甚至有溃疡形成,但决不至伴有任何致命或丧失肢体的并发症。

第三节　面偏侧萎缩症

面偏侧萎缩症为一种单侧面部组织的营养障碍性疾病,其临床特征是一侧面部各种组织慢性进行性萎缩。

一、病因

本症的原因尚未明了。由于部分病例伴有包括 Horner 综合征在内的颈交感神经障碍的症状,一般认为和自主神经系统的中枢性或周围性损害有关。其他学说牵涉到局部或全身性感染、损伤、三叉神经炎、结缔组织病、遗传变性等。起病多在儿童、少年期,一般在 10～20 岁之间,但无绝对年龄。女性患者较多。

二、病理

面部病变部位的皮下脂肪和结缔组织最先受累,然后牵涉皮肤、皮下组织、毛发和脂腺,最重者侵犯软骨和骨骼。受损部位的肌肉因所含的结缔组织与脂肪消失而缩小,但肌纤维并不受累,且保存其收缩能力。面部以外的皮肤和皮下组织、舌部、软腭、声带、内脏等也偶被涉及。同侧颈交感神经可有小圆细胞浸润。部分病例伴有大脑半球的萎缩,可能是同侧、对侧或双侧的。个别并伴发偏身萎缩症。

三、临床表现

起病隐袭。萎缩过程可以在面部任何部位开始,以眶上部、颧部较为多见。起始点常呈条状,略与中线平行,皮肤皱缩,毛发脱落,称为"刀痕"。病变缓慢地发展到半个面部,偶然波及头盖部、颈部、肩部、对侧面部,甚至身体其他部分,病区皮肤萎缩皱褶,常伴脱发,色素沉着,毛细血管扩张,汗分泌增加或减少,唾液分泌减少,颧骨、额骨等下陷,与健区皮肤界限分明。部分病例并呈现瞳孔变化、虹膜色素减少、眼球内陷或突出、眼球炎症、继发性青光眼、面部疼痛或轻度病侧感觉减退、面肌抽搐,以及内分泌障碍等。面偏侧萎缩症者,常伴有身体某部位的皮肤硬化。仅少数伴有临床癫痫发作或偏头痛,但约半数的脑电图记录有阵发性活动。

四、病程

发展的速度不定。大多数病例在进行数年至十余年后趋向缓解,但伴发的癫痫可能继续。

五、诊断

本症形态特殊,当患者出现典型的单侧面部萎缩,而肌力量不受影响时,不难诊断。仅在最初期可能和局限性硬皮病混淆。头面部并非后者的好发部位,本症的"刀痕"式分布也可帮助鉴别。

六、治疗

目前的治疗尚限于对症处理。有人用氢溴酸樟柳碱 5mg 与生理盐水 10mL 混合,做面部穴位注射,对轻症可获一定疗效。还可采取针灸、理疗、推拿等。有癫痫、偏头痛、三叉神经痛、眼部炎症者应给相应治疗。

第四节　自发性多汗症

正常人在生理情况下排汗过多,可见于运动、高温环境、情绪激动及进食辛辣食物时。另一类可为自发性,也可为炎热季节加重,这种出汗多常为对称性,且以头颈部、手掌、足底等处为明显。

一、病因

自发性多汗症病因多数不明,临床常见到下列因素。

(1)局限性及全身性多汗症:常发生于神经系统的某些器质性疾病,如丘脑、内囊、纹状体或脑干等处的损害时,可见偏身多汗。某些偏头痛、脑炎后遗症亦可见之。此外,小脑、延髓、脊髓、神经节、神经干的损伤、炎症及交感神经系统的疾病,均可引起全身或局部多汗。头部一侧多汗,常由于炎症、肿瘤或动脉瘤等刺激一侧颈交感神经节所引起。神经官能症患者因大脑皮质兴奋与抑制过程的平衡失调,亦可表现自主神经系统不稳定性,而有全身或一侧性过多出汗。

(2)先天性多汗症:往往局限于腋部、手掌、足趾等处,皮肤经常处于湿冷状态,可能与遗传因素有关。见于一些遗传性综合征,如 Spanlang－Tappeiner 综合征、Riley－Day 综合征等。

（3）多种内科疾病皆有促使全身汗液分泌过多的情况,例如结核病、伤寒等传染病、甲状腺功能亢进、糖尿病、肢端肥大病、肥胖症及铅、砷的慢性中毒等。

二、临床表现

多数病例表现为阵发性、局限性多汗,亦有泛发性、全身性,或偏侧性及两侧对称性。汗液分泌量不定,常在皮肤表面结成汗珠。气候炎热、剧烈运动或情感激动时加剧。依多汗的形式可有以下几种。

（一）全身性多汗

表现周身易出汗,外界或内在因素刺激时加剧,患者皮肤因汗液多,容易发生擦破、汗疹及毛囊炎等并发症。见于甲状腺功能亢进、脑炎后遗症、下丘脑损害后等。

（二）局限性多汗

好发于头、颈、腋及肢体的远端,尤以掌、跖部最易发生,通常对称地发生于两侧,有的仅发生于一侧或身体某一小片部位。有些患者的手部及足底经常淌流冷汗,尤其在情绪紧张时,汗珠不停渗流。有些患者手足部皮肤除湿冷以外,又呈苍白色或青紫色,偶尔发生水疱及湿疹样皮炎。有些患者仅有过多的足汗,汗液分解放出臭味,有时起泡或脱屑、角化层增厚。腋部、阴部也容易多汗,可同时发生臭汗症。多汗患者的帽子及枕头,可以经常被汗水中的油脂所污染。截瘫患者在病变水平以上常有出汗过多,颈交感神经刺激产生局部头面部多汗。

（三）偏身多汗

表现为身体一侧多汗,除临床常遇到卒中后遗偏瘫患者有偏瘫侧肢体多汗外,常无明显神经体征。自主神经系统检查,可见多汗侧皮温偏低,皮肤划痕试验可呈阳性。

（四）耳颞综合征

一侧脸的颞部发红,伴局限性多汗症。多汗常发生于进食酸、辛辣食物刺激味觉后,引起反射性出汗,某些病例尚伴流泪。这些刺激味觉后所致的出汗,同样见于颈交感神经丛、耳大和舌神经支配范围。颈交感性味觉性出汗常见于胸出口部位病变手术后。上肢交感神经切除无论是神经节或节前切除后数周或数年,约1/3患者发生味觉性出汗。

三、诊断

根据临床病史,症状及客观检查,诊断并不困难。

四、治疗

以去除病因为主。有时根据患者情况,可以应用下列方法。

（一）局限性多汗

特别四肢远端或颈部为主者,可用3%～5%甲醛溶液局部擦拭,或用0.5%醋酸铝溶液浸泡,1次/日,15～20min/次。全身性多汗者可口服抗胆碱能药物,如阿托品或颠茄合剂、溴丙胺太林等以抑制全身多汗症。对情绪紧张的患者,可给氯丙嗪、地西泮、奥氮平等。有人采用20%～25%氯化铝液酊（3次/周）、或5%～10%硫酸锌等收敛剂局部外搽,亦有暂时效果。足部多汗患者,应该每天洗脚及换袜,必要时擦干皮肤后用25%氯化铝溶液,疗效较好。

（二）物理疗法

可应用自来水离子透入法,2～3次/周,以后每月1～2次维持,可获得疗效。有人曾提出对严重的掌、跖多汗症,可试用深部X线照射局部皮肤,1Gy/次,1～2次/周,总量8～10Gy。

(三)手术疗法

对经过综合内科治疗而无效的局部性顽固性多汗症,且产生工作及生活上妨碍者,可考虑交感神经切除术。术前均应先做普鲁卡因交感神经节封闭,以测试疗效。封闭后未见效果者,一般不宜手术。

第五节　神经源性直立性低血压

神经源性直立性低血压是一组原因未明的周围交感神经或中枢神经系统变性病变,直立性昏厥为其最突出表现。

一、诊断

直立性低血压是直立耐受不良的主要原因之一,临床表现主要由器官低血流灌注引起,脑血流灌注不足表现(头晕、眩晕、视物模糊、眼前发黑、无力、恶心、站立不稳、步态蹒跚、面色苍白、出冷汗、意识水平下降或丧失等)最为突出和常见,可合并肌肉灌注不足表现(枕、颈、肩、臂部疼痛或不适)、心脏灌注不足表现(心绞痛)、脊髓灌注不足表现(跛行或跌跤)、肾脏灌注不足表现(少尿)等,虚弱、嗜睡和疲倦亦为其常见表现症状通常在患者从平卧位改为站立位后30~60s内出现,部分患者可在站立后15s内出现或迟至30min后出现。一般持续短暂时间后消失,亦可迅速发展为昏厥。一般在晨间较为严重,体位突然改变、过多摄入食物、高环境温度、洗热水澡、用力排便或排尿、饮酒、服用扩血管药物等常可诱发或加重直立性低血压。

有关诊断直立性低血压的标准尚未完全统一,目前采用较多的直立性低血压的诊断标准是:患者从平卧位改为站立位后,动脉收缩压下降 20mmHg 以上,或舒张压下降 10mmHg 以上,且伴有脑血流灌注不足的表现。

如果症状提示直立性低血压,但初步检查不能确诊,应在患者早晨离床站立时或进食后测量。一次测量直立时血压没有明显下降并不足以排除直立性低血压。

临床上对诊断直立性低血压最有帮助的检查是倾斜试验,患者平卧于电动试验床,双足固定,待一定时间心血管功能稳定后,升高床头 45°~60°或直立,适时测量患者的心率和血压,可以比较准确地反映患者对体位改变的代偿功能。

直立耐受不良指站立时出现脑血流灌注不足或自主神经过度活动表现(心悸、震颤、恶心、昏厥等),转为卧位后相应症状减轻或消失,血管迷走性昏厥、体位性心动过速综合征、直立性低血压等均以直立耐受不良为主要表现,因此诊断神经源性直立性低血压首先应与血管迷走性昏厥和体位性心动过速综合征等鉴别。与神经源性直立性低血压比较,体位性心动过速综合征交感神经过度活动表现(震颤、焦虑、恶心、出汗、肢端血管收缩等)突出,卧位变直立位时心率明显增加,而血压下降不明显。

神经源性直立性低血压尚需与继发性直立性低血压相鉴别,神经源性直立性低血压常见于中年男性,起病隐匿,早期患者症状较轻,直立相当时间后才出现症状,且较轻微;直立时不伴明显心率增加和血浆去甲肾上腺素的改变;随着病情发展,症状逐渐加重以致不能连续站立

1～2h;严重者于直立位时立即出现昏厥,需长期卧床直立性低血压亦可继发于糖尿病性自主神经病变、血容量不足等。继发性直立性低血压除有相应原发疾病表现外,头晕、昏厥等脑供血不足症状出现较急,伴有直立时心率明显加快,随着原发疾病的好转,脑供血不足等症状亦随着好转。一种或多种继发性直立性低血压的因素可同时存在于神经源性直立性低血压患者,使低血压症状加重。

二、病理生理

在人体全身静脉容纳大约70%的血容量,15%的血容量在心肺,10%的血容量在全身动脉,而毛细血管只有5%的血容量。因此,体内绝大部分血容量是在低压系统内,包括全身静脉、肺循环等。当人体从卧位变直立时,由于重力的效应及循环调节作用,500～700mL(7～10mL/kg)的血液快速转移至盆部和双下肢。血液的重新分布通常在2～3min内完成。由于静脉回流减少,导致心室充盈减少,可使心排血量下降约20%,每搏输出量下降20%～50%,导致动脉血压的下降。

在正常情况下,动脉血压的急剧改变会启动体内心血管系统的代偿机制,可分别刺激心肺的容量感受器及位于主动脉弓与颈动脉窦的压力感受器,冲动经迷走神经及舌咽神经传至延髓的血压调节中枢,经中枢整合后,提高交感神经的兴奋性并降低副交感神经的兴奋性,致效应器部位的去甲肾上腺素及肾上腺素水平提高,引起静脉及小血管收缩,心率加快,心脏收缩力提高以及肾脏水钠潴留,同时激活肾上腺素－血管紧张素－醛固酮系统。当这些代偿机制健全时,一般直立后收缩压有轻度下降(0.7～1.3kPa),而舒张压有轻微提高(0.4～0.7kPa),心率加快可达5～20次/分。下肢的骨骼肌与单向静脉瓣的共同作用,亦阻止血液反流,驱使血液回流至心脏。下肢骨骼肌收缩可产生12.0kPa的驱动力,在站立或运动时都是保证血液回流的重要因素。

以上代偿机制的任一环节出现功能紊乱,都可以导致直立后血压明显下降。根据引起直立性低血压的不同病理生理机制,直立性低血压可分为以下类型:①慢性、进行性、不可逆的直立性低血压,通常是中枢或外用神经系统的进行性、退化性的病变引起,这一类直立性低血压的病理主要是血管中枢的进行性、不可逆的损害,或者是部分或全部交感神经反应的损害,此型直立性低血压最常见的原因是自主神经功能紊乱或衰竭。因此,在站立时,外周血管的收缩能力明显减弱。②急性、一过性、可逆性的直立性低血压,通常是短暂的外源性因素作用,如低血容量、麻醉、外科手术、制动或药物影响等。在直立性低血压中,此类患者占大多数。此类型直立性低血压患者,尽管交感神经系统未受损害,但有功能上的失调,如下肢静脉α肾上腺素能受体功能下降,而β肾上腺素能受体的功能却正常,导致被动性血管扩张。

由交感神经节后神经元病变引起者,副交感神经系统相对完整,中枢神经系统亦不受影响,临床表现性为单纯自主神经功能衰竭(FAF),其特点为直立时头昏、头晕、昏厥、视物模糊、全身无力、发音含糊及共济失调。患者卧位时血压正常,但站立时则收缩压及舒张压较快地下降达3～5kPa(20～40mmHg)或更多。在昏厥发作时,除早期患者偶有心率代偿性增快外,一般发作时无心率的变化,也无苍白、出汗和恶心等先兆表现。可伴有无汗、阳痿、大小便障碍。血浆去甲肾上腺素水平在患者平卧时低于正常,站立时升高不明显,注射去甲肾上腺素存在失神经支配高敏现象。

由胸段脊髓侧角细胞变性引起者,病变常波及基底核、橄榄、脑桥和小脑。其自主神经功能障碍表现与由交感神经节后神经元病变引起者无差别,但随着时间的推移,常有帕金森综合征、小脑症状和锥体束征等出现,此时称为多系统萎缩(MSA)。该病变患者安静时血浆去甲肾上腺素水平正常,但站立时不升高,对注射去甲肾上腺素的敏感性反应正常。

三、治疗

直立性低血压的治疗目的并非一定要使血压恢复正常,而是要减轻因血流灌注不足而出现的症状。因此,原则上只有在有症状时才有必要治疗。继发性直立性低血压通过积极病因治疗多可自行恢复。原发性直立性低血压因无明确病因,治疗以对症支持等综合治疗为主,而疾病以后的发展进程则由其存在的基础疾病来决定。通过教育让患者了解认识疾病及其治疗措施对争取患者配合,达到治疗效果最大化有重要作用。

认识和去除可加重原发性直立性低血压症状的因素是首要步骤。引起继发性直立性低血压的原因均可合并存在于原发性直立性低血压,因此对明确诊断的原发性直立性低血压患者,亦应注意搜寻和祛除这些可加重直立性低血压的因素。

物理治疗是直立性低血压的基础治疗,维持或恢复血容量、使用拟交感性药物促血管收缩为一线治疗措施,血管升压素类似物、重组促红细胞生成素、咖啡因等为一线治疗措施的补充,α肾上腺素受体拮抗剂、β肾上腺素受体拮抗剂、生长抑素及其类似物、双羟苯丝氨酸、双氢麦角碱、多巴胺拮抗剂(甲氧氯普胺、多潘立酮)、乙酰胆碱酯酶抑制剂(溴吡斯的明)等对直立性低血压可能有效,临床研究结果尚未一致。

(一)物理治疗

物理治疗的目标是提高循环血容量和防止静脉淤血。提高患者对体位改变的耐受性。常见措施有:①改善饮食习惯,应少食多餐。患者进餐后2h以内避免进行过度活动,进餐后最好坐或躺一会儿,尤其是在早餐后(因更易诱发直立性低血压)。避免浓茶,戒酒。②加强肢体活动或锻炼。在床上进行双下肢锻炼,可防止下肢肌肉失适应性。当患者坐立或双下肢垂于床边时,应间歇运动双下肢。③促进静脉回流。站立时,间歇踮脚尖或双下肢交替负重,通过肌肉收缩,可促进静脉回流。采用高至腰部的下肢弹力袜,尤在下肢静脉曲张患者,以利静脉回流。站立时使用,平卧后则取下。鼓励患者进行深而慢的呼吸运动,避免过度用力,因可增加胸腔压力而影响静脉回流。④从卧位到坐位和立位时缓慢变换体位使其有一个适应时间,减轻相应的症状。⑤夜间睡眠时,抬高上身(15°～30°)睡眠可激活肾素-血管紧张素-醛固酮系统,减少夜尿,保持血容量,并降低夜间高血压。⑥保持病室温度,不宜过高。避免直接日晒及洗热水澡或睡眠时用电热毯等。

独立按治疗计划训练和用生物反馈增强的行为训练,可以减少症状出现的次数和减轻症状。在严重病例中,可以在药物治疗的同时附加倾斜训练,这样通过有规律的训练直立体位性适应过程可以完善和改善自主性反射。

(二)增加血容量

适度增加血容量有助于缓解症状,但有时可促发卧位高血压,除有充血性心力衰竭外,均不应限制钠盐的摄入,此类患者在低钠饮食时,体内保留钠的能力不足,若无禁忌,高盐饮食(每日12～14g)和增加饮水量(每日2～5L)有一定效果。

口服肾上腺皮质激素—α氟氢可的松可增加水钠潴留,有一定治疗效果。开始每天 0.1～0.3mg 口服,之后可根据血压调整剂量,每日剂量可达 1.0mg,最佳有效作用为用药后 1～2 周。有卧位高血压、心肾功能不全者慎用。

吲哚美辛每日 75～150mg,分 3 次口服可抑制肾上腺髓质前列腺素(PGA$_2$ 和 PGE$_2$)合成,减少血液在外周血管的积聚。使用时注意保护胃黏膜。

(三)促血管收缩

米多君亦名甲氧胺福林,为 α 受体激动剂,每次口服 10mg,每日 3 次可增加站立时的收缩压,明显改善起立时头昏、头晕、昏厥等症状,是目前治疗直立性低血压效果最好的药物,不良反应有立毛反应、尿潴留和卧位时高血压等。

口服盐酸麻黄碱,每次 25mg,每日 3～4 次;或服用苯异丙胺,每次 10～20mg,每日 2～3 次,有一定效果。服用单胺氧化酶抑制剂,如异烟肼、呋喃唑酮后可促使交感神经末梢释放去甲肾上腺素,并抑制其重吸收,常使血压增高,严重病例亦可同时应用酪胺治疗,但治疗期间,每日早晚测量血压。L-DOPS 为去甲肾上腺素的前体,每次口服 100mg,每日 3 次可提高平均动脉压、舒张压及局部血流量,但忌用于有高热的患者。

对合并低血浆去甲肾上腺素的重症患者,可用肾上腺素口服,剂量从 15mg,每日 3 次开始,逐渐增加剂量到 30～45mg,一日 3 次。剂量大时常见不良反应有失眠、食欲降低、肢体震颤、快速心律失常等。

(四)其他治疗

对伴有贫血的患者,使用重组促红细胞生成素 50U/kg,每周 3 次,连用 6～10 周,可明显改善起立时头昏、头晕、昏厥等症状和贫血。血管升压素类似物去氨加压素乙酸盐 5～40μg 经鼻喷雾或 100～800μg 口服可防止夜尿、体重丧失和减轻夜间体位性血压下降。咖啡因通过阻滞血管扩张性腺苷受体减轻直立性低血压患者的餐后低血压,用量为每天 100～250mg,口服。

卧位高血压常伴随原发性直立性低血压患者,给治疗带来困难。大多数直立性低血压患者耐受连续的卧位高血压而无不幸效应,高血压性多器官损害亦不常见。少量饮酒或用短作用降压药物可以降低卧位高血压。

盐酸哌甲酯(利他林)10～20mg,早晨及中午各服 1 次,可提高大脑兴奋性。复方左旋多巴可改善锥体外系症状,开始剂量为每次 125mg,每日 2 次,逐渐增加到每次 250mg,每日 3～4 次,随时根据患者的反应调整剂量。

第六节 间脑病变

间脑由丘脑、丘脑底、下丘脑、膝状体及第三脑室周围结构所组成,是大脑皮质与各低级部位联系的重要结构。"间脑病变"一词,一般用于包括与间脑有关的自主神经功能障碍、精神症状和躯体方面的体重变化、水分潴留、体温调节、睡眠—觉醒节律性功能、皮肤素质等异常和反复发作性的症状群,脑电图中可有特征性变化。

一、病因和病理

引起间脑病变最主要的原因为肿瘤,如颅咽管瘤、垂体瘤或丘脑肿瘤的压迫。其次是感染、损伤、中毒和血管疾患等。据文献报告 160 例的综合性统计中,肿瘤占 52%,炎症(如脑膜炎、脑炎、结核、蛛网膜炎等)占 20%,再次为血管病变、颅脑损伤等。少数病因不明。

间脑病变的症状与间脑破坏的程度不成比例。在动物实验中,破坏第三脑室的底部达1/4可不发生任何症状;破坏下丘脑后部达 2/3 则可引起恶病质而死亡。据对第一、二次世界大战中大量的脑损伤病例的观察,发现间脑损害患者而所谓间脑病变的症状并不多见。有人分析了 2000 例脑损伤的间脑反应,认为"间脑病"的诊断应当小心。反之,某些患者有较严重的自主神经、心血管系统、水代谢、睡眠—觉醒系统的功能紊乱,但在死后的检查中并不一定有严重的间脑破坏和组织学改变,或仅见轻度脑萎缩等。

二、临床表现

间脑病变的临床表现极为复杂,基本可分为定位性症状和发作性症状两大方面。

(一)定位性症状

(1)睡眠障碍:是间脑病变的突出症状之一。下丘脑后部病变时,大部分患者有睡眠过多现象,即嗜睡,但少数患者失眠。当下丘脑后区大脑脚受累时,则表现为发作性嗜睡病和猝倒症等。常见的临床类型为:①发作性睡病。表现为发作性的不分场合的睡眠,持续数分钟至数小时,睡眠性质与正常人相似。这是间脑特别是下丘脑病变中最常见的一种表现形式。②异常睡眠症。发作性睡眠过多,每次发作时可持续睡眠数天至数周,但睡眠发作期常可喊醒吃饭,小便等,饭后又睡,其睡眠状态与正常相同。③发作性嗜睡—强食症。患者不可控制地出现发作性睡眠,每次睡眠持续数小时至数天,醒后暴饮暴食,食量数倍于常量,且极易饥饿。患者多数肥胖,但无明显内分泌异常。数月至数年反复发作一次,发作间并无异常。起病多在10~20 岁之间,男性较多,至成年后可自愈。

(2)体温调节障碍:下丘脑病变产生的体温变化,可表现如下特征。①低热。一般维持于37.3℃~37.8℃左右,很少达 39℃以上。如连续测量几天体温,有时可发现体温的曲线是多变性的,这种 24h 体温曲线,有助于了解温度调节障碍。②体温过低。下丘脑的前部和邻近的隔区与身体的散热可能有关,主要通过皮肤血管扩张和排汗(副交感神经)调节,而下丘脑的后侧部则可能与保热和产热有关,主要通过肌肉的紧张和皮肤血管收缩(交感神经)造成。故当下丘脑前部或灰结节区病变时,散热发生故障,这时很容易使温度过高;而下丘脑后侧部病变时产热机制减弱或消失,常可引起体温过低。③高热。下丘脑视前区两侧急性病变常有体温很快升高,甚至死亡后仍然有很高体温。神经外科手术或急性颅脑损伤影响该区域时,往往在12h 内出现高热,但肢体是冰冷的,躯干温暖,有些患者甚至心率及呼吸保持正常。高热时服解热剂无效,体表冷敷及给氯丙嗪降温反应良好。但是下丘脑占位性病变,可因破坏区域极广而没有体温的明显变化;反之,亦可因下丘脑肿瘤选择性地破坏而引起体温持久升高,脑桥中脑血管性病变也可出现高热。

(3)尿崩症:下丘脑的病变损害视上核、室旁核或视上核—垂体束,均常发生血管升压素分泌过少,可引起尿崩症。各种年龄均可得病,但以 10~20 岁为多,男性稍多于女性。起病可骤可缓。主要症状有多尿(失水)、口渴、多饮。每昼夜排尿总量常在 $5\sim6L$ 以上,多至 10L 余,尿比重低(<1.006),但不含糖。每日饮水也多,总量与尿量相接近,如限制喝水,尿量往往仍多而引起失水。患者有头痛、疲乏、肌肉疼痛、体温降低、心动过速、体重减轻。久病者常因烦渴多饮,日夜不宁,发生失眠、焦虑、烦躁等神经情绪症状。

若下丘脑前部核群功能亢进,或双侧视交叉上核损害,偶尔亦发生少饮及乏尿症。

(4)善饥:下丘脑病变引起过分饥饿较烦渴症状为少见。善饥症发现在额叶双侧病变,包括大脑皮质弥散性疾病及双侧前额叶切除后。轻度善饥症状见于激素治疗及少数精神分裂症患者。这些患者对食欲估计不能。在强食症中,表现过分饥饿,伴周期性发作性睡眠过度等症状,常归因于下丘脑病变。双额叶病变时,偶亦发生善饥,表现贪食,吃不可食的东西,同时有视觉辨别功能丧失、攻击行为及性活动增加等症状。

(5)性功能和激素代谢障碍性功能异常:表现为性欲减退,儿童病例有发育迟缓或早熟,青春期后女性则月经周期改变或闭经,男性则精子形成障碍甚至阳痿。Bauer 分析 60 例下丘脑病变,有 24 例发育早熟,19 例为性功能减退。此种障碍之出现常用下丘脑脊髓纤维及下丘脑垂体纤维通过神经体液的调节紊乱来解释。若下丘脑的乳头体,灰结节部附近患有肿瘤,则来自结节漏斗核的下丘脑垂体纤维受阻,能影响腺垂体的促性腺激素的释放,使内分泌发生异常。下丘脑的脊髓纤维可调节脊髓各中枢活动,改变性功能。成人脑底部肿瘤,刺激下丘脑前方或腹内侧区时,偶亦发生性欲过旺者。

闭经－溢乳综合征的主要机制是催乳素分泌过多,高催乳素血症抑制下丘脑促性腺释放激素的分泌。常由肿瘤(垂体肿瘤等)、下丘脑与垂体功能障碍或服用多巴胺受体拮抗剂(硫代二苯胺、氟哌啶醇)等各种因素所致。间脑病时激素代谢的改变以 17－酮类固醇类最明显。因 17－酮类固醇类是许多肾上腺皮质激素和性激素的中间代谢产物,正常人每昼夜排出量为 $10\sim20mg$,某些患者可增高到 $20\sim40mg$。17－羟皮质固醇的测定同样也可有很大的波动性,排出量可以增高达 14mg。

(6)脂肪代谢障碍:肥胖是由于下丘脑后方病变累及腹内侧核或结节附近所致,常伴有性器官发育不良症,称肥胖性生殖不能性营养不良综合征。继发性者常为下丘脑部肿瘤或垂体腺瘤压迫下丘脑所致,其次为下丘脑部炎症。原发性者多为男性儿童,起病往往颇早,有肥胖和第二性征发育不良,但无垂体功能障碍。肥胖为逐渐进展性,后期表现极其明显,脂肪分布以面部、颈及躯干最著,其次为肢体的近端。皮肤细软,手指细尖,常伴有骨骼过长现象。

消瘦在婴儿多见,往往因下丘脑肿瘤或其他病变引起,如肿瘤破坏双侧视交叉上核、下丘脑外侧区或前方,均可发生厌食症,吞咽不能,体重减轻。在成人有轻度体重下降,乏力,但极端恶病质常提示有垂体损害。垂体性恶病质的特征为体重减轻,厌食,皮肤萎缩,毛发脱落,肌肉软弱,怕冷,心跳缓慢,基础代谢率降低等。本征亦发生于急性垂体病变,例如头颅外伤、肿瘤、垂体切除术后。垂体性恶病质反映腺垂体促甲状腺素、促肾上腺皮质激素及促性腺激素的损失。近年来研究,下丘脑还能分泌多种释放因子(主要是由蛋白质或多肽组成)调节腺垂体各种内分泌激素的分泌功能,因此单纯下丘脑损伤时,可以出现许多代谢过程的紊乱。

(7)糖、蛋白代谢及血液其他成分的改变:下丘脑受损时,血糖往往升高或降低。当下丘脑受急性损伤或刺激时,可产生高血糖,但血清及小便中酮体往往阴性。在动物实验中,损伤下丘脑之前方近视交叉处或破坏室旁核时,能引起低血糖及增加胰岛素敏感性。蛋白质代谢障碍表现为血浆蛋白中清蛋白减低,球蛋白增高,因而 A/G 系数常常低于正常。用电泳法观察,发现球蛋白中以 α_2 球蛋白的上升比较明显,β 部分减低。间脑疾病时血中钠含量一般都处于较低水平,血溴测定常增高。其次也可以发生真性红细胞增多症,在无感染情况下也可出现中性粒细胞的增多。

(8)胃十二指肠溃疡和出血:在人及动物的急性下丘脑病变中,可伴有胃十二指肠溃疡及出血。但下丘脑的前方及下行至延髓中的自主神经纤维,在其径路上的任何部位,有急性刺激性病变时,均可引起胃和十二指肠黏膜出血和溃疡形成。产生黏膜病变的原理有两种意见,一种认为由于交感神经血管收缩纤维的麻痹,可发生血管扩张,而导致黏膜出血;另一种认为是迷走神经活动过度的结果,使胃肠道肌肉发生收缩,引起局部缺血与溃疡形成。

消化性溃疡常发生于副交感神经过度紧张的人。颅内手术后并发胃十二指肠溃疡的发生率不高。根据颅内病变(脑瘤、血管病变)352 例尸检病例报告,有上消化道出血及溃疡的占12.5%,内科病例(循环、呼吸系统病变等)非颅内病变的 1580 例,伴上消化道出血及溃疡的占6%,显然以颅内病变合并上消化道出血的比率为高。上海市仁济医院神经科 298 例脑出血、鞍旁及鞍内肿瘤病例的统计,有上消化道出血的仅占 6%,发病率似较偏低。

(9)情绪改变:在动物实验中,见到多数双侧性下丘脑病损的动物,都有较为重要的不正常行为。研究指出,下丘脑的情绪反应不仅决定于丘脑与皮质关系上,当皮质完整时,在刺激乳头体、破坏下丘脑的后腹外核及视前核有病变时均可引起。主要的精神症状包括兴奋、病理性哭笑、定向力障碍、幻觉及激怒等。

(10)自主神经功能症状:下丘脑前部及灰结节区为副交感神经调节,下丘脑后侧部为交感神经调节。下丘脑病变时自主神经是极不稳定的,心血管方面的症状常是波动性的,血压大多偏低,或有位置性低血压,但较少有血压增高现象。一般下丘脑后方及腹内核病变或有刺激现象时,有血压升高、心率加快、呼吸加快、胃肠蠕动和分泌抑制,瞳孔扩大;下丘脑前方或灰结节区刺激性病变,则血压降低、心率减慢、胃肠蠕动及分泌增加、瞳孔缩小。但新近研究指出,在视上核及室旁核或视前区类似神经垂体,有较高浓度的血管升压素及催产素,说明下丘脑前方也可引起高血压。若整个下丘脑有病变则血压的改变更为复杂、不稳。伴有心率、脉搏减慢,有时出现冠状动脉的供血不足,呼吸浅而慢,两侧瞳孔大小不对称,偶可引起排尿障碍,常有心脏、胃肠、膀胱区不适感,因结肠功能紊乱,偶有大便溏薄,便秘与腹泻交替出现的情况。

(二)发作性症状

常以间脑癫痫为主要表现。所谓间脑性癫痫发作,实为下丘脑疾患所引起的阵发性自主神经系统功能紊乱综合征。发作前患者多先有情绪波动,食欲改变(增高或低下),头痛,打哈欠,恐惧不安,和心前区不适。发作时面色潮红或苍白、流涎、流泪、多汗、战栗、血压骤然升高、瞳孔散大或缩小、眼球突出、体温上升或下降、脉速、呼吸变慢、尿意感及各种内脏不适感,间或有意识障碍和精神改变等。发作后全身无力、嗜睡或伴有呃逆。每次发作持续数分钟到数小时。有的则突然出现昏迷,甚至心脏停搏而猝死。总之,每个患者的发作有固定症状和刻板的顺序,而各个患者之间则很少相同。

三、检查

(一)脑脊液检查

除占位病变有压力增高及炎性病变,有白细胞增多外,一般均属正常。

(二)X 线头颅正侧位摄片

偶有鞍上钙化点,蝶鞍扩大,或后床突破坏情况,必要时行血管造影及 CT 脑扫描。

(三)脑电图

能见到 14Hz 的单向正相棘波或弥散性异常,阵发性发放的、左右交替的高波幅放电有助于诊断。

四、诊断

下丘脑病变的病因较多,临床症状表现不一,诊断较难,必须注意详细询问病史,并结合神经系统检查及辅助检查,细致分析考虑。时常发现下丘脑病理的改变很严重,而临床症状却不明显,亦有下丘脑病理改变不明显,而临床症状却很严重。必须指出,在亚急性或慢性的病变中,自主神经系统具有较强的代偿作用。因此,不要忽略详细的自主神经系统检查,如出汗试验、皮肤划痕试验、皮肤温度测定、眼心反射、直立和卧倒试验及药物肾上腺素试验等,以测定自主神经的功能状况。脑电图的特征性改变有助于确定诊断。

五、治疗

(一)病因治疗

首先要分别肿瘤或炎症。肿瘤引起者应根据手术指征进行开颅切除或深度 X 线治疗。若为炎症,应先鉴别炎症性质为细菌性或病毒性,然后选用适当的抗生素、激素及中药等治疗。若系损伤和血管性病变所致,则应根据具体情况,采用手术、止血或一般支持治疗。非炎症性的慢性退行性的下丘脑病变,一般以对症治疗、健脑和锻炼身体为主。

(二)特殊治疗

(1)下丘脑病变,若以嗜睡现象为主者,则选用中枢兴奋药物口服,如苯丙胺、哌甲酯,甲氯芬酯等。

(2)尿崩症采用血管升压素替代治疗。神经垂体制剂常用者有下列三种:①垂体加压素以鞣酸盐油剂(又名尿崩停注射剂)的作用时间为最长,肌内注射 0.5～1mL/次,可维持 7～10 日;②神经垂体粉剂(尿崩停鼻烟剂)。可由鼻道给药,成人 30～40mg/次,作用时间约 6～8h,颇为方便。③氢氯噻嗪。若对尿崩停类药物有抗药、过敏或不能耐受注射者,可以本品代替。

(3)病变引起腺垂体功能减退者,可补偿周围内分泌腺(肾上腺、甲状腺、性腺)分泌不足,用合并激素疗法。例如,甲状腺制剂合并可的松适量,口服,丙酸睾酮25mg,每周 1～3 次肌内注射,高蛋白饮食。若有电解质紊乱可考虑合用去氧皮质酮或甘草。

(4)间脑性癫痫发作,可采用苯妥英钠、地西泮或氯氮草等口服治疗。精神症状较明显的患者可应用氯丙嗪口服,但如有垂体功能低下的病例须注意出现危象。

(5)颅内压增高用脱水剂,如氨苯蝶啶 50mg,3 次/日,口服;氢氯噻嗪 25mg,3 次/日,口服;20％甘露醇 250mL,静脉滴注等。

(三)对症治疗

血压偶有升高,心跳快,可给适量降压剂,必要时口服适量普萘洛尔。发热者可用中枢退热药物(阿司匹林、氯丙嗪)、苯巴比妥、地西泮、甲丙氨酯等或物理降温。合并胃及十二指肠出血,可应用适量止血剂,如酚磺乙胺及氨甲苯酸等。神经症状明显者,应采取综合疗法,首先要增强体质锻炼,如广播操、太极拳及气功等,建立正常生活制度,配合适当的休息,其次适量服用吡拉西坦康或健脑合剂等。对失眠者晚间用适量催眠剂,白天也可用适当镇静剂,头痛严重者也可用镇痛剂。

第七节　进行性脂肪营养不良

进行性脂肪营养不良是一罕见的脂肪组织代谢障碍性疾病。主要临床表现为进行性的皮下脂肪组织消失或消瘦,起病于脸部,继之影响颈、肩、臂及躯干。常对称分布,进展缓慢。多数于5～10岁前后起病,女性较为常见。

一、病因

病因尚不明,且无家族因素。大多数认为自主神经之节后交感神经障碍,或可能与自主神经中枢下丘脑的病变有关,因下丘脑对促性腺激素、促甲状腺激素及其他内分泌腺均有调节作用,并与节后交感神经纤维及皮下脂肪细胞在解剖联系上极为密切。起病前可有急性发热病史,内分泌缺陷,如甲状腺功能亢进症、垂体功能不足、间脑炎。而损伤、精神因素、月经初期及妊娠可为诱因。

二、临床表现

起病及进展均缓慢,常开始于儿童期。首先发现面部脂肪组织消失或消瘦,面部表现为两侧颊部及颞颥部凹入,眼眶深陷,皮肤松弛,失去正常弹性,以后发展到颈、肩、臂、胸或腹部,常呈对称性。有些病例脂肪组织的进行性消失仅局限于面部,或半侧面部、半侧躯体。有时可合并局限的脂肪组织增生、肥大。尤其臀部、髋部仍有丰富的脂肪沉着,表现特殊肥胖。但手、足部常不受影响。

可并发其他病变,如自主神经系统功能的异常,表现为血管性头痛、神经过敏、出汗异常、皮温异常、心动过速、腹痛、呕吐、精神及性格改变等。本病也可并发有其他障碍,如糖尿病、高脂血症、肝脾肿大、肾脏病变等。个别病例合并内分泌功能障碍,如生殖器发育不全、甲状腺功能异常、女性月经异常及多尿症。基础代谢除少数病例外都正常。多数病例在1～2年内病情进展较快,经2～6年后进展自行停止,保持原状不变,少数达10年而后静止。肌肉、骨质、毛发、乳腺及汗腺均正常。无肌力障碍,多数体力不受影响。活组织检查显示皮下脂肪组织消失。也有部分患者血脂低于正常。

三、诊断

依据脂肪组织消失而肌肉、纤维、皮、骨质正常,即可诊断。

四、鉴别诊断

(一)面偏侧萎缩症

表现为一侧面部进行性萎缩,皮肤、皮下组织及骨质全部受累。

（二）局限型肌营养不良（面－肩－肱型）

面肌消瘦伴肌力软弱，而皮下脂肪仍有保留。

五、治疗

目前尚无特殊治疗。若用纯胰岛素针剂直接注入萎缩区，有些患者常逐渐引起局部脂肪组织增长，恢复正常形态。另外，甲状腺、卵巢及垂体激素、紫外线、甲状腺切除术等均曾尝试治疗，已发现无大价值。有些患者在适当注意休息和营养，并做按摩和体疗后可重新获得失去的脂肪。一般强壮剂、各种维生素均可试用。如病变比较局限或由于职业上的需要，可以进行局部脂肪埋植或注射填充剂等整形手术。

第八节　迷走性昏厥

昏厥是指突然发作的短暂的意识丧失，同时伴有肌张力的降低或消失，持续几秒至几分钟自行恢复，其实质是脑血流量的暂时减少。昏厥可由心血管疾病、神经系统疾病及代谢性疾病等引起，但临床根据病史、体格检查、辅助检查还有许多患者不能找到原因。血管迷走性昏厥（VS）是多发于青少年时期不明原因昏厥中最常见的病因，据统计，有 40％以上的昏厥属于此类。

血管迷走性昏厥是指各种刺激通过迷走神经介导反射，导致内脏和肌肉小血管扩张及心动过缓，表现为动脉低血压伴有短暂的意识丧失，能自行恢复，而无神经定位体征的一种综合征。

一、发病机制

虽然 Lewis 提出血管迷走性昏厥这一诊断已近 70 年，但至今人们对其病因及发病机制尚未完全阐明。目前多数学者认为，其基本病理生理机制是由于自主神经系统的代偿性反射受到抑制，而不能对长时间的直立体位保持心血管的代偿反应。正常人直立时，由于重力的作用，血液聚集在肢体较低的部位，头部和胸部的血液减少，静脉回流减少，使心室充盈及位于心室内的压力感受器失去负荷，向脑干中枢传入冲动减少，反射性地引起交感神经兴奋性增加和副交感神经活动减弱。通常表现为心率加快，轻微减低收缩压和增加舒张压。而血管迷走性昏厥的患者对长时间的直立体位不能维持代偿性的心血管反应。有研究报道，血管迷走性昏厥患者在循环血液中儿茶酚胺水平和心脏肾上腺素能神经的张力持续增加，导致心室相对排空的高收缩状态，进而过度刺激左心室下后壁的机械感受器，使向脑干发出的迷走冲动突然增加，诱发与正常人相反的反射性心动过缓和外周血管扩张，导致严重的低血压和心动过缓，引起脑灌注不足、脑低氧和昏厥。另外，人们研究还发现，神经内分泌调节也参与了血管迷走性昏厥的发病机制，包括肾素－血管紧张素－醛固酮系统、儿茶酚胺、5－羟色胺、内啡肽及一氧化氮等，但其确切机制还不清楚。

二、临床表现

血管迷走性昏厥多见于学龄期儿童，女孩多于男孩，通常表现为立位或坐位起立时突然发生昏厥,起病前可有短暂的头晕、注意力不集中、面色苍白、视、听觉下降,恶心、呕吐、大汗、站立不稳等先兆症状,严重者可有 10～20s 的先兆。如能警觉此先兆而及时躺下,可缓解或消失。初时心跳常加快,血压尚可维持,以后心跳减慢,血压渐下降,收缩压较舒张压下降明显,故脉压缩小,当收缩压下降至 10.7kPa(80mmHg)时,可出现意识丧失数秒或数分钟,少数患者可伴有尿失禁,醒后可有乏力、头昏等不适,严重者醒后可有遗忘、精神恍惚、头痛等症状,持续 1～2d 症状消失。发作时查体可见血压下降、心跳缓慢、瞳孔扩大等体征。发作间期常无阳性体征。有研究发现,血管迷走性昏厥可诱发张力性阵挛样运动,可被误诊为癫痫。高温、通风不良、劳累及各种慢性疾病可诱发本病。

三、辅助检查

长期以来,明确神经介导的血管迷走性昏厥的诊断一直是间接、费时而且昂贵的,并且常常没有明确的结果。直立倾斜试验是近年来发展起来的一种新型检查方法,对血管迷走性昏厥的诊断起到决定性的作用。其阳性反应为试验中患者由卧位改为倾斜位后发生昏厥并伴血压明显下降或心率下降。直立倾斜试验对血管迷走性昏厥的诊断机制尚未完全明确。正常人在直立倾斜位时,由于回心血量减少,心室充盈不足,有效搏出量减少,动脉窦和主动脉弓压力感受器传入血管运动中枢的抑制性冲动减弱,交感神经张力增高,引起心率加快,使血压维持在正常水平。血管迷走性昏厥的患者,此种自主神经代偿性反射受到抑制,不能维持正常的心率和血压,加上直立倾斜位时心室容量减少,交感神经张力增加,特别是在伴有异丙肾上腺素的正性肌力作用时,使充盈不足的心室收缩明显增强,此时,刺激左心室后壁的感受器,激活迷走神经传入纤维,冲动传入中枢,引起缩血管中枢抑制,而舒血管中枢兴奋,导致心动过缓和(或)血压降低,使脑血流量减少,引起昏厥。有人认为抑制性反射引起的心动过缓是由于迷走神经介导的,而阻力血管扩张和容量血管收缩引起的低血压是交感神经受到抑制的结果。此外,Fish 认为血管迷走性昏厥的机制是激活 Bezold－Jarisch 反射所致。

直立倾斜试验的方法尚无一致标准,归纳起来有以下 3 种常用方法。

(一)基础倾斜试验

试验前 3 日停用一切影响自主神经功能的药物,试验前 12h 禁食。患者仰卧 5min,记录动脉血压、心率及Ⅱ导心电图,然后站立于倾斜板床(倾斜角度 60°)上,直至出现阳性反应或完成 45min 全程。在试验过程中,从试验开始即刻及每 5min 测量血压、心率及Ⅱ导联心电图各 1 次,若患者有不适症状,可随时监测。对于阳性反应患者立即终止试验,并置患者于仰卧位,直至阳性反应消失,并准备好急救药物。

(二)多阶段异丙肾上腺素倾斜试验

实验前的准备及监测指标与基础倾斜试验相同。实验分 3 个阶段进行,每阶段先平卧 5min,进行药物注射(异丙肾上腺素),待药物作用稳定后,再倾斜到 60°,持续 10min 或直至出现阳性反应。上一阶段若为阴性,则依次递增异丙肾上腺素的浓度,其顺序为 0.02～0.04 $\mu g/(kg \cdot min)$、0.05～0.06$\mu g/(kg \cdot min)$ 及 0.07～0.10$\mu g/(kg \cdot min)$。

(三)单阶段异丙肾上腺素倾斜试验

实验方法与多阶段异丙肾上腺素倾斜试验相同,但仅从第三阶段开始。

直立倾斜试验阳性结果的判断标准如下。

患者在倾斜过程中出现昏厥或晕厥先兆(头晕并经常伴有以下一种或一种以上症状:视、听觉下降,恶心、呕吐、大汗、站立不稳等)的同时伴有以下情况之一者:①舒张压<6.7kPa(50mmHg)和(或)收缩压<10.7kPa(80mmHg)或平均压下降 25% 以上。②窦性心动过缓(4~6岁,心率<75 次/分;6~8 岁,心率<65 次 min;8 岁以上,心率<60 次/分)或窦性停搏>3s 以上。③一过性Ⅱ度或Ⅱ度以上房室传导阻滞。④交界性心律。

四、诊断及鉴别诊断

对于反复昏厥发作的患者,经过详细的询问病史,了解发作时的症状与体征,再通过必要的辅助检查如心电图、脑电图、生化检查和直立倾斜试验等手段不难诊断,但要与以下疾病进行鉴别。

(一)心源性昏厥

该病是由心脏疾患引起的心排出量突然降低或排血暂停,导致脑缺血所引起。多见于严重的主动脉瓣或肺动脉瓣狭窄、心房黏液瘤、急性心肌梗死、严重的心律失常、Q-T 间期延长综合征等疾患。通过仔细询问病史、体格检查、心电图改变等易于鉴别。

(二)过度换气综合征

过度焦虑和癔症发作可引起过度换气,导致二氧化碳减少及肾上腺素释放、呼吸性碱中毒,脑血管阻力增加,脑血流量减少。发作之初,有胸前区压迫感、气闷、头晕、四肢麻木、发冷、手足抽搐、神志模糊等。症状可持续 10~15min,发作与体位无关,血压稍降,心率增快,不伴有面色苍白,亦不因躺下而缓解。当患者安静后发作即终止,并可因过度换气而诱发。

(三)低血糖症昏厥

本病常有饥饿史或使用降糖药的病史,主要表现为乏力、出汗、饥饿感,进而出现昏厥和神志不清,昏厥发作缓慢,发作时血压和心率多无改变,可无意识障碍,化验血糖降低,静脉注射葡萄糖迅速缓解症状。

(四)癫痫

对于表现为惊厥样昏厥发作的血管迷走性昏厥患者要注意与癫痫鉴别,通过做脑电图、直立倾斜试验的检查不难鉴别。

(五)直立调节障碍

该病患者表现为由卧位直立瞬间或直立时间稍长可有出现头晕、眼花、胸闷不适等症状,严重者可有恶心、呕吐,甚至晕倒,不需治疗能迅速清醒,恢复正常。可通过直立试验、直立倾斜试验等加以鉴别。

(六)癔症性昏厥

该病发作前有明显的精神因素,且在人群之前。发作时神志清楚,有屏气或过度换气,四肢挣扎乱动,双目紧闭,面色潮红。脉搏、血压均正常,无病理性神经体征,发作持续数分钟至数小时不等,发作后情绪不稳,有晕倒,亦缓慢进行,不会受伤,常有类似发作史,易于血管迷走性昏厥鉴别。

五、治疗

血管迷走性昏厥的治疗有多种方法,要因人而异。

(1)一般治疗:医务人员要耐心细致地告诉患者和家属要正确认识本病的性质,并要求患者避免可能诱发血管迷走性昏厥的因素(如过热的环境和脱水等),告诉患者在有发作先兆时要立即坐下或躺倒,对于只有一次或少数几次发病的患者可进行观察治疗。

(2)药物治疗:对于反复发作且发作前无任何先兆症状和症状严重的患者可选用下列药物治疗:①β-受体阻滞剂,如美托洛尔已用于预防并认为有效,因为其负性变力作用可阻缓突然的机械受体的激活,剂量 $1\sim4mg/(kg\cdot d)$,分 2 次口服。②丙吡胺因其具有负性变力作用和抗迷走作用而常常有效,剂量一般 $3\sim6mg/(kg\cdot d)$,分 4 次口服。③东莨菪碱、氢溴酸东莨菪碱剂量为 $0.006mg/(kg\cdot 次)$ 口服。

(3)对于心脏抑制型、混合型表现的患者,可考虑心脏起搏治疗。

第九节 家族性自主神经功能失调

家族性自主神经功能失调以神经功能障碍,特别是自主神经失调为特征的一种先天性疾病,1949 年由 Riley-Day 等首先报道,因此又被称为 Riley-Day 综合征,主要发病在犹太家族或其他种族的小儿的一种少见的常染色体隐性遗传病。

一、病因和机制

本病的确切病因不明。系常染色体隐性遗传,具有家族性,其发病可能与儿茶酚胺代谢异常有关,由于多巴胺-β羟化酶活力降低,使多巴胺转变为去甲肾上腺素过程发生障碍。新近研究指出,患儿尿中的去甲肾上腺素、肾上腺素代谢产物香草酰扁桃酸(VMA)降低,高香草酸(HVA)大量增多,这可能由于体内儿茶酚胺代谢异常,去甲肾上腺素及其衍生物形成障碍;另一些学者认为由于周围交感神经装置的缺陷。此外,副交感神经有去神经现象,在患儿表现无泪液,静脉内注射醋甲胆碱反应降低。病理变化主要表现丘脑背内侧核、颈髓与胸髓侧灰质细胞、背根神经节及交感神经节的异常改变,脑干网状结构变性,蝶腭神经节、睫状神经节的神经细胞异常;此外,脊髓脊柱、脊根、脊丘束等有脱髓鞘改变,少数发现脊髓交感神经节的色素变性。

二、临床表现

为一种少见的家族性遗传疾病,几乎全部发生于北欧之犹太人,男女均可罹患,出生后即有自主神经系统功能障碍。

(一)血压不稳定

情感刺激可诱发血压显著升高,易发生直立性低血压,血压经常突然变动。

(二)消化系统症状

出生后不会吸奶,年龄大些可有吞咽困难、食物反流、周期性呕吐、发作性腹痛。

(三)神经精神方面

说话晚,构音障碍,情绪不稳,感情呆滞,运动性共济失调,反射消失,有时有神经病性关节病,脊柱后凸,Romberg 征阳性。

（四）泪液缺乏

反射性泪液减少,50％患者有角膜溃疡,角膜知觉消失。

（五）呼吸道症状

3/4 病例有呼吸道反复感染和肺炎(可为大叶性或散在性),单侧或双侧,皆由于咽部吸入感染所致。

（六）舌

缺乏味蕾和蕈状乳头,流涎。

（七）体温调节异常

常有原因不明发热、出汗。

（八）皮肤

皮疹及皮色异常。

（九）躯体

发育缓慢,身材矮小,体重较轻,常合并脊柱侧弯和足外翻。

（十）对交感及副交感药物反应异常:

如注射组胺后常无疼痛及皮肤潮红。对醋甲胆碱和去甲肾上腺素过度反应,前者滴于球结膜后可引起瞳孔缩小。

（十一）实验室检查

尿中高香草酸和香草扁桃酸比例升高,尿中 VMA 和 HMPG(3－甲氧基－4 羟基苯乙二醇)减少,尿中和脑脊液中 HVA 增加,血清中多巴胺－B 羟化酶活性降低。

三、诊断

根据上述植物性神经功能紊乱的症状及体征,结合实验室检查可诊断。脑电图、骨关节 X 线检查等可能有助诊断。

四、鉴别诊断

（一）急性自主神经病

急性起病,临床表现为视力模糊,瞳孔对光及调节反射异常,出汗少,无泪液,直立性低血压,尿潴留等。多数病例在数月或数周后自行恢复。2.5％醋甲胆碱滴液常引起瞳孔缩小,而皮内注射组胺后反应正常。

（二）Sjogren 综合征

主要特征为泪、唾液分泌明显减少,表现为干燥性角膜炎,口腔干燥,黏膜干裂,腮腺肿大,伴有类风湿性关节炎,以及皮肤干燥无汗、胃酸缺乏、肝脾肿大等。

五、治疗

无有效的治疗方法。主要为对症处理和预防感染,可行缝睑术,但应注意麻醉有高度危险。

六、预后

总体预后较差。因肺炎、呕吐发作、脱水、癫痫,或小儿尿毒症、肺水肿等,多在儿童期死亡;若早期诊断,及时预防并发症及处理,不少患者可以生存至成年期。

第五章　神经系统感染性疾病

第一节　单纯疱疹病毒性脑炎

神经系统病毒感染性疾病的临床分类较多,依据发病及病情进展速度可分为急性和慢性病毒感染,根据病原学中病毒核酸特点可分为 DNA 病毒感染和 RNA 病毒感染两大类,具有代表性的人类常见的神经系统病毒有单纯疱疹病毒、巨细胞病毒、柯萨奇病毒等。单纯疱疹病毒性脑炎(HSE),也称急性出血坏死性脑炎,是由Ⅰ型单纯疱疹病毒(HSV-Ⅰ)感染引起的急性脑部炎症,是最常见的一种非流行性中枢神经系统感染性疾病,是成年人群中散发性、致命性脑炎的最常见病因。病毒通常潜伏于三叉神经半月节内,当机体免疫功能降低时,潜伏的病毒再激活,沿轴突入脑而发生脑炎。病变主要侵犯颞叶内侧面、扣带回、海马回、岛叶和额叶眶面。

一、诊断

(一)临床表现

无明显季节性和地区性,无性别差异。

(1)急性起病,部分患者可有口唇疱疹病史。

(2)前驱症状有卡他、咳嗽等上呼吸道感染症状及头痛、高热等,体温可达 40℃。

(3)神经系统症状多种多样,常有人格改变、记忆力下降、定向力障碍、幻觉或妄想等精神症状,重症病例可有不同程度意识障碍,如嗜睡、昏睡、昏迷等,且意识障碍多呈进行性加重。

(4)局灶性神经功能受损症状多两侧明显不对称,如偏瘫、偏盲、眼肌麻痹等,常有不同形式的癫痫发作,严重者呈癫痫持续状态,全身强直阵挛性发作;也可有扭转、手足徐动或舞蹈样多动等多种形式锥体外系表现。肌张力增高、腱反射亢进、可有轻度的脑膜刺激征,重者还可表现为去脑强直发作或去皮质状态。

(5)脑膜刺激征,重症者可见去大脑强直。

(6)颅内压增高,甚至脑疝形成。

(二)辅助检查

(1)血中白细胞和中性粒细胞增高,血沉加快。

(2)脑脊液压力增高、细胞数增加,最多可达 1000×10^6/L,以淋巴细胞和单核细胞占优势;蛋白质轻、中度增高,一般低于 1.5g/L;糖和氯化物一般正常。

(3)脑组织活检或脑脊液中检出单纯疱疹病毒颗粒或抗原,或者血清、脑脊液中抗体滴度有 4 倍以上升高,可确诊本病。

(4)EEG 早期即出现异常,有与病灶部位一致的异常波,如呈弥散性高波幅慢波,最有诊断价值的为左右不对称、以颞叶为中心的周期 2～3Hz 同步性放电。

（5）影像学改变：CT 多在起病后 6～7d 显示颞叶、额叶边界不清的低密度区，有占位效应，其中可有不规则的高密度点、片状出血影，增强后可见不规则线状影。MRI 早期在 T_2 加权像上可见颞叶和额叶底面周围边界清楚的高信号区。

（三）诊断依据

（1）急性起病，有发热、脑膜刺激征、脑实质局灶性损害症状。

（2）以意识障碍、精神紊乱等颞叶综合征为主。

（3）结合脑脊液变化特点压力增高、细胞数轻中度增加，最多可达 $1000×10^6$/L，以淋巴细胞和单核细胞占优势；蛋白质轻、中度增高，一般低于 1.5g/L；糖和氯化物一般正常。EEG 出现以颞叶为中心的、左右不对称、2～3Hz 周期同步性弥散性高波幅慢波，最有诊断价值。头颅 CT 扫描可在颞叶、额叶出现边界不清的低密度区，有占位效应，其中可有不规则的高密度点、片状出血影，增强后可见不规则线状影。MRI 扫描早期在 T_2 加权像上可见颞叶和额叶底面周围边界清楚的高信号区。

（4）确诊需做血和脑脊液的病毒学及免疫学检查。

（四）鉴别诊断

1.结核性脑膜炎

亚急性起病、中毒症状重、脑膜刺激症状明显、特异性脑脊液改变：外观无色透明或混浊呈毛玻璃状，放置数小时后可见白色纤维薄膜形成，直接涂片可找到结核杆菌。脑脊液压力正常或升高，细胞数增至 $(11～500)×10^6$/L，以淋巴细胞为主，糖和氯化物含量降低，氯化物低于 109.2mmol/L，葡萄糖低于 2.2mmol/L，蛋白含量多中度增高，抗结核治疗有效等。

2.化脓性脑膜炎

起病急，感染症状重、多好发于婴幼儿、儿童和老年人。常有颅内压增高、脑膜刺激症状，脑实质受累表现、血常规示白细胞升高，中性粒细胞升高、脑电图表现为弥散性慢波。脑脊液白细胞增多，常在 $(1.0～10)×10^9$/L，蛋白升高，糖和氯化物降低，脑脊液细菌培养和细菌涂片可检出病原菌。

3.新型隐球菌性脑膜炎

以头痛剧烈、视力下降为主要临床表现，无低热、盗汗等结核毒血症状，脑脊液墨汁染色阳性和真菌培养可资鉴别。

4.其他病毒引起的中枢神经系统感染

如巨细胞病毒性脑炎，亚急性或慢性起病，出现意识模糊、记忆力减退、情感障碍、头痛等症状和体征，血清、脑脊液的病毒学和免疫学检查可明确具体的病毒型别。

二、治疗

（一）治疗原则

及早、足量、足程应用抗病毒治疗、抑制炎症、降颅压、积极对症和全身支持治疗、防止并发症等。

（二）治疗方案

（1）抗病毒治疗：应选用广谱、高效、低毒药物。常选用阿昔洛韦，30mg/（kg·d），分 3 次静脉滴注，连用 14～21d；或选用更昔洛韦，5～10mg/（kg·d），静脉滴注，连用 10～14d。当临床表现提示单纯疱疹病毒性脑炎时,即应给予阿昔洛韦治疗,不必等待病毒学结果而延误治疗。

(2)免疫治疗:能控制炎症反应和减轻水肿,可早期、大量和短程给予糖皮质激素,临床上多用地塞米松 10～20mg/d,1 次/日,静脉滴注,连用 10～14d,而后改为口服泼尼松 30～50mg,晨起顿服,病情稳定后每 3d 减 5～10mg,直至停止。病情严重时可采用甲泼尼龙冲击疗法,用量 500～1000mg,静脉点滴,每日 1 次,连续 3d,而后改为泼尼松 30～50mg 口服,每日上午 1 次,以后 3～5d 减 5～10mg,直至停止。还可选用干扰素或转移因子等。

(3)针对高热、抽搐、精神错乱、躁动不安、颅内压增高等症状可分别给予降温、抗癫痫、镇静和脱水降颅压等相应处理。

(4)应注意保持营养、水电解质平衡、呼吸道通畅等全身支持治疗,并防治各种并发症。

(5)恢复期可采用理疗、按摩、针灸等促进肢体功能恢复。

第二节　急性细菌性脑膜类炎

急性细菌性脑膜炎引起脑膜、脊髓膜和脑脊液化脓性炎性改变,又称急性化脓性脑膜炎,多种细菌如流感嗜血杆菌、肺炎链球菌、脑膜炎双球菌或脑膜炎奈瑟菌为最常见的引起急性脑膜炎者。

一、临床表现

(一)一般症状和体征

呈急性或暴发性发病,病前常有上呼吸道感染、肺炎和中耳炎等其他系统感染。患者的症状、体征可因具体情况表现不同,成人多见发热、剧烈头痛、恶心、呕吐和畏光、颈强直、Kernig 征和 Brudzinski 征等,严重时出现不同程度的意识障碍,如嗜睡、精神错乱或昏迷。患者出现脑膜炎症状前,如患有其他系统较严重的感染性疾病,并已使用抗生素,但所用抗生素剂量不足或不敏感,患者可能只以亚急性起病的意识水平下降作为脑膜炎的唯一症状。

婴幼儿和老年人患细菌性脑膜炎时脑膜刺激征可表现不明显或完全阙如,婴幼儿临床只表现发热、易激惹、昏睡和喂养不良等非特异性感染症状,老年人可因其他系统疾病掩盖脑膜炎的临床表现,须高度警惕,需腰椎穿刺方可确诊。

脑膜炎双球菌脑膜炎可出现暴发型脑膜脑炎,是因脑部微血管先痉挛后扩张,大量血液聚积和炎性细胞渗出,导致严重脑水肿和颅内压增高。暴发型脑膜炎的病情进展极为迅速,患者于发病数小时内死亡。

华—佛综合征发生于 10%～20% 的患者,表现为融合成片的皮肤瘀斑、休克及肾上腺皮质出血,多合并弥散性血管内凝血(DIC),皮肤瘀斑首先见于手掌和脚掌,可能是免疫复合体沉积的结果。

(二)非脑膜炎体征

如可发现紫癜和瘀斑,被认为是脑膜炎双球菌感染疾病的典型体征,发现心脏杂音应考虑心内膜炎的可能,应进一步检查,特别是血培养发现肺炎球菌和金黄色葡萄球菌时更应注意:蜂窝织炎,鼻窦炎,肺炎,中耳炎和化脓性关节炎及面部感染。

(三)神经系统并发症

细菌性脑膜炎病程中可出现局限性神经系统症状和体征。

1.神经麻痹

炎性渗出物在颅底积聚和药物毒性反应可造成多数颅神经麻痹,特别是前庭耳蜗损害,以展神经和面神经多见。

2.脑皮质血管炎性改变和闭塞

表现为轻偏瘫、失语和偏盲。可于病程早期或晚期脑膜炎性病变过程结束时发生。

3.癫痫发作

局限和全身性发作皆可见。包括局限性脑损伤、发热、低血糖、电解质紊乱(如低血钠)、脑水肿和药物的神经毒性(如青霉素和亚胺培南),均可能为其原因。癫痫发作在疾病后期脑膜炎经处理已控制的情况下出现,则意味着患者存有继发性并发症。

4.急性脑水肿

细菌性脑膜炎可出现脑水肿和颅内压增高,严重时可导致脑疝。颅内压增高必须积极处理,如给予高渗脱水剂,抬高头部,过度换气和必要时脑室外引流。

5.其他

脑血栓形成和颅内静脉窦血栓形成,硬膜下积脓和硬膜下积液,脑脓肿形成甚至破裂。长期的后遗症除神经系统功能异常外,10%～20%的患者还可出现精神和行为障碍,以及认知功能障碍。少数儿童患者还可遗留有发育障碍。

二、诊断要点

(一)诊断

根据患者呈急性或暴发性发病,表现为高热、寒战、头痛、呕吐、皮肤瘀点或瘀斑等全身性感染中毒症状,颈强直及 Kernig 征等,可伴动眼神经、展神经和面神经麻痹,严重病例出现嗜睡、昏迷等不同程度的意识障碍,脑脊液培养发现致病菌方能确诊。

(二)辅助检查

1.外周血常规

白细胞增高和核左移,红细胞沉降率增高。

2.血培养

应作为常规检查,常见病原菌感染阳性率可达75%,若在使用抗生素 2h 内腰椎穿刺,脑脊液培养不受影响。

3.腰椎穿刺和脑脊液检查

本检查是细菌性脑膜炎诊断的金指标,可判断严重程度、预后及观察疗效,腰椎穿刺对细菌性脑膜炎几乎无禁忌证,相对禁忌证包括严重颅内压增高、意识障碍等;典型 CSF 为脓性或混浊外观,细胞数(1000～10000)×10^6/L,早期中性粒细胞占85%～95%,后期以淋巴细胞及浆细胞为主;蛋白增高,可达 1～5g/L,糖含量降低,氯化物亦常降低,致病菌培养阳性,革兰染色阳性率达60%～90%,有些病例早期脑脊液离心沉淀物可发现大量细菌,特别是流感杆菌和肺炎球菌。

4.头颅 CT 或 MRI 等影像学检查

早期可与其他疾病鉴别,后期可发现脑积水(多为交通性)、静脉窦血栓形成、硬膜下积液或积脓、脑脓肿等。

三、治疗方案及原则

(一)一般处理

一般处理包括降温、控制癫痫发作、维持水及电解质平衡等,低钠可加重脑水肿,处理颅内压增高和抗休克治疗,出现 DIC 应及时给予肝素化治疗。应立即采取血化验和培养,保留输液通路,头颅 CT 检查排除颅内占位病变,立即行诊断性腰椎穿刺。当 CSF 结果支持化脓性脑膜炎的诊断时,应立即转入感染科或内科,并立即开始适当的抗生素治疗,等待血培养化验结果才开始治疗是不恰当的。

(二)脑室内用药

脑室内使用抗生素的利弊尚未肯定,一般情况下不推荐使用,某些特殊情况如脑室外引流、脑脊液短路术或脑积水时,药代动力学及药物分布改变可考虑脑室内给药。

(三)皮质类固醇的应用

为预防神经系统后遗症如耳聋等,可在应用抗生素前或同时应用类固醇激素治疗。小儿流感杆菌脑膜炎治疗前可给予地塞米松,0.15mg/kg,1 次/6 小时,共 4d,或 0.4mg/kg,1 次/12 小时,共 2d。

第三节　结核性脑膜炎

结核性脑膜炎(TBM)是由结核杆菌侵入蛛网膜下隙引起的软脑膜、蛛网膜非化脓性慢性炎症病变。在肺外结核中有 5%～15% 的患者累及神经系统,其中又以结核性脑膜炎最为常见,约占神经系统结核的 70%。TBM 的临床表现主要有低热、头痛、呕吐、脑膜刺激征。TBM任何年龄均可发病,以青少年多见。艾滋病患者、营养不良者、接触结核传染源者、精神病患者,老人、酒精中毒者是患病的高危人群。自 20 世纪 60 年代推广卡介苗接种后,本病发病率显著降低。近年来,因结核杆菌的基因突变、抗结核药物研制相对滞后等,使得结核病的发病率及病死率逐渐升高。

一、病因与发病机制

TBM 是由结核分枝杆菌感染所致。结核分枝杆菌可分为 4 型:人型、牛型、鸟型、鼠型。前两型对人类有致病能力,其他两型致病者甚少。结核菌的原发感染灶 90% 发生于肺部。当机体防御功能发生障碍时;或结核菌数量多,毒力大、机体不能控制其生长繁殖时,则可通过淋巴系统、血行播散进入脑膜、脑实质等部位。TBM 的发病通常有以下两个途径。

1.原发性扩散

结核菌由肺部、泌尿生殖系、消化道等原发结核灶随血流播散到脑膜及软脑膜下种植,形成结核结节,在机体免疫力降低等因素诱发下,病灶破裂蔓延及软脑膜、蛛网膜及脑室。形成粟粒性结核或结核瘤病灶,最终导致 TBM。

2.继发性扩散

结核菌从颅骨或脊椎骨结核病灶直接进入颅内或椎管内。TBM 的早期由于引起脑室管膜炎、脉络丛炎,导致脑脊液分泌增多,可并发交通性脑积水;由于结核性动脉内膜炎或全动脉炎,可发展成类纤维性坏死或完全干酪样化导致血栓形成,发生脑梗死而偏瘫等。

二、临床表现

本病可发生于任何年龄,约 80% 的病例在 40 岁以前发病,儿童约占全部病例的 20%。TBM 的临床表现与年龄有关,年龄越小者早期症状越不典型,儿童可以呈急性发病,发热、头痛、呕吐明显,酷似化脓性脑膜炎;艾滋病或特发性 CD_4^+ 细胞减少者合并 TBM 时无反应或低反应的改变,临床症状很不典型;老年 TBM 患者头痛及呕吐症状、颅内高压症和脑脊液改变不典型,但结核性动脉内膜炎引起脑梗死的较多。

一般起病隐匿,症状轻重不一,早期表现多为所谓"结核中毒症状",随病情进展,脑膜刺激征及脑实质受损;症状明显。

(一)症状与体征

1.结核中毒症状

低热或高热,头痛,盗汗,食欲缺乏,全身倦怠无力,精神萎靡不振,情绪淡漠或激动不安等。

2.颅内高压症和脑膜刺激征

发热、头痛、呕吐及脑膜刺激征是 TBM 早期最常见的临床表现,常持续 1~2 周。早期由于脑膜、脉络丛和室管膜炎症反应,脑脊液生成增多,蛛网膜颗粒吸收下降,形成交通性脑积水,颅内压轻至中度增高;晚期蛛网膜、脉络丛和室管膜粘连,脑脊液循环不畅,形成完全或不完全梗阻性脑积水,颅内压明显增高,出现头痛、呕吐、视盘水肿,脉搏和呼吸减慢,血压升高。神经系统检查有颈强直,Kernig 征阳性、Brudzinski 征阳性,但婴儿和老人脑膜刺激征可不明显;颅内压明显增高者可出现视盘水肿、意识障碍,甚至发生脑疝。

3.脑实质损害症状

常在发病 4~8 周出现,可由脑实质炎症,或血管炎引起脑梗死,或结核瘤、结核结节等可致抽搐、瘫痪、精神障碍及意识障碍等。偏瘫多为结核性动脉炎使动脉管腔狭窄、闭塞引起脑梗死所致;四肢瘫可能由于基底部浓稠的渗出物广泛地浸润了中脑的动脉引起缺血、双侧大脑中动脉或双侧颈内动脉梗死所致。不自主运动常由于丘脑下部或纹状体血管炎症所致,但较少见。

急性期可表现为轻度谵妄状态,定向力减退,甚至出现妄想、幻觉、焦虑、恐怖或木僵状态,严重者可致深昏迷。晚期可有智力减退,行为异常。部分患者临床好转后,尚可遗留情感不稳、发作性抑郁等。

4.脑神经损害症状

20%~31.3% 的 TBM 因渗出物刺激及挤压、粘连等引起脑神经损害,以单侧或双侧视神经、动眼神经、展神经多见,引起复视、斜视、眼睑下垂、眼外肌麻痹、一侧瞳孔散大、视力障碍等;也可引起面神经瘫痪、吞咽及构音障碍等。

(二)临床分期

1.前驱期

多在发病后1~2周。开始常有低热、盗汗、头痛、恶心、呕吐、情绪不稳、易激动、便秘、体重下降等。儿童患者常有性格的改变,如以往活泼愉快的儿童,变得精神萎靡、易怒、好哭、睡眠不安等。

2.脑膜炎期

多在发病后2~4周。因颅内压增高使头痛加重,呕吐变为喷射状,部分患者有恶寒、高热、严重头痛,意识障碍轻,可见脑神经麻痹(多为轻瘫,出现的概率由高至低依次为展神经、动眼神经、三叉神经、滑车神经、面神经、舌咽神经、迷走神经、副神经、舌下神经),脑膜刺激征与颈项强直明显,深反射活跃。Kernig征与Brudzinski征阳性,嗜睡与烦躁不安相交替,可有癫痫发作。婴儿可前囟饱满或膨隆,眼底检查可发现脉络膜上血管附近有圆形或长圆形灰白色、外围黄色的结核结节及视盘水肿。随病程进展,颅内压增高日渐严重,脑脊液循环、吸收障碍发生脑积水。脑血管炎症所致脑梗死累及大脑动脉导致偏瘫及失语等。

3.晚期

多在发病后4周以上。以上症状加重,脑功能障碍日渐严重,昏迷加重,可有较频繁的去大脑强直或去皮质强直性发作,大小便失禁,常有弛张高热、呼吸不规则或潮式呼吸,血压下降,四肢肌肉松弛,反射消失,严重者可因呼吸中枢及血管运动中枢麻痹而死亡。

(三)临床分型

1.浆液型

即浆液性结核性脑膜炎,是由邻近结核病灶引起但未发展成具有明显症状的原发性自限性脑膜反应。主要病变是脑白质水肿。可出现轻度头痛、嗜睡和脑膜刺激征,脑脊液淋巴细胞数轻度增高,蛋白含量正常或稍高,糖含量正常。有时脑脊液完全正常。呈自限性病程,一般1个月左右即自然恢复。本型只见于儿童。

2.颅底脑膜炎型

局限于颅底,常有多脑神经损害,部分病例呈慢性硬脑膜炎表现。

3.脑膜脑炎型

早期未及时抗结核治疗,患者脑实质损害,出现精神症状、意识障碍、颅压增高、肢体瘫痪等。

三、辅助检查

(一)血液检查

1.血常规

血常规检查大多正常,部分病例在发病初期白细胞轻、中度增加,中性粒细胞增多,血沉增快。

2.血液电解质

部分患者伴有血管升压素异常分泌综合征,可出现低钠和低氯血症。

(二)免疫检查

约半数患者皮肤结核菌素试验为阳性。小儿阳性率可达93%,但晚期病例、使用激素后则多数阴性;前者往往揭示病情严重,机体免疫反应受到抑制,预后不良,故阴性不能排除结核。卡介苗皮肤试验(冻干的卡介苗新鲜液皮内注射 0.1mL)24～48h 出现硬丘疹直径 5mm 以上为阳性,其阳性率可达 85%。

(三)脑脊液检查

1.常规检查

(1)性状:疾病早期脑脊液不一定有明显改变,当病程进展时脑脊液压力增高,可达 $400mmH_2O$ 以上,晚期可因炎症粘连、椎管梗阻而压力偏低,甚至出现"干性穿刺";脑脊液外观无色透明,或呈毛玻璃样的混浊,静置 24h 后约 65% 出现白色网状薄膜。后期有的可呈黄色,偶有因渗血或出血而呈橙黄色。

(2)细胞数:脑脊液白细胞数呈轻到中度增高[$(50～500)\times10^6/L$],86% 以淋巴细胞为主。

2.生化检查

(1)蛋白质:脑脊液蛋白含量中度增高,通常达 $1～5g/L$,晚期患者有椎管阻塞可高达 $10～15g/L$,脑脊液呈黄色,一般病情越重蛋白含量越高。

(2)葡萄糖:脑脊液中葡萄糖含量多明显降低,常在 1.65mmol/L 以下。在抽取脑脊液前 1h 采血的同时测定血糖,脑脊液中的葡萄糖含量约为血糖含量的 $1/2～2/3$(脑脊液中葡萄糖含量正常值为 $45～60mmol/dL$),如果 TBM 患者经过治疗后脑脊液糖含量仍低于 1.1mmol/L,提示预后不良。

(3)氯化物:正常 CSF 氯化物含量 $120～130mmol/L$,较血氯水平高,为血中的 $1.2～1.3$ 倍。脑脊液中的氯化物容易受到血氯含量波动的影响,氯化物含量降低常见于结核性脑膜炎、细菌性脑膜炎等,尤以 TBM 最为明显。

值得注意的是,TBM 时 CSF 的常规和生化改变与机体的免疫反应性有关,对无反应或低反应者,往往 TBM 的病理改变明显,而 CSF 的改变并不明显,例如艾滋病患者伴 TBM 时即可如此。

3.脑脊液涂片检查细菌

常用脑脊液 5mL 经 3000 转/分钟离心 30min,沉淀涂片找结核杆菌。方法简便、可靠,但敏感性较差,镜检阳性率较低(20%～30%),薄膜涂片反复检查阳性率稍高(57.9%～64.6%)。

4.脑脊液结核菌培养

脑脊液结核菌培养是诊断结核感染的金标准,但耗时长且阳性率低(10% 左右)。结核菌涂片加培养阳性率可达 80%,但需时 $2～5$ 周;涂片加培养再加豚鼠接种的阳性率可达 80%～90%。

5.脑脊液酶联免疫吸附试验

可检测脑脊液中的结核菌可溶性抗原和抗体,敏感性和特异性较强,但病程早期阳性率仅为 16.7%;如用 ABC－ELISA 测定脑脊液的抗结核抗体,阳性率可达 70%～80%;ELISA 测定中性粒细胞集落因子的阳性率也可达 90% 左右。随着病程延长,阳性率增加,也存在假阳性可能。

6.脑脊液聚合酶链反应(PCR)检查

早期诊断率高达80%,应用针对结核菌DNA的特异性探针可检测出痰和脑脊液中的小量结核菌,用分子探针可在1h查出结核菌。本法操作方便,敏感性高,但特异性不强,假阳性率高。

7.脑脊液腺苷脱氨酶(ADA)的检测

TBM患者脑脊液中ADA显著增加,一般多超过10U/L,提示细胞介导的免疫反应增高,区别于其他性质的感染,特别在成人的价值更大。

8.脑脊液免疫球蛋白测定

TBM患者脑脊液免疫球蛋白含量多升高,一般以IgG,IgA含量增高为主,IgM含量也可升高。病毒性脑膜炎仅IgG含量增高,化脓性脑膜炎为IgG及IgM含量增高,故有助于与其他几种脑膜炎鉴别。

9.脑脊液淋巴细胞转化试验

即H标记胸腺嘧啶放射自显影法。测定在结核菌素精制蛋白衍化物刺激下,淋巴细胞转化率明显增高,具有特异性,有早期诊断意义。

10.脑脊液乳酸测定

正常人脑脊液乳酸(CSF-LA)测定为10~20mg/dL,TBM患者明显增高,抗结核治疗数周后才降至正常。此项测定有助于TBM的鉴别诊断。

11.脑脊液色氨酸试验

阳性率可达95%~100%。方法:取脑脊液2~3mL,加浓盐酸5mL及2%甲醛溶液2滴,混匀后静置4~5min,再慢慢沿管壁加入0.06%亚硝酸钠溶液1mL,静置2~3min,如两液接触面出现紫色环则为阳性。

12.脑脊液溴化试验

即测定血清与脑脊液中溴化物的比值。正常比值为3:1,结核性脑膜炎时比值明显下降,接近1:1。

13.脑脊液荧光素钠试验

用10%荧光素钠溶液0.3mL/kg肌内注射,2h后采集脑脊液标本,在自然光线下与标准液比色,如含量>0.00003%为阳性,阳性率较高。

(四)影像学检查

1.X线检查

胸部X线检查如发现肺活动性结核病灶有助于本病诊断。头颅X线片可见颅内高压的现象,有时可见蝶鞍附近的基底部和侧裂处有细小的散在性钙化灶。

2.脑血管造影

其特征性改变为脑底部中小动脉的狭窄或闭塞。血管狭窄与闭塞的好发部位为颈内动脉虹吸部和大脑前、中动脉的近端,还可出现继发性侧支循环建立。脑血管造影异常率占半数以上。

3.CT检查

可发现脑膜钙化、脑膜强化、脑梗死、脑积水、软化灶、脑实质粟粒性结节和结核瘤、脑室扩大、脑池改变及脑脓肿等改变。

4.MRI检查

可显示脑膜强化,以及坏死、结节状强化物、脑室系统扩大、积水、视交叉池及环池信号异常;脑梗死主要发生在大脑中动脉皮质区与基底节;结核瘤呈大小不等的圆形信号,T2WI上中心部钙化呈低信号,中心部为干酪样改变则呈较低信号,其包膜呈低信号,周围水肿呈高信号,化脓性呈高信号,T1W1显示低信号或略低信号。

(五)脑电图检查

TBM脑电图异常率约11%～73%。成人TBM早期多为轻度慢波化,小儿可为高波幅慢波,严重者显示特异性、广泛性0.5～3c/s慢波。炎症性瘢痕可出现发作性棘波、尖波或棘(尖)慢综合波或局限性改变。随治疗后症状好转,脑电图亦有改善,且脑电图一般先于临床症状改善。

四、诊断与鉴别诊断

(一)诊断

根据结核病史或接触史,呈亚急性或慢性起病,常有发热、头痛、呕吐、颈项强直和脑膜刺激征,脑脊液有淋巴细胞数增多、糖含量降低;颅脑CT或MRI有脑膜强化,就要考虑到TBM的可能性。脑脊液的抗酸杆菌涂片、结核杆菌培养和PCR检测可作出TBM的诊断。

(二)鉴别诊断

婴幼儿、老年人、艾滋病患者、特发性CD_4^-降低者TBM临床表现往往不典型或抗结核治疗效果不好者需要与下列疾病鉴别。

1.新型隐球菌性脑膜炎

呈亚急性或慢性起病,脑脊液改变与TBM类似。新型隐球菌性脑膜炎颅内高压特别明显,脑神经损害出现比TBM晚,脑脊液糖含量降低特别明显。临床表现及脑脊液改变酷似结核性脑膜炎,但新型隐球菌性脑膜炎起病更缓,病程长,可能有长期使用免疫抑制药及抗肿瘤药史,精神症状比结核性脑膜炎重,尤其是视力下降最为常见。新型隐球菌性脑膜炎多无结核中毒症状,脑脊液涂片墨汁染色可找到隐球菌。临床上可与结核性脑膜炎并存,应予注意。

2.化脓性脑膜炎

重症TBM临床表现与化脓性脑膜炎相似,脑脊液细胞数大于1000×10^6/L,分类以中性粒细胞为主,需要与化脓性脑膜炎鉴别。脑脊液乳酸含量大于300mg/L有助于化脓性脑膜炎的诊断;反复腰椎穿刺、细菌培养、治疗试验可进一步明确诊断。

3.病毒性脑膜炎

发病急、早期脑膜刺激征明显,高热者可伴意识障碍,1/3的患者首发症状为精神症状。脑脊液无色透明,无薄膜形成,糖及氯化物含量正常。虽然TBM早期或轻型病例脑脊液改变与病毒性脑膜炎相似,但后者在4周左右明显好转或痊愈,病程较TBM短,可资鉴别。

4.脑膜癌

脑脊液可以出现细胞数及蛋白含量增高、糖含量降低,容易与TBM混淆。但多数患者颅内高压的症状明显,以头痛、呕吐、视盘水肿为主要表现,病程进行性加重,脑脊液细胞检查可发现肿瘤细胞,颅脑CT/MRI检查或脑膜活检有助于明确诊断。

五、治疗

TBM的抗结核治疗应遵循早期、适量、联合、全程和规范治疗的原则,并积极处理颅内高压、脑水肿、脑积水等并发症。

(一)一般对症处理

应严格卧床休息,精心护理,加强营养支持疗法,注意水电解质平衡;意识障碍或瘫痪患者注意变换体位,防止肺部感染及压疮的发生。

(二)抗结核治疗

治疗原则是早期、适量、联合、全程和规范用药。遵循治疗原则进行治疗是提高疗效、防止复发和减少后遗症的关键。只要患者临床症状、体征及辅助检查高度提示本病,即使抗酸染色阴性亦应立即开始抗结核治疗。选择容易通过血脑屏障、血脑脊液屏障的药物,以及杀菌作用强、毒性低的药物联合应用。在症状、体征消失后,仍应维持用药1.5～2年。

1.异烟肼(INH)

可抑制结核杆菌DNA合成,破坏菌体内酶活性干扰分枝菌酸合成,对细胞内、外结核杆菌均有杀灭作用,易通过血脑屏障,为首选药。主要不良反应有周围神经病、肝损害、精神异常和癫痫发作。为了预防发生周围神经病,用药期间加用维生素 B_6。

2.利福平(RFP)

杀菌作用与异烟肼相似,较链霉素强,主要在肝脏代谢,经胆汁排泄。RFP与细菌的RNA聚合酶结合,干扰mRNA的合成,对细胞内、外的结核菌均有杀灭作用,其不能透过正常的脑膜,只部分通过炎症性脑膜,是治疗结核性脑膜炎的常用药物。维持6～12个月,与异烟肼合用时,对肝脏有较大的毒性作用,故在服药期间,注意肝功能情况,有损害迹象即应减少剂量。利福喷汀是一种长效的利福平衍生物,不良反应较利福平小,成人口服600mg,1次/日。

3.吡嗪酰胺(PZA)

本品为烟酰胺的衍生物,具有抑菌和杀菌作用,PZA对吞噬细胞内的结核菌杀灭作用较强,作用机制是干扰细菌内的脱氢酶,使细菌对氧利用障碍。在酸性环境下,有利于发挥抗菌作用,pH5.5时杀菌作用最强,与异烟肼或利福平合用,可防止耐药性的产生,并可增强疗效。能够自由通过正常和炎症性脑膜,是治疗TBM的重要抗结核药物,与其他抗结核药无交叉耐药性。主要用于对其他抗结核药产生耐药的病例。常见不良反应有肝损害、关节炎(高尿酸所致,表现为肿胀、强直、活动受限)、眼和皮肤黄染等。

4.乙胺丁醇(EMB)

乙胺丁醇是一种有效的口服抗结核药,通过与结核菌内的二价锌离子络合,干扰多胺和金属离子的功能,影响戊糖代谢和脱氧核糖核酸、核苷酸的合成,抑制结核杆菌的生长,杀菌作用较吡嗪酰胺强,经肾脏排泄。对生长繁殖状态的结核杆菌有杀灭作用,对静止状态的细菌几乎无影响。其在治疗中的主要作用是"防止结核杆菌发生抗药性"。因此,本品不宜单独使用,应与其他抗结核药合用。主要不良反应有视神经损害、末梢神经炎、变态反应等。

5.链霉素(SM)

为氨基糖苷类抗生素,仅对吞噬细胞外的结核菌有杀灭作用,为半效杀菌药。主要通过干扰氨酰基-tRNA和核蛋白体30S亚单位结合,抑制70S复合物的形成,抑制肽链延长、蛋白质合成,致细菌死亡。此药虽不易透过血脑屏障,但对炎症性脑膜易透过,故适用于 TBM 的急性炎症反应时期。用药期间密切观察链霉素的毒性反应(第Ⅷ对脑神经损害如耳聋、眩晕、共济失调及肾脏损害),一旦发现,及时停药。抗结核治疗选用药物的注意事项:①药物的抗结核作用是杀菌还是抑菌作用。②作用于细胞内还是细胞外。③能否通过血脑屏障。④对神经系统及肝肾的毒性反应。⑤治疗 TBM 的配伍。

药物配伍常用方案:以往的标准结核化疗方案是在 12~18 个月的疗程中每日用药。而目前多主张采用两阶段疗法(强化阶段和巩固阶段)和短程疗法(6~9 个月)。

WHO 建议应至少选择 3 种抗结核药物联合治疗,常用异烟肼、利福平和吡嗪酰胺,耐药菌株需加用第 4 种药如链霉素或乙胺丁醇。利福平不耐药菌株,总疗程 9 个月已足够;利福平耐药菌株需连续治疗 18~24 个月。目前,常选用的方案有 4HRZS/14HRE(即强化阶段的 4 个月联用异烟肼、利福平、吡嗪酰胺及链霉素,巩固阶段的 14 个月联用异烟肼、利福平及乙胺丁醇),病情严重尤其是伴有全身血行结核时可选用 6HRZS/18HRE(即强化阶段的 6 个月联用异烟肼、利福平、吡嗪酰胺及链霉素,巩固阶段的 18 个月联用异烟肼、利福平及乙胺丁醇)进行化疗。由于中国人为异烟肼快速代谢型,成年患者 1 日剂量可加至 900~1200mg,但应注意保肝治疗,防止肝损害,并同时给予维生素 B_6 以预防该药导致的周围神经病。儿童因乙胺丁醇的视神经毒性作用,孕妇因为链霉素对听神经的影响,应尽量不选。因抗结核药物常有肝肾功能损害,用药期间应定期复查肝肾功能。

近年来,国内外关于耐药结核菌的报道逐年增加,贫困、健康水平低下、不规则或不合理的抗结核治疗、疾病监测和公共卫生监督力度的削弱是导致结核菌耐药产生的主要原因。目前全世界有 2/3 的结核病患者处于发生耐多药结核病(MDR-TB)的危险之中。据我国卫计委调查 2002 年的获得性耐药率为 17.1%,初始耐药率为 7.6%。如病程提示有原发耐药或通过治疗发生继发耐药时,应及时改用其他抗结核药物。WHO 耐多药结核病治疗指南规定:根据既往用药史及耐药性测定结果,最好选用 4~5 种药物,其中至少选用 3 种从未用过的药物,如卷曲霉素(CPM)、氟喹诺酮类药(如左氧氟沙星)、帕司烟肼(Pa)、利福喷汀、卡那霉素等。可在有效的抗结核治疗基础上,加用各种免疫制剂[如干扰素(IFN)、白介素-2(IL-2)等]进行治疗,以提高疗效。

(三)辅助治疗

1.糖皮质激素

在有效抗结核治疗中,肾上腺皮质激素具有抗感染、抗中毒、抗纤维化、抗过敏及减轻脑水肿作用,与抗结核药物合用可提高对 TBM 的疗效和改善预后,因此对于脑水肿引起颅内压增高、伴局灶性神经体征和蛛网膜下隙阻塞的重症 TBM 患者,随机双盲临床对照结果显示,诊断明确的 TBM 患者,在抗结核药物联合应用的治疗过程中宜早期合用肾上腺皮质激素药物,以小剂量、短疗程、递减的方法使用。常用药物有:地塞米松静脉滴注,成人剂量为 10~20mg/d,情况好转后改为口服泼尼松 30~60mg/d,临床症状和脑脊液检查明显好转,病情稳定时开始减量,一般每周减量 1 次,每次减量 2.5~5mg,治疗 6~8 周,总疗程不宜超过 3 个月。

2.维生素 B_6

为减轻异烟肼的毒性反应,一般加用维生素 B_6 30~90mg/d 口服,或 100~200mg/d 静脉滴注。

3.降低脑水肿和控制抽搐

出现颅内压增高者应及早应用甘露醇、呋塞米或甘油果糖治疗,以免发生脑疝;抽搐者,止痉可用地西泮、苯妥英钠等抗癫痫药。

4.鞘内注射

重症患者在全身用药时可加用鞘内注射,提高疗效。多采用小剂量的异烟肼与地塞米松联合应用。药物鞘内注射的方法:异烟肼 50～100mg,地塞米松 5～10mg,1 次注入,2～3次/周。待病情好转,脑脊液正常,则逐渐停用。为减少蛛网膜粘连,可用糜蛋白酶 4000U、透明质酸酶 1500U 鞘内注射,但脑脊液压力较高者慎用。抗结核药物的鞘内注射有加重脑和脊髓的蛛网膜炎的可能性,不宜常规应用,应从严掌握。

(四)后遗症的治疗

由于蛛网膜粘连所致脑积水,可行脑脊液分流术。脑神经麻痹、肢体瘫痪者,可针灸、理疗,加强肢体功能锻炼。

第四节　新型隐球菌性脑膜炎

一、概述

新型隐球菌性脑膜炎是由新型隐球菌感染所致,是中枢神经系统最常见的真菌感染。本病发病率虽很低,但病情重,病死率高,且临床表现与结核性脑膜炎颇为相似,常易误诊。

隐球菌是条件致病菌,接触鸽子排泄物是发生新型隐球菌病的主要原因,但只有当宿主免疫力低下时才会致病,该病常见于全身性免疫缺陷性疾病、慢性衰竭性疾病,如获得性免疫缺陷综合征(AIDS)、淋巴肉瘤、网状细胞肉瘤、白血病、霍奇金病、多发性骨髓瘤、结节病、结核病、糖尿病、肾病及红斑狼疮病等。

二、临床表现

本病通常起病隐袭,多呈亚急性或慢性起病,急性起病仅占 10%,进展缓慢。30～60 岁多见,男性较多,鸽子饲养者的患病率较一般人群高数倍,免疫功能低下或缺陷患者多见,5%～10% 的 AIDS 患者可发生隐球菌性脑膜炎。几乎所有的患者均有肺部感染,但由于症状短暂、轻微,临床易被忽略。

本病典型表现为间歇性头痛、呕吐及不规则低热,常见脑膜刺激征如颈强直及 Kernig 征,可见意识障碍、痫性发作及精神障碍等。发热仅见于半数病例,头痛可为持续性或进行性加重,大多数患者可出现脑内压增高、视盘水肿和小脑受累症状、体征。由于脑底部蛛网膜下隙渗出明显,蛛网膜粘连常引起多数颅神经受损,如听神经、面神经及动眼神经等,可因脑室系统梗阻出现脑积水。少数患者以精神症状如烦躁不安、人格改变、记忆减退及意识模糊为主,偶可因大脑、小脑或脑干的较大肉芽肿引起偏瘫、失语和共济失调等局灶性神经体征,少见症状如视力模糊、眼球后疼痛、复视和畏光等。约 15% 的患者无脑膜炎症状、体征。新型隐球菌感染也可引起遍及全脑的隐球菌结节,可大至肉眼见到,小至显微镜下方可查见,炎性反应较轻。隐球菌结节聚积于视神经可引起视神经萎缩,较大的隐球菌结节可出现颅内占位病变症状,隐球菌结节偶见于脑室内、脊髓、脊髓硬膜外或硬膜下等。

本病通常呈进行性加重,平均病程为 6 个月,偶见几年内病情反复缓解和加重者。本病预后不良,无并发症的新型隐球菌性脑膜炎病死率为 40%,未经抗真菌治疗的患者病死率高达87%,但极个别患者也可自愈。

三、诊断要点

(一)诊断

根据患者隐袭起病,慢性病程,具有真菌感染的条件,如鸽子饲养者、免疫缺陷患者等。以间歇性头痛、呕吐及不规则低热等起病,出现脑膜刺激征、颅内压增高、精神障碍、意识障碍、痫性发作、脑神经损害和局灶性神经体征等;CSF 压力增高,淋巴细胞数增高,蛋白增高和糖含量降低等,脑脊液墨汁染色检出隐球菌可确诊。

(二)辅助检查

1.脑脊液检查

脑脊液压力增高[>200mmH$_2$O<1.96kPa],淋巴细胞增高[(10~500)×10^6/L],蛋白增高和糖含量降低。

2.脑脊液隐球菌检查

脑脊液中检出隐球菌是确诊的关键,脑脊液经离心沉淀后沉渣涂片作印度墨汁染色,隐球菌检出率可达 30%~50%。Sabouraud 琼脂培养基培养或动物接种发现隐球菌也具有确诊价值。

3.影像学检查

头颅 CT 或 MRI 检查可发现脑膜炎和脑膜脑炎的各种原发和继发的影像学表现,较特征的是见到扩张的 Virchow-Robin 腔、凝胶状假性囊肿和脉络丛肉芽肿;以及非特异性表现如弥散性脑水肿、弥散性脑膜强化、脑实质低密度灶、交通性或梗阻性脑积水、脑实质或室管膜钙化等多种。偶可见到脑实质内低密度病灶,有增强现象,是隐球菌性肉芽肿的表现。25%~50%的隐球菌性脑膜炎患者头颅 CT 可无任何变化。

四、治疗方案及原则

(一)抗真菌治疗

1.单独两性霉素 B 治疗

两性霉素 B 目前仍是治疗中枢神经系统隐球菌感染最有效的药物。两性霉素无口服制剂,只能静脉给药。也可经小脑延髓池、侧脑室或椎管内给药、或经 Ommaya 储液鼓作侧脑室或鞘内注射。单独应用时多从小剂量开始,突然给予大剂量或有效剂量可使病情恶化,成人开始用药,一般每天静脉给 0.3~0.75mg/kg,逐渐增加至每日 1.0~1.5mg/kg,按患者寒战、发热和恶心的反应大小决定增长的量和速度。当支持剂量达到时,因其半衰期较长该药可改为隔日 1 次。其间应按临床反应和有无毒副作用,特别是肾的毒性反应来调节剂量。血清肌酐升高至 221μmol/L(2.5mg/dL)时应减量或停药,直至肝功能改善。治疗一疗程的用药总剂量远比每次用药的单剂量大小重要,前者是治疗成败的决定因素。治疗中枢神经系统感染,成人用药总剂量至少 2～3g。两性霉素的毒副作用较多。该药不良反应多且严重,最常见的是肾脏毒性、低血钾和血栓形成性静脉炎,此外还可引起高热、寒战、头痛、呕吐、血压下降、氮质血症等,偶可出现心律失常、惊厥、血尿素氮水平增高、白细胞或血小板计数减少等。阿司匹林、抗组胺药物,输血和暂减少给药剂量,是控制不良反应的有效手段。

2.合并用药

两性霉素 B[0.3mg/(kg·d)开始,逐渐增量,总剂量 2～3g]与口服氟胞嘧啶[100mg/(kg·d)]合并使用是较理想的治疗方案。比单纯使用一种药物的治疗有效率和改善率皆高,复发病例亦较少,减少不良反应。疗效观察要依赖 CSF 的改变,合并治疗 2～4 周,当 CSF 转变为正常后,可改为氟康唑治疗,剂量为 400～800mg/d[10mg/(kg·d),口服或静脉滴注],疗程为 1～3 个月。若同时服用苯安英钠,应检测肝功。

(二)手术治疗

脑和脊髓肉芽肿压迫脑室系统导致梗阻性脑积水和颅内压增高,药物治疗常难奏效,可行骨片减压术,脑积水者可行侧脑室穿刺引流术或侧脑室分流减压术。

(三)对症及全身支持疗法

颅内压增高者可用脱水剂如 20％甘露醇、甘油果糖和呋塞米等降颅压治疗,预防脑疝,保护视神经。因病程长,病情重,机体慢性消耗很大,须注意患者的全身营养,防治肺部感染及泌尿系统感染等,应注意水、电解质平衡,进行全面护理。

第五节　脑蛛网膜炎

脑蛛网膜炎又称浆液性脑膜炎,局灶性粘连性蛛网膜炎,是脑的蛛网膜发生炎症,慢性者可粘连或形成囊肿,可引起脑组织损害及脑脊液循环障碍。

祖国医学认为,该病为"痉病""头痛"范畴,是外邪侵袭入脑,壅滞于经脉,以致气血运行不畅,筋膜受病,可形成本病。

现代医学认为,本病多数继发于急性或慢性软脑膜感染,以结核最为常见,颅脑外伤,蛛网膜下隙异物刺激,颅外感染也可引起,以蛛网膜急慢性炎症性损害为病理基础。

一、病因病机

(1)特发性蛛网膜炎:部分患者的病因尚不明确。

(2)继发性蛛网膜炎:既可继发于颅内疾病,又可继发于颅外的疾病,颅内见于蛛网膜下隙出血、急性或慢性脑膜感染、颅脑外伤、脑寄生虫病等;颅外分为局灶性和全身性感染,前者如中耳炎、鼻及鼻窦炎、乳突炎、龋齿、咽喉部感染等;后者如结核、流行性感冒、梅毒、流行性腮腺炎、风湿热、伤寒、百日咳、白喉、败血症、疟疾等,其中以结核、流行性感冒最为常见。

(3)医源性蛛网膜炎:见于在诊疗操作过程中所引起的蛛网膜炎,如脑室或髓鞘内药物注射、脑池造影检查、颅脑手术及介入治疗等。

二、病理

蛛网膜呈弥散性或局限性增厚,常与硬脑膜、软脑膜、甚至脑组织、脑神经发生粘连。有的形成囊肿,其中含脑脊液。脑蛛网膜炎粘连可以影响脑脊液循环及吸收,从而引起脑室扩大,形成脑积水。

镜下见大量的炎性细胞浸润,网状结构层呈现纤维增生型变化。脑部病变部位主要侵犯大脑半球凸面脑底部、小脑半球凸面及脑桥小脑角。

三、临床表现

任何年龄均可发病,以中年多见,大多数患者以慢性或亚急性起病,少部分急性发病。根据起病的形式和病变部位不同,临床表现可以分为下列 5 型。

(一)急性弥散型

主要为急性脑膜炎综合征的表现,但程度较轻,局灶性神经系统体征不明显。症状数日或数周内可改善,或呈波动性发病。

(二)慢性弥散型

慢性起病,除脑膜炎综合征的表现外,常伴有颅内压增高和脑神经损害的症状。

(三)半球凸面型

常有局限性癫痫,单瘫、偏瘫、失语、感觉障碍、精神及行为异常,临床表现与脑肿瘤相似。此外,还可伴有颅内压增高的症状。

(四)幕上脑底型

病变主要累及视交叉与第二脑室底部。视交叉损害表现为头痛、视力减退或失明、视野缺损,视神经检查可见一侧或两侧视力下降,单侧或双颞侧偏盲,中心暗点、旁中心暗点或向心性周边视野缩小,眼底可见视神经盘水肿或视神经萎缩。第三脑室底部损害表现为烦渴、尿崩、肥胖、嗜睡、糖代谢异常等。

(五)颅后窝型

病变堵塞第四脑室出口可造成阻塞性脑积水,常表现为颅内高压症、眼球震颤、共济失调及外展神经麻痹。病变累及脑桥小脑角常出现第 Ⅴ Ⅵ、Ⅶ、Ⅷ 对脑神经损害及小脑体征等。

四、辅助检查

(一)实验室检查

脑脊液:压力正常或增高,细胞数及蛋白含量轻度增高,多数患者完全正常。

(二)影像学检查

CT 和 MRI 显示颅底部脑池闭塞及脑室扩大。脑 MRI 在 T_2 加权像上可见脑表面局部脑脊液贮积与囊肿形成。

(三)放射性核素脑显像

放射性核素脑池扫描可见核素在脑池及蛛网膜颗粒内淤积,吸收延迟。

五、诊断

根据发病前有蛛网膜下隙出血、头部外伤、颅内或颅外感染。脑室内介入治疗史,起病的形式,症状缓解与复发的特点,结合脑 CT 或 MRI 影像学改变,可以做出诊断。病因方面在排除继发性和医源性的蛛网膜炎外,应考虑特发性的可能。

六、治疗

1.病因治疗

对已明确的细菌或结核菌感染者必须应用抗生素或抗结核药物治疗。

2.抗感染治疗

对弥散性蛛网膜炎患者可应用肾上腺皮质激素治疗,如地塞米松 5～10mg/d,静脉滴注,连用 7～14d。

3.抗粘连治疗

解除粘连可用糜蛋白酶 5mg 或胰蛋白酶 5～10mg 肌内注射,每日 1 次。严重粘连的患者可髓鞘内注射糜蛋白酶或地塞米松,每周一次。药物治疗无效者可根据病情进行蛛网膜粘连松解术。

4.颅内高压处理

有颅内高压者应给予高渗性脱水剂,如 20％甘露醇、甘油果糖等。经药物治疗无效、脑积水进行性加重或颅内压增高造成脑疝形成的早期患者,可施行脑脊液分流术。

5.手术治疗

造成明显压迫症状的蛛网膜囊肿,可考虑手术摘除。

6.辨证分型论治

陈氏将本病分为五型。

(1)外邪侵袭型:治以祛风散寒,和营燥湿,方用柴葛解肌汤加减。

(2)里热壅盛型:治以泄里热,存阴止痉,方用增液承气汤加减。

(3)肝脑热盛型:治以清营凉血,开窍止痉,方用清营汤送服安宫牛黄丸或紫雪丹。

(4)瘀血内阻型:治以活血化瘀,通窍止痛,方以通窍活血汤加减。

(5)痰浊阻滞型:治以祛风豁痰,熄风镇痉,方以祛风导痰汤加减。

7.单验方

陈氏以连翘 10g,板蓝根 15g,金银花 15g,竹叶 6g,柴胡 6g,生地 12g,大青叶 10g,玄参 10g,水煎内服治疗,或用全蝎 3g,蜈蚣 1 条,研末吞服,对抽搐动风有效。

8.其他疗法

(1)针灸疗法:赵氏用体针治疗,取风池、百会、太阳、印堂、曲池、合谷、太冲为主,平补平泻,中等强度刺激,留针 20～30min,其中太阳宜点刺出血。

(2)皮肤针:取脊柱两侧,以颈椎、骶椎部为主,头部阿是穴。

第六章　神经系统变性疾病

第一节　多系统萎缩

多系统萎缩(MSA)是一组原因不明,累及锥体外系、锥体系、小脑和自主神经系统等多部位的神经系统变性疾病。平均发病年龄为 54 岁,多系统萎缩进展较帕金森病快。

一、病因和病理

病因不明,可能与神经元凋亡或酶代谢异常有关。多系统萎缩患者脑中少突胶质细胞包涵体是病理学特异性的检测标志,主要分布在大脑、小脑接近皮质的白质及脑干、基底节的白质中。α—共核蛋白是少突胶质细胞包涵体的主要成分。

二、临床表现

患者可表现为帕金森样症状,也可表现为小脑症状,易与帕金森病和路易体痴呆混淆。首发症状以帕金森样症状最常见,大约 90% 的患者如此。同时,帕金森样症状也是最常见的运动障碍,约占 87%,其次是小脑症状(54%)和锥体系症状(49%),而严重的痴呆症状最少见。在多系统萎缩的晚期,帕金森样症状和小脑症状可以同时出现,但如果帕金森样症状显著时有时在检查中难以发现小脑症状。

以帕金森样症状为主要表现的多系统萎缩:主要表现为肌张力增高,静止性震颤可能并不显著,姿势异常较常见。以帕金森样症状为主的患者其特点对左旋多巴的反应差。只有一小部分患者对左旋多巴反应好,而且经常演变为左旋多巴诱导性的运动障碍。

以小脑症状为主要表现的多系统萎缩:主要表现为指鼻试验、跟膝胫试验阳性,意向性震颤、宽基底步态等。大约 5% 的患者以小脑症状为首发症状。50% 的患者表现部分小脑症状。

依照 3 种主要的临床症状分为 3 个亚型。

(1)以帕金森样症状为主的纹状体—黑质变性:①行动缓慢,动作僵硬。②卧位时难以翻身。③行动启动困难。④小写症。

(2)以小脑症状为主的橄榄脑桥小脑萎缩:①动作笨拙,持物不稳。②难以扣纽扣。③在人群中易失平衡。④没有支持即不能维持平衡。⑤书写功能障碍。⑥小脑性言语不清。

(3)以自主神经系统功能障碍为主的 Shy—Drager 综合征:①排尿障碍。②勃起功能障碍。③直立性低血压伴头昏或眩晕。④颈肩周围不适。⑤便秘。⑥手足发冷。⑦出汗障碍。

三、辅助检查

(一)自主神经功能试验

自主神经功能试验需对疑诊多系统萎缩的患者常规行卧立位血压检测,分别测量患者平卧位及由卧位站起后不同时间的血压,同时测量心率变化。卧位时血压正常,站立时血压下降 $2.7\sim5.3\mathrm{kPa}(20\sim40\mathrm{mmHg})$ 或以上而心率无明显变化者为阳性。

（二）影像学检查

本病多系统萎缩时有相对特征性的 MRI 表现。

四、诊断

1999 年，Gilman（美国）等提出了多系统萎缩的四组临床特征和诊断标准。四组临床特征包括：①自主神经功能障碍或排尿功能障碍。②帕金森样症状。③小脑性共济失调。④锥体系功能障碍。

Gilman 诊断标准：①可能的多系统萎缩，其中一组临床特征加上另外两个分属不同系统的体征。②很可能的多系统萎缩，第一组临床特征加上对多巴胺反应差的帕金森样症状或小脑性共济失调。③确诊多系统萎缩需经神经病理学证实。

五、鉴别诊断

（1）老年性直立性低血压：为单纯的自主神经系统功能障碍，不伴有帕金森样症状和小脑症状，与老年人血压增高及老年人对血浆去甲肾上腺素随体位改变的反应增强有关，常由低血容量性、药物性、排尿性等低血压反应诱发。

（2）帕金森病。

六、治疗

多系统萎缩尚无特殊的治疗方法，主要是对症治疗。

（1）治疗运动障碍：患者对左旋多巴反应差，在未出现反应低下时可以使用 $1\sim1.5g/d$ 的剂量，疗效有限。

（2）治疗自主神经功能障碍：米多君（一种口服 α_1 肾上腺素受体激动剂）用于治疗多系统萎缩直立性低血压有效且安全。

第二节　黑质纹状体变性

黑质纹状体变性（SND）是一种以帕金森综合征为主，又可出现小脑症状、锥体束征等为特点的一种罕见的原发性神经系统变性病。病理改变：黑质、新纹状体的神经细胞丢失，胶质细胞增生非常明显，小脑浦肯野细胞、苍白球、皮质脊髓束等处均有神经细胞变性、脱失伴胶质增生。

一、临床表现

（1）发病年龄：以中老年为多见，性别无差异。

（2）隐袭起病，病情缓慢加重无缓解。

（3）动作缓慢、步态障碍，行走下肢拖曳、面部表情呆板、强直、四肢肌张力高呈"铅管样强直"，由于肌肉的强直，患者出现特殊姿态，如头部前倾，躯干俯屈等特殊姿态。

（4）小脑体征：共济失调，步态宽等。

（5）锥体束受损的体征。

（6）伴或不伴有自主神经功能障碍。

二、辅助检查

头颅 MRIT_2 加权像上可见壳核、黑质信号密度减低。PET 发现壳核、黑质葡萄糖利用率低。

三、诊断

主要根据中年后隐袭起病,缓慢加重无缓解,临床表现为帕金森症状为主伴有小脑、锥体束的症状及头颅影像学改变可考虑该病。

四、鉴别诊断

(一)帕金森综合征

表现为静止性震颤强直、运动减少和姿势反射的障碍,亦为进行性病程,但无多系统萎缩的表现(如:小脑体征、锥体束征、直立性低血压等)可鉴别。

(二)原发性直立性低血压

以直立性低血压引起头晕、昏厥为主,伴有阳痿、排尿障碍、排汗异常等自主神经功能不全。可伴有小脑、锥体束征及震颤麻痹。

(三)橄榄－脑桥－小脑萎缩

以小脑性共济失调为主,常有家族史,主要侵及脑桥、下橄榄、脊髓和大脑额叶。头颅 MRI 可见小脑、脑桥萎缩,包围池增宽。

五、治疗

无特效治疗,对症治疗。

第三节　遗传性痉挛性截瘫

遗传性痉挛性截瘫(HSP)也叫家族性痉挛性截瘫(FSP)或者 Strumpell－Lorrain 综合征,是一组遗传性疾病,最常见为常染色体显性遗传,也有常染色体隐性遗传及 X 连锁遗传。病理特点主要为皮质脊髓束变性和(或)脱髓鞘,以胸段最重。临床表现为双下肢肌张力增高,腱反射活跃亢进,病理反射阳性,呈剪刀步态。

HSP 具有明显的遗传异质性,大部分家系为常染色体显性遗传,少数为常染色体隐性,极少数为 X 连锁隐性。目前已发现 HSP 基因位点也具有明显的遗传异质性,常染色体显性遗传 HSP 的基因位点已知的有 14q1.2(此位点称为 HSP1),2p21.24(HSP2)和 15q11.1,常染色体隐性遗传 HSP 基因与 8 号染色体上的多个 DNA 标记有紧密连锁,X 隐性 HSP 基因位点包括 Xq28 和 Xq21.3－24。常染色体显性和常染色体隐性 HSP 可能还有其他基因位点,Hazan 等发现 HSP1 可能是由于三核苷酸重复增多所致。

1994 年,Saugier－Veber 等在 1 个 X 连锁隐性 HSP 家系中发现位于 Xq21.3－24 的一种主要髓鞘蛋白－蛋白脂蛋白(PLP)基因 3 号外显子有点突变(组氨酸－酪氨酸),目前已发现 PLP 基因的突变可导致另一种遗传性中枢神经系统广泛脱髓鞘病 Pelizaeus－Merzbacher 病,后者与 X 连锁 HSP 可能是等位基因病。

目前研究表明,本病具有高度遗传异质性,应用连锁分析、定位克隆技术,科学家们已将3种遗传类型(每型又含单纯型及复合型2类)定位于20个染色体位点,其基因组数据库代号分别为SPG1－SPG20,现已克隆出8个相关基因。在各种形式的HSP中,常染色体显性遗传型最多见,现已确认10个基因型,对应单纯型HSP最多见的位点为SPG4,其次为SPG3和SPG6对常染色体隐性的HSP至少有7个位点已被确认,大多数与复杂型有关。常染色体隐性遗传的HSP确定的基因是Para－plegin基因和Spavin。大多数X－连锁型HSP具有复杂的表型(一些家族除外),主要与SPG2连锁,与编码蛋白脂蛋白(PLP)的基因突变相对应。X－连锁型痉挛性截瘫的主要位点是SPG1,对应的基因编码为LCAM。

一、流行病学

1876年由Seeligrnuller首先报道,1880年Strumpell和1989年Lorrain又进行了详细的描述,所以HSP也称Strumpell病或Strumpell－Lorram病。据估计,基因频率为1/1000万,常显遗传者外显率为90％～95％,发病率为2～10/10万。

二、临床特点

HSP可于任何年龄发病,但多见于儿童期或青春期,男性较女性多见。主要表现为缓慢起病逐渐进展的双下肢痉挛性截瘫,患者出现双下肢僵硬,不灵活,走路不稳,跑步易跌,上楼梯尤其困难,以后双上肢也可出现症状,动作笨拙迟缓。体检时可发现四肢尤其是双下肢肌张力增高,行走时呈剪刀样步态,腱反射亢进,病理征阳性,部分患者有轻度肌力减退。多数患者有弓形足或平跖足。常有阳性家族史。HSP根据遗传方式(常染色体显性遗传、常染色体隐性遗传、X－连锁遗传)、是否是单纯性进展性痉挛起病,或者是否伴有其他的神经系统异常,比如视神经病,视网膜病、锥体外系异常、黑蒙、共济失调、鱼鳞病、智力倒退、聋哑和癫痫,而分为单纯性和复杂性HSP。临床上将只有痉挛性截瘫者称为单纯型HSP,合并有脊髓外损害者称为复杂型。少数患者开始表现为单纯型,数十年后出现脊髓外损害表现。

(一)单纯型

单纯型较为多见,病程较良性。1981年,Harding将单纯性HSP分为Ⅰ型和Ⅱ型Ⅰ型者于35岁前起病,临床上肌张力增高更明显,病情进展缓慢;Ⅱ型者于35岁以后起病,末梢感觉障碍更常见,膀胱障碍,锥体束性无力更明显,进展迅速。

单纯型常染色体HSP患者,胎儿期、出生史及婴幼儿阶段常常无异常表现,之后出现下肢僵硬和步态异常。多数在十几岁起病,但是从婴儿期到85岁发病。步态异常为隐匿性进展。患者会逐渐出现尿急,常常在晚期进展为尿不尽。单纯型常染色体HSP患者神经系统检查:面部、眼外肌运动正常,上肢肌力、肌张力正常。下肢肌张力增高,以窝、股四头肌和踝部肌腱表现明显。肌无力在髂腰肌、胫前肌和腘窝肌肉表现明显。肌肉萎缩不明显,仅仅在老年依靠轮椅的患者中出现。周围神经正常。下肢远端的振动觉常常减弱。单纯型HSP的周围神经正常。Vibratory sense在肢体的远端常常轻度减低。这常常是本病与其他疾病鉴别的要点之一。腱反射在上肢是活跃的,在下肢是亢进的。由于髋关节屈曲跖曲环形步态,霍夫曼征和特勒姆内征常常可以看到。高足弓则常常在大龄患者中出现。

(二)复杂型

复杂型除单纯型所表现的痉挛性截瘫外,还有各种脊髓外损害表现。此外,还可出现共济失调,多神经病,视神经萎缩,视网膜色素变性,耳聋,锥体外系症状等。

本病的主要临床特征是:痉挛性截瘫、脊髓小脑变性、轴索变性、遗传异质性。

三、辅助检查

HSP的辅助检查无特异性改变,主要用于排除其他脊髓疾病,如多发性硬化,脊髓型颈椎病,脊髓占位性病变等。

(一)影像检查

HSP的脑脊液,影像学检查包括头颅,脊髓CT和MRI一般均无异常。最近Iwabuchi等报道了3例HSP头颅MRI有胼胝体发育不良,认为是一种特殊类型的HSP。

(二)肌电图

可发现失神经改变,但周围神经传导速度正常。大部分患者下肢诱发电位消失或运动传导速度延长,波幅降低,上肢大多正常,运动传导速度改变与年龄,病程无关。但有一家系5例患者上肢运动传导速度均延迟。目前认为运动传导速度对检测临床上病灶无明显意义,但可用于区分HSP亚型。

(三)体感诱发电位

约2/3患者下肢体感诱发电位传导速度显著下降,少数患者,上肢体感诱发电位也有异常,无合并周围神经病者,周围神经传导速度均正常。

(四)视觉诱发电位和脑干听觉诱发电位

大部分患者VEP和BAEP正常,但也有报道约1/5患者P100潜伏期延长,约1/2患者BAEP异常。

(五)病理特点

常显单纯型HSP的主要病理特征:中枢神经系统的轴索变性,尤其是胸段皮质脊髓束和薄束,而脊髓小脑束,脊髓丘脑束损害较轻,有报道与其他遗传性共济失调无明显区别,也有报道脊髓前角、基底节、脑干、小脑等也可受累。国内林世和等报道主要为脊髓后束、脊髓小脑前后束损害,锥体病变较轻。HSP病理上的特殊分布,提示HSP基因可能影响神经营养的调节,轴索细胞骨架或轴浆流动。

四、诊断与鉴别

HSP的诊断主要基于临床症状体征,阳性家族史,多于儿童期起病,缓慢进行性双下肢痉挛性截瘫,剪刀步态,伴视神经萎缩、锥体外系症状。早期不伴感觉障碍、肌萎缩、括约肌控制失常以及智力下降等症状进行诊断。

因HSP的诊断需要排除其他疾病。因此,HSP的鉴别诊断很重要,特别是对临床特征不典型及没有相同疾病家族史的患者。目前,基因诊断已成为可能,但只限于已克隆的5型疾病基因的突变检测。肌活检有助于HSP-7型的诊断。

HSP只占痉挛性截瘫的很少一部分(有报道为2.4%),故临床上对痉挛性截瘫患者首先排除多发性硬化,脊髓型颈椎病,脊髓压迫症等常见原因,另外还应特别注意与脑性瘫痪,运动神经元病鉴别。

(一)脑性瘫痪

围生期常有宫内窘迫,难产,窒息,早产等特殊病史,出生时即有症状,病情随年龄增大而稳定或略有好转,无阳性家族史,无弓形足,头颅CT和MRI常有脑萎缩表现。

（二）运动神经元病

多于中年发病,大多无阳性家族史,无弓形足,症状发展相对较快,肌电图有失神经改变和巨大电位,肌活检有神经源性肌萎缩。

五、治疗

目前遗传性痉挛性截瘫尚无特殊治疗,主要是对症治疗,包括巴氯酚、苯海索、妙纳,可减轻患者的症状,物理治疗和适当的运动锻炼有利于肢体功能恢复。双下肢痉挛严重者可以采取肌腱松解术。

第四节　进行性失明

进行性失明称 Leber 遗传性视神经病（LHON）,亦称 Leber 病,由 Leber 于 1871 年首次报道,有人统计我国的发病率仅为 1/10 万。

一、病因及发病机制

本病是一种母系遗传的线粒体病,与 mtDNA 突变有关,已发现的十多种突变均位于结构基因上,分别影响酶复合体Ⅰ、Ⅲ及Ⅳ基因,约 70%～90% 的患者有这些突变,在非 LHON 家族中未查到类似突变。具有这些突变的个体都有可能患病,男性更易于患病。患者母系亲属中约 50% 的男性和 10% 的女性发生视神经萎缩,原因不明。推测酶复合体Ⅰ基因的突变产生了新的抗原,诱发了自身免疫反应,导致了视神经及其他症状。

二、临床表现

本病表现为由双侧视神经萎缩引起的急性或亚急性视力丧失,约 50% 的患者有明确的家族史,好发于 18～30 岁,高发年龄为 20～24 岁,男性占 80%～85%。多数患者双眼视力同时丧失,少数患者一眼先发病,随后另一眼也出现视力丧失。全盲者少见,中心视力丧失,周边视力保存,瞳孔对光反射存在。少数患者可出现深反射亢进、病理征,小脑性共济失调、癫痫及周围神经病等。眼底检查可见视盘水肿,视盘周围的视网膜上毛细血管扩张。

三、辅助检查

（1）视觉诱发电位可发现波幅降低,潜伏期延长,晚期电位几乎消失。

（2）荧光素血管造影时发现没有染料从视盘及视网膜血管中漏出。

（3）心电图检查可发现期前收缩 Q-T 间期延长、胸导联的深 Q 波及高 R 波。

（4）CT 及 MRI 检查多无特征性改变。

四、诊断与鉴别诊断

根据患者母系遗传史,青年发病,男性居多,急性或亚急性视力丧失,眼底检查,血细胞 mtDNA 突变分析等予以诊断。鉴别诊断需考虑球后视神经炎、中毒营养性视神经病及其他遗传性视神经病,后者如遗传性视神经萎缩;视神经萎缩也可能为其他复杂神经系统疾病的一种表现,可见于脂质累积病、脊髓小脑共济失调、多发性神经病等,诊断时应注意。

五、防治

本病无特效治疗,应避免烟酒,可试用辅酶 Q_{10}、琥珀酸及大量 B 族维生素。女性携带者最好避免生出男婴。

第七章　神经系统发育异常性疾病

第一节　枕骨大孔区畸形

枕骨大孔区畸形是指发生于颅底枕骨大孔区及上颈椎的畸形,伴有或不伴有神经系统损害症状。在胚胎发育、神经管闭合过程中,此处闭合最晚,故此区最容易发生先天性畸形。枕骨大孔区畸形分为下列几种:扁平颅底、颅底凹陷症、小脑扁桃体下疝、寰枕融合、颈椎融合、寰枢椎融合、寰枢椎脱位等。临床上常见的是扁平颅底、颅底凹陷症及小脑扁桃体下疝,它们可单独发生,也可合并存在。

一、扁平颅底

扁平颅底是指颅前窝、颅中窝及颅后窝的颅底部,特别是鞍背至枕大孔前缘处,向颅腔内上凸,使颅底变得扁平,蝶骨体长轴与枕骨斜坡构成的颅底角度变大,超过145°角。扁平颅底常与颅底凹陷症合并存在。

本病多为原发性先天性发育缺陷,少数有遗传因素存在。如无其他畸形合并存在,不累及颅底骨质及周围支持组织,可无明显病理改变。扁平颅底本身可无临床症状,或有短颈、蹼状颈等外观。可根据头颅 X 线侧位片测量颅底角或 Boogard 角做出诊断。颅底角是指颅骨侧位片上以鞍结节为中心,分别与鼻根部和枕骨大孔前缘做连线所构成的角度,正常为 125°~143°角,颅底角超过 145°角则为扁平颅底。Boo—gard 角为枕骨大孔的平面与斜坡之间的角度,正常为 119°~131°角,超过 131°角即为扁平颅底。单纯扁平颅底无须治疗。

二、颅底凹陷症

颅底凹陷症又称颅底压迹,系颅底骨组织(以枕大孔区为主)向颅腔内陷,枢椎的齿状突上移,进入枕大孔,使枕骨大孔狭窄,颅后窝变小,引起脑桥、延髓、小脑和颈髓受压及脑神经过伸及椎动脉供血障碍而发生一系列神经系统症状,是枕大孔区最常见的畸形。

(一)病因与病理学

本病可分为原发性和继发性。原发性者多见,因先天发育异常所致,多合并小脑扁桃体下疝、扁平颅底、寰枕融合等畸形。继发性者可见于佝偻病、骨软化症、畸形性骨炎(Paget 病)、类风湿性关节炎及甲状腺功能亢进等疾病。

本病枕骨大孔狭窄,颅后窝缩小,在此基础上,头颈部活动不当、外伤等可使枕大孔附近的肌膜、韧带和硬脑膜增厚粘连,甚至形成囊肿,以致小脑、延髓、后组脑神经、高位颈髓和颈神经受压迫或刺激,并影响椎动脉供血和脑脊液循环,从而出现各种神经症状和体征。如果脑脊液循环通路受阻,则出现梗阻性脑积水。颅内压增高可致小脑扁桃体、延髓下疝,造成死亡。

(二)临床表现

常于 10 岁以后或青壮年期发病,症状多缓慢进展,头部突然用力可诱发症状,或使原有症状骤然加重。患者常伴有特殊的外貌,如短颈、蹼颈、身材短小、后发际低及头部活动受限、强迫头位等。患者临床症状的有无和轻重与畸形本身的严重程度并不成正比。

该病主要表现为枕骨大孔区综合征,可有以下几种临床症状和体征。①后组脑神经症状:表现为吞咽困难、声音嘶哑、语言不清、舌肌萎缩等。偶可见第Ⅴ、Ⅵ、Ⅶ对脑神经受累症状。②颈神经根症状:枕部及颈部疼痛、强硬,颈部活动受限。单侧或双侧上肢麻木、疼痛无力、肌肉萎缩,腱反射减低或消失等。③上颈段及延髓症状:四肢不同程度的感觉障碍、无力或瘫痪,锥体束征阳性,括约肌功能障碍及呼吸困难等,部分患者因有延髓、脊髓空洞症而表现分离性感觉障碍。④小脑症状:眼震、小脑性共济失调等。⑤椎-基底动脉供血不足:反复发作性眩晕、呕吐、心悸、出汗等。⑥颅内压增高:疾病晚期因脑脊液循环障碍而出现头痛、呕吐、视盘水肿等颅内压增高的症状,甚至形成脑疝。

(三)辅助检查

(1)头颅正侧位 X 线片上测量枢椎齿状突的位置,是诊断本病的重要依据。测量方法有:①硬腭-枕大孔线最常用,为自硬腭后缘至枕大孔后缘的连线。齿状突高出此线 3mm 以上即为颅底凹陷症,若高 0～3mm 为可疑。②硬腭-枕骨线为自硬腭后缘至枕骨最低点间的连线。齿状突高出此线 7mm 为可疑,超过 9mm 为颅底凹陷症。

(2)头颅 CT 检查可发现脑室扩大、脑积水等异常。MRI 可发现小脑扁桃体下疝、延髓、脊髓空洞症等畸形。

(四)诊断

(1)颈短,后发际低,外观异常,颈部活动受限。

(2)儿童或青年时出现症状,缓慢进展,逐渐加重。

(3)有枕骨大孔区综合征的症状和体征。

(4)有典型的影像学改变,同时注意是否合并有扁平颅底、寰枢椎脱位等其他畸形。

(五)鉴别诊断

(1)延髓、脊髓空洞症临床表现有特征性的节段性分离性感觉障碍。X 线检查可见脊柱侧弯畸形,可有神经源性关节病变。CT 扫描、脊髓 MRI 可显示空洞。

(2)后颅窝或枕骨大孔区占位性病变病情进展快,早期即可出现颅压增高的表现。头颅 CT、MRI 检查可明确诊断。

(3)多发性硬化中枢神经系统白质内同时存在两处以上的病灶,病程有缓解-复发呈阶梯样进展的特点,发病年龄偏大些,多在 20～50 岁。视、听、体感诱发电位异常。脑 CT、MRI 可显示脑白质,尤其是侧脑室周围异常病灶。

另外还需与其他因脑干、小脑、后组脑神经、脊髓损伤所引起的疾病相鉴别,如肌萎缩侧索硬化症、遗传性共济失调、颈椎病等。

(六)治疗

(1)X 线上显示畸形,无临床症状或症状轻微者,可保守治疗观察。

(2)对有延髓、上颈髓受压、颈神经受累伴脊髓空洞、脑和脑神经症状进行性加重、脑脊液循环通路受阻、颅内压增高者,X 线片显示合并寰枢椎脱位者应手术治疗。

三、小脑扁桃体下疝畸形

小脑扁桃体下疝畸形，又称 Arnold－Chiari 畸形，为枕骨大孔区的一种先天性发育异常，颅后窝容积变小，小脑扁桃体异常延长，疝入枕大孔而达颈椎椎管内，造成枕大池变小或闭塞、蛛网膜粘连肥厚等改变。多数学者认为小脑扁桃体下疝是胚胎期颅后窝发育不良所致。

(一)病因及病理

病因不清，可能与胚胎第 3 个月时神经组织生长过快或脑组织发育不良，以及脑室系统、蛛网膜下隙之间脑脊液动力学紊乱有关。病理改变包括以下表现：①小脑扁桃体经枕骨大孔疝入椎管内，有时可充满整个小脑延髓池。②延髓变长，与第四脑室下部一起疝入椎管内，延髓、上颈髓均受压变扁。③第四脑室正中孔、导水管粘连狭窄致梗阻性脑积水。④脑干与小脑的下移使第 Ⅸ～Ⅻ 对颅神经受牵拉变长。⑤枕骨大孔区颅内结构粘连，蛛网膜下隙闭塞，形成囊肿。⑥若中脑下移可合并桥池、外侧池闭塞。此畸形常合并颅底和枕骨大孔区畸形、枕部脑膜脑膨出、脊椎裂、脊膜脊髓膨出、脊髓空洞症等多种畸形。小脑扁桃体下疝畸形依照畸形的特点及轻重程度可分为四型：Ⅰ型，小脑扁桃体及下蚓部疝到椎管内，有时可达第 3 颈椎，延髓与第四脑室位置正常或轻度下移，约 50% 合并有脊髓空洞症，一般无脊髓脊膜膨出。Ⅱ型，最常见，小脑、延髓、第四脑室均下移疝入椎管内，延髓与上颈髓重叠，脑桥延长变薄，第四脑室正中孔与导水管粘连狭窄致梗阻性脑积水，多伴有脊膜脊髓膨出。Ⅲ型，最严重，除Ⅰ型特点外，常合并上颈部、枕部脑膜脑膨出。Ⅳ型，表现小脑发育不全，不向下方移位。

(二)临床表现

本畸形女性多于男性。Ⅰ型多见于儿童与成人；Ⅱ型多见于婴儿；Ⅲ型罕见，在新生儿期发病；Ⅳ型也罕见，在婴儿期发病。临床表现依小脑－延髓下疝的情况而有不同。

(1)多先出现头部或颈枕部疼痛，疼痛呈发作性，并向肩部放射。有颈枕部压痛及强迫头位。

(2)随病情进展，在颈枕部疼痛的同时，可表现以下几组症状：①延髓、上颈髓受压症状如偏瘫或四肢瘫，偏身或四肢感觉障碍，病理征阳性。合并脊髓空洞症可出现节段性分离性感觉障碍及呼吸困难、括约肌障碍等。②脑神经、颈神经症状耳鸣、吞咽困难及声音嘶哑，手部麻木无力、手肌萎缩等。③眼震及小脑症状。④颅内高压症状等。

(三)辅助检查

1.头颅颈椎 X 线片

可显示枕骨大孔区、头颅、颈椎骨畸形异常，如颅裂、脊椎裂、寰枕区畸形。

2.CT、MRI 扫描

可以非常直观地显示畸形的组织结构及其毗邻关系，尤以 MRI 最佳。

其影像表现如下：

(1)Ⅰ型：①小脑扁桃体变形移位，呈舌状经枕骨大孔向下疝超过 5mm，进入颈椎管上部。②枕大池变小，可合并颅颈交界区畸形。③可合并脑积水和脊髓空洞症，各占 20%～25%。

(2)Ⅱ型：①小脑狭长的舌状突出物可经寰椎移至颈 2～颈 4 水平或以下。小脑发育不良向尾端延长，经枕大孔疝至颈Ⅰ椎弓上缘，枕骨大孔明显扩大。②脑干明显延长，延髓疝入颈椎管内。③颈髓下移，颈部神经根相对上升至出口水平，小脑与第四脑室疝入椎管。④天幕发育不良,也可天幕低位,使直窦、横窦、窦汇的位置下移。⑤可合并多种复杂畸形,如脊髓脊膜膨出、脑积水及脊髓空洞症、大脑畸形、颅底凹陷症和脊髓纵裂畸形等。

(3)Ⅲ型:除Ⅱ型表现外,均有明显的颅底陷入,颈椎畸形,枕骨大孔扩大,低枕部或高颈部的脑膜脑膨出。

(4)Ⅳ型:严重的小脑发育不全,无移位,第四脑室扩大,后颅窝脑池、脑沟增宽。

(四)诊断及鉴别诊断

根据发病年龄、临床表现,特别是 MRI 的影像学表现可明确诊断。本病易误诊为运动神经元疾病、多发性硬化、脊髓空洞症、颈椎病、小脑性共济失调等。MRI 应用于临床后,使鉴别诊断变得简单、迅速、准确。

(五)治疗

(1)对病情轻或仅有颈枕部疼痛、病情稳定者可保守对症治疗观察,口服泼尼松 10mg,每日 3 次,吲哚美辛 25mg,每日 3 次。

(2)手术治疗为本病的主要治疗方法,其目的是解除压迫与粘连,缓解症状。①手术指征有:有梗阻性脑积水或颅内压增高者;症状进行性加重,有明显神经系统受损体征者。②手术方法:多采用后颅凹减压术、上颈椎椎板切除减压术等。有梗阻性脑积水要做脑脊液分流术。小脑扁桃体下疝畸形合并脊髓空洞症患者应行枕大孔区减压、空洞引流术,解除第四脑室出口处梗阻和脊髓的积水。

第二节　先天性脑积水

先天性脑积水也称为婴儿脑积水,是指由于脑脊液分泌过多、吸收减少或循环障碍所致脑脊液在脑室系统及蛛网膜下隙内积聚并不断增加,常伴有颅内压的增高。在婴儿因颅缝尚未闭合,头颅常迅速增大。

一、病因学和病理学

先天性脑积水可分为交通性脑积水和阻塞性脑积水两类:①交通性脑积水脑脊液能从脑室系统至蛛网膜下隙,但因蛛网膜吸收障碍或脑脊液分泌过多而致脑积水。②阻塞性脑积水由于脑脊液循环通路的某一部位发生梗阻所致的脑积水,多伴有脑室扩张。大多数的先天性脑积水为阻塞性脑积水。

脑积水病理上的突出特点是脑室扩张。因病变部位和性质的不同,脑室扩张的部位、范围和程度也不相同,可以是第三脑室以上或侧脑室的扩张,也可以是全脑室系统的扩张,严重者脑脊液可至 1000ml 以上。脑实质长期受压变薄,白质萎缩比灰质更明显,脑回平坦,脑沟消失;其中胼胝体、锥体束、基底核和四叠体最易受损害。第三脑室向下凸出,可压迫视神经、嗅束、垂体。

二、临床表现

先天性脑积水多表现高压力性、梗阻性和慢性脑积水。主要表现如下。

1.头颅形态改变

即头颅增长明显,这是最重要的体征。头围增大常在出生时或出生不久出现,并且呈进行性加剧,在一定时间内连续测量头围有明显改变。头颅与躯干生长比例失调,头颅过大且重,重者可垂落胸前。患儿呈头颅大,颜面小,前额突出,下颌尖细的容貌。

2.颅内压增高

婴儿期的颅缝对颅内压力有一定的缓冲作用。随着脑积水的进行性发展,颅内压增高的症状逐渐出现,患儿前囟扩大、张力高,颅缝裂开,有时后囟、侧囟也受累。由于颅内压增高,静脉回流受阻,故头皮静脉明显怒张;颅骨变薄,叩诊时可出现破壶音征;且患儿头发稀少。因婴儿不会说话,常表现抓头、摇头、尖声哭叫,严重时呕吐、嗜睡或昏睡。

3.神经功能障碍

如果第三脑室后部的松果体侧隐窝扩张明显,压迫中脑顶盖部可出现眼肌麻痹,类似Parinaud综合征,表现双眼球下旋,上部巩膜暴露,眼球下半部落到下眼睑下方,称为"落日征",是先天性脑积水的特有体征。外展神经麻痹常见,可有斜视、眼球震颤,晚期出现生长停顿、智力下降、表情呆滞,嗅觉、视力减退,严重者呈痉挛性瘫痪、共济失调和去脑强直。患儿头部控制力差,一般不能坐也不能站立。

本病病程缓慢,早期发育可无异常,晚期可见生长停顿,智力下降。临床上可见到有的患儿脑积水显著,脑灰白质明显变薄,但其精神神经功能保持良好,说明脑本身的代偿能力很大。还有的患儿脑积水发,展到一定时期自行停止进展,称为"静止性脑积水"。

三、辅助检查

1.测量头围

本病患儿头围比正常同龄婴儿要大得多,正常新生儿头周径(额、枕)为$33\sim35$cm,出生后6个月头围每月增加约$1.2\sim1.3$cm,本病的患儿可为正常的$2\sim3$倍。头围一般测3个径:①周径:为最大头围,自眉间至枕外隆凸间。②前后径:自眉间沿矢状线至枕外隆凸。③横径:两耳孔经前囟连线。

2.头颅平片

颅腔扩大,颅骨变薄,颅缝分离,前后囟扩大,蝶鞍加深,颅面比例明显增大。

3.头部CT扫描

梗阻性脑积水可见脑室系统扩大,脑实质显著变薄。交通性脑积水时,额和额顶区蛛网膜下隙增宽,其他区域蛛网膜下隙不宽或稍宽,前部半球间裂增宽,基底池主要是鞍上池增大,额顶区脑沟加深增宽。

4.MRI扫描

可以清晰地从冠状面、矢状面和横断面显示颅脑影像,为明确脑积水的病变部位性质提供了直接的影像依据。表现为:①脑室扩大程度与蛛网膜下隙大小不成比例。②侧脑室额角膨出或呈圆形(冠状面显示)。③三脑室呈气球状,压迫丘脑,使下丘脑下移。④胼胝体升高(矢状面显示)。⑤脑脊液重吸收征:表现为脑室周围弥散性长T_2高信号带。

四、诊断

(1)婴儿出生后渐进性头颅明显增大,前囟扩大或膨出,或出现头痛、颅内压增高症状。

（2）查体头部叩诊呈破壶音，可见有落日征。

（3）头颅 X 线平片有颅内压增高的影像表现。

（4）头颅 CT、MRI 检查可确诊本病并可进一步明确病因。

五、鉴别诊断

本病应注意与以下几种疾病鉴别。

1.巨脑征

表现为头颅周径增大，头颅增大速度很像先天性脑积水，但无落日征与神经系统受损症状和体征。头颅 X 线检查无颅内压增高征象，CT 或 MRI 表现脑实质增大，脑室正常。

2.佝偻病

头颅增大，额顶结节突出明显，呈不规则形或方形，前囟扩大但张力不高；还可有佝偻病的其他表现。

3.婴儿硬膜下血肿

常有产伤史。病变位于单侧或双侧硬膜下，有颅内压增高的表现，但无"落日征"。前囟穿刺可抽出黄色或血性液体，CT 或 MRI 可帮助鉴别。

六、治疗

本病应以手术治疗为主，尤其对有进展的脑积水更应手术治疗；药物治疗可对症状轻且稳定者使用，也可作为手术治疗的辅助治疗。

1.手术治疗

为主要治疗手段，包括解除病变部位梗阻的病因治疗和脑脊液分流术。

2.药物治疗

只是暂时采用的方法，不宜长期应用。

（1）减少脑脊液分泌：首选乙酰唑胺，可抑制脑脊液分泌。此药可引起代谢性酸中毒，使用中要注意。

（2）增加体内水分的排出：间接减少脑脊液量，降低颅内压。可选用高渗脱水药物与利尿药物，如甘露醇、氢氯噻嗪、氨苯蝶啶、呋塞米等。

（3）对有蛛网膜粘连者，根据病情可口服、静脉滴注或鞘内注射糖皮质激素。

第三节　神经管闭合障碍

神经管闭合障碍其病因非常复杂，除个别有家族遗传因素外，与胚胎期中有害内外环境因素的作用有关，如感染、母体患代谢性疾病、中毒或放射线的辐射，以及气候等因素的影响，使神经管闭合不全，产生颅裂和脊柱裂畸形；如同时使中线结构缺失，可发生胼胝体发育不良或缺失；如中线结构内有异常组织加入可发生胼胝体脂肪瘤或畸胎瘤。Chiari 畸形与 Dandy－Walker 畸形亦属此类疾病。神经管闭合障碍是指妊娠第 3～20 周，胎儿神经管发育缺陷或闭锁而导致的一类常见的先天发育畸形。

一、颅裂畸形

颅裂畸形是神经管闭合不良所致的颅骨先天性缺损,颅内容物膨出畸形。其发生率约为新生儿的 1/6500。以第一、二胎居多,早产儿占 2%。

(一)病理

颅裂畸形发生在颅骨中线的颅顶或颅底部。颅顶部以枕骨为多,额、顶骨少见;颅底部以鼻根居多,鼻腔、鼻咽部少见。颅骨缺损直径可数毫米至数厘米。无颅内容物膨出,外观无包块的称隐性颅裂;有颅内容物白骨缺损处膨出的称囊性颅裂。膨出物的被膜多为正常的皮肤,有的为一层膜状物。根据膨出物的不同病理分类如下。

1.脑膜膨出

只有脑膜和脑脊液。

2.脑膜脑膨出

含有脑膜、脑脊液与脑组织。

3.积水性脑膨出

脑室系统的一部分与脑膨出的腔相沟通。

4.囊性脑膜脑膨出

有脑和脑室膨出,在硬膜和脑组织之间有液体存在的空间。

以上各型以脑膜膨出、脑膜脑膨出为多见。

(二)临床表现

隐性颅裂畸形少见,一般颅骨缺损很小,无临床症状。查体在病变部位可有小的皮肤隐凹或皮肤窦道。

神经内科诊疗学囊性颅裂畸形多在出生时发现,少数出生一段时间后出现,男婴发病比女婴多,约 2:1。膨出物的大小依颅骨缺损程度而异,基底可宽大,也可窄小如蒂状,并随患儿年龄增长而长大。

枕部囊性颅裂多为圆形或椭圆形包块,小如酸枣,大如孩头,患儿安静时,囊壁较软,哭闹用力时,囊壁张力增高或包块增大,此说明囊腔与颅腔相通。如有搏动表明与颅腔广泛通连。随着膨出物的长大,被膜张力的增高,皮肤变薄,与外界摩擦,可发生糜烂、溃破、脑脊液漏。如感染可引起脑膜炎。婴儿可有脑发育不全,肢体瘫痪,视力障碍。

鼻根部囊性颅裂常引起颜面畸形与邻近结构受压症状。表现鼻根部扁宽,包块隆起,眼眶增宽,眼睛呈三角形。巨大肿块可将双眼挤向外侧,鼻腔受压通气不畅。

(三)辅助检查

1.透光试验

用光照肿物,脑膜膨出透光试验阳性,脑膜脑膨出部分阳性。

2.X 线检查

可确定颅骨缺损的部位、大小。隐性颅骨缺损小,边缘光滑。囊性颅裂骨损较大,边缘翘起与软组织肿物相连。

3.肿物穿刺

可抽出脑脊液。

4.CT 扫描

(1)颅骨缺损。

(2)膨出囊呈脑脊液密度。

(3)膨出的脑组织呈软组织密度。

(4)脑室受牵拉变形移位与囊腔相通。

5.MRI 影像特征

(1)颅骨缺损,常伴小头畸形。

(2)部分脑膜、脑组织及脑沟、脑室由颅裂处向外膨出,形成头颅外囊。

(3)头皮下脂肪与膨出的外囊壁相连,囊内有长 T_1、长 T_2 信号为脑脊液。

(4)囊壁上可见岛状的神经胶质组织。

(四)诊断

(1)出生时在颅骨中线部位有圆形肿物,随年龄而增长。

(2)严重患儿可有脑发育不全、瘫痪、脑神经受损表现。

(3)肿物质软,透光试验阳性或穿刺有脑脊液。

(4)颅骨 X 线片显示有颅骨缺损与肿物相通连。

(5)CT 扫描或 MRI 检查可明确颅内结构与膨出囊的关系与是否合并其他颅内畸形。

(五)鉴别诊断

本病的囊性颅裂需与头皮血肿、各类囊肿、相邻结构的肿瘤相鉴别。后者除病史体征差异外,均无颅骨缺损,肿物与颅内不沟通。

颅底部囊性颅裂需与鼻息肉、筛窦黏液性囊肿鉴别。

(六)治疗

隐性颅裂一般不需治疗。囊性颅裂需手术根治,手术目的是封闭颅骨缺损,切除膨出囊及内容物,修补软组织,早期手术可防止膨出囊破裂与神经功能障碍的发生或加重。手术时间应根据婴儿的情况,越早越好。1991 年,钟衍军等人提出以下几条参考意见。

(1)单纯脑膜膨出者:出生后 1～2 周进行。

(2)脑膜脑膨出者:出生 24h 后即手术,有利于减少或防止脑功能障碍和脑积水的发生。

(3)囊壁感染、脑脊液漏者应积极控制感染,创面清洁接近愈合后再行手术。

(4)囊壁菲薄或破裂有潜在感染危险者应行急症手术。

(5)脑膜、脑、脑室膨出者在出生后 2～3 个月,有一定生存能力时再行手术。

(6)鼻根部脑膜脑膨出大于鸡蛋或其他部位骨缺损直径＞2cm 者,出生后 6 个月施行手术。

(七)预后

膨出囊较小的脑膜膨出手术疗效满意,伴有脑积水或巨大型枕部囊性颅裂预后不良。鼻根部者,若手术成功,患儿面部畸形多消失。

二、脊柱裂畸形

脊柱裂是在胚胎发育神经管闭合过程中,椎管闭合不全引起的先天畸形。病变可涉及一个或多个椎骨,最常见的是棘突和椎板阙如,椎管向背侧开放。椎体裂开,椎管向腹侧开放者罕见。脊柱裂常并发脊髓或脊神经畸形。

(一)病理

完全性脊柱裂多合并严重的颅裂,常为死胎。部分性脊柱裂,好发在腰骶部。根据病变程度不同分为以下几种。

1.隐性脊柱裂

常见下腰段,相应部位皮肤可有色素沉着,毛细血管瘤和毛发生长,也可有脂肪组织增生或脂肪瘤。

2.脊膜膨出

脊膜从椎板的骨缺损处呈囊性膨出,囊内充满脑脊液。脊髓与神经根位置正常或与椎管粘连。

3.脊髓脊膜膨出

脊柱裂缺损较大,脊髓和神经根从骨裂处膨出并粘连,在体表中线部位形成一肿物。

4.脊髓膨出

又称脊髓外翻。脊膜、脊髓从骨裂处膨出,裸露于体表,呈一片肉芽组织,可有脑脊液溢出。此型罕见。

脊柱裂可以和有些少见的脊髓畸形共存。脊髓积水表现中央管局部扩大。脊髓纵裂为脊髓和椎管的下段分裂成对称的两支。双干脊髓为脊髓的几个节段被椎管的一个纵向骨髓分裂为二。

(二)临床表现

大多数隐性脊柱裂,终生无症状,偶在拍 X 线片时会发现。少数患儿表现括约肌功能紊乱、遗尿和轻度尿失禁。有的成长到一定年龄后出现腰痛,弯腰时疼痛向下肢放射。严重者可有双下肢感觉运动障碍。

囊性脊柱裂在婴儿出生时脊柱背面中线部位有一不太显著的肿物,表面覆盖完整的皮肤,可有毛发或深浅不一的皮肤凹陷。随着年龄增长肿物逐渐增大,呈囊形或球形,触之有囊性感,基底可宽阔,也可为细颈样蒂。患儿哭闹时,肿物增大张力增高。单纯的脊膜膨出,神经系统受损的症状、体征轻微,仅有部分患儿有步态异常,足内外翻畸形,膀胱功能障碍与肢体的不全麻痹。脊髓脊膜膨出的常见症状有病变以下肢体不同程度的瘫痪、严重的感觉障碍、括约肌功能障碍、二便失禁、皮肤神经营养不良而出现经久不愈的溃疡,可有麻痹性先天髋关节脱位。脊柱裂伴有皮肤窦道或膨出囊皮肤破溃均可引起感染,导致脑脊髓膜炎。

脊柱裂常合并其他先天性畸形,如颅裂、脑积水、唇裂、并指(趾)畸形。

(三)辅助检查

1.X 线平片

可发现脊柱骨缺损部位。

2.透光试验

光照膨出肿物,透光试验为阳性,薄壁者可见囊内条索状脊髓,神经根影。

3.脊柱 MRI 扫描

脊膜膨出的影像表现为椎体后弓阙如;覆以皮肤,皮下脂肪的囊状物从中膨出,内含长

T_1、T_2 信号的脑脊液;囊壁有瘢痕组织,但无脊髓与神经根。脊髓脊膜膨出的影像表现为椎体后弓阙如,有囊状物从中膨出;囊中含有脊髓、神经根软组织影;可伴有脑积水。

(四)诊断

(1)出生时脊柱背侧中线部位有圆形肿物,随年龄增长。

(2)可伴有肢体运动障碍,病变以下的感觉和自主神经功能障碍。

(3)肿物透光试验阳性,穿刺可抽出脑脊液。

(4)脊柱 X 线片可见脊柱骨缺损与肿物相通。

(5)CF 扫描或 MRI 检查可明确显示脊柱、脊髓与膨出囊的关系。

(五)治疗

隐性脊柱裂无症状者不需治疗。神经受损症状轻微且稳定者可对症治疗。囊性脊柱裂行手术治疗。手术时间以出生后 1～3 个月内效果较好,如已出现严重的神经系统损害症状,手术效果差。手术方法采用修补术,如有脑积水要施行分流术。

(六)预后

脊膜膨出与低位脊髓脊膜膨出早期手术效果好。术后并发脑积水的机会少,而不需行脑脊液分流术。90%的患儿能行走,并能有正常的智力发育。合并脑积水、高位脊髓脊膜膨出手术效果及预后差。

三、小脑扁桃体下疝畸形

小脑扁桃体下疝畸形又称 Chiari 畸形,是指小脑扁桃体、下蚓部疝入椎管内,脑桥、延髓和第四脑室延长扭曲,并部分向椎管内移位的先天性畸形。

(一)病因及病理

病因不清,可能与胚胎在第 3 个月时,神经组织过度生长或脑干发育不良,以及脑室系统—蛛网膜下隙之间脑脊液动力学紊乱有关。

病理改变包括以下表现:小脑扁桃体经枕骨大孔下疝到椎管内,有时可充满整个小脑延髓池;延髓变长,与第四脑室下部一起疝入椎管内,延髓、上颈髓均受压变扁;第四脑室正中孔与导水管粘连狭窄致梗阻性脑积水;脑干与小脑的下移使第Ⅴ～Ⅶ对颅神经受牵拉变长;枕骨大孔区颅内结构粘连,蛛网膜下隙闭塞,形成囊肿;如中脑下移可合并桥池、外侧池闭塞。此畸形常合并颅底、枕骨大孔区畸形、枕部脑膜脑膨出脊柱裂、脊髓脊膜膨出、脊髓空洞症等多种畸形。

根据以上病理变化的不同组合,将 Chiari 畸形分为 4 种类型:Ⅰ型,小脑扁桃体及下蚓部疝到椎管内,有时可达第 3 颈椎,延髓与第四脑室位置正常或轻度下移,约 50%有脊髓积水空洞症。Ⅱ型,小脑、延髓、第四脑室均下移疝入椎管内,延髓与上颈体重叠,脑桥延长变薄,第四脑室正中孔与导水管粘连狭窄致梗阻性脑积水,多伴脊髓脊膜膨出。Ⅲ型,除Ⅱ型特点外,常合并高颈、枕部脑膜脑膨出。Ⅳ型,表现小脑发育不全,不向下方移位。

(二)临床表现

本畸形女性多于男性。Ⅰ型多见于儿童与成人;Ⅱ型多见于婴儿;Ⅲ型罕见于新生儿;Ⅳ型罕见,在婴儿期发病。

开始表现头颈部呈烧灼放射样疼痛,颈部运动时加剧。还可表现眩晕、耳鸣、走路不稳、躯干、肢体共济失调、眼球震颤的小脑受损表现。延髓受累出现四肢痉挛性瘫痪,束性深浅感觉障碍,声音嘶哑,饮水呛咳,吞咽困难。Ⅱ型婴儿可表现出生后喂养困难,喘鸣、窒息,进行性脑积水,常合并有脊柱裂和脊髓膜膨出。

(三)辅助检查

1.头颅颈椎 K 线片

可显示枕骨大孔区、头颅,颈椎骨畸形异常,如颅裂、脊椎裂、环枕区畸形。

2.CT 扫描

Chiari 畸形需行非离子型碘油椎管和脑池造影后 CT 扫描或延迟扫描,结合矢状面重建图像,可见以下改变。

Ⅰ型:颈髓后方有对称呈新月形或长方形低密度影,此为下疝的小脑扁桃体。

Ⅱ型:除Ⅰ型表现外,颅骨、硬膜、脑实质、脑室与脑池可有以下变化。①6 个月内婴儿在额、顶、枕骨板出现多个颅骨陷窝。半数以上患者岩骨后界变平或呈扁形,内耳道变短,年龄越大改变越显著。大脑镰线状强化变细为发育不良,线状强化中断为穿孔。天幕低位使后颅窝狭小,幕孔增宽和幕切迹延长。②四叠体丘空间沟消失,丘突融合,鸟嘴样变形的中脑向后下延伸到小脑半球之间。包绕脑干的小脑外侧部位,脑桥小脑脚池与脑桥腹侧形成"三峰状"影像。③四脑室小或不显影,三脑室、侧脑室扩大,冠状面见前角外缘形成切迹,与三脑室内凹的外形构成"3"字形。枕大池消失。

3.MRI 扫描

比 CT 图像更准确、清晰、直观,可直接明确诊断。其影像表现如下。

Ⅰ型:小脑扁桃体变形移位,呈舌状由枕骨大孔向下疝出超过 5mm,进入颈椎管上部。枕大池变小,可合并颅颈交界区畸形。可合并脑积水和脊髓空洞症各占 20%～25%。

Ⅱ型:小脑狭长的舌状突出物可经环椎移至 C_2～C_4 水平或以下。小脑发育不良向尾端延长,经枕骨大孔疝至 C 椎弓上缘,枕骨大孔明显扩大。脑干明显延长,延髓疝入颈椎管内。颈髓下移,上颈部神经根相对上升至出口水平,小脑与第四脑室疝入椎管。天幕发育不良,也可天幕低位,使直窦、横窦、窦汇的位置下移。可合并多种多样复杂畸形,多有脊髓脊膜膨出、脑积水,还可合并脊髓空洞症、大脑畸形,颅底陷入和脊髓纵裂畸形。

Ⅲ型:除Ⅱ型表现外,均有明显的颅底陷入,颈椎畸形,枕骨大孔扩大,低枕部或高颈部的脑膜脑膨出。

Ⅳ型:严重的小脑发育不全,无移位,第四脑室扩大,后颅窝脑池、脑沟增宽。

(四)诊断及鉴别诊断

根据发病年龄、临床表现,特别是 MRI 的影像特征可明确诊断。过去诊断小脑扁桃体下疝畸形困难,常误诊为运动神经元疾病、多发性硬化、脊髓空洞症、颈椎病、小脑性共济失调等。确诊者多为手术或尸检病例。现在 MRI 的临床应用,使鉴别诊断变得简单、迅速、准确。

(五)治疗

对于症状轻、病情稳定者,可保守对症治疗观察。一旦进展加重应行手术治疗。手术目的是为了解除压迫与粘连,缓解症状。手术指征有:梗阻性脑积水或颅内压增高者;症状进行性加重,有明显神经系统受损体征者。手术方法:多采用枕下开颅、上颈椎椎板切除减压术。有梗阻性脑积水者要做脑脊液分流术。小脑扁桃体下疝畸形合并脊髓空洞症患者应行枕骨大孔区减压、空洞引流术,解除第四脑室出口处梗阻和脊髓的积水。

(六)预后

轻型手术疗效好,重型效果差。症状恢复近期有效但不能持久。其中头痛多能缓解获长期疗效,共济失调、膀胱功能障碍、吞咽困难可好转,脊髓束性感觉运动障碍疗效差。

四、Dandy－Walker 畸形

Dandy－Walker 畸形系因先天性第四脑室和小脑发育异常而引致后颅窝囊性扩大并继发梗阻性脑积水。本病约占先天性脑积水的 4%。

(一)病因及病理

关于 Dandy－Walker 畸形的病因仍有争议,文献中报告 300 例患者中仅有 6 例有家族史,故目前仍认为是胚胎先天发育异常所致。推测是在胚胎第四脑室各孔形成以前菱脑顶部的斜形唇未能完全分化,使来自翼板的神经细胞不能正常增生和移行,造成小脑蚓部发育不全和第四脑室中孔、侧孔完全或不完全闭锁,形成囊样或憩室样扩张,占据大部分后颅窝,囊肿壁由室管膜细胞的内层和软脑膜与蛛网膜的外层组成,内外层有小脑组织。小脑幕、窦汇和横窦均被抬高,中脑导水管、第三脑室和侧脑室扩张积水。有的合并神经管闭合不全致中线结构发育不良。如胼胝体、前连合、扣带回、下橄榄、脉络丛和导水管发育不良。还有中线先天性肿瘤,如脂肪瘤、畸胎瘤及脑组织异位症。

约有 25% 合并骨骼畸形,包括多指(趾)、并指(趾)、颅裂、Klippel－Feil 综合征等。有的合并面部血管瘤、心脑血管异常,如房室间隔缺损、动脉导管未闭、脑血管畸形、右位心等。

(二)临床表现

本病多见婴幼儿,多在 1 岁以前发病。表现颅内压增高,患儿兴奋性增强,头痛呕吐;脑积水征,头颅增大,前后径长,枕部增大明显,前囟扩大隆起,颅缝裂开;小脑症状,走路不稳,共济失调,眼球震颤。另外,患儿运动发育迟缓,头部不能竖起,外展神经麻痹,严重者出现痉挛步态,双侧锥体束征阳性,最后延髓受累,呼吸衰竭死亡。

(三)辅助检查

1.颅骨 K 线平片

侧位片见后颅窝扩大,颅骨变薄,颅缝分离,窦汇抬高。

2.颅骨透光试验

颅骨后部透光呈三角形异常,其侧边相当小脑幕附着处,尖端向上,底为后颅窝下缘。

3.放射性同位素扫描

静脉法造影前后位可见窦汇抬高,中心处有模糊黑团,称为 Dandy－Walker"独眼征"。和上下矢状窦与两侧横窦相汇成的窦汇角呈倒"Y"字形,角度范围 88°～117°角,平均 110°角,正常应为倒"T"字形,角度范围 135°～182°角,平均 162°角。

4.头颅 CT

后颅窝大部分脑脊液样低密度改变,脑干前移,小脑半球向前外侧移位,蚓部萎缩或消失。两侧侧脑室、第三脑室对称扩大。

5.头颅 MRI 表现与 CT 相同

①后颅窝极度扩大,大部分被一长 T_1 长 T_2 信号占据。②横窦与窦汇抬高超过人字缝,天幕上抬,切迹加宽。③小脑下蚓部阙如,上蚓部向前方移位,进入天幕切迹。④气球状的第四脑室突入小脑后方的囊腔内,使小脑向前侧方移位,压迫延髓。CT 与 MRI 还可发现其他合并的畸形。

(四)诊断

过去对本病诊断依靠脑室造影。现在 CT、MRI 的应用使其诊断简单准确。典型的 Dandy－Walker 畸形诊断标准:①第四脑室极度扩张或后颅窝巨大囊肿并与第四脑室交通。②小脑蚓部与第四脑室蚓部发育不良。③合并脑积水。

变异型 Dandy－Walker 畸形为一种轻型后脑畸形,其诊断标准为:①第四脑室上部与小脑蚓部相对正常,可见袋状憩室从下髓帆发出,其大小形态不一。②小脑溪加宽,下蚓部发育不全。③一般无脑积水。

(五)鉴别诊断

主要与后颅窝蛛网膜囊肿鉴别:两者临床表现相似,但在辅助检查上有两点显著不同。颅骨后部透光试验:后颅窝蛛网膜囊肿的不正常透光区为卵圆形,边缘呈分叶状;头颅 CT 与 MRI:后颅窝蛛网膜囊肿不与第四脑室相通,第四脑室正常或受压移位变形,脑积水不如 Dandy－Walker 畸形明显,窦汇与人字缝关系正常,不发生逆转。

(六)治疗

主要为手术治疗,手术目的是为了控制颅内压增高,切除囊肿并在第四脑室和蛛网膜下隙之间建立交通。囊肿压迫去除后,症状立即得到缓解,但脑积水还会复发,并且 2/3 的患儿需要做脑脊液分流术。本病的手术方式概括起来有 3 种,即囊肿切除术、脑脊液或囊肿分流术及囊肿切除加分流术等。以往手术方法多采取侧脑室分流术或囊肿切除术,但问题并未得到很好的解决,术后容易复发,病死率达 40%～50%。

第四节　胆红素脑病

胆红素脑病或核黄疸是未结合胆红素在基底神经节和脑干核沉积的一种神经综合征。核黄疸的发病是多因素的,涉及未结合胆红素水平、清蛋白和游离胆红素结合的水平、穿透血脑屏障、神经对损害的敏感性等。疾病对血脑屏障的破坏、窒息、其他因素和血脑屏障渗透性成熟度的改变都会增加危险性。间接胆红素或游离胆红素在血中高于多少才会对婴儿造成毒性的精确值目前还无法预料,但在健康成熟儿如果血清水平低于 $427.6\mu mol/L$(25mg/dL)且没有溶血存在很少发生核黄疸。当早期健康的母乳喂养的足月婴儿其胆红素超过 $513.12\mu mol/L$(30mg/dL)时会发生核黄疸,胆红素值波动范围较大[$359.2～655.2\mu mol/L$(21～50mg/dL)]。核黄疸通常发生在生后的第一周内,但也可延迟至第 2～3 周。溶血(幼红细胞增多症)直接影响血清胆红素水平。造成毒性作用所需的时间仍不清楚。几乎没有证据提示在没有溶血的健康成熟儿,<427.6μmol/L(25mg/dL)的未结合胆红素会影响儿童的 IQ。但是,胎龄越小对核黄疸的敏感性就越高。在特殊情况下,血清胆红素仅 136.8～205.2μmol/L(8～12mg/dL)就发生核黄疸的 VLBW 病例显然与这些因素的累积有关。

一、临床表现

成熟儿核黄疸的症状和体征通常出现在生后 2～5d,未成熟儿延迟至第 7d,但在新生儿期的任何阶段高胆红素血症都可引起该综合征。早期体征不明显,不易与败血症、窒息、低血糖、脑室内出血和其他急性全身性疾病相鉴别。初期体征多表现为嗜睡、食欲缺乏和 Moro 反射消失。以后病情逐渐加重,腱反射消失、呼吸窘迫、足弓反张、前囟饱满、面部和肢体抽搐伴随尖叫。病情进展可出现痉挛和惊厥。手臂强直性外转、内旋、双拳紧握。后期很少僵化强直。

有严重神经体征的婴儿死亡很多,存活者损害严重,但也可痊愈或经 2～3 个月后仅有轻度异常。1 岁后期足弓反张、肌肉强直、不规则的不自主运动和惊厥可以复发。2 岁时足弓反张和抽搐可减轻,但不规则的不自主运动、肌强直和某些婴儿肌张力低下可继续加重。到 3 岁常表现为完全的神经系统综合征,出现双侧舞蹈症样手足徐动与不自主的肌痉挛、椎体外系征、抽搐、智能缺损、讲话构音不能、高频听力丧失、斜视和眼不能向上运动。有些儿童出现椎体征、肌张力低下、共济失调。轻度受影响的婴儿可仅有轻度至中度的神经肌肉不协调,部分失聪或"脑微小功能不全",以上体征可单一或联合出现。这些情况也可能直到孩子入学才变得明显起来。

二、病理

脑表面通常呈黄白色,切面上相当一部分区域被非结合胆红素染成黄色,特别是在丘脑下小体、海马回区、嗅周围、纹状体、丘脑、苍白球、豆状核、下斜坡、小脑核和脑神经核。非色素区也可受到损害。在疾病的后期可发现神经元丢失、反应性胶质增生、受累的纤维萎缩。损害的类型与脑各区域氧化酶系统的发育程度及有无合并脑缺氧损害有关。有些证据表明可能是由于胆红素损害了细胞膜,进而干扰了脑组织利用氧;如先前已有缺氧性脑损害,则进一步增加了脑对胆红素的敏感性。有大量胆红素沉积但缺乏特殊显微镜改变的核黄疸则属于不同的疾病。

三、发病率和预后

用病理学标准,未经治疗的溶血病和胆红素超过 427.6～513.12μmol/L(25～30mg/dL)的所有胎龄婴儿中,有 1/3 将发展成核黄疸。未成熟儿高胆红素血症尸检核黄疸的发病率为 2%～16%。由于临床表现多种多样,因此尚未能得到其发病率的可靠值。神经体征明显者预后差,这些婴儿中病死率超过 75%,存活者中 80% 表现为双侧舞蹈症样手足徐动与不自主的肌痉挛。智能发育迟缓、耳聋、强直性四头肌瘫痪也很常见。所有高危婴儿应予听力筛查。

核黄疸在过去并非是种疾病,有病例报告胆红素值很高但没有明显的诱发因素。一些专家建议对所有生后 24～48h 内出现高胆红素血症的婴儿进行统一筛查,以筛选出那些有发生严重黄疸和神经损害可能的婴儿。美国儿科协会(AAP)列出核黄疸的可预防的病因:①早期出院(<48h)而没有早期随访(出院后 48h 内),在晚期早产儿中较突出(胎龄 35.37 周)。②在生后 24h 内已出现黄疸,但没有确认胆红素水平。③没有认识到已表现出的引起高胆红素血症的危险因素。④仅靠临床经验而低估了黄疸的严重性。⑤缺乏对黄疸演变的充分关注。

⑥黄疸明显但没有及时测定血清胆红素水平、黄疸进行性加重但没有及时给予光疗。⑦漠视家长关于孩子黄疸、食欲缺乏、疲倦的主诉。

AAP 建议以下措施：①任何黄疸在生后 24h 内出现的婴儿应测定血清胆红素值，如上升则应明确有无溶血性疾病的存在。②所有在生后 48h 内出院的新生儿都予随访 2～3d。早期的随访对胎龄不足 38 周的婴儿尤为重要。随访时间取决于出院时的日龄和有无高危因素的存在。对于有些病例出院后 24h 内就随访也是必要的。每小时监测胆红素值对预见核黄疸的危险度也有所帮助。

四、高胆红素血症的治疗

不管病因如何，治疗的目标是防止血中间接胆红素升高达到神经毒性水平。推荐使用光疗和交换输血，以保证血清总胆红素水平在早产儿和无溶血的健康足月儿的标准值以下。在胆红素引起中枢神经损害的危险度和治疗本身所有的危险度两者之间作一个权衡。何时可施行光疗没有统一标准。由于光疗需 12～24h 才可见效，因此光疗的实施应在换血指征值以下。如能识别黄疸的潜在原因，在退黄的同时应作病因治疗，如抗生素治疗败血症。一些生理因素会增加神经损害。也应给予治疗（如纠正酸中毒）。

五、光疗

可见光谱的高强度光可以降低临床黄疸和间接高胆红素血症。胆红素吸收光最大在蓝色范围（420～720nm）。但广谱的蓝光、白光、特殊的狭窄光谱（超）蓝光和绿光也可有效降低胆红素水平。皮肤内的胆红素吸收光能后通过光的同分异构化作用将有毒的非结合 4Z,15Z－胆红素转化为非结合的异构体 4Z,15E－胆红素。后者是可逆反应的产物，无须结合反应就分泌至胆汁。光疗也能通过不可逆反应将内生胆红素转化为其同分异构体光红素，它以非结合形式从肾排出。

光疗的应用降低了溶血和非溶血性黄疸婴儿换血的需要。如已有换血指征就不应再把光疗作为替代治疗，但光疗可以减少溶血病患儿重复换血的需要。

光疗的指征为：出现病理性高胆红素血症，同时黄疸的原发病因也应一并治疗。对 VLBW 婴儿行预防性光疗可以预防高胆红素血症和减少换血。接受光疗 1～3d 的 VLBW 儿其血清胆红素峰值约为未经治疗儿的一半。没有明显溶血的早产儿经 12～24h 传统光疗后血清胆红素一般下降 17.1～51.4μmol/L（1～3mg/dL），峰值下降了 51.4～102.8μmol/L（3～6mg/dL）。治疗效果取决于有效波长范围内发射的光能、婴儿与光之间的距离、皮肤暴露范围及溶血的速度和胆红素代谢、排泄的速度。市场上销售的光疗仪在光谱输出和发射强度上有很大差别，因此只能测定皮肤表面精确的光疗剂量。深色皮肤并不会削弱光疗效果。

常规光疗在持续应用中应定期翻动患儿身体以达到最大限度的皮肤暴露。一旦间接胆红素浓度下降到与婴儿年龄和状况相应的安全水平，就应停止光疗。对溶血性疾病的婴儿或个别胆红素被认为接近中毒范围的婴儿应每 4～8h 检测一次血清胆红素值和血细胞比容。其他患儿，特别是年长儿可每 12～24h 检测一次。对有溶血的患儿在光疗停止后的至少 24h 内仍应继续检测，因为有时血清胆红素仍会再次升高而需要进一步治疗。不能仅通过皮肤颜色来评估光疗的效果，因为有些婴儿虽有明显的高胆红素血症，但其暴露于光照下的皮肤可能几乎不出现黄染。

光疗时患儿应该闭眼并适当遮盖。遮眼绷带过紧会损伤闭着的双眼,过松的话绷带下眼睛睁开后可擦伤眼角膜。监测体温,同时设置防止灯泡破碎的防护罩。如果方便应直接测量辐照度,详细记录(灯泡类型和寿命光疗时间、光源与婴儿之间的距离等)。有溶血病的婴儿应注意贫血的观察,必要时需输血。光疗的并发症包括腹泻、红斑、与暂时性啉血症有关的紫癜、发热、脱水(由于腹泻和不显性丢失的增加)、寒冷和青铜征。如有卟啉症应禁止光疗。由绷带引起的眼和鼻的损伤不多见。

青铜征是指光疗婴儿皮肤呈灰棕色改变。几乎所有青铜征婴儿都存在混合性的高胆红素血症,直接胆红素明显升高,且常有其他阻塞性肝病的表现。这种皮肤颜色的变化可持续数月,可能是由于光照引起卟啉改变,通常表现为胆汁阻塞性黄疸。

大量临床经验表明光疗长期的不良反应没有或很小,几乎不被注意。然而,对使用光疗的患者仍应警惕不良反应的发生,避免不必要的使用,因为已证实光疗对 DNA 有非直接的影响。

六、换血

换血的指征是积极光疗后胆红素值未能降至安全范围;发生核黄疸的危险度超过换血本身的危险性;婴儿已有核黄疸的体征。换血潜在的并发症很小,包括酸中毒、电解质紊乱、低血糖、血小板减少、容量过多、心律失常、NEC 感染、经输血传播的疾病和死亡。

对于单个病来说,决定是否换血的因素很多。不管胆红素水平如何,只要有核黄疸的体征就应换血。健康足月儿生理性或母乳性黄疸可耐受胆红素略高于 $427.6\mu mol/L(25mg/dL)$ 而没有任何疾病影响;反之患病的未成熟儿即使胆红素水平很低也可发生核黄疸。个别婴儿在出生后 $1\sim 2d$ 胆红素值已接近换血标准,如估计胆红素值会进一步上升的话也可换血,但不要选择在足月儿出生后的第 4d 和早产儿的第 7d 进行,因为往往在这个时候随着肝脏结合胆红素能力的增强黄疸会明显下降。

七、其他治疗

锡—原卟啉或锡—中卟啉也被提出用于降低胆红素水平。它可抑制血红素氧化酶将胆绿素转化成胆红素。生后第 1d 一次肌内注射可减少光疗的使用。如预见到黄疸(G6PD 缺乏)或血液代谢受阻时,这一方法可能有效。它虽可降低高胆红素血症患者的胆红素水平,但其效果并不优于光疗。并发症包括如同时接受光疗后可出现暂时性红斑。在采用这些治疗方法之前应更多地了解其效果和毒性。

给 Coombs 阳性的溶血性贫血患儿静脉输注丙种球蛋白(每次 500mg/kg,每次超过 4h,q12h×3 次),通过减少溶血可有效地降低胆红素水平。

第五节　颅狭窄症

颅狭窄症又称颅缝早闭或颅狭窄畸形,系因一条或数条颅骨骨缝过早闭合引致的头颅畸形、颅内压增高、智能发育障碍和眼部症状。

一、病因与病理

(一)病因

颅狭窄症为先天性疾病,属于常染色体隐性遗传,但常散见,多见于男孩,发病率男比女多1倍。病因未明,可能与胚胎发育期中胚叶的某种发育缺陷有关,亦可能为骨缝膜性组织内存有异常的骨化中心所致。

(二)病理

正常新生儿的颅缝,仅额缝在出生时或稍晚闭合;其他颅缝在1岁后逐渐形成锯齿状,且相互扣锁,12岁或稍后颅缝才紧闭,较难分开;在X线片,可见缝痕到中年以后方始消失。在本症中,闭合处骨质隆起,形成骨嵴,缝痕完全消失。正常婴儿头颅是沿颅缝呈垂直方向不断生长新骨而逐渐扩大;如颅缝过早闭合,则颅骨仅能在其他方向代偿地生长,形成头部畸形。同时因其生长速度不能适合儿童期脑的发育和生长,可因此产生颅内压增高、颅骨变薄和脑组织与脑神经的受压。一部分病例伴有其他部位的先天性畸形,最常见为双侧对称的骈指(趾)症。此外,可有面骨畸形、腭裂、唇裂、脊柱裂、外生殖器异常等。

二、诊断

(一)临床表现

基于受累颅缝的部位和数目,而未受累的颅缝则仍按正常规律发育,结果形成不同形状的头颅畸形。较常见有以下几种类型。

1.尖头畸形

尖头畸形又称塔头畸形,系所有颅缝均过早闭合,尤其是冠状缝、矢状缝都发生过早闭合,头颅的增长仅能向上方发展,形成塔状头。长期的颅内组织挤压,产生视力减退、头痛、抽搐、婴儿青紫发作等症状,和突眼斜视、视神经盘水肿、视神经萎缩等征象。严重者并有智能发育障碍。

2.扁头畸形

扁头畸形又称短头畸形,系两侧冠状缝过早闭合,颅骨前后经生长受限,只能向两侧作垂直于矢状缝生长,形成短头。头型高而宽,前额和鼻根宽广,眼眶受压变浅,眶嵴不发育,两眼眶间距离增加,因此眼球突出距显。因鼻咽腔狭小,常有反复的上呼吸道感染。严重病例可发生上述的挤压症状。

3.舟状头畸形

舟状头畸形又称长头畸形,系矢状缝过早闭合,颅骨横径生长受限,只能作垂直于冠状缝生长,故使头颅前后径增大,形成长头。头型高而狭,前额和枕部凸出,形如覆舟。本症是颅狭窄症最常见的一种,仅少数病例发生颅内压增高症状。

4.斜头畸形

斜头畸形系一侧冠状缝过早闭合,早闭一侧头颅生长受限,而对侧在按正常生长,甚至还有代偿性扩大,因此产生不对称的头颅形态,形成斜头畸形。

5.颅骨面骨发育不全

颅骨面骨发育不全系塔状颅合并面颅畸形,为一种特殊类型的颅狭窄症,多有家族史。其特征为,除颅骨骨缝闭合外,并有前囟部位凸起,鼻根扁平,鼻弯曲如喙,眼睛大而阔,上腭短小,下腭显著前突等畸形。严重病例有头痛和脑挤压征象。

6.其他

还有三角头畸形,系额缝在胎儿期过早闭合,前额狭窄,头型自上观呈三角形态。

(二)头颅 X 线平片

检查除见相应畸形外,可以显示有关颅缝的纹痕消失,该处骨质阴影加深,以及颅骨变薄和显著的"指压纹"。脑积水的头部形态不同,前囟往往扩大,颅缝处无骨崤隆起现象。

(三)诊断要点

根据上述各种畸形的临床表现和体征,可做出诊断。对可疑不典型的病例,可做头颅 X 线片来确定诊断。

(四)鉴别诊断

小头畸形(脑发育不全)不伴有颅内压增高征象,有较明显智能障碍。斜头畸形偶需与假性颅狭窄症鉴别,后者为颅骨炎性病变所致的局部颅缝闭合,头颅 X 线平片可资区别。

三、治疗

以手术为主,目的在于扩大颅腔、解除颅内高压,使受压的脑组织及脑神经得到正常发育和生长。对于尖头畸形和扁头畸形,以及伴有明显颅内压增高征象的其他类型,均应及早(出生后 1～3 个月)施行手术治疗。按颅缝闭合情况作颅缝再造术或颅骨切除术,一般以施行颅缝再造术为多。

为了防止新形成的颅缝重新骨化闭合,可在暴露的硬脑膜和骨缘上,涂以不含醋酸的 Zenker 液(涂后 3min 即以氯化钠溶液冲洗干净),颅骨边缘可包以聚乙烯薄膜、钽片、硅胶膜纺绸等,以阻止颅缝再度过早融合。术后需定期摄片复查,需要时再次施行上述的手术。对婴幼儿有时两侧宜作分期手术。

第八章　神经系统遗传代谢性疾病

第一节　苯丙酮尿症

苯丙酮尿症(PKU)是由于苯丙氨酸代谢途径中酶缺陷所致的遗传性代谢缺陷病,因患儿尿液中排出大量苯丙酮酸等代谢产物而得名,属常染色体隐性遗传。临床主要特征为智力低下、发育迟缓、皮肤毛发颜色变浅。本病各国发病率不同,美国为1/14000,英国为1/10200,澳大利亚为1/10500,日本为1/16000,中国为1/18000。

一、病因及发病机制

本病分典型(约占99%)和非典型(约占1%)两型。本节重点介绍典型,病因是由于基因突变致苯丙氨酸羟化酶缺陷而引起苯丙氨酸代谢障碍,使苯丙氨酸不能转变为酪氨酸,从而在体内蓄积并转化为过多苯丙酮酸、苯乳酸及苯乙酸等旁路代谢产物并从尿液中排出,从而出现一系列临床症状:①过量苯丙酮酸由尿排出形成苯丙酮尿。②由于酪氨酸生成减少及血中过量苯丙氨酸对酪氨酸羟化酶起抑制作用,使酪氨酸转变为黑色素的过程受阻,患儿毛发色素减少。③高浓度的苯丙氨酸及其旁路代谢产物导致脑细胞受损,此外,多巴胺及5－羟色胺缺乏,使脑的发育和功能受到显著影响,导致患儿智能落后,并出现神经系统症状。

二、临床表现

患儿出生时正常,3～6个月时开始出现症状,1岁时症状明显。

(一)神经系统

智能低下为本病最主要症状。可伴行为异常和抽搐等,严重者可出现脑性瘫痪。

(二)外观

患儿出生数月后因黑色素合成不足,患儿毛发逐渐变为棕色或黄色,皮肤白嫩,虹膜色素变淡。

(三)其他

呕吐和皮肤湿疹常见,尿和汗液有特殊的鼠尿臭味。

三、实验室检查及辅助检查

1.Guthrie细菌生长抑制试验

新生儿喂奶3d后,采集足跟末梢血,吸在厚滤纸上,晾干后邮寄到筛查中心。采用Guthrie细菌生长抑制试验半定量测定,原理是苯丙氨酸能促进已被抑制的枯草杆菌重新生长,以生长圈的范围测定血中苯丙氨酸的含量,也可在苯丙氨酸脱氢酶的作用下进行比色定量测定,其假阴性率较低。

2.尿三氯化铁试验

取尿5mL,滴入10%的三氯化铁数滴,如尿中有苯丙酮酸,则呈绿色。但新生儿期阴性反应不能除外本病。

3.尿2,4-二硝基苯肼试验

阳性时尿呈黄色或有黄色沉淀。

4.血浆苯丙氨酸浓度测定

正常人血浆苯丙氨酸浓度 $0.061 \sim 0.18mmol/L(10 \sim 30mg/L)$,当血清浓度达 $0.36mmol/L$($60mg/L$)以上,即可诊断。

5.苯丙氨酸耐量试验

口服苯丙氨酸 $100mg/kg$,$1 \sim 4h$ 后查血,可发现苯丙氨酸浓度增高,酪氨酸含量下降。

6.尿蝶呤分析

应用高压液相层析测定尿液中的新蝶呤和生物蝶呤的含量可以鉴别各型苯丙酮尿症。

四、治疗

本病为少数可治性遗传代谢病之一,应力求早诊断、早治疗。一经确诊,立即给予低苯丙氨酸饮食,以预防脑损害及智能低下的发生。对于婴儿可喂低苯丙氨酸奶粉,幼儿添加辅食时应给以淀粉类、水果和蔬菜等低蛋白饮食。对于非典型病例除饮食控制外,还给予四氢生物蝶呤(BH4)、5-羟色氨酸和 L-DOPA 等药物。

五、预防

避免近亲结婚。有本病家族史的夫妇必须采用 DNA 分析或测定羊水中蝶呤,对胎儿进行产前检查。

第二节　糖代谢障碍

一、糖原累积病

糖原累积病(GSD)是一类糖代谢障碍性遗传病。由于糖原分解或合成过程中各种酶缺乏,以致糖原(正常或异常结构)累积在肝脏、肌肉、心脏、肾脏等组织而造成一系列的临床症状。糖原合成主要通过四个环节:葡萄糖磷酸化;尿苷二磷酸葡萄糖生成;$a-1,4$ 糖苷键;$\alpha-1,6$ 糖苷键。糖原分解是糖原在磷酸化酶作用下,将 $\alpha-1,4$ 糖苷键分解生成 $1-$磷酸葡萄糖,再由脱支酶作用,将 $\alpha-1,6$ 糖苷键水解生成游离的葡萄糖。缺乏糖原代谢有关的酶,糖原合成或分解则发生障碍,导致糖原沉积于组织中而致病。根据酶缺陷和受累组织,GSD 可分为 11 型。其中 Ⅰ、Ⅲ、Ⅳ、Ⅵ、Ⅸ型以肝脏病变为主,Ⅱ、Ⅴ、Ⅶ型以肌肉组织受损为主,以 Ⅰ型 GSD 最为多见。除Ⅷ细、Ⅸ型为 X 连锁隐性遗传外,其他为常染色体隐性遗传。发病率约为 $1/20000 \sim 1/25000$。

Ⅰ型糖原累积病是由于肝、肾等组织中葡萄糖-6-磷酸酶活性缺陷所造成,是糖原累积病中最为多见者,约占总数的 25%。

糖是主要的供能物质,人体所需能量的 $50\% \sim 70\%$ 来自糖。糖原是动物体内糖的储存形式,广泛存在于各种组织的细胞内,尤以心、肝、肌肉为主。正常肝和肌肉分别含有约 4% 和

2%的糖原,肝糖原的含量低于 70mg/g 组织,肌糖原的含量低于 15mg/g 组织。肝糖原是血糖的重要来源,肌糖原可供肌肉收缩的急需。

正常情况下,葡萄糖－6－磷酸酶分解葡萄糖占肝糖原分解所得葡萄糖的 90%,在维持血糖稳定方面起主导作用。葡萄糖－6－磷酸酶缺乏时,糖原的分解过程发生障碍,致使过多的糖原贮积在肝、肾中,不仅导致其体积明显增大,而且其功能也受到损害。正常人在血糖过低时,胰高糖素分泌随即增高以促进肝糖原分解和葡萄糖异生过程,生成葡萄糖使血糖保持稳定。Ⅰ型 GSD 患儿则由于葡萄糖－6－磷酸酶的缺陷,6－磷酸葡萄糖不能进一步水解成葡萄糖,因此由低血糖刺激分泌的胰高糖素不仅不能提高血糖浓度,却使大量糖原分解所产生的部分 6－磷酸葡萄糖进入糖酵解途径;同时,由于 6－磷酸葡萄糖的累积,大部分 1－磷酸葡萄糖又重新再合成糖原;而低血糖又不断导致组织蛋白分解,向肝脏输送葡萄糖异生原料,这些异常代谢都加速了肝糖原的合成。糖代谢异常同时还造成了脂肪代谢紊乱,亢进的葡萄糖异生和糖酵解过程不仅使血中丙酮酸和乳酸含量增高导致酸中毒,还生成了大量乙酰辅酶 A,为脂肪酸和胆固醇的合成提供了原料;同时还产生了合成脂肪和胆固醇所必需的还原型辅酶Ⅰ(烟酰胺腺嘌呤二核苷酸,NADH)和还原型辅酶Ⅱ(烟酰胺腺嘌呤二核苷酸磷酸,NADPH)。此外,低血糖还使胰岛素水平降低,促进外周脂肪组织分解,使游离脂肪酸水平增高。

这些代谢改变最终造成了甘油和三酯胆固醇等脂质合成旺盛,临床表现为高脂血症和肝脂肪变性。Ⅰ型 GSD 常伴有高尿酸血症,这是由于患儿嘌呤合成代谢亢进所致。6－磷酸葡萄糖的累积促进了磷酸戊糖旁路代谢,生成了过量的 5－磷酸核糖,进而合成磷酸核糖焦磷酸,再在谷氨酰胺磷酸核糖焦磷酸氨基转移酶的作用下转化成为 1－氨基－5－磷酸核糖乳酸苷,从而促进嘌呤代谢并使其终末代谢产物尿酸增加。

(一)临床表现

临床表现轻重不一,大多数起病隐袭,婴儿期除肝大外,其他表现往往不典型。

重症:在新生儿期发病,表现为严重低血糖(出汗、苍白,甚至抽搐、昏迷,多在空腹或饥饿状态下出现,血糖最低可至 0.5mmol/L)、酸中毒、呼吸困难、肝大。

轻症:婴幼儿期发病,常因生长迟缓、腹部鼓胀等就诊。

主要的临床表现有以下几种。

1.生长发育落后

由于慢性乳酸酸中毒和长期胰岛素/胰高糖素比例失常及肝脏的损害,使蛋白分解过度、合成障碍及生长介质降低,患儿身材矮小,骨龄落后,骨质疏松,但身体各部比例和智能正常。向心性肥胖,皮下脂肪堆积,可有脂肪泻。

2.腹部膨胀

肝脏持续增大而坚实,常占据右腹的大部,表面光滑,无触痛,不伴黄疸或脾增大,少数可有肝功能不全表现,如 ALT 增高、低蛋白血症。

3.肾脏肿大

一般不引起临床症状。常因肝大不易触及,但在 X 线下可见其增大的阴影。肾功能检查一般正常,但严重患儿可有肾小球滤过率下降,肾小管功能障碍,出现肾小管酸中毒的临床表现。

4.饥饿性低血糖

患儿时有低血糖发作和腹泻发生。少数幼婴在重症低血糖时尚可伴发惊厥,但亦有血糖降至 0.56mmol/L(10mg/dL)以下而无明显症状者。随着年龄的增长,低血糖发作次数可减少。

5.其他

肌肉松弛,四肢伸侧皮下常可见黄色瘤。由于血小板功能不良,患儿常有鼻出血等出血倾向。青春期发育延迟。高脂血症使视网膜脂质沉积,眼底可有多发性双侧黄斑周围病变。长期的慢性病变可影响铁剂吸收而导致缺铁性贫血等。

(二)实验室检查

1.血生化

血糖降低、血乳酸升高、血脂升高、尿酸升高。

2.血小板

功能降低,黏附率、聚集功能低下。

3.肝功能

多数正常,少数异常。

4.B超检查

肝、肾大,可见肝脏有单个或多个腺瘤。几乎所有的 GSD-Ⅰ型女性患者用 B 超检查都可发现多发卵巢囊肿,但是临床上无多发性卵巢囊肿的症状。

5.X 线

骨质疏松、肾脏大。

6.CT

少数病程较长的患儿肝脏可有单个或多个腺瘤。

7.基因诊断

随着分子基因水平分析的应用,基因突变有了比较高的检测率。基因诊断更适于患者家族中无症状的杂合子诊断。

(三)诊断和鉴别诊断

饥饿性低血糖伴肝大、高脂血症、乳酸酸中毒为诊断本病的线索。糖代谢功能试验有助于本病的诊断:如糖耐量试验中因患儿胰岛素分泌不足,呈现典型糖尿病特征;胰高糖素或肾上腺素试验亦不能使患儿血糖明显上升,且注射胰高糖素后,血乳酸明显增高;由于患儿不能使半乳糖或果糖转化为葡萄糖,因此在半乳糖或果糖耐量试验中血葡萄糖水平不升高。

1.糖耐量试验

试验当日 0 时起禁食,清晨口服葡萄糖 2.5g/kg,每克加水 2.5mL,3~5min 服完,测 0、30、60、90、120min 的血糖和乳酸。大部分患儿糖耐量受损,乳酸峰值比基础值明显升高。

2.胰高糖素试验

肌内注射胰高糖素 $20\mu g/kg$,于 0、15、30、45、60、90、120min 测血糖和血乳酸。正常血糖升高>35mg/dL;患儿血糖不升高或升高但低于正常,部分患儿乳酸水平增高。

3.肾上腺素试验

皮下注射 0.1％肾上腺素 0.01mL/kg，于 0、10、30、60、90、120min 测血糖。在餐后 1～3h 进行胰高糖素或肾上腺素试验可使患儿血糖上升，但在饥饿 14h 后进行试验则无效应。

4.半乳糖试验

口服半乳糖 2g/kg，测 0、30、60、90、120min 的血糖和血乳酸。由于患儿不能使半乳糖和果糖转化为葡萄糖，因此，半乳糖和果糖耐量试验中血葡萄糖水平不升高，血乳酸升高。

糖代谢功能试验虽有避免作肝组织活体检查的优点，但本病患儿对此类试验反应的个体变异较大。故肝组织的糖原定量和葡萄糖 6－磷酸酶活性测定是确诊本病的依据。

家庭中若有本病患者，其每胎的发病率为 25％。产前明确诊断便于早期终止妊娠，达到优生的目的。可以通过羊水细胞或绒毛细胞测定相应的酶活性，但酶学方法检测技术比较困难，而且 GSD－Ⅰ型在羊水细胞中 G－6－P 并不表现有酶缺陷，因此，应用酶学作产前诊断不是很好的办法。

分子生物学检测：应用 PCR 结合 DNA 序列分析或 ASO 杂交方法能正确地鉴定 88％ GSD－Ⅰ型患者携带的突变等位基因。

(四)治疗

本病的病理生理基础是在空腹低血糖时，由于胰高糖素的代偿分泌促进了肝糖原分解，导致了患儿体内 6－磷酸葡萄糖累积和由此生成过量的乳酸、三酰甘油和胆固醇等一系列病理生化过程。因此，维持正常血糖水平可阻断这种异常的生化过程，减轻临床症状。

1.饮食治疗

少食多餐，高糖饮食。饮食中蛋白质含量不宜过多，脂肪应少，以高糖类为主。

2.目前多采用生玉米淀粉口服，减少低血糖发作

生玉米淀粉：1.75～2g/kg，以冷开水调服，每 4～6h 一次替代治疗。目的：使血糖控制在正常范围的高限(4.3～5.5mmol/L)，尿乳酸的水平在正常范围内(＜0.06mol/L 肌酐)。玉米淀粉是一种葡萄糖的多聚体，口服后在肠道缓慢消化，逐渐释放出葡萄糖，血糖便能维持在正常水平，肝脏不再增大，身高增长加快。玉米淀粉必须用冷水调服，不可煮沸或用开水冲服，因为在加热状态下，玉米淀粉颗粒呈分解状态，极易被淀粉酶水解而不能达到维持血糖恒定的目的。

饮食中注意：糖类约占 60％；尽可能减少半乳糖和乳糖，因为两者不能被有效利用来维持血糖；高蛋白饮食对纠正低血糖无特殊意义，因为患者从氨基酸转变为葡萄糖的能力有限。

3.其他治疗方法

(1)肝细胞或肝移植：如果患者存在难以控制的低血糖或肝衰竭或肝腺瘤，可行肝细胞或肝移植。如合并肾衰竭可行肝、肾联合移植。

(2)骨髓移植：也成功应用于Ⅰb 型患儿中。

(3)酶替代治疗：近几年利用重组人 α－硫糖苷酶治疗晚发型 Pompe 病获得成功。

(五)预后

未经正确治疗的本病患儿因低血糖和酸中毒发作频繁，常有体格和智能发育障碍。伴有高尿酸血症的患者常在青春期并发痛风。患者在成年期的心血管疾病、胰腺炎和肝脏腺瘤(或

腺癌)的发生率高于正常人群,少数患者可并发进行性肾小球硬化症。

二、黏多糖病

黏多糖病(MPS)是一组由于酶缺陷造成的酸性黏多糖不能完全降解的溶酶体累积病。黏多糖是结缔组织细胞间的主要成分,广泛存在于各个组织内。重要的黏多糖有硫酸皮肤素(DS)、硫酸类肝素(HS)、硫酸角质素(KS)、硫酸软骨素(CS)和透明质酸(HA)等。已知有 10 种溶酶体酶参与黏多糖的降解过程,其中任何一种酶的缺陷均会造成酸性黏多糖分解障碍而聚集在体内,并自尿中排出。患儿缺陷酶的活性仅及正常人的 $1\%\sim10\%$。根据酶的缺陷,本病可分为 8 型,除Ⅱ型为 X 连锁隐性遗传外,其余均为常染色体隐性遗传病。Ⅰ(H)型最常见,为 α—左旋艾杜糖醛酸酶缺陷引起。患者实质和间质细胞内有黏多糖沉积。在中枢神经系统及周围神经节神经细胞内、视网膜细胞层、肝脏的库普弗细胞及实质细胞、嗜酸性粒细胞内均有粗大深紫色颗粒。少数病例可因黏多糖沉积于脑脊髓膜上而引起脑脊液循环梗阻,发生脑积水;或因大脑萎缩而致脑室扩大。

(一)临床表现

各型 MPS 的病程都是进行性的,病变常累及多器官,有相似的临床表现,大都在 1 周岁左右发病。但各型的病情轻重不一,且有各自的临床特征。Ⅰ(H)型在临床上最为多见,症状典型,预后甚差,常在 10 岁以前死亡。

1.体格发育障碍

患儿大多在周岁以后呈现生长落后,身材矮小并具有特殊面容:头大呈舟状,面部丑陋,前额和双颧突出,毛发多而发际低,眼裂小、眼距宽,鼻梁低平、鼻翼肥大、鼻孔大,下颌小、唇厚外翻、舌大外突等。上述症状以Ⅰ(H)型出现最早,最为严重,也最典型。Ⅴ、Ⅶ型与Ⅰ(H)型类似,Ⅱ、Ⅲ型较轻,Ⅳ型面部大致如正常人。

关节进行性畸变,脊柱后凸或侧凸,常见鸡胸、驼背、膝外翻或内翻以及手足屈曲、外翻畸形、爪形手等改变。ⅠS型骨骼病变极轻,通常不影响身高。Ⅳ型骨骼病变最严重,患儿椎骨发育不良而呈扁平,表现为身短、鸡胸肋下缘外突和脊柱极度后侧凸,膝外翻严重,因第 2 颈椎齿状突发育欠佳和关节韧带松弛而常发生寰椎半脱位。

2.智能障碍

精神神经发育在周岁后逐渐迟缓,表现为反应迟钝、语言落后、表情呆板等,常进行性加重,以Ⅰ(H)型最常见,Ⅲ型最为严重,但ⅠS、Ⅳ和Ⅵ型患儿大都智能正常。

3.眼部病变

大部分患儿在周岁左右即出现角膜混浊,Ⅱ、Ⅳ型的发生时间稍晚且较轻。因角膜基质中的黏多糖以 KS 和 DS 为主,而Ⅲ型酶缺陷仅导致 HS 降解障碍,故无角膜病变。ⅠS、Ⅱ和Ⅲ型可能有视网膜色素改变,ⅠS型最严重,可并发青光眼,甚至失明。

4.肝脾大

由于黏多糖在各器官的贮积,可出现腹部膨隆、肝脾大,而肝功能正常。

5.其他

常见耳聋、心脏瓣膜损伤、动脉硬化,还有皮肤水肿、增厚、粗糙等。随着病情进展,可发生肺功能不全、颈神经压迫症状和交通性脑积水等继发病变。

(二)诊断和鉴别诊断

本病患儿的临床表现大同小异,根据临床特征和 X 线检查可提示本病。尿筛查和黏多糖定性可以诊断,但确诊则需进行酶活性测定。

1.骨骼 X 线检查

骨质普遍疏松且有特殊形态改变:颅骨增大,蝶鞍浅长;脊柱后、侧凸,椎体呈楔形,胸、腰椎体前下缘呈鱼唇样前突;肋骨的脊柱端细小而胸骨端变宽,呈飘带状;尺、桡骨粗短,掌骨基底变窄,指骨远端窄圆。

2.尿液黏多糖检测

尿液的黏多糖定性、定量检查。甲苯胺蓝呈色法为本病的筛查试验,亦可用醋酸纤维薄膜电泳来区分尿中排出的黏多糖类型,协助分型。

3.酶学分析

各型 MPS 的确切诊断都应依据酶活性测定为准,可以采用外周血白细胞、血清或培养成纤维细胞进行。本病应与佝偻病,先天性甲状腺功能减低症,骨、软骨发育不良和黏脂病等相鉴别。

(三)治疗及预后

1.酶替代治疗

近几年来,酶替代治疗在黏多糖Ⅰ、Ⅱ、Ⅵ型中已经取得成功。通过酶替代治疗患儿尿中黏多糖明显减少,肝脾明显缩小,生长发育速度加快,关节活动能力提高。

2.骨髓移植

骨髓移植可改善部分临床症状。黏多糖Ⅰ(H)型经骨髓移植后,智力改善,末梢组织的黏多糖消失,角膜清亮,肝脾缩小,上肢关节的活动性好转,但不能改变 Hurler 综合征骨骼异常的自然病程,对于已经形成的骨骼畸形无改善。

3.造血干细胞移植、脐血移植

早期造血干细胞移植、脐血移植可使 Hurler 综合征患者病情停止恶化,延长寿命。

4.基因治疗

尚在动物试验阶段。

三、半乳糖血症

半乳糖血症是由于半乳糖代谢途径中酶的缺陷所造成的遗传代谢病,其发病率约为1/40000。依据酶的缺陷不同分为 3 型,均为常染色体隐性遗传,临床表现为黄疸、肝脾大、低血糖和肝功能异常。其中,以半乳糖-1-磷酸尿苷酰转移酶缺乏最为多见,在新生儿中发病率为1/10000~1/30000,且病情严重。

食物中的半乳糖主要来自奶类所含的乳糖。哺乳婴儿所需能量的 20% 由乳类中的乳糖提供。在正常情况下,乳糖进入肠道后即被水解成半乳糖和葡萄糖经肠黏膜吸收。半乳糖被吸收后在肝细胞内先后经半乳糖激酶(GALK)、半乳糖-1-磷酸尿苷酰转移酶(GALT)和尿苷二磷酸半乳糖表异构酶(GALE)的作用,最终生成1-磷酸葡萄糖进入葡萄糖代谢途径。人体肝脏将半乳糖转化为葡萄糖的能力很强,摄入血中的半乳糖在半小时内即有 50% 被转化。

(一)半乳糖－1－磷酸尿苷酰转移酶缺乏性半乳糖血症

1.发病机制

半乳糖－1－磷酸尿苷酰转移酶(GLAT)的编码基因位于9p13,其缺陷导致半乳糖、半乳糖－1－磷酸和半乳糖代谢旁路生成的半乳糖醇等在各种组织中积累。1－磷酸半乳糖具细胞毒性,对糖代谢途径中的多种酶有抑制作用,特别是葡萄糖磷酸变位酶的作用被阻抑后不能使1－磷酸葡萄糖转化为6－磷酸葡萄糖,阻断了糖原分解过程;高浓度的1－磷酸半乳糖还抑制葡萄糖异生过程,因而在临床上呈现低血糖症状。半乳糖进入晶体后即被醛糖还原酶还原成为半乳糖醇,沉积在晶体中造成晶体内渗透压增高、含水量增加、氨基酸转运和蛋白合成降低等代谢异常,最终形成白内障。本型患儿的肝、肾、脑等组织中都有大量1－磷酸半乳糖和半乳糖醇存积,这类异常代谢产物改变了组织细胞的渗透压摩尔浓度和其能量代谢过程,致使这些器官功能受损,其详细机制尚不完全清楚。

2.病理

患儿在出生后数周内即可有弥散性肝细胞脂肪变性和胆汁淤积,随着病情的进展,很快出现纤维化和肝硬化改变。除晶体白内障形成外,脑、肾等其他组织病理改变较轻。

3.临床表现

典型的本病患儿在围生期即发病,常在喂给乳类后数日即出现呕吐、拒食、体重不增和嗜睡等症状,继而呈现黄疸和肝大。若不能及时诊断而继续喂给乳类,将导致病情进一步恶化,在2～5周内发生腹腔积液、肝衰竭、出血等终末期症状。如用裂隙灯检查,在发病早期即可发现晶体白内障形成。约30％～50％患儿在病程第1周左右并发大肠埃希菌败血症,使病情更加严重。未经及时诊断和治疗的患儿大多在新生儿期内夭折。少数患儿症状可较轻微,仅在进食乳类后出现轻度的消化道症状,但如继续使用乳类食物则在幼婴期逐渐呈现生长迟缓、智能发育落后、肝硬化和白内障等征象。

4.诊断

早期正确诊断对预后极其重要。

(1)新生儿期筛查:通过对新生儿进行群体筛查不仅可以达到早期诊断和治疗的目的,还可为遗传咨询和计划生育提供资料。以往大多数筛查中心都选用两种方法。①Beutler试验:用于检测血滴纸片的半乳糖－1－磷酸尿酰转移酶活性,其缺点是假阳性率过高。②Paigen试验:用于检测血滴纸片半乳糖和半乳糖－1－磷酸的半定量方法,优点是很少假阳性,并且3种酶缺陷都可被检出。

目前已建立应用串联质谱仪(tandem MS)进行新生儿筛查的方法。

(2)尿液气相色谱质谱(GC－MS)或串联质谱(tandem MS)分析:对疑似患儿进行尿液GC－MS、tandem MS分析。半乳糖血症患儿尿半乳糖、半乳糖醇、半乳糖酸明显增高。

(3)酶学诊断:外周血红、白细胞、皮肤成纤维细胞或肝活体组织检查等均可供测定酶活性之用,以红细胞最为方便。

(4)其他:常规检查有肝功能、凝血机制、血糖、血氨、血电解质、血气等。

5.治疗

诊断一旦明确,应立即治疗。主要是饮食疗法,本病患儿终生禁食含半乳糖成分的食物。

开始治疗的年龄越小,效果越好。

明确诊断后,立即停用乳类,改用豆浆、米粉等喂养,并适当补充钙剂,辅以不含半乳糖的果汁、蔬菜汁以补充维生素。4个月以上添加优质蛋白质如鸡蛋黄、肉松和鱼等营养必需物质。豆浆中虽含有能分解出半乳糖的密三糖和水苏糖,但不能被人体肠道吸收,故无碍于治疗。通常在限制乳类3~4d后即可见临床症状改善,肝功能在1周后好转。患儿开始摄食辅食后,必须避免一切可能含有奶类的食品和某些含有乳糖的水果、蔬菜,如西瓜、西红柿等。

支持对症治疗:低血糖时静脉输给葡萄糖;腹泻严重情况下及时补充电解质和水;对合并败血症的患儿应采用适当的抗生素并给予积极支持治疗。

6.预后

患儿的预后取决于能否得到早期诊断和治疗。未经正确治疗者大都在新生儿期死亡,平均寿命约为6周,即便幸免,日后亦遗留智力发育障碍。获得早期确诊的患儿生长发育大多正常,但在成年后多数出现学习障碍、语言困难或行为异常等问题。女性患儿在年长后几乎都发生性腺功能不足,原因尚不甚清楚。

(二)半乳糖激酶缺乏性半乳糖血症(半乳糖血症Ⅱ型)

半乳糖激酶的编码基因位于17q24,其突变较为少见。本病患儿体内无半乳糖-1-磷酸累积,因此无肝、脑损害;但大量半乳糖在晶体内被醛糖还原酶转化为半乳糖醇后即会导致白内障。另外,患儿发病比较早,容易出现智力障碍,尿半乳糖明显增加,故患者应早期终生避免摄入含乳糖的食物。

(三)尿苷二磷酸半乳糖-4-表异构酶缺乏性半乳糖血症(半乳糖血症Ⅲ型)

本型罕见,尿苷二磷酸半乳糖-4-表异构酶的编码基因位于1p36-p35。其常见的临床表现是严重的黄疸、肝脏明显增大,以及严重的智力、生长发育障碍。根据酶缺乏累及组织的不同可以分为两种亚型:大多数患儿为红、白细胞内表异构酶缺乏和半乳糖-1磷酸含量增高,但成纤维细胞和肝脏中酶活力正常,故患儿不呈现任何症状,生长发育亦正常;另有少数患儿酶缺陷累及多种组织器官,临床表现酷似转移酶缺乏性半乳糖血症,但红细胞内转移酶活性正常而半乳糖-1-磷酸增高可资鉴别。本型在治疗过程中应定期监测红细胞内半乳糖-1-磷酸。

第三节 Fabry 病

Fabry病又称弥散性躯体血管角质病,是一罕见的性连锁遗传的遗传性鞘糖脂类代谢病。致病基因GLA位于X染色体长臂22.1位(Xq22.1)。由于α-半乳糖苷酶A(一种溶酶体酶)的缺乏,影响了鞘糖脂糖脂代谢,导致鞘糖脂在人体许多组织沉积而引起一系列脏器病变。

本病发病率约为1:40000。男女均可发病,但症状男性较女性重。起病多在儿童或青少年时期。临床表现多种多样。肾脏最早表现肾小管功能不全如尿酸化和浓缩稀释功能障碍(尿崩症、肾小管性酸中毒等)、糖尿、氨基酸尿等。蛋白尿在儿童时期即可出现,至20多岁已非常常见,可伴血尿、管型,尿中含脂细胞,在偏光显微镜下形似"马耳他十字架"。尿中鞘糖脂含量增高,为正常人的 30～80 倍。20～40 岁间出现高血压和肾功能不全,大多在 50 岁左右进展至 ESRD。B 型和 AB 型血者较其他血型发病更早,症状更重。其他可累及皮肤、神经系统、循环系统、眼等系统和脏器,表现皮肤血管角质瘤、肢体疼痛、四肢蚁行感、脑缺血或出血、自主神经功能异常、心脏缺血性改变、心律失常、传导阻滞、高血压、心肌肥厚、二尖瓣脱垂、角膜旋涡状沉积物等。

肾脏病理可帮助明确诊断。光镜下可见肾小球上皮细胞、内皮细胞、系膜细胞及肾小管上皮细胞等体积增大,胞质中充满大量、大小不一的空泡,类似"泡沫细胞",其在冷冻切片上可为苏丹 I 或油红 O 这些特殊脂肪染色所染,而石蜡切片 PAS 染色不能着染。电镜下可见几乎所有肾脏细胞内都含"斑马小体",这一特征性改变,伴足突融合。肾小球基膜早期可正常,随病变进展逐渐增厚或塌陷、局灶节段和球性硬化,小管萎缩,间质纤维化。免疫荧光阴性,仅硬化部位可有节段 IgM 沉积。

此外,尿血清、血浆、外周血中性粒细胞或培养的皮肤成纤维细胞、头发毛囊提取液中 α—半乳糖苷酶 A 浓度测定亦有助于本病诊断,尤其对男性。

解除临床疼痛症状比较容易,但如何阻止肾功能的恶化及心血管疾病的进展,目前缺乏有效手段。主要对症治疗,正规降压治疗对本病有益,血浆置换可祛除血中过多鞘甲酯,可在一段时期内改善临床症状。运用从入脾脏或胎盘中提取或基因重组得到的。α—半乳糖苷酶 A 来治疗这一方法尚处于研究阶段。终末期肾衰竭患者,行透析或肾移植治疗。

第四节　高胱氨酸尿症

高胱氨酸尿症又称假性 Marfen 病,属含硫氨基酸的先天代谢异常,是造成儿童期卒中的代谢性遗传病之一。其他造成儿童中风的代谢病有 Fabry 病、Tangier 病、家族性高胆固醇血症及 C 蛋白缺乏症。

高胱氨酸尿症为常染色体隐性遗传。此病可能至少有 3 种酶的缺陷造成,首先是胱硫醚合成酶缺乏,其次有 N—甲基四氢叶酸(MTHF)—高半胱氨酸甲基转移酶和 5,10 N—甲烯四氢叶酸还原酶缺乏造成甲硫氨酸代谢障碍,以致患儿尿中出现大量含硫氨基酸病出现类似 Marfen 病的骨骼异常,神经和血管、眼部等病损症状。

一、临床表现

主要发生于儿童。典型病例主要是由于胱硫醚合成酶缺乏。病程缓慢进展。表现为以下几种。

(1)骨骼和肌肉异常,身材高而异常伴四肢细长,指和趾细而长(如蜘蛛状指、趾)脊柱侧凸或后凸,弓形足。四肢肢带肌肉无力。肌电图可有多相电位等肌病表现。

(2)眼部晶体脱位(通常向下)。

(3)毛发稀疏、面部潮红、皮肤上可有网状青斑。

（4）精神发育迟缓，智商低。

（5）动脉血管栓塞和血栓形成。故在儿童中出现急性缺血性中风，呈偏瘫、失语等表现；也有肺和肾血栓形成，冠状动脉梗死等症状。

（6）脑脊液和尿中半胱氨酸含量增高。血和尿中除高半胱氨酸外，尚有高胱氨酸和甲硫氨酸。尿中也有发现 S—腺苷半胱氨—S 腺苷甲硫氨酸等含硫氨基酸。

二、诊断与鉴别诊断

对于精神发育迟缓的儿童出现急性缺血性中风，伴有骨骼异常因疑有此病时，应作尿硝钠试验进行筛选，筛选阳性者再测血中甲硫氨酸、高半胱氨酸或高胱氨酸含量。并区分 3 种酶的缺乏。对培养的羊水细胞测胱硫醚合成酶活性可作产前诊断。

三、治疗

（1）从新生儿起，严格限制膳食中甲硫氨酸摄入量，可阻止智能发育障碍。膳食中增加胱氨酸和甜菜碱（甘氨酸三甲基钠盐）代替不能合成的胱氨酸和半胱氨酸。

（2）大剂量维生素 B_6（500mg/d 以上）在胱硫醚合成酶和胱硫醚活化中有作用。因两者要有吡哆醛参与。经治疗后部分患儿抽搐减少、智力进步。

（3）维生素 B_{12} 治疗。由于 ^5N—甲基四氢叶酸—高半胱氨酸甲基转移酶作用下使高半胱氨酸转化为甲硫氨酸，该酶活性需维生素 B_{12} 为辅助，所以给予维生素 B_{12} 有一定帮助。

（4）有缺血性脑卒中（中风）者可用低分子右旋糖酐、扩血管药物治疗。

第五节　血卟啉病

血卟啉病系由先天性和后天性卟啉代谢紊乱引起的代谢性疾病。多有遗传因素。其主要病理生理为卟啉和（或）卟啉前体产生和排泄增多，并在体内积聚。其临床表现主要有光感性皮肤损害、腹痛及神经精神症状等三大综合征。临床上有不同的类型，其中急性间歇性卟啉病、变异型卟啉病和遗传性粪卟啉病可合并有神经系统的损害。尤以急性间歇性卟啉病产生神经精神症状为多见。神经症状中以脊髓损害为主要表现者，称为血卟啉病性脊髓病。

一、病因与发病机制

卟啉病神经系统损害的原理，至今尚不能完全解释。卟啉是血红素合成过程中的中间产物，它与铁螯合成血红素。卟啉的合成代谢需要经过多步反应和多种酶的参与。由于卟啉在代谢发生紊乱，卟啉和（或）卟啉前体产生增多，并在体内积聚。动物实验证明卟啉代谢过程中的中间产物具有神经毒性，特别是卟胆原（PBG）及其前质 δ 氨基—γ 酮戊酸（ALA）能在神经接头处抑制递质释放及摄取，有人观察到卟啉病急性发作期脑脊液有较高的 ALA。ALA 能抑制 r—氨基丁酸转换酶的活性，这种酶可以使谷氨酸转换成 γ—氨基丁酸。ALA、PBG 与 γ—氨基丁酸的结构相似，ALA 在神经系统内可以竞争 γ—氨基丁酸的受体或结合点，起假递质的作用。γ—氨基丁酸是中枢神经系统的一种抑制性递质。由于正常递质的功能受影响，从而产生一系列的神经精神症状。有的学者报道粪卟啉可引起周围神经脱髓鞘及在自主神经节内色素沉着而产生自主神经症状。有人发现卟啉病患者尿中存在隐卟啉(系一种 PBG 样物质),这种物质曾在精神患者尿中发现过,因此推论是本病急性发作时精神症状的重要原因。许多药物(如磺胺、巴比妥类、抗惊厥药、酒精、安定剂、丙咪嗪类、麦角类及女性激素)和感染、饥饿、精神创伤及过度劳累能促进其急性发作,说明某些药物能促进 ALA 合成酶的活性。这些药物由细胞色素 P450 系统的血红蛋白氧化。在急性发作期,这类药物在肝中的代谢受损。

二、病理

脊髓前角细胞及脊髓侧角内脏运动神经细胞可出现核溶解。髓核和背侧迷走神经核亦可有核溶解,交感神经节的神经元也可受累。末梢神经有脱髓鞘改变和轴索变性。大脑和小脑亦有脱髓鞘改变,但不如末梢神经明显。视上核和室旁核可有轻度胶质变性的空泡变性,其神经纤维也可受损。一些重的病例可见血管周围淋巴细胞浸润。脑血管周围偶可见到黄色色素小体。

三、临床表现

(一)症状与体征

主要有皮肤、腹部及神经精神三大综合征。

1.皮肤综合征

卟啉是人体唯一的内源性光致敏剂,卟啉及其衍生物吸收光波后被激活而放出红色荧光,破坏皮肤溶酶体而产生光感性皮炎。在皮肤暴露部位产生红斑、疱疹、结痂和留下瘢痕及色素沉着。有的皮疹呈湿疹荨麻疹、痒疹样改变。口腔黏膜有红色斑点、牙呈棕红色。有的伴结膜炎、角膜炎、虹膜炎。

2.腹部综合征

发作时急性腹痛,异常剧烈、部位不定、变化多端,但腹部检查无客观体征。可伴恶心、呕吐及便秘。腹痛可能是自主神经受损及卟啉前体的作用引起肠痉挛所致。

3.神经精神综合征

(1)脊髓受损症状:是血卟啉性脊髓病的主要神经症状。可有截瘫或四肢瘫痪、肌张力增高、锥体束征阳性。

(2)脑部神经受损症状:可出现延髓麻痹(声嘶、吞咽困难)、呃逆、呼吸肌麻痹、心动过速、睑下垂、复视等。

(3)精神症候群:可为神经衰弱、癔症样、精神失常样综合征,表现为狂躁、激动、定向障碍、抑郁、微笑、呼喊、幻觉、妄想,亦可有癫痫发作,意识障碍。

(4)周围神经症状:主要为下肢或四肢感觉运动障碍。严重时可呈 Landry 上升性瘫痪。

(5)自主神经症状:腹痛、高血压、多汗。

(二)血卟啉病分型

1.红细胞生成性血卟啉病

由骨髓内卟啉代谢紊乱所致,仅见于小儿,临床罕见。

2.肝性血卟啉病

由肝内卟啉代谢紊乱引起,常有家族遗传史,属于常染色体显性遗传。可分为以下几型:①急性间歇型:以腹痛神经精神症状为主要表现。无光感性皮炎。②迟发性皮肤型;以光感性皮肤损害为主,无腹痛及神经精神症状。③混合型:兼有上述两型症状。④遗传性粪卟啉型:粪及尿排出粪卟啉增加,在甲丙氨酯、巴比妥类等药物诱发下可出现急性间歇型症状,偶见光感性皮肤损害。

四、诊断与鉴别诊断

(一)诊断

本病临床表现复杂、变化多端,因此主要依靠临床医生的警惕性和对本病临床症候群及各型的了解。配合实验室检查并参考家族遗传史等加以确定。遇到伴有不明原因腹痛、光感性皮肤损害及其他神经精神症状的脊髓病患者应考虑到血卟啉病性脊髓病的可能,从而注意尿的颜色及进行必要的实验室检查。尿排出后放置一般时间为深红色,或曝晒、加热、加酸即呈红色。揭示尿中可能有卟啉。发作期尿卟啉与尿卟啉胆原有一项阳性,结合临床即可确诊。必要时可测定红细胞中某些特殊酶的活力而确诊。

(二)鉴别诊断

1.继发性卟啉尿

继发性卟啉尿为肝脏病、结缔组织病、血液病(如恶性贫血、溶血性贫血、再生障碍性贫血、白血病、何杰金氏病、红细胞增生症等)、中毒(铅、砷、四氯化碳、酒精、磷、硒磺苯等)、药物〔如巴比妥、格鲁米特(导眠能)、甲苯磺丁脲、氯碘横丙脲、磺胺类、苯妥英钠、苯甲脱胺、丙咪嗪、灰黄霉素、氯霉素、麦角制剂等〕等原因均可致继发性卟啉尿、其原发病亦可造成神经系统损害,容易混淆。但继发性卟啉尿排出的卟啉前体不多、以粪卟啉为主、尿卟啉增加不显著,尿 PBG 试验阴性,有原发病的病史及症状、体征可鉴别。

2.烟酸缺乏性脊髓病

可有皮肤损害及神经症状,但尿卟啉阴性、烟酸治疗有效。

3.症状性卟啉尿

多由铅、砷、磷、酒精等中毒或血液病、皮肤病、炎症等引起,尿中卟啉排泄增多,依据病史可资鉴别。

4.铅中毒

有腹痛和周围神经病变,但腹痛时间较长,一般超过 24h,小便不呈红色,牙龈有铅线,红细胞形态有点彩改变,头发、血尿中的铅增高可以鉴别。

五、治疗

预防在于及早诊断、及时治疗,去除诱因,尤其是禁用巴比妥等药物、忌酒、避过劳和精神刺激,防止饥饿和感染、发作与妊娠有关者不宜妊娠,可以采用综合疗法。

(一)糖类

糖类是 ALA 合成酶抑制物,故高糖饮食可减少发作。在急性发作期,每小时静脉滴注10%葡萄糖液 40~60mL,连续 24h 能使血卟啉病的症状迅速缓解,糖耐量差者可并用胰岛素治疗。补液还可纠正由于消化道引起的电解质紊乱。疑有低镁症引起的抽搐应适当补充镁盐。

(二)激素

有些患者使用肾上腺皮质激素与促肾上腺皮质激素合用,效果较好。特别是适用于有直立性低血压者。但长期应用不易停用，必须防止不良反应。有些病例急性发作与月经周期有关，应用雄激素、雌激素或口服避孕药有良效，但有些患者的发作可能与服雌激素及口服避孕药有关，所以用药要个体化。

(三)血红蛋白

血红蛋白能以负反馈的机理抑制 ALA、PBG 和卟啉类的合成，可防止因神经瘫痪、呼吸肌麻痹而引起死亡，是抢救危重急性血卟啉病的有效手段。用量为每公斤体重 3～6mg，24h 内总量不大于每公斤体重 6mg。用生理盐水稀释后静脉注射，每分钟速度不大于 40mL，6～10min 注毕，也可加入 500mL 生理盐水中静脉滴注。第 2 次静脉注射至少间隔 12h，也可每天静脉注射一次，疗程 3～5d。血红蛋白疗法对缓解期尿中的 ALA、PBG 浓度不高者无效。

(四)促细胞代谢药

(1)细胞色素 C45～60mg/d，与肾上腺皮质激素合用有协同作用。10%GS 500mL＋细胞色素 C45～60mg＋地塞米松(氟美松)5mg，静脉滴注，每日 1 次。

(2)ATP 和 AMP 可能抑制卟啉的产生，40mg/d 口服或静脉滴注。静脉滴注时，用 ATP 或 AMP40mg 兑入 10%GS250mL 中，每日 1 次。

(五)其他对症治疗

(1)镇痛剂及止痛剂：氯丙嗪、利血平可用于有腹痛及精神症状者。重者可用哌替啶或亚冬眠疗法。

(2)西咪替丁：西咪替丁能抑制肝细胞色素 P450 合成，负反馈地引起 ALA 合成受阻。每日口服 800mg。

(3)维生素 E：Nair 等报道大量维生素 E 治疗急性间歇性卟啉病有效，用药后症状缓解，尿卟胆原排泄减少。

(4)卵巢摘除或深部 X 线照射双侧卵巢：对部分患者有效。作用原理与口服避孕药相同。

(5)有溶血性贫血时可考虑脾切除。

(6)其他对症治疗：高血压者用降压药(但甲基多巴不宜用，会加重症状)，心动过速者可用普萘洛尔(心得安)治疗，精神抑郁者可用碳酸锂，严重便秘可用新斯的明治疗。

六、预后与调护

由于该病多有遗传因素引起，故彻底治愈较为困难，若治疗得当，症状可得到有效控制。调护方面需要保持心情舒畅，避免劳累，少用磺胺药、巴比妥类、抗惊厥药、酒精、安定剂、丙咪嗪类、麦角类以及女性激素等；对并发瘫痪、延髓麻痹、呼吸麻痹、昏迷、癫痫的患者必须加强护理。

第九章　神经－肌肉接头和肌肉疾病

第一节　周期性瘫痪

根据发作时血清钾的水平可将周期性瘫痪分为 3 种类型:低血钾性周期性瘫痪、高血钾性周期性瘫痪和正常钾性周期性瘫痪。国内以散发性低血钾性周期性瘫痪最常见。根据病因又分为原发性低钾性瘫痪和继发性低钾性瘫痪,后者有甲状腺功能亢进、原发性醛固酮增多症、肾衰竭、代谢性疾病等。

一、低血钾性周期性瘫痪

低血钾性周期性瘫痪(HOPP)是在 1863 年由 Cavare 首先报道。临床特征为肌无力,血清钾水平降低,活动或高糖类饮食可诱发肌无力发作。1885 年,Goldflam 强调此病与遗传有关,故又称为家族性周期性瘫痪。在我国有家族史者极为罕见,以散发性最多见。

(一)病因及发病机制

家族性周期性瘫痪常见的遗传方式是常染色体显性遗传钙通道病,女性外显率低,男女比率为(3~4):1。该病是 1q32 染色体编码的二氢吡啶受体基因突变所致,也与 11q13~14 和 17q23.1~25.3 位点突变有关。

周期性瘫痪发作时血钾降低,肌细胞内钾增加,引起膜电位过度极化,膜电位下降,从而引起肌无力及瘫痪。细胞内钾的升高可能是泵的间断活动过度所致,泵对胰岛素或肾上腺素的反应增高会导致一过性钠钾泵转运的加速。也有学者认为是肾上腺素皮质激素间歇性分泌过多所致的钾功能紊乱,故患者在妊娠期少发病。另一种可能的缺陷是肌纤维膜的离子通透性异常。因在发作期间血清肌酸激酶亚单位 B(S－CKB)活性增加,血清肌球蛋白增高,说明肌膜有缺陷。尚有认为与磷酸己糖原的合成有关。此外,还证明了与胰岛素密切相关,因胰岛素有促进各种细胞转运钾的功能,故用美克洛嗪阻断胰岛素释放,就不致诱发肌无力;反之,静脉注入葡萄糖则可使胰岛素分泌增加而诱发肌无力,显示胰岛素在疾病发作中起重要的作用。糖类大量进入体内易诱发肌瘫痪的原因是葡萄糖进入肝脏和肌细胞合成糖原,代谢需要带入钾离子,使血液中钾离子浓度降低。由于钾内流过度,因而使不能透过膜的阳离子的数目增加,从而被动地引起水和阳离子的内流。也有指出本病的发生与神经机制有关,如间脑部病变可伴有周期性瘫痪,在睡眠时或过度疲劳时发生,这与大脑皮质进入抑制状态,失去其对下丘脑的控制有关。

(二)病理

病情较长者肌肉可有轻度改变,活检中可见肌纤维空泡变性。电镜检查见肌浆网小管局限性膨大,呈空泡状,内含糖原及糖类物质,肌肉钾及水分含量均升高。

(三)临床表现

本病以 20~40 岁多见,男多于女。剧烈运动、疲劳、受凉、酗酒、饱餐、过量进食糖类、感染、创伤、月经、情绪激动、精神刺激等常为诱因。

发病前可有肢体酸胀、麻木、烦渴、多汗、少尿、面色潮红和恐惧等前驱症状,部分患者此时活动后可抑制发作。常于夜间入睡后或清晨转醒时发作,出现四肢肌肉对称性无力或完全瘫痪,可伴有肢体酸胀、针刺感等。瘫痪的肢体近端重于远端,下肢重于上肢,可以从下肢逐渐累及上肢。瘫痪肢体肌张力降低,腱反射减弱或消失。脑神经支配肌肉一般不受影响,膀胱直肠括约肌功能正常。症状于数小时至数天达到高峰。

少数严重患者可发生呼吸肌瘫痪,心动过速或过缓、室性早搏等心律失常和血压增高而危及生命。大多可以完全恢复。

发作数小时至数日逐渐恢复,瘫痪最早的肌肉先恢复。部分患者在肌力恢复时伴多尿、大汗以及瘫痪的肌肉酸痛与僵硬。发作频率不等,数周或数月一次,个别病例每日发作,也有数年一次或终生仅发作一次。发作间歇一切正常。

(四)辅助检查

发作时血清钾含量减少,血清钾浓度往往低于 3.5mmol/L。尿钾减少,血清 CK 升高,血清肌球蛋白含量升高。心电图可见典型的低钾性改变:U 波出现,PR 间期与 Q-T 间期延长、QRS 波群增宽、T 波平坦、ST 段降低或显示传导阻滞。肌电图显示电位幅度降低,数量减少;完全瘫痪时运动单位消失、电刺激无反应、静息电位低于正常。运动感觉传导速度正常。

(五)诊断及鉴别诊断

1.诊断

通常可根据:①典型的病史与症状。②血钾低。③心电图、神经电生理的特征性改变。④给予钾盐治疗。

诊断有困难时,可行葡萄糖诱发试验,即口服葡萄糖 100g,或于 1h 内静脉滴注葡萄糖 100g 的同时应用胰岛素 20U,0.5~2h 后随血糖降低而出现四肢无力或瘫痪为阳性。在瘫痪发生前,可见到快速感应电刺激引起的肌肉动作电位幅度的节律性波动,继而潜伏期延长,动作电位间期增宽,波幅降低,甚至反应消失。瘫痪出现后可给氯化钾 6~10g 加于盐水 1000mL 中静脉点滴,以中止发作。事前应取得患者及家属的了解和同意,必须严密观察,并做好应付一切可能发生意外(如呼吸肌瘫痪、心律失常)的准备。

2.鉴别诊断

(1)高血钾性周期性瘫痪:发病年龄较早,发作多在白天,肌无力发作的时间较短,血钾含量升高,用钾后症状反而加重。

(2)正常血钾性周期性瘫痪:血清钾正常,补钾后症状加重,给予钠盐后症状好转,进食大量糖类不会诱发肌无力。

(3)继发性周期性瘫痪:①甲状腺功能亢进:常以低钾性瘫痪作为首发症状,T_3、T_4 增高,TSH 降低,以及发作频率高,每次持续时间短以资鉴别。②原发性醛固酮增多症:常有高血压、高血钠和碱中毒。③肾小管酸中毒:多有高血氯、低血钠和酸中毒。④药物作用:应注意最近有无服用氢氯噻嗪(双氢克尿噻)、肾上腺皮质激素等药物。其他如 $17\alpha-$ 羟化酶缺乏症和腹泻造成短期内失钾过多等。

（4）吉兰－巴雷综合征：急性起病，四肢对称性弛缓性瘫痪，有神经根痛及四肢末梢型感觉障碍，可有脑神经损害；脑脊液呈蛋白－细胞分离，血清钾正常，肌电图呈神经源性改变；病程较长，少有反复发生。

（5）癔症性瘫痪：起病常有精神刺激因素，临床症状表现多样，暗示治疗有效，血清钾正常，肌电图无改变。

（六）治疗

1.控制急性发作

口服 10％氯化钾溶液 30～40mL。24h 内再分次口服，隔 2～4h 可重复给药，总量不超过10～15g，病情好转后逐渐减量。病情重者可用 10％氯化钾溶液 20～30mL 加入氯化钠溶液1000mL 中静脉滴注，每小时输入量不超过 1g(20mmol/h)。

严重心律失常应在心电监护下积极纠治；呼吸肌瘫痪应予辅助呼吸。

2.预防发作

对频繁发作者，发作间期可选用钾盐 1g，每日 3 次口服；螺内酯（安体舒通）20～100mg，每日分次口服；或乙酰唑胺 250mg，每日 3 次口服。应避免各种诱发因素，如受凉、饱餐、饮酒、剧烈运动等，可减少复发。低钠、低糖类、高钾饮食，平时多食含钾丰富的食物及蔬菜水果，如肉类、香蕉、菠菜、薯类等有助于预防发作。预后良好，发作往往随年龄增大而逐渐减少或停止。

二、高血钾性周期性瘫痪

高血钾性周期性瘫痪由 Tyler 首先报道，Gamstorp 称为遗传性发作无力，临床罕见，主要在北欧国家。

（一）病因及发病机制

疾病的发生与膜电位下降，膜对钠的通透性增加或肌细胞内钾钠转换能力的缺陷有关。由于钠通道失活，肌细胞膜长时间去极化，抑制骨骼肌兴奋收缩。亦有提出钾的调节持续变化与胰岛素分泌异常有关。Lewis 认为疾病发作时，对外源钾比对血清钾含量更为敏感是该病的特点。遗传方式为常染色体显性遗传，外显率高。近年来，一些学者认为这是由于钠通道基因突变引起，定位于 17q22～24。用连接酶链反应(LCR)方法，发现钠通道基因有两个新的突变点，即蛋氨酸 1592 变为缬氨酸，苏氨酸 704 变为蛋氨酸。

（二）病理

病理表现与低血钾性周期性瘫痪相似。

（三）临床表现

本病多在 10 岁前起病，男性居多。饥饿、受凉、感染、情绪不佳、妊娠、全身麻醉、服用激素及钾盐时可诱发。肌无力症状与低血钾性周期性瘫痪者相似。常在剧烈运动后休息几分钟至几小时出现肌无力发作，往往从下肢近端开始，然后影响到上肢和脑神经支配的肌肉；常伴有肌肉的痛性痉挛，发作时腱反射减弱或消失。发作多见于白天，持续几分钟至几小时（通常15～60min)，发作频率可从每天数次至每年数次。久病者可有持续性肌无力和肌肉萎缩。可伴有轻度肌强直，常见于肌无力发作时，一些患者只在肌电图检查时出现肌强直放电，但当肢体浸入冷水中则易引起肌肉僵硬，故又称为肌强直性周期性瘫痪。

(四)辅助检查

肌无力发作时血钾及尿钾均升高,且无力程度与血钾量有密切的关系。血钙降低。心电图呈 T 波高尖等高钾表现。

肌电图在瘫痪发作间期检查,当肌肉放松时可有纤颤波,并有肌强直放电及运动电位时限缩短的肌源性变化。瘫痪发作时检查可见插入电位延长,主动收缩后移动针电极时,可出现肌强直样放电,随意运动时动作电位的数量、时限及波幅均减少。在发作高峰时肌电图呈电静息,自发的或随意的运动或电刺激均不见有关电位出现。肌纤维细胞内的静止电位在瘫痪发作时下降更明显,这与钠渗透性增加有关。

(五)诊断及鉴别诊断

1.诊断

有家族史,发作性无力及血钾含量升高等作为临床诊断的根据。如仍有困难,可做以下试验以助诊。

①钾负荷试验:口服 4～5g 氯化钾(成人量),30～90min 内出现肌无力,数分钟至 1h 达高峰,可持续 20min 至 1d。②运动诱发试验:蹬自行车,并加有 400～750kg 的阻力,持续 30～60min,停止运动后 30min 诱发肌无力并伴血钾升高。③冷水诱发试验:将前臂浸入 11℃～13℃水中,20～30min 可诱发肌无力,停止浸冷水 10min 后恢复。

2.鉴别诊断

(1)低血钾性周期性瘫痪:发病年龄较晚,多在 20～40 岁,常见于晚上或早上起床时发作,肌无力的时间较长,饱食等常可诱发。血钾含量减低,用钾后症状明显好转。

(2)正常血钾性周期性瘫痪:肌无力持续时间较长,无肌强直表现,在肌无力发作时血钾正常,服钾后症状加重,但用钠后症状迅速好转。

(3)先天性副肌强直症:血钾正常,用钾负荷试验不会加重病情,肌电图检查可助区别。

(4)其他:尚需鉴别的疾病是肾功能不全、肾上腺皮质功能下降、醛固酮缺乏症及药物性高钾性瘫痪。

(六)治疗

无力发作时可用 10%葡萄糖酸钙溶液 10～20mL 或氯化钙,缓慢静脉注射;或葡萄糖加胰岛素静脉滴注以降低血钾,或口服葡萄糖 2g/kg 和皮下注射胰岛素 10～20U;也可用呋塞米排钾。患者预感发作时,可吸入 β 肾上腺阻滞剂,必要时 10min 后重复 1 次,往往可避免发作。

发作频繁者口服乙酰唑胺(125～250mg,一日 3 次)、氢氯噻嗪(25mg,一日 3 次)或二氯苯二磺胺(100mg,一日 1 次),可帮助排钾,达到减少或防止发作。给予高糖类饮食可预防发作。规律而不是过剧的运动对患者有利。

三、正常血钾性周期性瘫痪

正常血钾性周期性瘫痪又名钠反应正常血钾性周期性瘫痪。

(一)病因及发病机制

有学者认为是常染色体显性遗传,但亦有人指出遗传方式未能确定。

(二)病理

肌肉活检有的可见肌质网纵管系统扩大、肌小管积贮、线粒体增大增多。

（三）临床表现

多在 10 岁以前发病,主要为发作性肌无力,多在晚上发生。诱发因素及发作形式与低血钾性周期性瘫痪相似,发作持续时间较长,往往持续数天到数周。限制钠盐的摄入或补充钾盐均可诱发,补钠后好转。

（四）辅助检查

血清钾浓度正常。肌活检可见线粒体增多等改变。

（五）诊断及鉴别诊断

1.诊断

主要根据发作性无力,血清钾正常,大剂量氯化钠溶液静脉滴注可使瘫痪恢复。如有困难可作钾负荷试验,即口服氯化钾或其他钾制剂,如为本病则可出现肌无力而血钾正常。

2.鉴别诊断

（1）高血钾性周期性瘫痪:发作多在白天,发作无力的时间较短,可有肌强直表现,血清钾偏高,给钾后症状加重,而补钙后好转。

（2）低血钾性周期性瘫痪:发病年龄较晚,多在 20～40 岁,常于晚上或早上起床时发作,肌无力的时间较长,服大量糖类后可以诱发。血钾含量减低,心电图检查有低钾表现,补钾后症状减轻或消失。

（六）治疗

瘫痪发作时,可给予下列药物:①10％葡萄糖酸钙 10～20mL,每天 1～2 次,缓慢静脉注射;或用钙片,每天 0.6～1.2g,分 1～2 次口服。②碳酸酐酶抑制剂乙酰唑胺,每日 250～500mg,分次口服。③每日摄入 10～15g 食盐,必要时用大剂量氯化钠溶液静脉滴注使瘫痪消失。避免进食含钾多的食物。防止过劳或过度的肌肉活动,注意寒冷或暑热的影响。

间歇期可给氟氢可的松,每日 0.1～0.2mg 和乙酰唑胺 250mg,每日 2～4 次口服,可预防发作。

第二节　特发性炎性肌病

一、概述

特发性炎性肌病是一组原因不明的炎性肌病,常见的有多发性肌炎（PM）、皮肌炎（DM）和包涵体肌炎（IBM）3 种。这 3 种肌炎虽都表现为肌无力,但在临床表现、电生理检查、病理组织学改变、免疫学标志和治疗等方面皆不同。此外,特发性炎性肌病还包括嗜伊红细胞肌病、骨化性肌病、局灶性肌炎和巨细胞性肌炎等,因少见而于此不作介绍。

过去将 DM 看作是有皮疹表现的 PM,现已明确 DM 和 PM 有不同的病理发病机制,PM是免疫系统攻击肌肉抗原造成的肌病;而 DM 是补体介导的免疫损害侵犯肌内膜血管和真皮微血管系统,而出现肌病和皮肤病损。

二、临床表现

(一)多发性肌炎

患者女性较多,女男比例为 2∶1。多于 35 岁以后发病,青春期前发病者少见。

1.肌病症状

本病为亚急性起病,逐渐进展,历时数月不再进展,此后症状持续数年病情变为静止,症状可有特发性改善。累及四肢近端肌肉,表现为对称性肩和骨盆带肌无力,故其早期症状为抬上臂梳头困难和上楼梯时抬腿困难;累及颈肌表现为不能维持头部的直立位。远端肌肉受累较晚,眼睑和眼球运动不受累,头颅部肌肉受累主要表现为吞咽困难,一般不造成发音和构音障碍。呼吸肌很少受累,多数患者有中等程度肌痛或肌肉压痛,休息和活动时均有肌痛。无感觉障碍,腱反射正常。

2.全身症状

可有体重下降和发热,但不明显。最常见的为关节痛,但无客观的关节和滑膜炎表现。雷诺现象有时很明显。一般无内脏病变,但一些患者可有肺间质病变和肺纤维化,心肌炎也可发生。PM 可合并系统性红斑狼疮、系统性硬化、各种血管炎等结缔组织病或为其临床表现之一。

严重患者其受累肌群可有肌萎缩和肌挛缩。伴横纹肌溶解、肌球蛋白血症及暴发性肾衰竭,但极罕见。

(二)皮肌炎

可见于所有年龄组的患者,包括儿童。发病率高峰在青春期前和 40 岁左右。女性多于男性。在 40 岁以后发病的患者中,10%的病例合并恶性肿瘤,多为肺或乳腺癌。

1.肌病症状

肌病的病程和症状与 PM 相似,但其肌无力影响行走比 PM 严重,有皮肤损害和合并全身疾病。肌肉和皮肤可发生钙盐沉着和钙化。

2.皮肤损害

典型的皮肤损害是面、颈和四肢伸侧红斑。若于指、肘、膝关节上有高出皮面的红或紫红色,其上附有鳞屑的皮损,则称为 Gottron 斑。特征性上睑部紫红色皮疹,个别可出现甲床毛细血管改变,优于有雷诺现象的患者。这些改变包括毛细血管襻扩张或扭曲,有时还可见无血管区。儿童皮肌炎与成人者相似,但其血管受累较突出。皮肤病损可先于肌病出现,甚或只表现为皮肤受损症状,称为无肌病性皮肌炎,只表现为肌病症状而无皮肤损害者罕见。10%的IBM 患者呈现硬皮病和皮肌炎的双重表现。

40%的儿童和青少年患者皮肤和肌肉可发生钙盐沉着和钙化,成人患者罕见。皮肤钙化表现为坚硬的黄色或肉色结节,多于骨突出处的表面,偶尔钙化结节穿破皮肤表面造成继发感染。

3.全身症状

常累及肺和食管,心脏受累较少,关节痛多见。合并全身疾病的发生率较 PM 患者低,发热和不适只见于急性期。但并发恶性肿瘤的发生率极高,肿瘤中最常见的是乳腺癌和肺癌,卵巢癌和胃癌的发生率高于常人,直肠和结肠癌的发生率较低。

（三）包涵体肌炎

男性患者多于女性，发病年龄晚，一般大于 30 岁，以 50 岁以后发病最常见，儿童罕有患病者。家族性 IBM 罕见，病程进展缓慢，一般病程呈进展性发展超过 6 个月。

1.肌病症状

与 PM 相似，但肌无力除累及肢体近端肌肉外，也累及肢体远端肌肉。特征性的肌无力是屈指长肌无力，表现为屈指无力；以及以屈腕无力为重的腕伸屈无力，被认为是有诊断价值的临床表现。吞咽困难和 PM 同样常见。

2.全身症状

IBM 与 PM 一样可合并各种免疫介导疾病，如系统性红斑狼疮、皮肌炎、干燥综合征。一般不合并恶性肿瘤。尚有合并糖尿病和周围神经炎者。

三、诊断要点

（一）临床特点

特发性炎性肌病的诊断：①临床表现：肌病的特征，其他器官受累和并发症。②血液检验：特别是血清肌酶升高。③肌电图检查。④肌肉活检的病理组织学检查。⑤排除可造成肌无力的其他疾病。依靠以上 5 项内容，也能区分 PM、DM 和 IBM。

（二）实验室检查

对诊断特发性炎性肌病有参考价值的化验检查。

（1）血清肌酶水平：血清中肌酸激酶（CK）、果糖二磷酸醛缩酶、肌红蛋白、乳酸脱氢酶、谷草转氨酶和丙氨酸氨基转氨酶水平皆增高。这些酶增高只提示肌肉细胞有破坏性活动。实际上最常用的是肌酸激酶，当其增高 5～10 倍时有参考诊断价值。CK 水平可正常或轻度增高，CK 等血清酶水平增高与否取决于疾病的阶段，即疾病是否处于活动阶段。

（2）红细胞沉降率增高。

（3）肌红蛋白尿：有时可出现。

（4）类风湿因子：见于 50% 以上的特发性炎性肌病患者。

（5）抗核抗体：见于不足 50% 的特发性炎性肌病患者。

（6）白细胞计数增高：见于 50% 以上的特发性炎性肌病患者。

（三）电生理检查

（1）PM 和 DM 的肌电图改变相同，为肌肉"激惹性"增高的表现，典型表现为低波幅、短时程的多相电位和完全募集；可见纤颤和正相波，但无肌束震颤。神经传导速度正常。

（2）IBM 的电生理特征是混合有神经源性和肌病性肌电图改变。表现为插入电位活动增加、纤颤电位、束颤电位、短时程电位，长时程电位及在同一肌肉表现为短时程电位和长时程电位共存。

（四）影像学检查

肌肉的 MRI 不作为常规检查，但对无肌无力的炎性肌病患者有辅助诊断价值；MRI 对区别皮质激素性肌病和连续性炎性肌病有一定价值；MRI 和肌电图都可用于指导选择肌肉活检的取材部位。

(五)肌肉活检

肌病的诊断及3种肌病的鉴别,最后都要依赖肌肉活检的病理组织学发现,但病理学检查有时正常,这是因为肌病病损可能是局部或暂时性分布所致。一般活检标本取三角肌和股四头肌。

1.PM

健康的肌肉纤维周围有 CD8$^+$T 淋巴细胞浸润。可见肌纤维坏死和再生。

2.DM

小血管炎性病变、肌肉炎性浸润和肌束周围萎缩;皮肤活检可发现表皮萎缩、基底细胞液化和变性、血管扩张及真皮淋巴细胞浸润。

3.IBM

单核细胞侵入非坏死肌纤维、镶边空泡肌纤维、坏死的肌纤维、成组的萎缩纤维,肌细胞内可见淀粉样物质沉积,或电镜检查可见 15～18nm 的管状细丝包涵体。另外,还可见肌纤维肥大、不整边红纤维。家族性 IBM 的炎性表现和空泡肌纤维较少。

(六)鉴别诊断

应与其他以肌无力为特征的疾病鉴别。

1.胶原性血管病

胶原性血管病包括多发性肌炎、皮肌炎、风湿性多肌痛、颞动脉炎、类风湿性关节炎、系统性红斑狼疮、结节性多动脉炎、硬皮病。

2.神经源性肌无力

特征为非对称性肌无力,肢体远端受累,腱反射异常,感觉改变或颅神经受累,常提示神经源性损害。

3.失神经性病变

如肌萎缩性侧索硬化。

4.神经肌肉病

重症肌无力和 Lambert－Eaton 肌无力综合征,以肌源性损害为主的应想到进行性肌营养不良的肢带型、Becker 型。周围神经病包括急性炎性多神经病、CIDP 和卟啉病等。

5.营养和代谢性疾病

甲状腺功能亢进或减退及甲状旁腺功能亢进(任何原因引起的高钾血症),均可导致近端肌无力,血清 CPK 升高和肌电图的肌源性改变。阿迪森病、库欣病、原发性醛固酮增多症和任何原因的低血钙症,均可导致肌无力。类固醇性肌病常缓慢起病,并伴其他类固醇增多的症状。尿毒症、肝衰竭、吸收不良综合征、高或低钙血症、高或低钾血症、高或低钠血症、低镁和低磷酸盐血症、周期性瘫痪、维生素 D 和维生素 E 缺乏。某些代谢性肌病可见于卡尼汀缺乏状态、肌苷酸盐脱氨酶缺乏症、McArdle 病和卡尼汀棕榈酰基转移酶缺乏,患者在剧烈运动后出现肌溶解及其他症状,如肌肿胀、压痛和痉挛。血清 CPK 和尿肌球蛋白水平明显升高。

6.感染性疾病

引起慢性肌炎的感染包括弓形虫病、旋毛虫病、热带肌炎和某些病毒,尤其是柯萨奇病毒、流感病毒、人类免疫缺陷病毒(HIV)和其他病毒,传染性单核细胞增多症、立克次体、血吸虫、细菌毒素(如葡萄球菌、链球菌、梭状芽孢杆菌)。

7.药物有关的中毒

相关药物包括酒精、氯贝丁酯、可卡因、秋水仙碱、色甘酸、环孢素、依米丁、羟氯喹、左旋色氨酸、洛伐他汀、青霉胺。药物引起的横纹肌溶解如拜斯亭。

8.癌瘤

癌性神经病、神经肌病、Lambert－Eaton 综合征、肌炎、微栓塞。

9.贮存病(酶缺乏症状)

(1)糖原:McArdle 综合征(肌磷酸化酶)、磷酸果糖激酶、脱支酶(又名淀粉 1,6－葡萄糖苷酶)、分支酶、磷酸甘油酸激酶、甘油磷酸变位酶、乳酸脱氢酶。

(2)脂:卡尼汀(原发性或继发性)、卡尼汀棕榈酰基转移酶。

(3)嘌呤:肌苷酸脱氨酶。

四、治疗方案及原则

(一)一般治疗

急性期应休息、理疗,大幅度被动运动能保持肌肉功能及避免挛缩。应禁烟,有呛咳时应抬高头位。用抗酸药 H_2(组胺)拮抗剂,以提高尿液的 pH。

(二)PM 和 DM 的药物治疗

1.肾上腺糖皮质激素

标准的经验性治疗是肾上腺糖皮质激素。泼尼松起始剂量为单剂给 $1\sim2mg/(kg \cdot d)$。常在用药后 $1\sim2$ 周内肌力改善,且血清 CPK 水平下降。高剂量肾上腺糖皮质激素应维持到肌力正常后 $3\sim6$ 周。症状一旦缓解,肾上腺皮质激素应逐渐减量,全疗程约需 2 年。在病情控制极好的情况下可考虑隔日给药。肾上腺糖皮质激素治疗失败的原因可能是:初始剂量不当、撤药太快、诊断错误,合并恶性肿瘤、难治性肌病或类固醇性肌病。肾上腺糖皮质激素加量后,肌力好转者提示有疾病活动。若肾上腺糖皮质激素减量后肌力好转,则提示类固醇性肌病。

难治性或需持续大量用肾上腺糖皮质激素的患者,可每日口服硫唑嘌呤,每周静脉注射或口服氨甲蝶呤,或每 $1\sim4$ 周静脉注射环磷酰胺,应定期血常规检查。

2.静脉大剂量免疫球蛋白治疗

静脉大剂量免疫球蛋白治疗效果不肯定,可能有暂时的疗效。

3.血浆置换术治疗

临床试验未能证实有效。

(三)IBM 的药物治疗

肾上腺糖皮质激素或其他免疫抑制药治疗及血浆置换术治疗皆无效,静脉大剂量免疫球蛋白治疗只对少数患者有较小的效应。

第三节　进行性肌营养不良

进行性肌营养不良(PMD)是一组原发于肌肉组织的遗传变性病,多有家族史。特点是缓慢起病,进行性加重的肌肉萎缩与无力,有时伴假性肥大。多数肌营养不良的致病基因已经明确,但基因编码的膜蛋白功能及其在发病过程中的作用尚待研究。

一、进行性肌营养不良的共性特征

(一)基本特征

肌营养不良有 5 种基本特征。

(1)它是一种肌病,根据临床、组织学和肌电图的标准定义,没有明显的失神经支配或感觉丧失。

(2)所有的症状都是肢体或颅部肌肉无力的效应(心脏和内脏肌也可能受累)。

(3)症状进行性加重。

(4)组织学改变为肌肉变性和再生,但没有一种明显的代谢产物的异常贮积。

(5)目前确认该病为遗传性疾病,但在某一特别的家系中可没有其他的病例。

上述条件对肌营养不良的定义做了一定的限制。一些不表现为肌无力的家族性肌病,如家族性反复发作性肌球蛋白尿是一种代谢性肌病,而非肌营养不良。几种家族性周期性瘫痪即使存在进行性肢体无力,也不能称之为肌营养不良,因为多数患者的主要表现是多次发作。伴有肌强直的症候群,只有当存在肢体无力时才称为肌营养不良。

各种类型进行性肌营养不良的临床表现不同,但其病理改变却基本相同。受累骨骼肌色泽苍白,质软而脆,光镜下见到肌纤维坏死、再生,肌内膜纤维化,肌纤维分支或分裂,大小不均。肌核肿胀,数目增多,肌纤维透明样变或萎缩,胶原和脂肪细胞在肌纤维间及肌肉疾病聚积。组织化学分型以Ⅰ型纤维占优势。电镜下最早出现的病理改变是肌纤维膜灶性缺失,而细胞内结构仍相对完好。病变加重时,可见线粒体减少、肿胀、空泡化,肌浆网扩张,肌溶灶等表现,后期肌纤维 Z 带溶解,肌丝溶解。

(二)临床类型

根据遗传方式、发病年龄、萎缩肌肉的分布、有无肌肉假性肥大、病程及预后,可分为不同的临床类型,至少有 9 种类型:Duchenne 型假肥大型肌营养不良(DMD),Becker 型假肥大型肌营养不良(BMD),面肩肱型肌营养不良(FSMD),肢带型肌营养不良(LGMD),Emery—Dreifuss 肌营养不良(EDMD),强直性肌营养不良,眼咽型肌营养不良(OPMD),先天性肌营养不良(CMD),远端型肌营养不良。

(三)实验室检查及特殊检查

1.实验室检查

多种血清酶增高,对诊断有较大价值。普遍应用的血清肌酸磷酸激酶(CPK)测定,其中CK—MM 同工型最为敏感和特异。血清丙酮酸激酶(PX)及血清肌红蛋白(AD)也是有价值的指标。此外,疾病早期和进展期常有血清丙氨酸氨基转移酶(OPT)、天冬氨酸氨基转移酶

（AST）、乳酸脱氢酶（IDH）、醛缩酶等酶活性的增高，尤以 CPK 最为敏感。但 10 岁以下的患者可以持续升高，最高可达数千单位，往往是正常人的 20～100 倍，10 岁以后 CPK 逐渐减低。晚期患者肌肉萎缩明显，血清酶活性减低，或者正常。在诊断肌营养不良症，其阳性率达 63%。血清酶的异常不仅是诊断肌营养不良症，而且也是诊断携带者的主要手段。

其他：除血清酶外，肌营养不良症红细胞形态大小不一，蝶形凹陷明显，血沉增快。血清免疫球蛋白 IgG 可以升高，IgM 降低，微球蛋白明显升高。

2.肌电图（EMG）

肌电图可帮助鉴别肌源性或神经源性肌无力及肌萎缩，提示肌源性改变，能为肌病提供佐证。特点是平均时限缩短，运动单位动作电位幅度降低。EMG 半数以上患者运动单位电位时限缩短，多波电位增加，可有纤颤或正相电位，重收缩后干扰相或病理干扰相占绝大多数，而强直电活动较少。肢带型肌营养不良强直样电活动较多，时程缩短，多电位增多，重收缩时出现病理干扰相。先天性肌病 EMG 无特征性改变。Mcr 型的 EMG 除短程低伏动作电位外，还可见自发纤颤、正性失神经电位及高幅多相动作电位。肌营养不良患者的感觉和运动神经传导速度正常。

3.影像学检查

CT 可见变形肌肉的密度减低，X 片上可显示肌营养不良的肌层变薄。MRI 在肌营养不良症可显示肌肉被"蚕蚀"现象，借助 T_1 和 T_2 加权像，对正确选择肌活检部位有助。

4.心功能检查

90% 以上的 DMD 有心肌损害，表现心脏扩大、心律不齐、心前区高 R 波、RS 波增高、Q 波加深、右束支传导阻滞。心向量图、超声心动图出现左室后壁舒张缓慢。Becker 型约半数有心脏异常。

5.肌肉活检病理学检查

肌肉活检发现肌纤维坏死和再生及肌纤维肥大和发育不良，婴儿发病的肌营养不良常以肌纤维坏死为主，而发病晚的肌营养不良一般肌纤维肥大明显。此外，Nonaka 型远端性肌病和晚发远端性肌病伴肌纤维空泡形成，眼咽型肌营养不良的肌纤维有核内包涵体。肌肉免疫组化染色发现不同膜蛋白缺乏具有确诊价值。

6.基因突变检测

近年来，定量 PCR、反向转录（RT－PCR）及单链构象多态性（SSCP）及短串联重复序列（STR－PCR）等的应用，对于非缺失型的连锁分析点突变的检测及 mRNA 拼剪形式改变的研究具有重要价值。同时，southern 印迹、原位杂交技术及细胞遗传学的方法，对于 DMD 基因突变检测研究具有特殊的价值。

（四）诊断和鉴别诊断

1.诊断要点

（1）典型肌营养不良症可根据家族史、发病年龄做出诊断。

（2）缓慢进展的肌萎缩和肌无力，以及特定的分布，与病变肌肉相关的关节活动障碍。

（3）血清酶等生化异常，肌电图、肌活检及分子生物学检测等不难做出诊断。在诊断肌营养不良症时常须排除下列疾病。

2.鉴别诊断

(1)强直性肌营养不良症:肌强直多限于舌肌、手肌和前臂,叩击后可立即出现凹陷,片刻消失;用手握拳不能立即放松。本病无假性肥大,但常伴有白内障、脱发和性腺萎缩,血清酶改变不大。

(2)婴儿型肌肉萎缩症:主要与假肥大型相区别,二者均为进行性,但前者的起病年龄更早,肢体远端肌萎缩明显,可见肌束震颤,肌电图及肌活检可做鉴别。

(3)多发性肌炎:其分布范围广,轻症迁延者有时可与肢带型混淆,前者发病较快,常有肌痛、低热、血沉快,且无遗传家族史。

(4)肌萎缩侧索硬化症:应与远端型肌营养不良症区别,前者除肌萎缩外,尚有震颤、束颤、肌张力增高、腱反射亢进及病理反射阳性等上、下运动神经元损害的体征。

(5)重症肌无力:应与眼肌型、眼肌咽肌型、眼肌胃肠肌型鉴别,前者病情具有易疲劳性和被动性特点,一般无肌萎缩,对新斯的明或腾喜龙试验均很敏感,肌内注射后症状迅速消失可与肌营养不良症鉴别。

(6)良性先天性肌张力不全:应与先天性和婴儿期肌营养不良症鉴别,前者无肌萎缩,CPK含量正常,肌活检无特殊发现,预后良好。

(7)腓骨肌萎缩症:应与远端型及肩胛带肌型营养不良症鉴别。前者肌萎缩呈特征性分布,常先从腓骨肌及伸趾总肌出现肌肉萎缩,其后屈肌群萎缩,逐渐向上发展,一般不超过大腿下1/3。界限较分明,宛如"倒置酒瓶样"或"鹤腿样",踝反射消失,弓形足,可有感觉障碍,大部分病例运动神经传导速度减慢,神经活检呈洋葱样改变。在明确为肌营养不良症后,仍须根据起病年龄、病情演变规律病变分布范围、遗传形式、伴随症状和体征、实验室检查结果确定其属肌营养不良症哪一类型。

二、各型的临床特征

(一)Duchenne 型肌营养不良/Becker 型肌营养不良

Duchenne 型和 Becker 型肌营养不良(DMD/BMD)属于抗肌萎缩蛋白相关性肌营养不良,是 X 连锁隐性遗传性疾病。临床特征为儿童期发病的盆带肌和肩带肌的无力萎缩,腓肠肌的假性肥大及血清肌酶显著增高。

1.流行病学

DMD 肌营养不良的发病率是活产男婴的 1/3000～4000(欧美)和 1/22000(日本)。由于生存期较短,患病率较少,约占男性的 1/1800(欧美),BMD 更少见,约为 1/20000(欧美)。DMD/BMD 是 X 连锁隐性遗传病,患儿绝大多数是男孩,女性多为携带者。

2.病因和发病机制

DMD/BMD 是由于抗肌萎缩蛋白基因突变导致肌细胞膜上的骨架蛋白抗肌萎缩蛋白的结构和功能发生变化,致使肌细胞膜缺陷,导致肌细胞变性坏死所致。正常骨骼肌细胞中含有正常功能的抗肌萎缩蛋白,这是一种位于质膜的细胞骨架蛋白,其各种同种型存在于脑和其他器官。在肌肉中,抗肌萎缩蛋白与膜糖蛋白相关,通过后者连接到肌肉纤维外表面的层粘连蛋白,在维持细胞膜的稳定性和完整性方面有重要作用。抗肌萎缩蛋白功能异常时,DMD 患者抗肌萎缩蛋白几乎阙如,BMD 患者该蛋白的分子量减少或蛋白含量减少,肌膜在收缩和松弛时变得不稳,其损害造成了过多的钙内流,导致细胞坏死。如果糖蛋白异常或缺失,如在肢带型肌营养不良患者,也会产生同样的问题。DMD/BMD涉及同一等位基因,DMD基因是第一个通过定位克隆技术克隆的人类遗传性疾病基因。该基因定位于 Xp21,长约 2300kb,内含子与外显子碱基比约为 200:1。DMD基因突变原因的基因缺失(65%)、重复突变(5%)、点突变(30%)。基因缺失的断裂点均在内含子内。阅读框架学说认为如基因缺失后,未造成阅读框的破坏,即为整码缺失,基因仍能编码有正常功能的抗肌萎缩蛋白,其临床表现较轻,为BMD;若为移码缺失,造成阅读框架的破坏,基因不能编码有正常功能的抗萎缩蛋白,其临床表现较重,为DMD。但不符合此原则的病例约占8%,目前还不能做出解释。

3.临床特点

DMD是临床上描述得最清楚的一种肌营养不良,该病最常见、最具特征性的表现是四肢近端肌无力、肌萎缩和腓肠肌的假性肥大,多数患者有心肌受累,但延髓肌不受累。DMD通常在儿童期起病,起病年龄为 3～5 岁,12 岁左右不能行走,20 岁左右死亡。主要临床表现如下。

(1)骨骼肌:患儿主要表现在骨盆带肌和肩带肌的无力萎缩,表现为行走缓慢,易摔倒,开始常限于上楼或爬起困难,首发症状常被忽视。患儿因盆带肌无力,站立时腰椎过度前凸;行走时骨盆左右摆动,呈典型的鸭步;从仰卧位起立时必须先翻转为俯卧,再以双手支持地面和下肢缓慢站起,称为 Gower 征;肩带肌无力,形成翼状肩胛。大部分患者伴有肌肉的假性肥大,以腓肠肌最明显,三角肌、舌肌、臀肌、股外侧肌、冈下肌也可出现。后期出现呼吸肌无力,大约 40% 患者死于呼吸衰竭。

(2)心肌损害:50%～80%的患者出现心脏扩大、心力衰竭和心律失常,包括窦性心动过速、房性早搏、室性早搏及传导阻滞等。

(3)平滑肌功能紊乱:可出现胃肠动力不足、急性胃扩张、假性肠梗阻等。

(4)中枢神经系统损害:约 1/3 患儿有智能障碍,常表现为精神发育迟滞,原因不明,没有适当的对照组实验来解释本病对进行性社会和教育隔离方面的影响。

BMD在基本特征上与DMD相似:X连锁遗传,表现小腿肌肥大、近端无力重,但起病年龄较晚,通常在 12 岁以后,进展速度较慢,病程可达 25 年以上,行走能力可保持到 20 岁之后,60%患者有弓形足,智力正常,多不伴有心肌受累或仅轻度受累,预后较好,又称良性型。

4.实验室检查

有多种血清酶增高,包括血清 CK、LDH、GPT、GOT、PK 等,其中 CK-MM 同工型最为敏感和特异。一般 3～4 岁时酶活性最高,可达正常的 100 倍以上。随着病情加重,血清酶升高可能不明显。基因分析,如外显子多重引物 PCR 法、SSCP-PCR、反转录 PCR 法等进行DNA 分析,或通过免疫印迹和免疫染色法分析蛋白产物,有确诊作用,特别是在散发病例的确诊,鉴别各型肌营养不良,及产前诊断中很有帮助。

5.诊断和鉴别诊断

DMD/BMD的诊断主要依靠临床表现、遗传方式、实验室检查、肌活检的特征性形态学改变、肌电图检查及 DNA 分析或特殊蛋白的鉴定。在散发性和不典型病例,需与婴儿型脊肌萎缩症鉴别,但后者临床的肌束颤动和肌电图上失神经支配的证据,可确认为神经源性疾病。良性先天性肌张力不全症,特点是无肌萎缩,CK 含量正常,肌活检无特殊发现,预后良好。有时肌活检时发现炎性成分的存在而造成肌营养不良和肌炎鉴别的困难,一般来说肌炎发病更快,更可以伴有肌肉疼痛,而全身受累更少见。

6.治疗

有随机对照实验证明短期应用糖皮质激素(6 个月到 2 年)可显著改善 DMD 患儿的肌力和功能,但长期应用有明显的不良反应,且无对照实验说明长期应用的益处。一般采用泼尼松 0.75mg/kg 的剂量。

(二)面肩肱型肌营养不良

面肩肱型肌营养不良(FSHD)又称 Landouzy－Dejerine 型肌营养不良,是根据临床和遗传学特征而确定。它是以常染色体显性遗传,病名反映了无力的特征性分布,以选择性侵犯面肌、肩带肌和上臂肌为特征,进展缓慢,血清酶水平正常或接近正常。患病率为 1/20000,在我国较为多见。

1.病因和发病机制

基因定位在 4q35－qter,尚未能识别其基因产物。4q35 的缺失似乎不能阻碍任何可辨认的基因,但它们将端粒移至接近到着丝粒,推测这种位置效应间接影响到一些邻近基因,这就是 FSHD 的位置效应变异学说(PEV)。但 PEV 假说不能解释同一家族内缺失拷贝数相同而临床表现变异大的现象,说明 FSHD 可能是多种分子发病机制综合作用的结果,其发病机制的最终阐明有待于 FSHD 基因的分离及其产物分析。有大约 10%临床诊断的病例不能被连锁,说明本病存在遗传异质性,但其基因至今未定位。

2.临床特点

本病的临床表现变异很大,发病年龄从婴儿期到老年期不等,大多数患者 10～20 岁发病。常染色体显性遗传疾病几乎是完全的外显率,14 岁时外显率为 50%,20 岁时为 95%。充分发展的 FSHD 具有下列特征性表现。

(1)面部无力明显,面部表情阙如,唇部稍微外翻似猫嘴,出现特殊的肌病面容。

(2)翼状肩胛。

(3)下肢无力影响到近端肌肉,胫前肌和腓肌最常见。可有腓肠肌、三角肌、舌肌假性肥大,挛缩罕见。病程进展快慢不一。临床上除骨骼肌受累外,还可有视网膜血管病变(Coast 综合征)、听力下降、智力发育迟滞等表现,心肌受累罕见。

3.实验室检查

血清 CK 水平正常或轻度升高。虽然 FSHD 基因尚未分离成功,但以 EcoRⅠ/BLnⅠ双重消化 DNA,再以 P13E－11 为探针进行 Southern 印迹杂交,对定位于 4q35 的 FSHD 是一有价值的诊断和产前诊断方法。

4.诊断和鉴别诊断

根据临床表现、肌电图和肌活检结果,结合基因分析诊断。FSHD 需与下列疾病鉴别。

(1)肩腓脊肌萎缩或肩腓感觉运动神经性周围神经病,表现肩腓型肌病或萎缩,为常染色体显性遗传,但有神经源性肌电图或肌活检的证据。

(2)少数 FSHD 患者肌活检中见到炎性细胞,需与面肩肱型的多发性肌炎鉴别,但对前者采用免疫抑制治疗难以见效,炎性细胞的意义不明。

（3）SaskatchewanHutterite（Shokeir）肌营养不良,无力分布相同,但为常染色体隐性遗传。

（4）一些常染色体显性遗传,但无力分布部位不同的疾病,如强直性脊肌萎缩、Bethlem 肌病、Ⅱ型 EDMD 等。

（5）线粒体肌病、多核性肌病等均为常染色体显性遗传,但有特征性的组织学改变。

（三）Emery－Dreifuss 肌营养不良

Emery－Dreifuss 肌营养不良（EDMD）是一种良性的遗传性肌病,其特征是发展缓慢,早期出现肘关节、跟腱和脊柱的挛缩和畸形,肱腓型分布的缓慢进展的肌萎缩和无力,伴有心脏受累。该病分为 EDMD1 型和 EDMD2 型,前者为 X 连锁性隐性遗传,后者为常染色体显性或隐性遗传。

1.病因和发病机制

EDMD1 型为 X 连锁性隐性遗传,基因定位在 X 染色体的长臂,在 Xq28,已发现的基因突变超过 70 个,受累的基因产物 emerin 位于肌肉、神经、皮肤等组织细胞的核膜上,以骨骼肌和心肌表达最高,该蛋白与 A 型或 B 型核纤层蛋白及核内的肌动蛋白相互作用,但其确切作用机制尚不清楚。EDMD2 型为常染色体显性或隐性遗传,是由于发生在 laminA/C 基因上的突变引起,基因位于 1q11－23。因为 emerin 和细胞核的核纤层蛋白相互作用,其作用的相似性可以解释 EDMD1 型和 EDMD2 型临床表现的相似性。

2.临床表现

该病可发生于儿童期、少年或青春期,但多在十几岁发病,进展缓慢,一般呈良性病程。EDMD 满足上述所列的肌营养不良的标准,但在临床上以如下几种表现为特征。

（1）以肱腓肌无力为特征,即二头肌和三头肌受累而肩胛带肌不受影响,下肢远端肌肉受累。

（2）挛缩出现在明显的肌无力之前,且不成比例的严重,挛缩影响到肘、膝、踝、手指和脊部,发展为脊部强硬,颈部屈曲受限。

（3）心脏传导阻滞常见,常导致安放起搏器,肌病可能很轻或严重。

3.实验室检查

血清 CK 水平在 EDMD1 型中度升高,EDMD2 型正常或轻度升高。免疫化学方法显示 EDMD1 型患者的肌核、白细胞及皮肤中缺乏 emerin,因此在诊断上除肌肉活检外,还可采用皮肤或黏膜活检（如内部刷检脱落表皮细胞）、白细胞检查等,精确诊断需进行 DNA 或基因产物分析。

4.诊断和鉴别诊断

根据临床特点、实验室检查和遗传学分析诊断,若患者有明显的小腿肌肥大或严重的智力发育迟滞,可排除 EDMD。EDMD 需与下列疾病鉴别。

（1）强直性脊肌综合征:包括脊椎和肢体挛缩,但没有心脏病、肌肉萎缩和 X 连锁遗传。

（2）Bethlem 肌病:包括挛缩和肌病,但没有心脏病。

（3）其他的肌病:包括先天性心衰的心肌病,而不是单独的节律异常。

(四)肢带型肌营养不良

肢带型肌营养不良(LGMD)是一类具有高度遗传异质性和表型异质性的常染色体遗传性肌营养不良,其共同的临床特点是肩带肌和(或)盆带肌无力。以往对该病认识较少,其诊断是排除性的,随着分子医学的发展,对该病有了更深入的了解。目前的分型是根据基因分析结果做出的。

1.病因和发病机制

LGMD 与附着于肌纤维膜上的抗肌萎缩蛋白—糖蛋白复合物发生遗传缺陷有关。抗肌萎缩蛋白—糖蛋白复合物包括抗肌萎缩蛋白和 3 个亚单位复合物,其中肌聚糖复合物是一组跨膜蛋白复合物,包括 α、β、γ、δ 肌聚糖,此复合物中任何一个成分异常都引起 LGMD。

2.临床特点

LGMD 的临床表现、病程进展等变异较大,一般来说发病越晚,病程越可能是良性的。常染色体显性遗传和无家族史的患者进展较缓慢。主要表现为肩带肌及盆带肌无力,而面肌不受累,可有腓肠肌、三角肌的假性肌肥大,罕见心脏受累,智能正常。LGMD 在遗传和临床表现上都具有高度异质性。不同类型的 LGMD 可表现出相似的表型,而同一类型的 LGMD 又可表现出很不一致的临床症状,其中 LGMD2C、2D、2E、2F4 型临床表现较重,类似重型 DMD,以小腿肌肥大、心肌病和 CK 水平显著增高为特点,智力正常,发病年龄 4～10 岁,多于 20 岁前死亡。

3.实验室检查

血清 CK、LDH、GOT 等酶明显升高。免疫组化技术和基因检测方法,如 PCR、PCR－RFLP、SSCP、DGGE、DNA 测序等,对临床诊断和分型提供了手段和依据。

4.诊断和鉴别诊断

根据典型的临床表现,结合实验室检查、肌电图、肌活检和遗传方式可确诊。该病需和造成肢带肌无力的下列疾病进行鉴别:多发性肌炎、包涵体肌炎、线粒体肌病、中央轴空病、癌性肌病等。

(五)肌强直性肌营养不良

肌强直性肌营养不良(MD)是一种常染色体显性遗传的多系统疾病,包括特征性分布的肌营养不良、肌强直、心脏病、白内障和内分泌改变,临床表现多样。发病率约为 1/8000～1/20000。MD 分为两型,两者的致病基因不同。多数为 MD1 型,MD2 型仅占 2%。

1.病因和发病机制

MD1 的基因定位于 19q13.3,基因产物是抗肌强直蛋白激酶(MT－PK)。突变是该基因 3 端非翻译区－CTG 三联体的重复扩展。正常人的(CTG)n 的拷贝数是 5～40 次,以 13 次为最多,患者则从 50 人至数千人,导致 MT－PK 功能异常。MT－PK 是肌浆网和胞浆膜的外周成分,在骨骼肌、平滑肌、心肌中高度表达,而脑组织和内分泌腺中表达较低。CTG 在重复的数量和症状的严重性之间有一相关性,重复越多,长度越长,病情就越重。同一个体中,不同组织的基因变异不同,即不同组织的 CTG 重复扩增的程度不同。扩增的 CTG 拷贝数在传代中极不稳定,常有增加的趋势,临床上表现为发病年龄提前,病情加重,这种现象在母系传递中多于父系,临床表现轻微的母亲,其后代病情可能严重。例如,先天性肌强直性肌营养不良,男孩和女孩均可受累,其根源几乎总是母亲。

MD2 系由位于 3q21 区域的锌指蛋白 ZNF9 基因内含子中(CCTG)n 异常扩增引起,正常人重复次数最大为 26 次,患者的 CCTG 重复扩增范围极大,为 75～11000 次,平均 5000 次。与 DM1 的 CTG 扩增相似,两者均位于非翻译区,两者的基因座位也无关,但却导致临床表现相似且如此复杂的疾病,目前认为两者共同的分子机制不在 DNA 水平上,而在 RNA 水平上,由结构相似的包含扩大了的 CUG 或 CCUG 短串重复结构的异常 RNA 所介导的。

2.临床特点

DM 基因外显率几乎是 100%,与其他常染色体显性遗传疾病一样,在起病年龄和不同临床表现的严重性方面有很大变异,起病隐匿,多发生在青春后期,可有多系统受累的表现。

(1)肌病:主要表现为肌无力、肌萎缩和肌强直。肌病在分布上有特点,它累及颅部肌肉和面肌,患者面容消瘦,颧骨隆起,呈典型的斧状脸,有眼睑下垂,眼球运动障碍,构音障碍和咽下困难,胸锁乳突肌变小,颈细长而稍前屈,称鹅颈。肢体肌病在远端最严重,手和足部同样受累。呼吸肌可能受累,甚至发生在明显的肢体无力之前。肌强直在手部最明显,主要表现为肌肉松弛障碍,叩击鱼际或前臂、手指屈肌指腹,可以引出松弛迟缓。有一特殊类型主要累及近端肌和肢带肌,称为近端强直性肌病(PROMM)。

(2)白内障:几乎是普遍性的,有时是本病的唯一表现,随年龄增大而加重,裂隙灯检查白内障的表现是最敏感的方法,以决定一个家系中的哪些成员受累。

(3)内分泌疾病:男性患者易见内分泌改变,前额秃顶非常普遍,常见睾丸萎缩,女性中常见月经不调,排卵不规则,而生育能力几乎没有减低,因此本病继续在家系中传播。糖尿病较一般人群常见。

(4)心脏病:多通过心电图异常表现出来,传导阻滞和节律异常少有症状,可引起昏厥或猝死。

(5)其他:可有认知和行为改变,早发病者可有智能障碍,较少见。可表现为嗜睡过度。对全麻的敏感性增加,伴有手术后期长时间低通气。临床上根据起病年龄不同,分为成年起病型和先天型,成年型多在 15 岁以后起病,症状相对较轻,有明显的遗传早现现象。先天型患儿,病情往往极重,多在短时间内死亡。DM2 很少有先天型,也很少累及中枢神经系统。

3.实验室检查

血清酶活性正常。肌电图有肌病证据,肌强直发放后特征性的递增递减。利用周围血(CTG)n 扩增可检出症状前患者和杂合子,检测绒毛(CTG)n 的扩增可做胎儿的产前诊断。虽然血 DNA 或绒毛(CTG)n 的检测对本病诊断的准确率达 90% 以上,但仍不能反映其他组织的 CTG 重复情况,不适于预后判断。DM2 的 CCTG 扩增次数平均 5000 次,普通的分子检测法不能奏效。

4.诊断和鉴别诊断

根据肌强直和肌萎缩的特点及多系统损害的临床表现,诊断并不难,阳性家族史有助确诊,基因诊断对于高危人群和产前诊断有意义。

引起肌强直的几种疾病,如先天性肌强直、先天性副肌强直等,不伴有肌强直性肌营养不良的特征性肌病,不致引起诊断上的混淆。

(六)眼咽型肌营养不良

眼咽型肌营养不良(OPMD)为常染色体显性遗传,发病年龄较晚,临床以进行性加重的睑下垂、吞咽困难和四肢无力为特征。

1.病因和发病机制

OPMD 和多聚腺苷酸结合蛋白2(PABP2)基因突变有关,致病基因定位于 14 号染色体短臂,PABP2 基因是一种对 mRNA 起加 poly(A)作用的因子,存在于细胞核中。该基因涉及三核苷酸重复序列(GCG 重复)的轻度延长,正常人可以有 GCG 的 6 次重复,该病患者可以达到 8～13 次,重复的数量与病情严重程度有关。但临床资料显示同一家系尽管三核苷酸重复突变相同,但存在发病年龄和严重程度的差异,说明存在其他调节性因素。

2.临床特点

一般 50 岁左右发病,主要累及眼外肌和咽喉肌,根据临床表现分为单纯眼肌型和眼咽肌型,首发症状多为双侧眼睑下垂,逐渐出现眼球固定,少数以进行性吞咽困难为首发症状,四肢肌无力轻而且出现时间较晚。可有面肌、肩带肌和盆带肌的无力和萎缩。该病进展缓慢,后期可因进食受限出现恶病质。纯合型的患者症状加重,发病年龄提前,在 30 岁左右。

3.实验室检查

血清 CK 水平正常或轻度升高,肌肉活检特征性改变是电镜下可见核内包涵物,由管状细丝组成,外径 8.5nm,内径 3nm,在核内呈栅状或杂乱排列。

4.诊断和鉴别诊断

本病主要根据临床表现和病理改变做出诊断,病理检查发现核内包涵物是本病的特异性表现,基因检查是诊断该病的有力证据。

(七)先天性肌营养不良

先天性肌营养不良(CMD)包括出生时或出生几个月内发病、肌肉活检为肌营养不良改变,并有不同程度中枢神经系统受累的一组肌肉疾病。病情稳定,部分呈缓慢进展。多年来对该病缺乏统一的认识。随着分子医学的进步,人们对该病有了较深刻的认识。

先天性肌营养不良在出生时或生后几个月即发病,面部和四肢肌张力低下,肌肉萎缩,出现关节挛缩,伴有脑部病变,如智能发育迟滞、癫痫发作,头 MRI 可发现小多脑回、巨脑回、脑干发育不良、髓鞘形成不良等。眼部病变主要为近视、远视、斜视、视神经萎缩、视网膜剥离、眼底色素形成不良、虹膜缺损、白内障、视神经发育不良等。肌肉组织学为典型的肌营养不良改变。

Fukuyama 型先天性肌营养不良为常染色体隐性遗传,基因位点为 9q31－33,与其基因产物的关系不明。该病明显流行于日本,其他国家少见,在欧洲和美国已有报道。病程进展慢,生存年龄一般不超过 20 岁。

Merosin 缺失型先天性肌营养不良为常染色体隐性遗传,是位于 16q22 的 Merosin 基因突变导致其产物,即肌肉特异性层粘连蛋白 α_2 链表达缺失或减少所致。Merosin 缺陷和肌营养不良的严重程度相关,因此 Merosin 完全缺失型较部分缺失型患者发病早,病情重,预后差。

肌肉—眼—脑异常是以肌肉、眼、脑联合损害为特征的一种先天性肌营养不良,其中 Walker－warburg 综合征为常染色体隐性遗传,基因未确切定位,全球均有发病,患者出生即有四肢肌力低下,生存年龄很少超过1岁;肌肉－眼－脑病为常染色体隐性遗传,基因定位于lp32－34,和Walker－Warburg综合征临床表现非常相似,但病情较轻。

伴有小脑萎缩的先天性肌营养不良可能是常染色体隐性遗传性,患者除全身肌无力外,还有小脑性共济失调、眼震和发音困难,头MRI示小脑萎缩。该病为一种非进行性疾病,预后好。单纯型先天性肌营养不良是常染色体隐性遗传,该型Merosin正常,部分患者可有α－actinin－3缺乏,患者表现轻中度的肌无力,非进行性发展,伴有关节挛缩,智力正常,头MRI检查无异常。

(八)远端性肌营养不良(远端性肌病)

远端性肌病是一组遗传方式各异,以对称性四肢远端肌无力为主要表现的肌肉疾病,其共同特点是:足和手部的临床表现发生在近端肢体肌肉受累之前,由于具有遗传性疾病伴有肌病和缓慢进展的特征,被称为远端性肌营养不良。病理学与其他肌营养不良类似,伴有边缘空泡的肌病改变。与遗传性神经病的差别在于感觉不受累及肌病的组织学和电生理诊断特征。各种类型的远端性肌营养不良有不同的遗传方式,进展速度各异,临床表现和形态学改变不同。

三、按遗传方式分类

(一)性连锁隐性遗传性肌营养不良

1.抗肌萎缩蛋白病

(1)婴儿型抗肌萎缩蛋白病:母亲为基因携带者,发病率为1/3300男婴,偶见女孩发病。在3～7岁开始出现症状,多数患者在3岁前可以站立和行走,而后运动发育停止并倒退,变得笨拙,经常摔倒,行走和上楼困难,行走时出现鸭步。卧位起立时患者必须扶其他物体或者双手支撑大腿。随疾病的发展出现肩带肌、躯干肌和肢体远端肌无力,头面肌肉、胸锁乳突肌和括约肌不受累及,疾病晚期出现轻度肌病面容。可见骨骼肌肥大,腱反射降低或消失。70%的患者出现肌肉挛缩,髋关节、膝关节和肘关节屈曲,脊柱侧弯。患者在8～15岁不能行走,一般不到生育年龄,在18～25岁死亡。约90%的患者和10%的基因携带者有心电图异常改变。呼吸功能不全或肺炎是最常见的死因。还可伴有睾丸小和下降不全、骨小梁脱钙和骨骼萎缩。胃肠道症状如腹胀、饱胀感、急性胃扩展和致死性的假性肠梗阻。30%～40%的患者有智能障碍。

(2)晚发型抗肌萎缩蛋白病:多数患者在4～19岁发病,肌无力开始出现在盆带和下肢肌,5～10年后发展到肩带肌和上肢肌,在疾病晚期躯干肌、胸锁乳突肌和肢体远端肌肉也受到累及。可见腓肠肌或三角肌的肌肥大,腱反射降低或消失。关节挛缩出现在疾病晚期并导致患者残疾,常合并有弓形足、心脏和智能的异常,个别患者出现隐睾、生殖器发育不良和睾丸挛缩。在发病后25～30年行走能力逐渐丧失,在40～50岁死亡。

(3)变异型:该病包括至少6个变异型,可以表现为股四头肌肌病或心肌病。

2.伴早发关节畸形的肌营养不良

发病年龄在45岁,预后好。临床三联征包括如下内容。

(1)早期肘部挛缩、跟腱缩短和颈后肌挛缩。

(2)缓慢进展的肌无力。

(3)伴心脏损害。

(二)常染色体隐性遗传性肌营养不良

1.先天性肌营养不良

(1)Fukuyama 型先天性肌营养不良:怀孕期间胎动减少,生后表现为软婴儿,肌无力四肢近端重于远端,半数患者有肌肉假肥大。30%的患者有骨关节挛缩畸形,腱反射降低或消失,运动发育迟缓。所有患者有智能发育迟缓,50%患者出现癫痫。头颅 CT 显示脑发育缺陷和脑室周围低密度。多数患者 4 岁后不能行走,在 12~15 岁前死亡。

(2)经典的先天性肌营养不良:①Merosin 缺乏型在新生儿期出现肌无力和肌张力低下和运动发育迟缓,疾病进展缓慢,一般没有明显的中枢神经系统改变,仅磁共振显示大脑白质广泛异常。②Merosin 阳性型包括一组病因不同的疾病,出生后发病,表现为肌无力、吸吮和呼吸困难,运动发育迟缓,出现颈部、面和全身肌肉无力,10%的患者有智能降低和脑白质影像学改变。疾病发展缓慢,预后好于 Merosin 缺乏型。

2.隐性遗传性肢带型肌营养不良

(1)2A 和 2B 型肢带型肌营养不良:发病年龄在 2~50 岁,多数患者的骨盆带肌首先受累,在 15~67 岁死亡。

(2)2C、2D 和 2E 型肢带型肌营养不良:临床表现和婴儿型进行性肌营养不良相同,但两性均可受累,在儿童早期发病,10 岁开始不能行走,约在 20 岁死亡。腓肠肌肥大常见,没有智能障碍。

3.隐性遗传性远端性肌病

Miyoshi 型在青少年期出现行走困难,腓肠肌首先被累及,病后 10 年内丧失行走能力,呼吸肌和心肌一般不被累及。Nonaka 型和 Miyoshi 型的临床和遗传表现相似,但胫前肌和腓骨肌的萎缩重于腓肠肌。

(三)常染色体显性遗传性肌营养不良

1.晚发型远端性肌病(Welander 型)

发病年龄在 40~60 岁,病情进展缓慢,寿命正常。开始为手指和足趾显著的伸肌无力,有时有屈肌无力,部分患者不能用足跟站立,出现跨阈步态,在寒冷状态下精细动作更困难。少数患者经过 20~40 年的病程后出现近端肌、躯干肌、颈肌和面肌受累及,有时出现肌肉假肥大。个别散发患者的病情发展迅速,10~15 年后出现严重肢体功能障碍。

2.面肩肱型肌营养不良

发病年龄在 10~20 岁。开始表现为闭眼困难和不能吹口哨,而后出现肌病面容,翼状肩胛,随病情发展可以累及躯干肌、骨盆带肌。肌萎缩一般非常明显,假肥大比较少见。个别患者表现为听觉异常和视网膜改变。病情进展缓慢,寿命正常或轻微缩短,极个别患者发展迅速在 20 岁即不能行走。

3.肩肱型肌营养不良

肩肱型肌营养不良常散发出现,开始主要累及肩胛带肌,发病年龄在儿童到 40 岁之间,可以双侧不对称,偶见轻度的面肌无力和肌肉假肥大,疾病进一步发展可累及盆带肌和上肢肌,预后良好。

4.眼肌型肌营养不良

多数发病年龄在 20～30 岁,发展缓慢,开始表现为双侧眼睑下垂伴头后仰和额肌收缩,后出现眼外肌无力。随疾病的发展可以扩展到面肌、颈部、躯干和肢体肌肉,个别患者仅出现眼睑下垂。寿命正常或轻度缩短。

5.眼咽型肌营养不良

发病年龄在 40～60 岁,表现为眼外肌和咽肌无力,出现眼睑下垂、吞咽困难、发音障碍和腓肠肌痉挛,面肌和肩胛肌在疾病晚期也可受累及。

四、治疗

本病无特效治疗,确定诊断后应制订一个全面的针对性强的个体化治疗计划。应重视理疗、功能锻炼和康复器械的应用,从一开始就注意防止并发症。假肥大型的病情是本病各型中最严重的,其病情的严重程度与患者家族中遗传代数成反比,即家族中受累代数愈多,病情愈轻,病情最重的是散发病例。

(一)一般支持治疗

(1)由于本组疾病的病因不明,目前尚无特效疗法。应注意维护及增进患者的一般健康及营养状况。有较多的动物蛋白质、糖类,脂肪则应少些。

(2)尽量能维持日常活动,并应避免过度劳累,也要控制体重。常做深呼吸运动可以延缓肺活量的减退。

(3)进行适当的锻炼、医疗体育、各关节充分的被动运动、按摩等可以增强运动功能和防止挛缩。

(4)尽可能提供辅助设备,防止关节挛缩及脊柱侧弯的进展,对于并发症采用相应的治疗。眼肌型肌营养不良可以手术治疗,脊柱侧弯可以手术矫形,对于关节挛缩进行皮下跟腱手术是否能延长患者的行走时间尚不确定。

(二)药物治疗

药物治疗迄今为止尚无可逆转本病病程的特效疗法,但在临床下列措施可以试用。

1.三磷酸腺苷

三磷酸腺苷每日 20～40mg,肌内注射。能促进神经和肌肉组织的代谢,改善肌肉的营养状态。

2.胰岛素－葡萄糖疗法

皮下注射胰岛素,第一周每日 4U,第二周每日 8U,第三、四周每日 12U,第五周每日 16U。每次于注射胰岛素后给 5%葡萄糖 500mL,若治疗有效,可间隔一段时间再重复一疗程。本治疗在于促进肌肉组织中糖原合成,增加糖原的储存和利用。对早期肌萎缩不明显的轻型患者有一定疗效,对晚期病例无作用。

3.肌生注射液

肌生注射液 400～800mg,肌内注射,每日 1～2 次,1 个月为 1 个疗程。钙离子拮抗剂硝苯地平,每次 10mg,每日 3 次,用 1 个月停 1 周。如此反复连续使用,同时并用维生素(维生素 E、维生素 B_1、维生素 B_{12})和维生素 C 等,鼓励患者加强运动。维拉帕米,每次 40mg,每日 2 次,连服数月。长期服用,可出现心电图异常,如间期延长等,不够理想。可进一步试用其他更为有效且危险性小的钙离子拮抗剂。

4.别嘌呤醇

别嘌呤醇 50～100mg,每日 3 次口服,可长期服用。该药是一种用于治疗痛风的黄嘌呤氧化酶抑制剂。该剂可使肌肉内的腺嘌呤背酸增加,因而可使肌肉的功能得到改善。

5.高压氧疗法

高压氧疗法提高肌肉中的含氧量,对肌肉的症状改善有一定帮助,但停止治疗后症状有反复。

6.体外反馈疗法

国内报道用本疗法治疗肌营养不良症取得一定效果。适当的体育锻炼、医疗体育、各关节充分被动运动、推拿、按摩可延缓更严重的萎缩无力和关节挛缩的发生。

(三)治疗展望

近年来,DMD 的基因治疗研究取得了很大的成就,目前主要采取成肌细胞转移治疗及基因取代治疗,即 DNA 或 RNA 直接注射治疗,两种途径来修复肌肉中的抗肌营养不良蛋白,但仍然处于动物实验阶段,还没有用于临床的报道。

(四)预防

预防的重点是携带者的检出、产前诊断和遗传咨询。遗传携带者指表型正常,但带有致病基因的个体。一般包括:隐性遗传病杂合子;显性遗传病的未外显者及表型尚正常的迟发外显者;染色体平衡易位的患者。可以通过家系分析、CK 检测、肌活检及分子生物学方法检出携带者及做出产前诊断,通过广泛开展遗传咨询,配合携带者检出及产前诊断,做出有效的预防措施,能降低遗传性疾病的发病率,减轻家庭社会的负担。

第四节　线粒体脑肌病

一、概述

线粒体脑肌病是由于线粒体 DNA(mtDNA)突变,或核基因或核 DNA(nDNA)改变所致的线粒体呼吸链功能障碍的一组疾病,该组疾病累及身体多个系统。需高能量供应的器官最易受累,如中枢神经系统和骨骼肌,其次为心、胃肠道、肝、肾等器官。

本病常见的综合征和名称缩写如下。

(1)KSS:Kearns-Sayre 综合征。

(2)MELAS:线粒体脑肌病伴乳酸中毒和卒中样发作。

(3)MERRF:肌阵挛癫痫伴破碎红纤维。

(4)MNGIE 或 MEPOP 线粒体周围神经病、胃肠型脑病,或称线粒体脑肌病伴多发周围神经病、眼肌麻痹和假性肠梗阻。

(5)NARP:周围神经病、共济失调、色素变性视网膜炎。

(6)Leber 遗传性视神经病(LHON)。

(7)PEO进行性眼外肌麻痹。

二、临床表现

(一)一般情况

发病年龄：①婴儿：脑病、Leigh病。②儿童：MELAS、MERRF、KSS、Leigh病、肌病和心肌病。③成人PEO。

(二)中枢神经系统

(1)共济失调：MELAS,MERRF、NARP、Leigh病。

(2)癫痫发作：MELAS、MERRF、肌阵挛癫痫。

(3)运动疾病。

(4)肌阵挛：MERRF。

(5)肌紧张障碍：MELAS、Leber病、耳聋－肌紧张障碍。

(6)脊髓：痉挛状态的肌张力障碍。

(7)偏头痛样发作：MELAS,肌病。

(8)认知功能障碍：①纹状体坏死：Leigh病。②智能低下：Leigh病。③精神运动衰退：MELAS,KSsS,婴儿脑病。④痴呆：MELAS、MERRF、KSS、PEO。

(9)发作性脑病(卒中样发作)：MELAS,MERRF,肌病,Leigh病。

(三)肌病

(1)肌无力。

(2)横纹肌溶解症：隐性遗传综合征。

(3)疲乏和运动耐受不能：PEO于休息时可伴有血清乳酸水平增高。

(四)多发性神经病

(1)mtDNA：NARP、MERRF、肌病＋糖尿病。

(2)常染色体：感觉性共济失调、Alpers病。

(五)眼科病变

(1)眼肌麻痹和上睑下垂(眼外肌受累)：KSS,PEO、MNGIE、MELAS(罕见)。

(2)视觉丧失：①皮质：MELAS。②色素视网膜病：KSS、NARP、MNGIE、Leigh病、MELAS。③视神经：Leber病、NARP、Leigh病。④白内障。

(六)耳聋

KSS,其他。

(七)全身其他系统

(1)身材矮小：MELAS,MERRF、Kearns－Sayre。

(2)糖尿病。

(3)心脏病：①传导阻滞：KSS。②心肌病。

(4)胃肠道和肝疾病：①假性肠梗阻：MELAS、软骨－毛发发育不良。②肝衰竭：婴儿型。③肝脑综合征。④肝性脑病。⑤Alpers病。

(5)新生物：嗜铬细胞瘤、平滑肌瘤病、肾细胞癌和B淋巴瘤。

(6)其他：乳酸酸中毒、发作性恶心和呕吐、甲状旁腺功能低下、近端肾单位功能障碍、肾小球肾病、全血细胞减少、胰腺外分泌功能障碍和精神疾患,特别是抑郁症。

三、常见的线粒体脑肌病综合征

(一)伴进行性眼外肌麻痹(PEO)的线粒体病

PEO 的主要临床表现有慢性进行性眼外肌麻痹,睑下垂伴或不伴肢体无力,也可伴发神经系统和其他系统的临床症状及化验室异常,呈散发性。其中典型形式是 Kearns-Sayre 综合征。

1.Kearns-Sayre 综合征(KSS)

Kearns-Sayre 综合征由固定的三联症组成,即 20 岁以前发病、慢性进行性眼肌麻痹、色素视网膜病和心脏传导阻滞。此外,还必须具备下列症状之一:小脑性共济失调或脑脊液蛋白含量超过 100mg/L。RRF 几乎见于所有的病例。血和脑脊液乳酸和丙酮酸含量增高,但无症状。一些患者有原发性甲状旁腺功能低下。尸检所有病例能发现脑海绵状变性,与之相当,在头颅 CT 或 MRI 上可见白质性脑病和基底节钙化。心脏疾患可造成猝死,起搏器可延长生命。糖尿病合并脑病可造成发作性昏迷。辅酶 Q 可逆转某些心电图异常。

2.线粒体周围神经病、胃肠型脑病(MNGIE)

线粒体周围神经病、胃肠型脑病也称作线粒体脑肌病伴多发性周围神经病、眼肌麻痹和假性肠梗阻(MEPOP)。MNGIE 见于儿童期,临床表现为终生营养吸收障碍,后期可出现胃肠道假性梗阻和营养不良。PEO 几乎见于所有的患者,另一特征症状是感觉运动性多发性神经炎,部分患者学习不良和难以胜任工作。

(二)无眼肌麻痹多系统神经系统综合征

1.线粒体脑肌病伴乳酸中毒和卒中样发作(MELAS)

本病常于 40 岁以前发病,儿童期和青少年期发病最多,临床表现有癫痫发作、卒中样发作及其造成的亚急性脑功能障碍,可致精神衰退和痴呆、间发呕吐、乳酸酸中毒及近端肌无力性肌病等其他异常。CT 和 MRI 扫描显示病变范围和主要脑血管分布区不一致,故此梗死和局部代谢疾患有关。10% 的病例可见 KSS 特征性症状。MELAS 呈母系遗传。

2.肌阵挛癫痫伴 RRF(MERRF)

MERRF 的临床表现特征是儿童期或青少年期发病的肌阵挛、小脑性共济失调、肌阵挛样癫痫发作和线粒体肌病,及其他线粒体脑肌病常见的神经系统和化验室异常。同 MELAS 和 LHON 一样,母系亲属中可无症状或只有部分临床综合征,如马颈圈样分布的脂肪瘤和心血管疾病。CT 和 MRI 扫描可表现为小脑萎缩,也可呈现白质脑病。尸检发现类似 Friedreich 共济失调,并有海绵状变性的成分。

3.周围神经病、共济失调、色素变性视网膜炎(NARP)和母系遗传的 Leigh 病

NARP 的临床特征为近端肌无力、感觉性周围神经病、发育迟缓、共济失调、癫痫发作、痴呆和色素变性视网膜炎。NARP 为母系遗传。

母系遗传的 Leigh 病也有和 NARP 相同的突变。但是多数 Leigh 综合征是由核 DNA 突变所致。所以该综合征可呈常染色体隐性性连锁或母系遗传。成年病例多为散发。婴儿病例可于生后数月或婴儿早期发病,咽食困难、哭声微弱、呼吸困难是早期症状。随后可出现听力障碍、共济失调、肢体无力、智力衰退、脑干功能障碍和癫痫发作,眼球震颤很常见。年长患者

可有 PEO 肌紧张不全或共济失调,年幼患者多于婴儿或儿童期死亡,伴有 NARP 的患者多于 1 岁前死亡,偶有存活至 30 岁以前的病例。

4.Leber 遗传性视神经病(LHON)

LHON 主要临床表现为无痛性、亚急性双侧视力丧失,伴中央盲点、色盲和视神经萎缩。临床表现和其他线粒体疾病很少有相似之处,最早是因母系遗传而分类为线粒体病的。多数病例不伴有中枢和周围神经病损。极少数病例可伴发临床或 MRI 阳性的其他神经系统表现,伴发 Charcot－Marie－Tooth 综合征亦有报道。平均发病年龄 23 岁(6～60 岁)。男性多于女性(4∶1)。特殊的 mtDNA 突变可产生很多临床变异,如 LHON 附加肌紧张不全、亚急性视神经病和脊髓病。

(三)mtDNA 突变的全身系统综合征

身体所有组织皆依赖氧化磷酸化代谢,所以皆可受 mtDNA 突变的影响。虽多数综合征以神经系统损害为主要表现,但亦有以其他系统损害为主的综合征。患者多因非神经系统症状就诊,故熟悉其他系统的表现颇具重要性。

眼肌麻痹最常见,事实上从眼睑、角膜、眼外肌到枕叶皮质整个视轴皆可受累。心脏受累也极普遍,且多为致命性损害,包括心肌病、传导障碍和阻滞、Wolff－Parkinson－White 综合征和高血压。内分泌障碍也很常见,糖尿病发生率最高,因胰岛细胞代谢异常活跃,故最易受氧化磷酸化紊乱的影响,临床上常合并感觉神经性耳聋。胃肠道表现为假性肠梗阻、肝病和体重减轻。肾病的突出表现是一型非选择性远端肾单位疾患,并伴有氨基酸尿、磷酸尿和糖尿,与 Fanconi 综合征类似。乳酸酸中毒和酸碱平衡紊乱或肾小球病是患者就诊肾脏科的常见原因。Pearson 综合征是胰腺外分泌功能障碍为主的疾患,表现为高铁红细胞低增生贫血、全血细胞减少和脾纤维化及萎缩。其他形式的成高铁红细胞贫血、再生障碍性贫血也和遗传与获得性 mtDNA 突变有关。多发性脂肪瘤其胸部有马颈圈样特征性分布是核苷酸 8344 位点的 mtDNA 突变。突出的肺表现是 Leigh 病和 MERRF 重症病例的中枢换气异常。精神障碍特别是抑郁症可伴发于 mtDNA 的多发减失。在低钾周期性瘫痪和复发性肌球蛋白尿患者也发现多发 mtDNA 减失。外因也可引起 mtDNA 突变,例如抗病毒药齐多夫定可造成肌肉 mtDNA 减失,而出现获得性线粒体肌病。

四、诊断要点

诊断依靠特征的临床表现、母系遗传史,并辅以相应的化验室检查、病理组织学检查和肌肉生化酶分析或复合体测定等。

(一)辅助检查

线粒体脑肌病不同的综合征可合并的化验室检查异常(以发生多寡为序):骨骼肌活检中可见 RRF,血清和脑脊液中乳酸水平增高,肌电图肌性电位改变,神经传导可见轴突性和脱髓鞘性神经病。听力图检查示感觉神经性耳聋,基底节钙化或 MRI 局限性信号异常,磷－31 磁共振光谱学异常,生化检查中氧化磷酸化过程缺陷及分子遗传学中 mtDNA 突变的证据。临床常用的辅助化验室和影像学检查有以下几点。

1.乳酸和丙酮酸

动脉血和静脉血皆增高,血浆正常时脑脊液即可出现异常。乳酸/丙酮酸比率:高

(＞50：1)时提示呼吸链代谢阻断,正常儿童一般较高。休息时乳酸高多见于 PEO,纯 PEO 罕见,提示可有疲乏症状。运动后乳酸和丙酮酸更增高。正常时不能排除线粒体病,例如 NARP 和 MILS。

2.血清 CK

血清 CK 正常时可轻度增高。增高可见于 PEO 和上睑下垂,肌无力。极高见于线粒体 DNA 损耗。

3.肌肉活检

果莫里三色染色于 85% 的病例可见 RRF,多见于 MELAS、MERRF、KSS 和交叉型。RRF 代表肌纤维膜的异常线粒体增生。阴性肌肉活检不能排除线粒体病。

4.神经影像学

常见的表现有以下 3 点。

(1)Leigh 病:双侧壳核、苍白球和尾状核高信号。

(2)MELAS:后大脑半球卒中样病变,基底节钙化。

(3)KSS:中央白质弥散性改变,基底节钙化。

(二)鉴别诊断

因线粒体脑肌病临床表现的多样性,应与有相似临床表现的疾病鉴别,如进行性眼外肌麻痹者应与眼肌型进行性肌营养不良鉴别;肌病应与进行性肌营养不良、脂质累积病等鉴别;脑肌病的 MERRF、MELAS 与脑血管疾病、肌阵挛癫痫、脊髓共济失调等鉴别,有鉴别价值的有身材矮小、智力迟钝、乳酸性酸中毒症、RRF。

五、治疗方案及原则

本病无特效治疗。一般予以支持和对症治疗,大剂量维生素特别是 B 族维生素和维生素 B_2、细胞色素 C、L－肉碱、辅酶 Q 和艾地苯醌均可试用。可试用需氧训练,以增加运动耐受和降低血清乳酸水平,MELAS 患者可试用二氯乙酸盐。

第五节　重症肌无力

重症肌无力(MG)是由乙酰胆碱受体抗体介导、细胞免疫依赖性、补体参与的自身免疫性疾病,病变主要累及神经、肌肉接头处突触后膜上乙酰胆碱受体。临床特征为受累骨骼肌易于疲劳,并在活动后加重,经休息和服用抗胆碱酯酶药物后症状减轻和缓解。患病率约为每 10 万人中有 5 例。

一、病因及发病机制

自身免疫性疾病多发生在遗传的基础上,本病发生的原因,多数认为与胸腺的慢性病毒感染有关。遗传为内因,感染可能为主要的外因。在正常人体中,乙酰胆碱受体有它自然的形成、脱落和代谢的过程,这个过程亦可能产生一定的抗体,但由于乙酰胆碱受体脱落与新生乙酰胆碱受体替补的平衡,机体并不发生疾病。在病毒感染的情况下,首先,机体对乙酰胆碱受体脱落的自身代偿能力和耐受力发生了改变,使正常的生理过程过分扩大而产生疾病。其次,病毒表面与乙酰胆碱之间存在的共同抗原——抗病毒抗体的产生,导致交叉免疫反应。最后,病毒感染胸腺,使胸腺中的肌样上皮细胞及其他细胞表面的乙酰胆碱受体致敏,产生抗乙酰胆碱受体抗体。然而这三种因素仅导致一部分人发病,可能是与机体的遗传因素有关。重症肌无力不仅损害横纹肌神经－肌肉接头处,还累及身体的许多部位,是一个广泛的自身免疫性疾病,其证据有:①癫痫发作和脑电图异常。癫痫的发病率在本病患者较正常人明显升高,血中既可测出抗肌肉的 AChRab,也可测出抗脑的 AChRab。部分患者发现脑电图有发作性弥散性慢波或尖慢波。②睡眠时相障碍。主要表现在快相眼动期的异常。③记忆力障碍,可随病情的好转而随之改善。④精神病学方面障碍。可伴发精神分裂症、情绪异常、情感和个性改变等。⑤锥体束征阳性,随病情好转病理反射也消失。⑥易合并其他自身免疫性疾病,如甲状腺功能亢进等。

二、病理学

肌纤维改变均无特异性,可有局限性炎性改变,肌纤维间小血管周围可见淋巴细胞集结,称为淋巴漏,同时有散在的失神经性肌萎缩。在神经肌肉接头处终板栅变细、水肿和萎缩。电镜下可见突触间隙增宽、皱褶加深,受体变性。胸腺淋巴小结生发中心增生是常见的,部分患者伴发胸腺瘤。

三、临床表现

女性多于男性,约 1.5∶1。各种年龄均可发病,但多在 20～40 岁。晚年起病者则以男性较多。主要表现为骨骼肌的无力和易疲劳性,每天的症状都是波动性的,休息后减轻,活动后加重,晨轻暮重。整个病程常常也有波动。疾病早期常可自发缓解,晚期的运动障碍比较严重,休息后也不能完全恢复。最常受累的肌群为眼外肌,表现为眼睑下垂、复视、眼球活动障碍。面部表情肌受累出现表情障碍、苦笑面容、闭眼示齿均无力。咀嚼肌及咽喉肌无力时,表现咀嚼和吞咽困难、进食呛咳、言语含糊不清、声音嘶哑或带鼻音。四肢肌群尤其近端肌群受累明显,表现上肢不能持久上抬、梳头困难、走一段路后上楼梯或继续走路有困难。颈肌无力者,头部倾向前坠,经常用手扶托。呼吸肌群受累,早期表现用力活动后气短,严重时静坐或静卧也觉气短、发绀,甚至出现呼吸麻痹。偶有影响心肌,可引起突然死亡。个别患者伴有癫痫发作、精神障碍、锥体束征,认为是 AChRab 作用于中枢神经系统所致。

重症肌无力按改良 Osserman 分型法分为以下几型。

Ⅰ型(眼肌型):单纯眼外肌受累。

Ⅱa 型(轻度全身型):四肢肌肉轻度受累,常伴有眼外肌受累,生活能自理。

Ⅱb 型(中度全身型):四肢肌群中度受累,眼外肌受累,有咀嚼,吞咽及讲话困难,生活自理有一定的困难。

Ⅲ型(重度激进型):急性起病,进展快,多于起病数周或数月内出现延髓麻痹、呼吸麻痹,常有眼外肌受累,生活不能自理。

Ⅳ型(迟发重症型):多在两年内逐渐由 Ⅰ、Ⅱa、Ⅱb 型发展到延髓麻痹和呼吸麻痹。

Ⅴ型(肌萎缩型):指重症肌无力患者于起病后半年,出现肌萎缩。

自主神经症状:重症肌无力患者伴有自主神经症状约占 1‰,主要表现:①一侧瞳孔散大。

②唾液分泌过盛。③小便潴留或困难。④腹痛、腹泻,均在肌无力症状加重时出现。⑤大便困难。⑥呕吐,可以频繁呕吐为首发症状,继之出现四肢无力。上述症状均应用皮质类固醇治疗后改善、消失。

短暂新生儿重症肌无力为一种特殊类型。女性患者,无论病情轻重,所生的婴儿约 10%有暂时全身软弱、哭声微弱、吸吮无力、上睑下垂、严重者有呼吸困难。经救治后,皆在 1 周后到 3 个月内痊愈,此因患者母体的 AchRab 经胎盘输入婴儿所致。

重症肌无力危象是指急骤发生呼吸肌严重无力,出现呼吸麻痹,不能维持正常换气功能,并可危及患者生命,是该病死亡的常见原因。危象可分为以下 3 种。

1.肌无力危象为疾病发展的表现

多因感染、分娩、月经、情绪抑郁、漏服或停服抗胆碱酯酶药物,或应用呼吸抑制剂吗啡、神经－肌肉阻断剂如庆大霉素而诱发。有上述诱因者,静脉注射腾喜龙 2～5mg,肌无力症状有短暂和明显的好转。

2.胆碱能危象

为抗胆碱酯酶药物过量,使终板膜电位发生长期去极化,阻断神经－肌肉传导。多在 1h 内有应用抗胆碱酯酶药物史,除表现肌无力症状外,尚有胆碱能中毒症状,表现为瞳孔缩小、出汗、唾液增多、肌束颤动等胆碱能的 M 样和 N 样不良反应。腾喜龙试验出现症状加重或无改变,而用阿托品 0.5mg 静脉滴注,症状好转。

3.反拗危象

主要见于严重全身型患者,多在胸腺手术后、感染、电解质紊乱或其他不明原因所引起,药物剂量未变,但突然失效。检查无胆碱能不良反应征象,腾喜龙试验无变化。重症肌无力患者仅有上述的肌力障碍。体格检查无其他异常,个别患者可有肌肉萎缩或锥体束征。

四、实验室检查

1.肌电图检查

(1)重复电刺激试验:对四肢肌肉的支配神经应用低频或高频刺激,都能使动作电位幅度很快地降低 10% 以上者为阳性。

(2)单纤维肌电图:是用特殊的单纤维针电极通过测定"颤抖"研究神经－肌肉接头的功能。重症肌无力的患者颤抖增宽,严重时出现阻滞,是当前诊断重症肌无力最为敏感的电生理手段。检测的阳性率,全身型为 77%～100%,眼肌型为 20%～67%,不仅可作为重症肌无力的诊断,也有助于疗效的判断。

(3)微小终板电位:此电位下降,平均为正常人的 1/5。

(4)终板电位:终板电位降低。

2.血液检查

血中 AChRab 阳性但也有少数患者该抗体检查为阴性。白细胞介素 Ⅱ 受体(IL－2R)水平明显增高,并可作为疾病活动性的标志,尤以 Ⅱ b、Ⅲ、Ⅳ 型为著。T 细胞增生与疾病程度成正比。活动期患者血清中补体含量减少,且与临床肌无力的严重度相一致。

3.免疫病理学检查

诊断有困难的患者,还可作神经－肌肉接头处活检,可见突触后膜皱褶减少、变平坦和其上乙酰胆碱受体数目减少。

4.胸腺的影像学检查

5％～18％有胸腺肿瘤，70％～80％有胸腺增生，应常规作胸部正、侧位照片或加侧位断层提高检出率。纵隔 CT 阳性率可达 90％以上。

五、诊断

根据临床上好发肌群的无力现象，同时有晨轻暮重、休息后减轻、活动后加重的特点，又没有神经系统其他阳性体征，则可考虑这个诊断。对有疑问的病例，可作下列辅助试验。

1.肌疲劳试验

使可疑病变的肌肉反复地收缩，如连续作举臂、眨眼、闭目动作，则肌无力症状不断加重，而休息后肌力又恢复者为阳性。

2.药物试验

（1）腾喜龙试验：静脉注射腾喜龙 2mg，如无反应，则再静脉注射 8mg，1min 内症状好转为阳性。

（2）新斯的明试验：肌内或皮下注射新斯的明 0.5～1mg，30～60min 内症状减轻或消失为阳性。

3.本病应与下列疾病相鉴别

（1）脑干或脑神经病变：此类疾病无肌疲劳的特点，新斯的明试验阴性，常有瞳孔改变、舌肌萎缩、感觉障碍和锥体束征。

（2）急性感染性多发性神经根神经炎：发病较急，有神经根痛症状，脑脊液蛋白－细胞分离现象，无肌疲劳的特点，新斯的明试验阴性。

（3）突眼性眼肌麻痹：为甲状腺功能亢进的并发症，有甲状腺肿大、突眼、心率加快等症状，可作同位素和甲状腺功能检查不难鉴别。

（4）Lambert－Eaton 综合征：又称类重症肌无力，为一组自身免疫性疾病。男性患者多于女性，常见于 50～70 岁，约 2/3 患者伴有癌肿，尤其是小细胞癌。其肌无力主要表现在肢体近端，较少侵犯眼外肌和延髓所支配的肌肉，肌肉活动后也易疲劳，但如继续用力活动数秒，肌力却可获得暂时的改善。肌电图示单个电刺激的动作电位波幅低于正常，而高频电刺激时，波幅明显增高。用抗胆碱酯酶药物无效，而切除肿瘤后症状可改善。

六、治疗

治疗原则包括：①提高神经－肌肉接头处传导的安全性：主要是应用胆碱酯酶抑制剂，其次是避免用乙酰胆碱产生和（或）释放的抑制剂。首选抗生素为青霉素、氯霉素和先头孢霉素等。②免疫治疗：胸腺摘除、胸腺放射治疗和抗胸腺淋巴细胞血清等。肾上腺皮质类固醇、细胞毒药物、抗淋巴细胞血清的超胸腺免疫抑制疗法。血浆交换和大剂量免疫球蛋白输入。③危象的处理：要根据不同的危象进行救治，并保持呼吸道通畅，积极控制肺部感染，必要时应及时气管切开，正压辅助呼吸。

（一）胆碱酯酶抑制剂（CHEI）

能抑制胆碱酯酶对乙酰胆碱的降解，使乙酰胆碱增多，肌力获一过性改善。适用除胆碱能危象以外的所有的重症肌无力患者。长期使用会促进 AChR 的破坏，特别在抗乙酰胆碱抗体存在的情况下,这种破坏作用更大,故长期用药弊多利少。晚期重症患者由于 AChR 严重破坏,常可出现耐药性。胆碱酯酶抑制剂有毒蕈碱样(M)和烟碱样(N)两方面不良反应。

M一胆碱系作用:轻者出现腹痛、胀气、腹泻、恶心、呕吐、流涎、肌抽动、瞳孔缩小等。重者可因心搏骤停、血压下降而导致死亡。

N一胆碱系作用:轻者表现为肌束震颤,重者可因脑内胆碱能神经元持续去极化传导阻滞而表现为不同程度的意识障碍。

1.溴吡斯的明

起效温和、平稳,作用时间较长(2~8h)和逐渐减效,口服 2h 达高峰,蓄积作用小。对延髓支配的肌肉无力效果较好。最近有人报告用雾化吸入治疗,对吞咽困难有良好疗效且不良反应少。

糖衣片含 60mg,口服 60~180mg,每日 2~4 次,病情严重者可酌情加量。对于婴儿和儿童的剂量是 1mg/kg,每 4~6h 一次,实际剂量还可按临床反应来变化。糖浆制剂 60mg/5mL,易于婴儿和儿童服用。缓释片剂 180mg/片,睡前服为佳,而白天服用易影响吸收率。不良反应很缓和,一般无须加用阿托品,因会加强吗啡及其衍生物和巴比妥类的作用,合并应用时须注意。个别患者有腹痛不能耐受,可减量或用小剂量阿托品对抗其 M一胆碱系不良反应。

2.新斯的明

对肢体无力效果好。甲基硫酸新斯的明溶液稳定性好,供注射,一般用 0.5mg。口服后大部分于肠内破坏,只有未被破坏的部分才被吸收,故口服的有效剂量为注射剂量的 30 倍,常用溴化新斯的明 15mg。

溴化新斯的明口服约 15min 起效,30~60min 作用达高峰,持续约 2~6h,其后迅速消失,故日量及每 2 次用药的间期需因人而异。自 135mg/d 至 180mg/d,常用 150mg/d,每日 3 次至 2h 一次,可在进餐前 15~30min 口服 15mg。若静脉注射新斯的明有时可致严重心动过缓,甚至心搏骤停,应尽量避免静脉滴注。

3.溴新斯的明

15mg/片,作用一般持续 4~6h,不良反应小。

(二)肾上腺皮质激素

免疫抑制作用主要抑制自体免疫反应,对 T 细胞抑制作用强,而 B 细胞抑制作用弱。使 Th 细胞减少,Ta 细胞增多。抑制乙酰胆碱受体抗体合成,使神经一肌肉接头处突触后膜上的乙酰胆碱受体免受或少受自身免疫攻击所造成的破坏。早期使病情加重,其机制可能是对神经一肌肉接头处传递功能的急性抑制,并使血中乙酰胆碱受体抗体增高,如同时配合血浆交换可对抗之。适用于各型重症肌无力,特别是胸腺切除前后,对病情恶化又不宜于或拒绝作胸腺摘除的重症肌无力患者,以及小儿型、眼型的患者更应首选。治疗的有效率达 96%,其中缓解和显效率 89%,对 40 岁以上的患者疗效最好,至少应用 6 个月仍无改善才可认为无效。

1.冲击疗法

适应于住院患者的危重病例、已用气管插管和人工呼吸机者、为争取短期内取得疗效者。实验证明,甲基泼尼松龙在泼尼松结构上引入 1、2 双键,6 位再入甲基,使其作用比泼尼松强

10 倍及半衰期延长。可在冲击治疗后迅速减少剂量而易于撤离,缩短激素治疗时间。

方法:甲泼尼龙 1000mg/d,静脉滴入,连续 3～5d,改地塞米松 10～15mg/d,静脉滴入,连续 5～7d 后,可酌情继续用地塞米松 8mg/d,5～7d,若吞咽有力或病情稳定,停用地塞米松,改为泼尼松口服 100mg/d,每晨顿服。症状基本消失时,每周减 2 次,每次减 10mg,减至 60mg/d 时,每次减 5mg。减至 40mg/d 时,开始减隔日量,每周减 5mg,如 1、3、5、7 服 40mg,隔日的 2、4、6 服 35mg,而下一周隔日量减为 30mg,以此类推,直至隔日量减为 0。以后每隔一天晨顿服 40mg,作为维持量,维持用药 1 年以上,无病情反复,可以将维持量每月减 5mg,直到完全停用。若中途有病情反复,则需随时调整剂量。若胸腺摘除术后,则一般需要用维持量(隔日晨顿服,成人 40～60mg;儿童 2.5mg/kg)2～4 年。

2.一般疗法

适用于Ⅰ、Ⅱa、Ⅴ型的门诊治疗,或胸腺手术后复发,症状表现如Ⅰ型或Ⅱa型及Ⅱb型病情稳定期,胸腺摘除术术前治疗。

方法:成人经确诊后,给予泼尼松 60～80mg,儿童 5mg/kg,隔日晨顿服,直至症状基本消失或明显好转开始减量,每 1～2 月减 5mg。Ⅰ型患者通常用 1 年左右可停药;Ⅱa 型用药至少 1 年以上,如减药时症状反复,还需调整到能控制病情的最小剂量,待症状再次消失或基本消失,每 2 个月减 5mg 至停药;胸腺瘤术后用维持量同(1);Ⅱb 型在生活可基本自理时,每 2～3 个月减 2～5mg,至完全停药;胸腺摘除术前治疗,如为胸腺增生,用药 2 个月以上症状改善即可尽快减量,每周减 10～20mg,停药后手术。胸腺瘤患者,用药 1～2 月,症状有无改善均须尽快手术。也有人主张,胸腺瘤术前不用激素治疗。

不良反应:约有 66% 的患者有不同程度的不良反应,主要有向心性肥胖、高血压、糖尿病、白内障、骨质疏松、股骨头无菌性坏死、精神症状、胃溃疡。可与 H2 受体拮抗剂,如雷尼替丁等合用。甲泼尼龙冲击治疗的不良反应甚少且轻,对症处理易于缓解。氯化钾口服可改善膜电位,预防骨质疏松和股骨头无菌性坏死可给予维生素 D 和钙剂,后者还有促进乙酰胆碱释放的作用。为促进蛋白合成,抑制蛋白分解,可给予苯丙酸诺龙。

(三)免疫抑制剂

1.环磷酰胺

大剂量冲击疗法主要抑制体液免疫,静脉点滴 1000mng/次,5 日 1 次,连用 10～20 次,或 200mg/次,每周 2～3 次,总量 10～30g。小剂量长期疗法主要抑制细胞免疫,100mg/d 服用,总量 10g。总量越大,疗程越长其疗效越好,总量达 10g 以上,90% 有效;达 30g 以上,100% 有效。疗程达 3 年可使 100% 患者症状完全消失,达到稳定的缓解。适用于对皮质类固醇疗法无效、疗效缓慢,不能耐受或减量后即复发者,以及胸腺切除术效果不佳者。当血白细胞或血小板计数明显减少时停用。

2.硫唑嘌呤

抑制 DNA 及 RNA 合成,主要抑制 T 细胞的功能。儿童 1～3mg/(kg·d),连用一到数年。成人 150～200mg/d,长期应用。适应证与环磷酰胺相同。不良反应常见:脱发、血小板及白细胞计数减少。

3.环孢素

主要影响细胞免疫,抑制 Th 细胞的功能。口服 6mg/(kg·d),以后根据药物的血浆浓度(维持在 $400\sim600\mu g/L$)和肾功能情况(肌酐$\leqslant176\mu mol/L$)调节药物剂量,疗程 12 个月,2 周可获改善,获最大改善的时间平均 3 个月。不良反应有恶心、一过性感觉异常、心悸、肾中毒等。60 岁以上,有高血压史,血清肌酐达 $88\sim149.6\mu mol/L$ 者有引起肾中毒的危险,应慎用。

4.VEP 疗法

即长春新碱、环磷酰胺、泼尼松龙联合疗法。主要利用其抗肿瘤作用和免疫抑制作用,可适用于伴胸腺肿瘤而不适于手术治疗的患者。

(四)血液疗法

1.血浆交换疗法

能清除血浆中抗 AChR 抗体及免疫复合物,起效迅速,但不持久,疗效维持 1 周~2 个月,之后随抗体水平逐渐增高而症状复现。适用于危象和难治型重症肌无力。具体方法,取全血,分离去除血浆,再将血细胞与新鲜的正常血浆或其他交换液一起输回,每 2 小时交换 1000mL,每次换血浆量 $2000\sim3000mL$,隔日一次,3~4 次为一个疗程。如与类固醇皮质激素等免疫抑制剂合用,取长补短,可获长期缓解。

2.大剂量静脉注射免疫球蛋白

免疫抑制剂和血浆交换疗法的不良反应为人们提出需要一种更有效和更安全的治疗。单独应用大剂量免疫球蛋白治疗的 65％患者在 2 周起效,5d 一个疗程,总剂量为 $1\sim2g/kg$ 或每日 400mg/kg,静脉注射,作为缓解疾病进程起到辅助性治疗的作用。其不良反应轻微,发生率 3％～12％,表现为发热、皮疹、偶有头痛,对症处理可减轻。

3.免疫吸附疗法

采用床边血浆交换技术加上特殊的免疫吸附柱(有一次性的,也有重复的),可以有效地祛除患者血浆中的异常免疫物质,常常获得奇效。该疗法最大的好处是不需要输注正常人血浆。

(五)胸腺治疗

1.胸腺手术

一般术后半年内病情波动仍较大,2~4 年渐趋稳定,故术后服药不得少于 2~4 年,5 年 90％有效。手术能预防重症肌无力女性患者产后发生肌无力危象。病程短,病情轻,尤其胸腺有生发中心的年轻患者的疗效较好。恶性胸腺瘤者疗效较差。

2.胸腺放射治疗

其机制与胸腺摘除相似,但其疗效不肯定,且放射治疗易损伤胸腺邻近组织,不良反应较大。

(六)危象的急救

重症肌无力危象,是指重症肌无力患者本身病情加重或治疗不当引起吞咽和呼吸肌的进行性无力,以至不能排出分泌物和维持足够的换气功能的严重呼吸困难状态,是临床上最紧急的状态,往往需要气管切开,并根据不同的危象采取相应的措施。

1.肌无力性危象

一旦确诊即给新斯的明 1mg,每隔半小时肌内注射 0.5mg,好转后逐渐改口服适当剂量。

肌无力危象多因感染诱发或呼吸困难时气管分泌物潴留合并肺部感染。

2.胆碱能性危象

静脉注射阿托品 2mg,根据病情可每小时重复一次,直至出现轻度阿托品化现象时,再根据腾喜龙试验的反应,开始给新斯的明,并谨慎地调整剂量。

3.反拗性危象

应停用有关药物,给予人工呼吸和静脉补液。注意稳定生命体征,保持电解质平衡。2～3d 后,重新确立抗胆碱酯酶药物用量。

首选甲基泼尼松龙的冲击疗法。因有辅助呼吸,激素使用早期出现无力加重现象也可继续用。有强调合用环磷酰胺的积极意义。血浆置换法在危象抢救中也有疗效显著、起效快的优点。有人首先主张早期气管切开,正压式辅助呼吸,同时减用以至停用胆碱酯酶抑制剂72h,称"干涸"疗法,同时加用激素等免疫抑制疗法,效果显著。胆碱能危象时停用所有药物,大约经过 72h 所有的药物毒性作用可消失。故在控制呼吸的情况下,无须用腾喜龙试验来判断,使得三种危象的鉴别诊断、治疗都变得简单、方便。有利于赢得抢救的时机,提高成功率。同时须精心护理与增强体质,保证患者有足够的营养,防止水电解质和酸碱平衡紊乱。

(七)避用和慎用的药物

对于影响神经肌肉接头传递功能、降低肌细胞膜兴奋性或抑制呼吸的药物,如新霉素、卡那霉素、多黏菌素、奎宁、吗啡、哌替啶等,均应避用。此外,四环素、金霉素、链霉素均应慎用,异丙嗪、苯巴比妥、地西泮等镇静剂也能抑制呼吸,尽可能不用。

第十章　运动障碍性疾病

第一节　帕金森病

帕金森病(PD)又称震颤麻痹,是常见于中老年人的神经系统变性疾病,65岁以上人群中患病率为1000/10万。临床主要特征为静止性震颤、运动迟缓、肌强直和姿势步态异常。

一、诊断依据

(一)临床表现

1.静止性震颤

常为首发症状,多由一侧上肢远端(手指)开始,逐渐扩展到同侧下肢及对侧上肢及下肢,即常呈"N"字形进展。下颌、口唇、舌及头部通常最后受累。典型表现为拇指与示指间呈"搓丸样"动作,节律为4~6次/秒,静止时出现,随意运动时减轻,紧张时加剧,睡眠时消失。部分患者可合并姿势性震颤。

2.肌强直

屈肌和伸肌同时受累,关节被动活动时阻力始终一致,似弯曲软铅管(铅管样强直)。伴有震颤时可在均匀的阻力中出现停顿,如同转动齿轮(齿轮样强直)。肌强直可引起特殊的屈曲体姿,表现为头前倾,躯干俯屈,上肢肘关节屈曲,腕关节伸直,前臂内收,下肢髋、膝关节略为弯曲。肌强直可引起关节疼痛。

3.运动迟缓

表现为随意动作减少,动作缓慢、笨拙。早期表现为手指精细动作缓慢,逐渐发展成全面性随意运动减少、缓慢。面容呆板,双眼凝视,瞬目减少"面具脸";语速慢,语音低沉;写字越写越小"写小征";晚期因合并肌张力增高致起床、翻身均有困难。

4.姿势步态异常

站立时呈屈曲体姿,步态障碍在疾病早期表现走路时下肢拖曳,随病情进展呈起步困难、小步态,行走时上肢的前后摆动减少或消失;转弯时常单脚为轴,缓慢、困难。晚期患者起立困难,起步后小步前冲,越走越快,不能及时停止或转弯(慌张步态),下坡时尤为突出。

5.其他症状

自主神经症状常见,如溢脂性皮炎(脂颜)等、出汗异常、顽固性便秘、性功能减退。可伴有抑郁和(或)睡眠障碍。患者在疾病晚期可发生痴呆。

(二)辅助检查

血、脑脊液常规检查均无异常,CT、MRI检查亦无特征性改变,功能性脑影像PET或SPECT检查可显示多巴胺递质合成减少,多巴胺转运体(DAT)功能显著降低等。

（三）鉴别诊断

1.继发性帕金森综合征

特点是有明确病因，如感染、药物、中毒、脑血管病、外伤等，相关病史是鉴别诊断的关键依据。

2.伴发于其他神经变性疾病的帕金森综合征

进行性核上性麻痹、多系统萎缩、橄榄脑桥小脑萎缩、亨廷顿舞蹈病、路易体痴呆、肝豆状核变性、皮质基底节变性等。所伴发的帕金森症状对左旋多巴不敏感。

3.其他

早期患者还须与特发性震颤、抑郁症及脑血管病鉴别。

二、治疗

（一）药物治疗

PD目前以药物治疗为主，疾病早期可鼓励患者多做主动运动，而不做特殊治疗。若影响日常生活和工作，则需采用药物治疗。目前的药物只能缓解症状，不能阻止病情进展，需终身服用。药物治疗的原则是：小剂量开始，缓慢递增，个体化治疗。可选药物有以下几种。

1.抗胆碱能药物

适用于震颤症状突出且年龄较轻（<65岁）的患者。常用药物有以下几种。

（1）苯海索，1～2mg，每日3次口服。

（2）丙环定，起始量每次2.5mg，每日3次口服，逐渐增至每日20～30mg，分3次服。

（3）其他还有甲磺酸苯扎托品、环戊丙醇、东莨菪碱、比哌立登等，作用均与苯海索相似。老年患者慎用，闭角型青光眼及前列腺肥大者禁用。

2.金刚烷胺

对少动、强直、震颤均有改善作用。50～100mg，每日2～3次。肝、肾功能不全及癫痫、严重胃溃疡者慎用。

3.复方左旋多巴

发挥替代治疗作用，是本病最基本最有效的药物，对震颤、强直，运动迟缓等均有较好疗效，是年老患者（≥65岁）的首选用药。临床上使用的复方左旋多巴有标准片、控释片、水溶片等不同剂型。

（1）标准片：起始62.5mg（即1/4片），每日2～3次，据情况可增至125mg，每日3～4次；最大不超250mg，每日3～4次；空腹用药疗效较好。

（2）控释片：适用于症状波动者，将标准片转换成为控释片时，日总剂量应作增加并提前服用。

（3）水溶片：起效快，适用于有吞咽障碍、剂末恶化、"开—关"现象患者。闭角型青光眼及精神病患者禁用，活动性消化道溃疡者慎用。

4.多巴胺受体激动药

近几年来主张首选治疗，但麦角类如溴隐亭，可导致心脏瓣膜病变和肺胸膜纤维化，现已不主张使用。非麦角类有以下几种。

（1）吡贝地尔缓释片，50mg/d起始，每周增加50mg，有效剂量150mg/d，分3次口服，最大不超 250mg/d。

(2)普拉克索,每日 3 次服用,0.125mg 每次起始,每周增加 0.125mg,有效剂量 0.5～0.75mg每次,每日总量不超 5mg。

5.单胺氧化酶 B 抑制药

司来吉兰多与复方左旋多巴合用,有协同作用,能改善“开—关”现象及运动症状波动,减少左旋多巴的用量,可有神经保护作用,尤其与维生素 E 合用,用量为 2.5～5mg,每日 2 次,宜早、午服用,有胃溃疡者慎用。

6.儿茶酚—氧位—甲基转移酶(COMT)抑制药

恩他卡朋,单独使用无效,与左旋多巴合用可增强后者疗效。剂量 100～200mg,每日 3 次服用,用药须监测肝功能。

(二)外科治疗

手术适应证为药物失效、不能耐受或出现运动障碍(异动症)者。目前,常用的手术方法有苍白球、丘脑毁损术和深部脑刺激术(DBS)。手术不能根治疾病,但可以改善症状,术后仍需应用药物。

(三)细胞移植及基因治疗

有研究显示异体胚胎中脑黑质细胞移植到患者的纹状体可改善 PD 的运动症状。另外,干细胞移植结合基因治疗也是正在探索中的一种较有前景的新疗法。

(四)康复治疗

进行语言、进食、行走及各种日常生活的训练,结合教育与心理疏导等辅助措施,改善生活质量。卧床者应加强护理,减少并发症的发生。

三、预后

PD 是一种慢性进展性疾病,目前尚无治愈的方法。多数患者在发病数年内尚能生活自理并继续工作。疾病晚期,由于严重肌强直、患者全身僵硬、卧床不起,最终死于肺炎等各种并发症。

第二节　小舞蹈病

小舞蹈病(CM)又称风湿性舞蹈病或 Sydenham 舞蹈病,由 Sydenham 首先描述,是风湿热在神经系统的常见表现。本病多见于儿童和青少年,其临床特征为不自主的舞蹈样动作、肌张力降低、肌力减弱、自主运动障碍和情绪改变。本病可自愈,但复发者并不少见。

一、病因与发病机制

本病的发病与 A 组 β—溶血性链球菌感染有关。属自体免疫性疾病。约 30% 的病例在风湿热发作或多发性关节炎后 2～3 个月发病,通常无近期咽痛或发热史,部分患者咽拭子培养 A 组溶血性链球菌阳性;血清可检出抗神经元抗体,与尾状核、丘脑底核等部位神经元抗原起反应,抗体滴度与本病的转归有关,提示可能与自身免疫反应有关。本病好发于围青春期,女性多于男性,一些患者在怀孕或口服避孕药时复发,提示与内分泌改变也有关系。

二、病理

病理改变主要是黑质、纹状体、丘脑底核及大脑皮质可逆性炎性改变和神经细胞弥散性变性,神经元丧失和胶质细胞增生。有的病例可见散在动脉炎、栓塞性小梗死。90％的尸解病例可发现风湿性心脏病证据。

三、临床表现

(一)发病年龄及性别

发病年龄多在 5～15 岁,女多于男,男女之比约为 1∶3。

(二)起病形式

大多数为亚急性或隐袭起病,少数可急性起病。大约 1/3 的病例舞蹈症状出现前 2～6 个月或更长的时间内有 β-溶血性链球菌感染史,曾有咽喉肿痛、发热、多关节炎、心肌炎、心内膜炎、心包炎、皮下风湿结节或紫癜等临床症状和体征。

(三)早期症状

早期症状常不明显,不易被察觉。患儿表现为情绪不稳、焦虑不安、易激动、注意力分散、学习成绩下降、动作笨拙、步态不稳、手中物品时常坠落,行走摇晃不稳等。其后症状日趋明显,表现为舞蹈样动作和肌张力改变等。

(四)舞蹈样动作

常常可急性或隐袭出现,常为双侧性,可不规则,变幻不定,突发骤止,约 20％患者可偏侧或甚至更为局限。在情绪紧张和做自主运动时加重,安静时减轻,睡眠时消失。常在 2～4 周内加重,3～6 个月内自行缓解。

(1)面部最明显,表现挤眉弄眼、噘嘴、吐舌、扮鬼脸等,变幻莫测。

(2)肢体表现为一种快速的不规则无目的的不自主运动,常起于一肢,逐渐累及一侧或对侧,上肢比下肢明显,上肢各关节交替伸直、屈曲、内收等动作,下肢步态颠簸行走摇晃、易跌倒。

(3)躯干表现为脊柱不停地弯、伸或扭转,呼吸也可变得不规则。

(4)头颈部的舞蹈样动作表现为摇头耸肩或头部左右扭转。伸舌时很难维持,舌部不停地扭动,软腭或其他咽肌的不自主运动可致构音、吞咽障碍。

(五)体征

(1)肌张力及肌力减退,膝反射常减弱或消失。肢体软弱无力,与舞蹈样动作、共济失调一起构成小舞蹈病的三联征。

(2)旋前肌征:由于肌张力和肌力减退导致当患者举臂过头时,手掌旋前。

(3)舞蹈病手姿:当手臂前伸时,因张力过低而呈腕屈、掌指关节过伸,伴手指弹钢琴样小幅舞动。

(4)挤奶妇手法,或称盈亏征:若令患者紧握检查者第二、三手指时,检查者能感到患者的手时紧时松,握力不均,时大时小。

(5)约 1/3 患者会有心脏病征,包括风湿性心肌炎、二尖瓣回流或主动脉瓣关闭不全。

(六)精神症状

可有失眠、躁动、不安、精神错乱、幻觉、妄想等精神症状,称为躁狂性舞蹈病。有些病例精神症状可与躯体症状同样显著,以致呈现舞蹈性精神病。随着舞蹈样动作消除,精神症状很快缓解。

四、辅助检查

(一)血清学检查

白细胞计数增加,血沉加快,C反应蛋白效价提高,黏蛋白增多,抗链球菌溶血素"O"滴度增加;由于小舞蹈病多发生在链球菌感染后2～3个月,甚至6～8个月,故不少患者发生舞蹈样动作时链球菌血清学检查常为阴性。

(二)咽拭子培养

检查可见A组溶血型链球菌。

(三)脑电图

无特异性,常为轻度弥散性慢活动。

(四)影像学检查

部分患者头部CT扫描可见尾状核区低密度灶及水肿,MRI显示尾状核、壳核、苍白球增大,T_2加权像显示信号增强,PET可见纹状体呈高代谢改变,但症状减轻或消失后可恢复正常。

五、诊断

凡学龄期儿童有风湿病史和典型舞蹈样症状,结合实验室及影像学检查通常可以诊断。

六、治疗

(一)一般处理

急性期应卧床休息,保持环境安静,避免强光或其他刺激,给予足够的营养支持。

(二)病因治疗

确诊本病后,无论病症轻重,均应使用青霉素或其他有效抗生素治疗,10～14d为一个疗程。同时给予水杨酸钠或泼尼松,症状消失后再逐渐减量至停药,目的是最大限度地防止或减少本病复发,并控制心肌炎、心瓣膜病的发生。

1.抗生素

青霉素:首选40～80万U,每日1～2次,两周一疗程,也可用红霉素、头孢菌素类药物治疗。

2.阿司匹林

0.1～1.0g,每日4次,小儿按0.1g/kg计算,症状控制后减量,维持6～12周。

3.激素

风湿热症状明显时,泼尼松每日10～30mg,分3～4次口服。

(三)对症治疗

(1)首选氟哌啶醇0.5mg开始,每日口服2～3次,以后逐渐加量。

(2)氯丙嗪:12.5～50mg,每日2～3次。

(3)苯巴比妥:0.015～0.03g,每日2～4次。

(4)地西泮:2.5～5mg,每日 2～4 次。

八、预后

本病预后良好,可完全恢复而无任何后遗症状,大约 20％的病例死于心脏并发症,35％的病例数月或数年后复发。个别病例舞蹈症状持续终生。

第三节 亨廷顿病

亨廷顿病(HD)又称亨廷顿舞蹈病、慢性进行性舞蹈病、遗传性舞蹈病,于 1842 年由 Waters 首报,1872 年由美国医生 George Huntington 系统描述而得名,是一种常染色体显性遗传的基底节和大脑皮质变性疾病,临床上以隐匿起病缓慢进展的舞蹈症、精神异常和痴呆为特征。本病呈完全外显率,受累个体的后代 50％发病。可发生于所有人种,白种人发病率最高,我国较少见。

一、病因及发病机制

本病的致病基因 ITl5 位于 4p16.3,基因的表达产物为约含 3144 个氨基酸的多肽,命名为 Huntingtin,在 IT15 基因 5 端编码区内的三核苷酸(CAG)重复序列拷贝数异常增多。拷贝数越多,发病年龄越早,临床症状越重。在 Huntingtin 内,(CAG)n 重复编码一段长的多聚谷氨酰胺功能区,故认为本病可能由于获得了一种毒性功能所致。

二、病理及生化改变

(一)病理改变

主要位于纹状体和大脑皮质,黑质、视丘、视丘下核、齿状核亦可轻度受累。大脑皮质突出的变化为皮质萎缩,特别是第 3、5 和第 6 层神经节细胞丧失,合并胶质细胞增生。尾状核、壳核神经元大量变性、丢失。投射至外侧苍白球的纹状体传出神经元(含 γ-氨基丁酸与脑啡肽,参与间接通路)较早受累,是引起舞蹈症的基础;随疾病进展,投射至内侧苍白球的纹状体传出神经元(含 γ-氨基丁酸与 P 物质,参与直接通路)也被累及,是导致肌强直及肌张力障碍的原因。

(二)生化改变

纹状体传出神经元中 γ-氨基丁酸,乙酰胆碱及其合成酶明显减少,多巴胺浓度正常或略增加,与 γ-氨基丁酸共存的神经调质脑啡肽、P 物质亦减少,生长抑素和神经肽 Y 增加。

三、临床表现

本病好发于 30～50 岁,5％～10％的患者于儿童和青少年发病,10％于老年发病。患者的连续后代中有提前发病倾向,即早发现象,父系遗传的早发现象更明显,绝大多数有阳性家族史。起病隐匿,缓慢进展。无性别差异。

(一)锥体外系症状

以舞蹈样不自主运动最常见、最具特征性,通常为全身性,程度轻重不一,典型表现为手指弹钢琴样动作和面部怪异表情,累及躯干可产生舞蹈样步态,可合并手足徐动及投掷症。随着病情进展,舞蹈样不自主运动可逐渐减轻,而肌张力障碍及动作迟缓、肌强直、姿势不稳等帕金森综合征渐趋明显。

(二)精神障碍及痴呆

精神障碍可表现为情感、性格、人格改变及行为异常,如抑郁、激惹、幻觉、妄想、暴躁、冲动、反社会行为等。患者常表现出注意力减退、记忆力降低、认知障碍及智能减退,呈进展性加重。

(三)其他

快速眼球运动(扫视)常受损。可伴癫痫发作,舞蹈样不自主运动大量消耗能量可使体重明显下降,常见睡眠和(或)性功能障碍。晚期出现构音障碍和吞咽困难。

四、辅助检查

(一)基因检测

CAG 重复序列拷贝数增加,大于 40 具有诊断价值。该检测若结合临床特异性高、价值大,几乎所有的病例可通过该方法确诊。

(二)电生理及影像学检查

EEG 呈弥散性异常,无特异性。CT 及 MRI 扫描显示大脑皮质和尾状核萎缩,脑室扩大。MRI 的 T_1 加权像示壳核信号增强。MR 波谱(MRS)示大脑皮质及基底节乳酸水平增高。[18]F 氟-脱氧葡萄糖 PET 检测显示尾状核、壳核代谢明显降低。

五、诊断及鉴别诊断

(一)诊断

根据发病年龄,慢性进行性舞蹈样动作、精神症状和痴呆,结合家族史可诊断本病,基因检测可确诊,还可发现临床前期病例。

(二)鉴别诊断

本病应与小舞蹈病、良性遗传性舞蹈病、发作性舞蹈手足徐动症、老年性舞蹈病、肝豆状核变性、迟发性运动障碍及棘状红细胞增多症并发舞蹈症鉴别。

六、治疗

目前尚无有效治疗措施,对舞蹈症状可选用:①多巴胺受体阻滞剂:氟哌啶醇 1~4mg,每日 3 次;氯丙嗪 12.5~50mg,每日 3 次;奋乃静 2~4mg,每日 3 次;硫必利 0.1~0.2g,每日 3 次;以及哌咪清等。均应从小剂量开始,逐渐增加剂量,用药过程中应注意锥体外系不良反应。②中枢多巴胺耗竭剂:丁苯那嗪 25mg,每日 3 次。

七、预后

本病尚无法治愈,病程 10~20 年,平均 15 年。

第四节　肝豆状核变性

一、概述

肝豆状核变性又称 Wilson 病（WD），是以铜代谢障碍为特征的常染色体隐性遗传病。由于 WD 基因（位于 $13q^{14.3}$）编码的蛋白（ATP7B 酶）突变，导致血清铜蓝蛋白合成不足及胆管排铜障碍，血清自由态铜增高，并在肝、脑、肾等器官沉积，出现相应的临床症状和体征。本病好发于青少年，临床表现为铜代谢障碍引起的肝硬化、基底节变性等多脏器病损。该病是全球性疾病，世界范围的患病率约为 30/100 万，我国的患病率及发病率远高于欧美。

二、临床表现

（一）肝症状

以肝病作为首发症状者约占 40%～50%，儿童患者约 80% 发生肝脏症状。肝脏受累程度和临床表现存在较大差异，部分患者表现为肝炎症状，如倦怠、乏力、食欲缺乏，或无症状的转氨酶持续增高；大多数患者表现为进行性肝大，继而进展为肝硬化、脾肿大、脾功能亢进，出现黄疸、腹腔积液、食管静脉曲张及上消化道出血等；一些患儿表现为暴发性肝衰竭伴有肝铜释放入血而继发的 Coomb 阴性溶血性贫血。也有不少患者并无肝大，甚至肝缩小。

（二）神经系统症状

以神经系统症状为首发的患者约占 40%～59%，其平均发病年龄比以肝病首发者晚 10 年左右。铜在脑内的沉积部位主要是基底节区，故神经系统症状突出表现为锥体外系症状。最常见的症状是以单侧肢体为主的震颤，逐渐进展至四肢，震颤可为意向性、姿位性或几种形式的混合，振幅可细小或较粗大，也有不少患者出现扑翼样震颤。肌张力障碍常见，累及咽喉部肌肉可导致言语不清、语音低沉、吞咽困难和流涎；累及面部、颈、背部和四肢肌肉引起动作缓慢僵硬、起步困难、肢体强直，甚至引起肢体或（和）躯干变形。部分患者出现舞蹈样动作或指划动作。WD 患者的少见症状是周围神经损害、括约肌功能障碍、感觉症状。

（三）精神症状

精神症状的发生率为 10%～51%。最常见为注意力分散，导致学习成绩下降、失学。其余还有：情感障碍，如暴躁、欣快、兴奋、淡漠、抑郁等；行为异常，如生活懒散、动作幼稚、偏执等，少数患者甚至自杀；还有幻觉、妄想等。极易被误诊为精神分裂症、躁狂抑郁症等精神疾病。

（四）眼部症状

具有诊断价值的是铜沉积于角膜后弹力层而形成的 Kayser－Fleischer（K－F）环，呈黄棕色或黄绿色，以角膜上、下缘最为明显，宽约 1.3mm 左右，严重时呈完整的环形。应行裂隙灯检查予以肯定和早期发现。7 岁以下患儿此环少见。

（五）肾症状

肾功能损害主要表现为肾小管重吸收障碍，出现血尿（或镜下血尿）、蛋白尿、肾性糖尿、氨基酸尿、磷酸盐尿、尿酸尿、高钙尿。部分患者还会发生肾钙质沉积症和肾小管性酸中毒。持续性氨基酸尿可见于无症状患者。

(六)血液系统症状

主要表现为急性溶血性贫血,推测可能与肝细胞破坏致铜离子大量释放入血,引起红细胞破裂有关。还有继发于脾功能亢进所致的血小板、粒细胞、红细胞减少,以鼻出血、齿龈出血、皮下出血为临床表现。

(七)骨骼肌肉症状

2/3 的患者出现骨质疏松,还有较常见的是骨及软骨变性、关节畸形、X 形腿或 O 形腿、病理性骨折、肾性佝偻病等。少数患者发生肌肉症状,主要表现为肌无力、肌痛、肌萎缩。

(八)其他

其他病变包括:皮肤色素沉着、皮肤黝黑,以面部和四肢伸侧较为明显;鱼鳞癣、指甲变形。内分泌紊乱如葡萄糖耐量异常、甲状腺功能低下月经异常、流产等。少数患者可发生急性心律失常。

三、诊断要点

(一)诊断

任何患者,特别是 40 岁以下者发现有下列情况应怀疑 WD,须进一步检查。

(1)其他病因不能解释的肝脏疾病、持续血转氨酶增高、持续性氨基酸尿、急性重型肝炎合并溶血性贫血。

(2)其他病因不能解释的神经系统疾病,特别是锥体外系疾病、精神障碍。

(3)家族史中有相同或类似疾病的患者,特别是先证者的近亲,如同胞、堂或姨兄弟姐妹等。

(二)鉴别诊断

对疑似患者应进行下列检查,以排除或肯定 WD 的诊断。

1.实验室检查

对所有疑似患者都应进行下列检查。

(1)血清铜蓝蛋白(CP):CP 降低是诊断 WD 的重要依据之一。成人 CP 正常值为 270~370mg/L(27~37mg/dL),新生儿的血清 CP 为成人的 1/5,此后逐年增长,至 3~6 岁时达到成人水平。96%~98% 的 WD 患者 CP 降低,其中 90% 以上显著降低(0.08g/L 以下),甚至为零。杂合子的 CP 值多在 0.10~0.23g/L 之间,但 CP 正常不能排除该病的诊断。

(2)尿铜:尿铜增高也是诊断 WD 的重要依据之一。正常人每日尿铜排泄量为 0.047~0.55μmol/24h(3~35μg/24h)。未经治疗的 WD 患者尿排铜量可略高于正常人甚至达正常人的数倍至数十倍,少数患者也可正常。

(3)肝铜量:肝铜测定是诊断 WD 最重要的生化证据,但肝穿为创伤性检查,目前尚不能作为常规的检测手段。

(4)血清铜:正常成人血清铜为 11~22μmol/L(70~140μg/dL),90% 的 WD 患者血清铜降低,低于 9.4μmol/L(60μg/dL)有诊断价值。须注意,肾病综合征、严重营养不良和失蛋白肠病也出现血清铜降低。

2.影像学检查

颅脑 CT 扫描多显示双侧对称的基底节区、丘脑密度减低,多伴有不同程度的脑萎缩。MRI 扫描多于基底节、丘脑、脑干等处出现长 T_1、长 T_2 异常信号,约 34% 伴有轻至中度脑萎缩,以神经症状为主的患者 CT 及 MRI 的异常率显著高于以肝症状为主的 WD 患者。影像学检查虽无定性价值,但有定位及排除诊断的价值。

(三)诊断标准

(1)肝、肾病史:肝、肾病征和(或)锥体外系病征。

(2)铜生化异常:主要是 CP 显著降低(<0.08g/L);肝铜增高(237.6μg/g 肝干重);血清铜降低(<9.4pmol/L);24h 尿铜增高(>1.57pmol/24h)。

(3)角膜 K-F 环阳性。

(4)阳性家族史。

(5)基因诊断。

符合(1)、(2)、(3)或(1)、(2)、(4)可确诊 WD;符合(1)、(3)、(4)而 CP 正常或略低者为不典型 WD(此种情况少见);符合上述 1~4 条中的 2 条,很可能是 WD(若符合 2.4 可能为症状前患者),此时可参考脑 MRI 改变、肝脏病理改变、四肢骨关节改变等。

基因诊断虽然是金标准,但因 WD 的突变已有 200 余种,因此基因检测目前仍不能作为常规检测方法。

四、治疗方案及原则

(一)治疗目的

(1)排除积聚在体内组织过多的铜。

(2)减少铜的吸收,防止铜在体内再次积聚。

(3)对症治疗,减轻症状,减少畸形的发生。

(二)治疗原则

1.早期和症状前治疗

越早治疗越能减轻或延缓病情发展,尤其是症状前患者。同时,应强调本病是唯一有效治疗的疾病,但应坚持终身治疗。

2.药物治疗

(1)螯合剂:①右旋青霉胺:是首选的排铜药物,尤其是以肝脏症状为主者。以神经症状为主的患者服用青霉胺后 1~3 个月内症状可能恶化,而且有 37%~50% 的患者症状会加重,且其中又有 50% 不能逆转。使用前需行青霉素皮试,阴性者方可使用。青霉胺用作开始治疗时剂量为 15~25mg/kg,宜从小剂量开始,逐渐加量至治疗剂量。然后根据临床表现和实验室检查指标决定逐渐减量至理想的长期维持剂量。本药应在进餐前 2h 服用。青霉胺促进尿排铜效果肯定,大约 10%~30% 的患者发生不良反应。青霉胺的不良反应较多,如发热、皮疹、胃肠道症状、多发性肌炎、肾病、粒细胞减少、血小板计数降低、维生素 B_6 缺乏、自身免疫疾病(类风湿关节炎和重症肌无力等)。补充维生素 B_6 对预防一些不良反应有益。②曲恩汀或三乙撑四胺双盐酸盐:本药排铜效果不如青霉胺,但不良反应低于青霉胺。250mg,每日 4 次,于餐前 1h 或餐后 2h 服用。本药最适合用于不能使用青霉胺的 WD 患者,但国内暂无供应。③

其他排铜药物:包括二巯丙醇(BAL,因不良反应大已少用)、二巯丁二钠(Na-DMS)、二巯基丁二酸胶囊、二巯基丙磺酸钠(DMPS)等重金属离子螯合剂。

(2)阻止肠道对铜吸收和促进排铜的药物:①锌制剂:锌制剂的排铜效果低于和慢于青霉胺,但不良反应低,是用于 WD 维持治疗和症状前患者治疗的首选药物,也可作为其他排铜药物的辅助治疗。常用的锌剂有硫酸锌、醋酸锌、甘草锌、葡萄糖酸锌等。锌剂应饭后服药,不良反应有胃肠道刺激、口唇及四肢麻木、烧灼感。锌剂(以醋酸锌为代表)的致畸作用被 FDA 定为 A 级,即无风险。②四硫钼酸胺(TTM):该药能在肠道内与蛋白和铜形成复合体排出体外,可替代青霉胺用作开始驱铜治疗,但国内无药。

(3)对症治疗:非常重要,应积极进行。神经系统症状,特别是锥体外系症状精神症状、肝病、肾病、血液和其他器官的病损,应给予相应的对症治疗。脾肿大合并脾功能亢进者,特别是引起血液 3 种系统都降低者应行脾切除手术;对晚期肝衰竭患者肝移植是唯一有效的治疗手段。

3.低铜饮食治疗

避免摄入高铜食物,如贝类、虾蟹、动物内脏和血、豆类、坚果类、巧克力、咖啡等,勿用铜制炊具;可给予高氨基酸或高蛋白饮食。

第五节　脑性瘫痪

脑性瘫痪中华医学会儿科学分会神经学组 2004 年全国小儿脑性瘫痪专题研讨会讨论通过的定义为:出生前到生后 1 个月内各种原因所引起的脑损伤或发育缺陷所致的运动障碍及姿势异常。主要是指由围生期各种病因所引起的,获得性非进行性脑病导致的先天性运动障碍及姿势异常疾病或综合征,是在大脑生长发育期受损后所造成的运动瘫痪,是一种严重致残性疾病。

其特点是非进行性的两侧肢体对称性瘫痪。Litfer 首先描述了本病,亦称 Litter 病;脑性瘫痪的概念由 Ingram 首先使用。本病发病率相当高,不同国家和地区的发生率为 0.06%~0.59%,日本较高约为 0.2%~0.25%。

一、病因及病理

(一)病因包括遗传性和获得性

1.出生前病因

如妊娠早期病毒感染、妊娠毒血症、母体的胎盘血液循环障碍和放射线照射等。

2.围生期病因

早产是重要的确定病因,以及脐带脱垂或绕颈、胎盘早剥,前置胎盘、羊水堵塞、胎粪吸入等导致胎儿脑缺氧,难产等所致胎儿窒息、缺氧,以及早产、产程过长、产钳损伤和颅内出血及核黄疸等。

3. 出生后病因

如各种感染、外伤、中毒、颅内出血和严重窒息等。病因不明者可能与遗传有关。人体维持正常肌张力调节及姿势反射依赖皮质下行纤维抑制作用与周围Ⅰa类传入纤维易化作用的动态平衡，当脑发育异常使皮质下行束受损时，抑制作用减弱可引起痉挛性运动障碍和姿势异常。感知能力如视、听力受损可导致智力低下，基底节受损可引起手足徐动，小脑受损可发生共济失调等。

(二)病理改变

以弥散的不等程度的大脑皮质发育不良或脑白质软化、皮质萎缩或萎缩性脑叶硬化等，皮质核基底节有分散的、状如大理石样的病灶瘢痕，为缺血性病理损害，多见于缺氧窒息婴儿。出血性病理损害为室管膜下出血或脑室内出血，有时为脑内点状出血或局部出血，多见于未成熟儿（妊娠不足32周），可能因此期脑血管较脆弱，血管神经发育不完善，脑血流调节能力较差所致。脑局部白质硬化和脑积水、脑穿通畸形、锥体束变性等也可见。产前病变以脑发育不良为主，围生期病变以瘢痕、硬化、软化和部分脑萎缩、脑实质缺陷为主。

二、临床分型及表现

脑性瘫痪临床表现复杂多样，多始自婴幼儿期。严重者生后即有征象，多数病例在数月后家人试图扶起患儿站立时才发现。临床主要表现为锥体束征和锥体外束损害征，智能发育障碍和癫痫发作三大症状。运动障碍是本病的主要症状，由于锥体束和锥体外束发育不良而致肢体瘫痪。多数是在生后数月始被发现患儿肢体活动异常的。个别严重病例可在出生后不久即出现肌肉强直、角弓反张、授乳困难。一般出现不等程度的瘫痪，肌张力增高，肌腱反射亢进，病理征阳性。均为对称性两侧损害，下肢往往重于上肢。

根据运动障碍的临床表现分为如下几种类型。

(一)痉挛型

以锥体系受损为主；又称痉挛性脑性瘫痪。Litter 最早提出缺氧—缺血性产伤（脑病）的概念，后称 Litter 病。是脑性瘫痪中最为常见和典型的一类。常表现为双下肢痉挛性瘫痪、膝踝反射亢进、病理征阳性。由于肌张力增高比瘫痪更明显，尤其是两腿内收肌、膝关节的伸肌和足部跖屈肌肌张力突出的增高，所以患儿在步行时两髋内收，两膝互相交叉和马蹄内翻足，使用足尖走路而呈剪刀式步态。患儿这种异常费力地向前迈步状态，一眼望去便可确认是痉挛性双侧瘫痪。可伴有延髓麻痹，表现吞咽和构音困难、下颌反射亢进，不自主地哭笑，核上性眼肌麻痹、面瘫等。还可伴有语言及智能障碍。根据病情可分为以下几种。

1. 轻度

最初 24h 症状明显，表现易惊、肢体及下颏颤抖，称紧张不安婴儿；Moro 下限反应，肌张力正常，腱反射灵敏，前囟柔软，EEG 正常，可完全恢复。

2. 中度

表现嗜睡、迟钝和肌张力低下，运动正常，48～72h 后恢复或恶化，若伴抽搐、脑水肿、低钠血症或肝损伤提示预后不良。

3. 重度

生后即昏迷，呼吸不规则，需机械通气维持，出生后 12h 内发生惊厥，肌张力低下，Moro

反射无反应,吸吮力弱,光反射和眼球运动存在。中至重度患儿如及时纠正呼吸功能不全和代谢异常仍可望存活,可能遗留锥体系、锥体外系和小脑损伤体征及精神发育迟滞。

(二)不随意运动型

以锥体外系受损为主,又称手足徐动型脑性瘫痪,多由核黄疸或新生儿窒息引起,主要侵害基底神经节,常见双侧手足徐动症,生后数月或数年出现,可见舞蹈、肌张力障碍、共济失调性震颤、肌阵挛和半身颤搐等。轻症患儿易误诊为多动症。

(三)核黄疸

继发于 Rh 与 ABO 血型不相容或肝脏葡萄糖醛酸转移酶缺乏的成红细胞增多症,血清胆红素高于 250mg/L 时具有中枢神经系统毒性作用,可导致神经症状。酸中毒、缺氧及低体重婴儿易患病。轻症生后 24～36h 出现黄疸和肝脾肿大,4d 后黄疸渐退,不产生明显神经症状。重症生后或数小时出现黄疸并急骤加重,肝脾及心脏肿大,黏膜和皮肤点状出血;3～5d 婴儿变得倦怠、吸吮无力、呼吸困难、呕吐、昏睡、肌强直和抽搐发作,可伴舞蹈征、手足徐动、肌张力障碍或痉挛性瘫等,多在数日至 2 周内死亡;存活者遗留精神发育迟滞、耳聋和肌张力低,不能坐、立和行走。

(四)共济失调型

以小脑受损为主,是一种少见的脑性瘫痪。由于小脑发育不良以致患儿出现肌张力减低,躯体平衡失调,坐姿及动作不稳、步态笨拙和经常跌倒,行走时双足横距加宽,辨距不良,并伴意向性震颤、语言缓慢、断续或呈爆发式语言和运动发育迟缓。CT 和 MRI 扫描可见小脑萎缩。

(五)肌张力低下型

往往是其他类型的过渡形式,多见于幼儿,主要表现为肌张力减低,关节活动幅度增大,肌腱反射正常或活跃,病理征阳性。多无肌肉萎缩。患者往往不能站立、行走,甚至不能竖颈。随年龄增长肌张力可逐渐增高而转为痉挛性瘫痪。

(六)混合型

脑性瘫痪的患儿多伴有以下症状。

1.反射异常

姿势反射、原始反射、体位姿势反射的异常和手足徐动、舞蹈样动作。这类不自主运动可单独出现,也可两者同时伴发,但均为双侧性,并因随意运动和情绪激动而加重症状。

2.智能障碍

由于大脑皮质发育不良,几乎所有患儿都合并有一定程度的智能和行为缺陷。智能障碍的程度和瘫痪的轻重并不平行。随着智能障碍的出现,还可伴发言语发育迟滞,说话较晚,并有构音障碍。

3.癫痫发作

有的患儿合并有癫痫大小发作,脑电图异常。此外,还可出现斜视、弱视、听力减退、牙齿发育不良及短暂性高热等。

根据偏瘫、截瘫和四肢瘫,脑性瘫痪又可分为以下类型。

(1)先天性婴儿偏瘫:婴儿及儿童早期出现。

（2）后天性婴儿偏瘫：3～18个月的正常婴儿常以痫性发作起病，发作后出现严重偏瘫，伴或不伴失语。

（3）四肢瘫：较少见，多为双侧脑病变。

（4）截瘫：多因脑或脊柱病变，如先天性囊肿、肿瘤和脊柱纵裂等。

按瘫痪部位（指痉挛型）可分为以下几种情况：①单瘫，单个肢体受累。②双瘫，四肢受累，上肢轻，下肢重。③三肢瘫，3个肢体受累。④偏瘫，半侧肢体受累。⑤四肢瘫，四肢受累，上、下肢受累程度相似。

三、影像学检查

X线检查头颅片可见双侧不对称，病侧不如健侧膨隆，岩骨和蝶骨位置较高，额突较大，两侧颞骨鳞部或顶骨局部变薄或隆起。CT、MRI扫描可见广泛性程度不等的脑萎缩，有局灶体征者可见大脑皮质和髓质发育不良，脑软化灶，囊性变，脑室扩大或脑穿通畸形等。

四、诊断和鉴别诊断

（一）诊断

本病缺乏特异性诊断指标，主要依靠临床诊断。我国小儿脑性瘫痪会议所定诊断条件为以下几点。

（1）引起脑性瘫痪（简称脑瘫）的脑损伤为非进行性。

（2）引起运动障碍的病变部位在脑部。

（3）症状在婴儿期出现。

（4）有时合并智力障碍、癫、感知觉障碍及其他异常。

（5）除外进行性疾病所致的中枢性运动障碍及正常小儿暂时性的运动发育迟缓。

高度提示脑性瘫痪的临床表现有以下几种情况：①早产儿，低体重儿，出生时及新生儿期严重缺氧、惊厥、颅内出血和核黄疸等。②精神发育迟滞、情绪不稳和易惊，运动发育迟缓、肌张力增高及痉挛典型表现。③锥体外系症状伴双侧耳聋和上视麻痹。

（二）鉴别诊断

1.遗传性痉挛性截瘫

单纯型儿童期起病，双下肢肌张力增高、腱反射亢进、病理征及弓形足，缓慢进展病程，有家族史。

2.共济失调毛细血管扩张症

常染色体隐性遗传病，呈进展性，表现共济失调、锥体外系症状、眼结合膜毛细血管扩张和甲胎蛋白显著增高等，因免疫功能低下常见支气管炎和肺炎等。

3.脑炎后遗症

有脑炎病史，表现智力减退、易激惹、兴奋、躁动和痫性发作等。

五、治疗

脑性瘫痪尚无有效的病因治疗，目前主要采取物理疗法、康复训练和药物治疗等适当措施帮助患儿获得最大限度的功能改善。痉挛、运动过多、手足徐动、肌张力障碍及共济失调等可采用康复训练配合药物治疗，必要时手术治疗。

(一)物理疗法及康复训练

(1)完善的护理、充足的营养和良好的卫生。

(2)长期坚持科学的智能、语言和技能训练。

(3)采取物理疗法、体疗和按摩等促使肌肉松弛,改善下肢运动功能、步态和姿势。

(4)手指作业治疗有利于进食、穿衣、写字等与生活自理有关的动作训练。

(5)支具和矫正器可帮助控制无目的动作,改善姿势和防止畸形。

(二)药物治疗

1.下肢痉挛影响活动者

可以试用巴氯芬,自小量开始,成人 5mg,每日 2 次口服,5 日后改为每日 3 次,以后每隔 3~5d增加 5mg,可用 20~30mg/d 维持;儿童初始剂量 0.75~1.5mg/(kg·d),此药也可鞘内注射;不良反应有嗜睡、恶心、眩晕、呼吸抑制,偶有尿潴留;或用苯海索(安坦),有中枢抗胆碱能作用,2~4mg 口服,每日 3 次;或用氯硝西泮,成人首次剂量 3mg,静脉注射,数分钟奏效,半清除期 22~32h,有呼吸及心脏抑制作用。

2.震颤治疗

可试用苯海拉明。

3.运动过多

可试用氟哌啶醇、地西泮(安定)和丙戊酸钠。

4.伴发癫痫者

应给予抗癫痫药。

5.胆红素脑病(核黄疸)治疗

重症病例出生即出现黄疸、呕吐、昏睡、总胆红素迅速上升及血红蛋白下降等,应交换输血,必要时多次输血,降低血清非结合胆红素水平,保护神经系统;血清蛋白可促进胆红素结合,紫外线照射可促进间接胆红素转化。

(三)手术治疗

1.选择性脊神经后根切断术(SPR)

SPR 是显微外科技术与电生理技术结合,选择性切断脊神经后根部分与肌牵张反射有关的 Ia 类肌梭传入纤维,减少调节肌张力与姿势反射的 γ 环路中周围兴奋性传入,纠正皮质病变使下行抑制受损导致的肢体痉挛状态;脑性瘫痪痉挛型如无严重系统疾病、脊柱畸形及尿便障碍,可首选 SPR 加康复训练,3~10 岁时施行为宜;患者术前应有一定的行走能力、智力接近正常,术后坚持系统的康复训练也是治疗成功的基本条件。

2.矫形外科手术

适用于内收痉挛、肌腱挛缩和内翻马蹄足等,可松解痉挛软组织,恢复肌力平衡及稳定关节。

第六节　肌张力障碍

肌张力障碍是主动肌和拮抗肌收缩不协调或过度收缩引起的以肌张力异常动作和姿势为特征的运动障碍疾病。在锥体外系疾病中较为多见,仅次于帕金森病。根据病因可分为特发性和继发性;按肌张力障碍发生部位可分为局限性、节段性、偏身性和全身性;依起病年龄可分为儿童型、少年型和成年型。

一、病因及发病机制

特发性扭转性肌张力障碍迄今病因不明,可能与遗传有关,可为常染色体显性(30%～40%外显率)、常染色体隐性或X连锁隐性遗传,显性遗传的缺损基因DYTI已定位于9号常染色体长臂9q32－34,编码一种ATP结合蛋白扭转蛋白A,有些病例可发生在散发基础上。环境因素如创伤或过劳等可诱发特发性肌张力障碍基因携带者发病,如口－下颌肌张力障碍病前有面部或牙损伤史,一侧肢体过劳可诱发肌张力障碍如书写痉挛、乐器演奏家痉挛、打字员痉挛和运动员肢体痉挛等。

继发性肌张力障碍是纹状体、丘脑、蓝斑、脑干网状结构等病变所致,如肝豆状核变性、核黄疸、神经节苷脂沉积症、苍白球黑质红核色素变性、进行性核上性麻痹特发性基底节钙化、甲状旁腺功能低下、中毒、脑血管病变、脑外伤、脑炎、药物(左旋多巴、吩噻嗪类、丁酰苯类、甲氧氯普胺)诱发等。

二、病理

特发性扭转痉挛可见非特异性病理改变,包括壳核、丘脑及尾状核小神经元变性,基底节脂质及脂色素增多。继发性扭转痉挛病理学特征随原发病不同而异;痉挛性斜颈、Meige综合征、书写痉挛和职业性痉挛等局限性肌张力障碍病理上无特异性改变。

三、临床类型及表现

(一)扭转痉挛

扭转痉挛是全身性扭转性肌张力障碍,以四肢、躯干或全身剧烈而不随意的扭转动作和姿势异常为特征。发作时肌张力增高。扭转痉挛中止后肌张力正常或减低,故也称变形性肌张力障碍。按病因可分为特发性和继发性两型。

1.特发性扭转性肌张力障碍

儿童期起病的肌张力障碍,通常有家族史,出生及发育史正常,多为特发性。症状常自一侧或两侧下肢开始,逐渐进展至广泛不自主扭转运动和姿势异常,导致严重功能障碍。

2.继发性扭转性肌张力障碍

成年期起病的肌张力障碍多为散发,可查到病因。症状常自上肢或躯干开始,约20%的患者最终发展为全身性肌张力障碍,一般不发生严重致残。体检可见异常运动、姿势,如手臂过度旋前、屈腕、指伸直、腿伸直和足跖屈内翻,躯干过屈或过伸等,以躯干为轴扭转最具特征性;可出现扮鬼脸、痉挛性斜颈、睑痉挛、口－下颌肌张力障碍等,缺乏其他神经系统体征。

(二)局限性扭转性肌张力障碍

可为特发性扭转性肌张力障碍的某些特点孤立出现,如痉挛性斜颈、睑痉挛、口－下颌肌张力障碍、痉挛性发音困难(声带)和书写痉挛等。有家族史的患者可作为特发性扭转性肌张力障碍顿挫型,无家族史可代表成年发病型的局部表现,但成人发病的局限性肌张力障碍也可有家族性基础。为常染色体显性遗传,与18p31基因(DYT_7)突变有关。

1.痉挛性斜颈

痉挛性斜颈是胸锁乳突肌等颈部肌群阵发性不自主收缩引起颈部向一侧扭转,或阵发性倾斜,是锥体外系器质性疾病之一。少数痉挛性斜颈属精神性(心因性癔症性)斜颈。

(1)本病可见于任何年龄组,但以中年人最为多见,女性多于男性。早期常为发作性,最终颈部持续地偏向一侧,一旦发病常持续终生,起病18个月内偶有自发缓解。药物治疗常不满意。

(2)起病多缓慢(癔症性斜颈例外),颈部深、浅肌群均可受累,但以一侧胸锁乳突肌和斜方肌受损症状较突出。患肌因痉挛收缩触诊有坚硬感,久之可发生肥大。

(3)一侧胸锁乳突肌受累,头颈偏转向健侧;双侧胸锁乳突肌病变,则头颈前屈;双侧斜方肌病变,则头后仰。症状可因情绪激动而加重,头部得到支持时可减轻,睡眠时消失。

(4)癔症性斜颈常在受精神刺激后突然起病,症状多变,经暗示治疗后可迅速好转。

2.Meige综合征

主要累及眼肌和口、下颌肌肉,表现睑痉挛和口－下颌肌张力障碍,二者都可作为孤立的局限性肌张力障碍出现,为Meige综合征不完全型,如二者合并出现为完全型。

(1)睑痉挛表现不自主眼睑闭合,痉挛持续数秒至数分钟。多为双眼,少数由单眼起病渐波及双眼,精神紧张、阅读、注视时加重,讲话、唱歌、张口、咀嚼和笑时减轻,睡眠时消失。

(2)口－下颌肌张力障碍表现不自主张口闭口、撇嘴、咧嘴、噘嘴和缩拢口唇、伸舌扭舌等。严重者可使下颌脱臼、牙齿磨损以至脱落、撕裂牙龈、咬掉舌和下唇、影响发声和吞咽等,讲话、咀嚼可触发痉挛,触摸下颌或压迫颏下部可减轻,睡眠时消失。

3.书写痉挛

执笔书写时手和前臂出现肌张力障碍姿势,表现握笔如握匕首、手臂僵硬、手腕屈曲、肘部不自主地向外弓形抬起、手掌面向侧面等,但做其他动作正常。本病也包括其他职业性痉挛如弹钢琴、打字,以及使用螺丝刀或餐刀等。药物治疗通常无效,让患者学会用另一只手完成这些任务是必要的。

4.手足徐动症

手足徐动症也称指痉症,指以肢体远端为主的缓慢、弯曲、蠕动样不自主运动,极缓慢的手足徐动也可导致姿势异常,需与扭转痉挛鉴别。前者不自主运动主要位于肢体远端,后者主要侵犯颈肌、躯干肌及四肢的近端肌,以躯干为轴的扭转或螺旋样运动是其特征。本病症可见于多种疾病引起的脑损害,如基底节大理石样变性、脑炎、产后窒息、早产、胆红素脑病、肝豆状核变性等。

四、诊断及鉴别诊断

(一)诊断

首先应确定患者是否为肌张力障碍,其次区分是特发性或继发性肌张力障碍。通常,前者的发病年龄较小,可有遗传家族史,除肌张力障碍外,常无其他锥体系或锥体外系受损的症状和体征。从病史的详细询问和体格检查、相关的辅助检查,如脑脊液、血、尿化验、神经影像及电生理学检查中未找到继发性脑或(和)脊髓损害的证据,基因分析有助于确定诊断。而继发性肌张力障碍与之相反,除发病年龄较大外,以局限性肌张力障碍多见,体格检查、辅助检查可发现许多继发的原因及脑、脊髓病理损害证据。

(二)鉴别诊断

(1)面肌痉挛:常为一侧眼睑或面肌的短暂抽动,不伴口－下颌不自主运动,可与睑痉挛或口－下颌肌张力障碍区别。

(2)僵人综合征:需与肌张力障碍区别,前者表现为发作性躯干肌(颈脊旁肌和腹肌)和四肢近端肌僵硬和强直,明显限制患者主动运动,且常伴疼痛,在自然睡眠后肌僵硬完全消失,休息和肌肉放松时肌电图检查均出现持续运动单位电活动,不累及面肌和肢体远端肌。

(3)颈部骨骼肌先天性异常所致先天性斜颈(患者年龄较小,系由颈椎先天阙如或融合、胸锁乳突肌血肿、炎性纤维化所致)、局部疼痛刺激引起的症状性斜颈及癔症性斜颈。需与痉挛性斜颈鉴别。但前组都存在明确原因,同时能检出引致斜颈的异常体征,可资鉴别。

五、治疗

(一)特发性扭转性肌张力障碍

药物治疗可部分改善异常运动。

1.左旋多巴

对一种多巴反应性肌张力障碍有明显的效果,对其他类型的肌张力障碍也有一定的效果。

2.抗胆碱能药

大剂量的苯海索 20mg 口服,每日 3 次,可控制症状。

3.镇静剂

能有效地缓解扭转痉挛,并能降低肌张力,部分患者有效。地西泮 5～10mg 或硝西泮 5～7.5mg,或氯硝西泮 2～4mg 口服,每日 3 次。

4.多巴胺受体阻滞剂

能有效地控制扭转痉挛和其他多动症状,但不能降低肌张力。氟哌啶醇 2～4mg 或硫必利 0.1～0.2g 口服,每日 3 次。继发性肌张力障碍者需同时治疗原发病。

(二)局限性肌张力障碍

(1)药物治疗基本同特发性扭转痉挛。

(2)肉毒毒素 A:局部注射是目前可行的最有效疗法,产生数月的疗效,可重复注射。注射部位选择痉挛最严重的肌肉或肌电图显示明显异常放电的肌群,如痉挛性斜颈可选择胸锁乳突肌、颈夹肌、斜方肌等三对肌肉中的四块作多点注射;睑痉挛和口－下颌肌张力障碍分别选择眼裂周围皮下和口轮匝肌多点注射;书写痉挛注射受累肌肉有时会有帮助。剂量应个体化,通常在注射后 1 周开始显效,每疗程不超过 8 周,疗效可维持 3～6 个月,3～4 个月可以重复注射。每疗程总量为 200U 左右。其最常见的不良反应为下咽困难、颈部无力和注射点的局部疼痛。

(三)手术治疗

对重症病例和药物治疗无效的患者可采用手术治疗。主要手术方式包括副神经和上颈段神经根切断术,部分病例可缓解症状,但可复发;也可用立体定向丘脑腹外侧核损毁术或丘脑切除术,对偏侧肢体肌张力障碍可能有效。有些患者用苍白球脑深部电刺激术(DBS)有效。

六、预后

约 1/3 的患者最终会发生严重残疾而被限制在轮椅或床上,儿童起病者更可能出现,另有 1/3 的患者轻度受累。

第七节　进行性核上性麻痹

进行性核上性麻痹(PSP)又称 Steele－Richardson－Olszewski 综合征,是黑质致密部 DA 能神经元和网状部 GABA 能神经元均严重受损导致的运动障碍疾病。

一、诊断依据

(一)临床表现

该病平均发病年龄为 55～70 岁,起病隐袭,男性稍多于女性。首发症状常为步态不稳和平衡障碍,常有跌倒。其次构音障碍,多为假性延髓性麻痹所致。患者可出现强直、少动和面肌张力增高使面部出现皱褶,表现为"惊奇"表情。

该病的典型表现是下视麻痹,对 PSP 的诊断具有特异性。大约 1/3 的患者有视物模糊、复视和眼部不适感。疾病初期眼球下视受限,出现双眼会聚不能和垂直眼震,检查眼球运动时出现齿轮样或跳跃式,眼球活动受限,眼球不自主固定注视某一点。

多数患者出现双侧较为对称的帕金森症状和运动障碍,而颈部肌张力异常出现颈部过伸位则是 PSP 的常见症状。患者还经常出现眼睑痉挛,同时伴或不伴眼睑失用。约半数的患者出现智能障碍。症状和体征呈慢性渐进性加重。

(二)辅助检查

头部 MRI 扫描显示中脑萎缩及 T_2 加权像脑干被盖和顶盖弥散性高信号,而 PD 和 SND 患者均未见到类似改变。PET 检查显示额叶皮质葡萄糖代谢率降低、纹状体 D_2 受体密度减少,但目前无确定的特征性改变。

(三)诊断标准及鉴别诊断

病史和体检结果对于 PSP 的临床诊断相当重要,但该病患者主诉的症状演变常缺乏系统性,而且症状多叠加在一起,早期诊断很困难。本病主要需与帕金森综合征,帕金森叠加综合征相鉴别。确诊需依据神经病理检查。临床诊断标准如下。

1.可能是 PSP 必备指标

发病年龄≥40 岁,进行性加重。①垂直性核上性眼肌麻痹。②上下视变慢及发病 1 年内出现明显的步态紊乱伴跌倒。①、②具备一项且不存在能解释上述症状的其他疾病。

2.基本是 PSP 必备指标

发病年龄≥40 岁,慢性进行性加重。垂直性或核上性眼肌麻痹和发病 1 年内出现明显的步态紊乱伴跌倒。不存在能解释上述症状的其他疾病。

3.确诊是 PSP 必备指标

临床上诊断可能是或基本是 PSP 者,经组织病理学检查证实符合典型病理改变。

二、治疗

无特殊治疗方法。PSP 涉及多种神经递质系统受损,采用神经递质替代疗法是临床治疗的基础。胆碱酯酶抑制药、毒扁豆碱、乙酰胆碱增强剂等未见明显疗效。有临床研究指出左旋多巴/卡比多巴、金刚烷胺、咪哚吡及阿米替林对该病有效。结果表明小剂量阿米替林(10～40mg,每日 2 次)可以改善 PSP 患者的运动障碍等症状,但用药剂量应个体化,单药应用比联合应用不良反应更小。也有学者认为联合服用左旋多巴和 5－羟色胺受体阻滞药有助于改善患者对左旋多巴治疗的效果。

三、预后

经尸检证实该病平均存活时间是 5～6.7 年,经临床诊断的病例中,平均存活 5.9～6.9 年,主要死于肺炎。

第十一章　癫痫及痫性发作性疾病

第一节　全面性发作

全面性发作的神经元痫性放电起源于双侧大脑半球,特征是发作时伴有意识障碍或以意识障碍为首发症状。

一、病因及发病机制

(一)与遗传关系密切

150种以上少见的基因缺陷综合征是以癫痫大发作或肌阵挛发作为临床表现的,其中常染色体显性遗传疾病有25种,如结节性硬化和神经纤维瘤病;常染色体隐性遗传疾病约100种,如家族性黑蒙性痴呆和类球状细胞型脑白质营养不良等,热性惊厥的全身性发作与编码电压门控钠通道β亚单位基因的突变有关。良性少年型肌阵挛性癫痫基因定位于6q21.3。

(二)大脑弥散性损害

弥散性损害大脑的病因如缺氧性脑病、中毒等。皮层痫性放电病灶的胶质增生、灰质异位,微小胶质细胞瘤或毛细血管瘤改变。电镜下病灶的神经突触间隙电子密度增加,痫灶周围有大量星形细胞,改变了神经元周围的离子浓度,使兴奋易于向周围扩散。

二、临床表现

(一)失神发作

1.典型失神发作

典型失神发作通常称为小发作。

(1)无先兆和局部症状:突然意识短暂中断,患者停止当时的活动,呼之不应,两眼瞪视不动,状如"愣神",约3~15s;可伴有简单的自动性动作,如擦鼻、咀嚼、吞咽等,一般不会跌倒,手中持物可能坠落,事后对发作全无记忆,每日可发作数次至数百次。

(2)EEG:发作时呈双侧对称,3周/s棘慢波或多棘慢波,发作间期可有同样的或较短的阵发活动,背景波形正常。

2.不典型失神发作

(1)意识障碍发生及休止:较典型者缓慢,肌张力改变较明显。

(2)EEG:较慢而不规则的棘慢波或尖慢波,背景活动异常。

(二)肌阵挛发作

(1)多为遗传性疾病。

(2)某一肌肉或肌群呈突然短暂的快速收缩,颜面或肢体肌肉突然短暂跳动,单个出现,或有规律地反复发生。发作时间短,间隔时间长,一般不伴意识障碍,清晨欲觉醒或刚入睡时发作较频繁。

(3)EEG 多为棘慢波或尖慢波。

(三)阵挛性发作

1.年龄

仅见于婴幼儿。

2.表现

全身重复性阵挛性抽搐。

3.EEG

快活动、慢波及不规则棘慢波。

(四)强直性发作

1.年龄

儿童及少年期多见。

2.表现

睡眠中较多发作,全身肌肉强烈的强直性肌痉挛,使头、眼和肢体固定在特殊位置,伴有颜面青紫、呼吸暂停和瞳孔散大;躯干强直性发作造成角弓反张,伴短暂意识丧失,一般不跌倒,持续 30s 至 1min 以上,发作后立即清醒。

3.常伴自主神经症状

面色苍白、潮红、瞳孔扩大等。

4.EEG

低电位 10 周/s 波,振幅逐渐增高。

(五)全面性强直－阵挛发作(GTCS)

GTCS 是最常见的发作类型之一,也称大发作,特征是意识丧失和全身对称性抽搐。发作分为三期。

1.强直期

(1)意识和肌肉:突然意识丧失,跌倒在地,全身骨骼肌呈持续性收缩。

(2)五官表现:上睑抬起,眼球上窜,喉部痉挛,发出叫声;口先强张,而后突闭,或咬破舌尖。

(3)抽搐:颈部和躯干先屈曲而后反张,上肢先上举后旋再变为内收前旋,下肢自屈曲转变为强烈伸直。

(4)持续 10～20s 后,在肢端出现细微的震颤。

2.阵挛期

(1)震颤:幅度增大并延及全身成为间歇性痉挛,即进入阵挛期。

(2)每次痉挛都继有短促的肌张力松弛,阵挛频率由快变慢,松弛期逐渐延长,本期持续 0.5～1min。

(3)最后一次强烈阵挛后,抽搐突然终止,所有肌肉松弛。

3.惊厥后期

(1)牙和二便:阵挛期以后尚有短暂的强直痉挛,造成牙关紧闭和大小便失禁。

(2)意识:呼吸首先恢复,心率、血压、瞳孔等恢复正常,肌张力松弛,意识逐渐苏醒。

(3)自发作开始至意识恢复历时 5～10s。

(4)清醒后,常头昏、头痛、全身酸痛和疲乏无力,对抽搐全无记忆。

(5)或发作后进入昏睡,个别在完全清醒前有自动症或暴怒、惊恐等情感反应。

强直期和阵挛期可见自主神经征象,如心率加快,血压升高,汗液、唾液和支气管分泌物增多,瞳孔扩大等。呼吸暂时中断,皮肤自苍白转为发绀,瞳孔散大,对光及深、浅反射消失,病理反射阳性。

强直期逐渐增强的弥散性 10 周/s 波;阵挛期逐渐变慢的弥散性慢波,附有间歇发作的成群棘波;惊厥后期呈低平记录。

(六)无张力性发作

1.肌肉张力

(1)部分或全身肌肉张力突然降低,造成颈垂、张口、肢体下垂或躯干失张力而跌倒,持续 1～3s。

(2)短暂意识丧失或不明显的意识障碍,发作后立即清醒和站起。

2.EEG

多棘－慢波或低电位快活动。

三、诊断及鉴别诊断

(一)诊断

1.GTCS 的诊断依据

(1)发作史及其表现,关键是发作时有无意识丧失性。

(2)间接证据:舌咬伤和尿失禁,或发生跌伤及醒后头痛、肌痛也有参考意义。

2.失神发作

(1)特征性脑电表现。

(2)结合相应的临床表现。

(二)鉴别诊断

1.昏厥

(1)意识瞬时丧失:脑血流灌注短暂性全面降低,缺氧所致。

(2)多有明显诱因:如久站、剧痛、见血、情绪激动和严寒等。胸内压力急剧增高,如咳嗽、抽泣、大笑、用力、憋气、排便、解尿等诱发。

(3)发作先兆:常有恶心、头晕、无力、震颤、腹部沉重感或眼前发黑等,与癫痫发作相比,摔倒时较缓慢。

(4)自主神经症状:面色苍白、出汗,有时脉搏不规则,或伴有抽动、尿失禁。

(5)四肢强直阵挛性抽搐:少数发生,多发生于意识丧失 10s 以后,持续时间短,强度较弱,与痫性发作不同。

(6)脑电图和心电图监测:帮助鉴别。

2.低血糖症

(1)血糖水平:发作低于 2mmol/L 时,可产生局部癫痫样抽搐或四肢强直发作,伴有意识丧失。

（2）病因:胰岛 β 细胞瘤或长期服用降糖药的 2 型糖尿病患者。

（3）既往病史:有助于确诊。

3.发作性睡病

（1）鉴别:因意识丧失和摔倒,易误诊为癫痫。

（2）突然发作的不可抑制的睡眠、睡眠瘫痪、入睡前幻觉及摔倒症等四联症。

4.基底型偏头痛

（1）鉴别:因有意识障碍与失神发作鉴别;但发生缓慢,程度较轻,意识丧失前常有梦样感觉。

（2）偏头痛:双侧,多伴眩晕、共济失调、双眼视物模糊或眼球运动障碍。

（3）脑电图:可有枕区棘波。

5.假性癫痫发作

（1）又称癔症性发作:多在情绪波动后发生,可有运动、感觉、自动症、意识模糊等类癫痫发作症状。

（2）症状有戏剧性:表现双眼上翻、手足抽搐和过度换气,伴有短暂精神和情绪异常,无自伤和尿失禁。

（3）特点:强烈的自我表现,精神刺激后发生,发作中哭叫、出汗和闭眼等,暗示治疗可终止发作。

（4）脑电监测:有鉴别意义。

国外有报道,假性发作患者中 10% 左右可患有癫痫,癫痫伴有假性发作者为 10%～20%。

四、治疗

癫痫是可治性疾病,大多数预后较好。在最初 5 年内 70%～80% 缓解,其中 50% 可完全停药。精确定位癫痫源,合理选择手术治疗可望使约 80% 难治性癫痫病患者彻底治愈。

（一）药物治疗的一般原则

1.明确癫痫诊断,确定发作类型

（1）及时服用抗癫痫药物（AEDs）控制发作。

（2）首次发作者在调查病因之前,不宜过早用药,应等到下次发作再决定是否用药。

（3）根据所用 AEDs 的不良反应,确定用药时间和预后。用药前说明治疗癫痫的长期性、药物毒不良反应及生活中注意事项。

2.病因治疗

病因明确者如调整低血糖、低血钙等代谢紊乱,手术治疗颅内占位性病变,术后残余病灶使继续发作。

3.常用剂量和不良反应

（1）药物监测:药物疗效受药物吸收、分布及代谢的影响,用药应采取个体化原则。儿童需按体重（kg）计算药量,婴幼儿由于代谢较快,用量应比年长儿童相对较大。多数 AEDs 血药浓度与药效相关性明显高于剂量与药效相关性,因此测定血药浓度,即应进行药物监测（TDM）,检测苯妥英钠、卡马西平、苯巴比妥及乙琥胺血药水平,可提高用药的有效性和安全性。

（2）不良反应：所有 AEDs 都有，最常见剂量相关性不良反应，通常于用药初始或增量时发生，与血药浓度有关；多数为短暂性的，缓慢减量可明显减少。进食时服药可减少恶心反应。

（3）特异反应：与剂量无关，难以预测。严重的特异反应如皮疹、粒细胞缺乏症、血小板缺乏、再生障碍性贫血和肝衰竭等可威胁生命。约有 1/4 的癫痫转氨酶轻度增高，但并不发展为肝炎或肝衰竭。

4.坚持单药治疗原则

提倡小剂量开始的单药治疗，缓慢增量至能最大限度地控制发作而无不良反应或反应很轻的最低有效剂量。单药治疗癫痫约 80％有效，切勿滥用多种药物。

5.联合治疗

（1）原则：30％以上患者需联合治疗。一种药物不能控制发作或出现不良反应，则需换用第 2 种 AEDs，如合用乙琥胺和丙戊酸钠治疗失神或肌阵挛发作，或其一加用苯二氮䓬类可有效。

（2）注意：化学结构相同的药物，如苯巴比妥和扑痫酮、氯硝西洋和地西泮等不宜联合使用。合用两种或多种 AEDs 常使药效降低，易致慢性中毒而使发作加频。传统的 AEDs 都经肝脏代谢，通过竞争可能抑制另一种药的代谢。

6.长期坚持

AEDs 控制发作后，必须坚持长期服用，除非严重不良反应出现，不宜随意减量或停药，以免诱发癫痫持续状态。

7.增减药物、停药及换药原则

（1）增减药物：增药可适当加快，但必须逐一增加，减药一定要慢，以利于确切评估疗效和不良反应。

（2）停药：遵循缓慢和逐渐减量原则，完全控制发作 4～5 年后，根据情况逐渐减量，减量 1 年左右时间内无发作者方可停药，一般需要半年甚至一年才能完全停用，以免停药所致的发作。

（3）换药：应在第 1 种药逐渐减量时逐渐增加第 2 种药的剂量至控制发作，并应监控血药浓度。

（二）传统 AEDs

药物相互作用复杂，均经肝代谢，多数血浆蛋白结合率高，肝脏或全身疾病时，应注意调整剂量。

1.苯妥英钠（PHT）

PHT 对 GTCS 和部分性发作有效，加重失神和肌阵挛发作。胃肠道吸收慢，半清除期长，达到稳态后成人可日服 1 次，儿童日服 2 次。因治疗量与中毒量接近，不适于新生儿和婴儿。不良反应为剂量相关的神经毒性反应，如皮疹、齿龈增厚、毛发增生和面容粗糙，干扰叶酸代谢可发生巨红细胞性贫血，建议同时服用叶酸。

2.苯巴比妥（PB）

适应证同苯妥英钠。小儿癫痫的首选药物，对 GTCS 疗效好，或用于单纯及复杂部分性发作，对少数失神发作或肌阵挛发作也有效，预防热性惊厥。价格低廉，可致儿童兴奋多动和认知障碍,应尽量少用。

3.卡马西平(CBZ)

适应证同苯妥英钠,是单纯及复杂部分性发作的首选药物,对复杂部分性发作疗效优于其他 AEDs 治疗 3～4 周后半清除期降低一半以上,需增加剂量维持疗效。与其他药物呈复杂而难以预料的交互作用,20％患者白细胞减少至 $4 \times 10^9/L$ 以下,个别可短暂降至 $2 \times 10^9/L$ 以下。

4.丙戊酸钠(VPA)

广谱抗癫痫药。良好控制失神发作和 GTCS,胃肠道吸收快,抑制肝的氧化、结合、环氧化功能,与血浆蛋白结合力高,与其他 AEDs 有复杂的交互作用。半衰期短,联合治疗时半清除期为 8～9h。因有引起致死性肝病的危险,2 岁以下婴儿有内科疾病时禁用此药治疗。也用于单纯部分性发作、复杂部分性发作及部分性发作继发 GTCS;GTCS 合并失神小发作的首选药物。

5.扑痫酮(PMD)

适应证是 GTCS,对单纯及复杂部分性发作有效。经肝代谢成为具有抗痫作用的苯巴比妥和苯乙基丙二酰胺。

6.乙琥胺(ESX)

ESX 仅用于单纯失神发作和肌阵挛。吸收快,约 25％以原型由肾排泄,与其他 AEDs 很少相互作用,几乎不与血浆蛋白结合。

(三)新型 AEDs

多经肾排泄,肾功能损害应调整剂量;血浆蛋白结合率低,药物间相互作用少。

1.加巴喷丁(GBP)

GBP 不经肝代谢,以原型由肾排泄。治疗部分性发作和 GTCS。

2.拉莫三嗪(LTG)

起始剂量应小,经 6～8 周逐渐增加剂量。对部分性发作、GTCS 和 Lennov－Gastaut 综合征有效。胃肠道吸收完全,经肝代谢。

3.非尔氨酯(FBM)

单药治疗部分性发作和 Lennox－Gastaut 综合征。胃肠道吸收好,90％以原型经肾排泄。可发生再生障碍性贫血和肝毒性,其他 AEDs 无效时才考虑试用。

4.氨己烯酸(VGB)

用于部分性发作、继发 GTCS 和 Tennox－Gastcnlut 综合征,对婴儿痉挛症有效,也可用作单药治疗。经胃肠道吸收,主要经肾脏排泄。不可逆性抑制 GABA 转氨酶,增强 GABA 能神经元作用。有精神病史的患者不宜应用。

5.托吡酯(TPM)

TPM 亦称托吡酯。天然单糖基右旋果糖硫代物,可作为丙戊酸的替代药物。对难治性部分性发作、继发 GTCS,Lennox－Gastaut 综合征和婴儿痉挛症等有效。远期疗效好,无明显耐受性,大剂量也可用作单药治疗。卡马西平和苯妥英钠可降低托吡酯麻药浓度,托吡酯也可降低口服避孕药的疗效及增加苯妥英钠的血药浓度。

（四）AEDS 的药代动力学

1. 血药浓度

药物口服吸收后分布于血浆和各种组织内。多数 AEDs 部分地与血浆蛋白相结合，仅游离部分透过血脑屏障发挥作用。常规所测血药浓度是血浆内总浓度，当血浆蛋白或蛋白结合部位异常增多或减少时，虽药物血浆总浓度不变，其游离部分却异常减少或增多，出现药物作用与血药浓度的预期相矛盾的现象。

2. 药物半清除期

药物半清除期反映药物通过代谢或排泄而清除的速度；稳态是指药物吸收和清除阈达到平衡的状态，只有在达到稳态时测得的血药浓度才可靠，而一种药物达到稳态的时间大致相当于其 5 个半清除期的时间。为了减少 AEDs 血浓度的过大波动，应以短于稳态时的药物半清除期 1/3～1/2 的间隔服用。半清除期为 24h 或更长时间的 AEDs，每日服用 1 次即可维持治疗血药浓度，于睡前服可避免药物达峰浓度时的镇静作用。

（五）手术治疗

1. 考虑手术治疗基本条件

（1）长时间正规单药治疗，或先后用两种 AEDs 达到最大耐受剂量，或经一次正规、联合治疗仍不见效者。

（2）难治性癫痫指复杂部分性发作患者用各种 AEDs 治疗难以控制发作，血药浓度在正常范围之内，并治疗 2 年以上，每月仍有 4 次以上发作者。

（3）难治性部分性发作者最适宜手术治疗。

2. 最理想的适应证

最理想的适应证始自大脑皮质的癫痫放电。手术切除后不会产生严重的神经功能缺损。

3. 常用的手术方法

（1）前颞叶切除术：难治性复杂部分性癫痫的经典手术。

（2）颞叶以外的脑皮质切除术：局灶性癫痫治疗的基本方法。

（3）癫痫病灶切除术。

（4）胼胝体部分切除术。

（5）大脑半球切除术。

（6）多处软脑膜下横切术：适于致痫灶位于脑重要功能皮质区的部分性发作，如角回及缘上回、中央前后回、优势半球 Broca 区、Wernicke 区等，不能行皮质切除术时选用。

五、预后

典型失神发作预后最好，药物治疗 2 年儿童期失神通常发作停止，青年期失神癫痫易发展成全身性发作，治疗需更长时间；原发性全身性癫痫控制较好；5～10 岁起病者有自发缓解倾向，易被 AEDs 控制；外伤性癫痫预后较好；无明显脑损伤的大发作预后较好，缓解率 85%～90%；有器质性脑损伤及/或神经系统体征的大发作预后差；发病较早、病程较长、发作频繁及伴有精神症状者预后差；无脑损伤的肌阵挛性癫痫预后尚可，伴有脑部病变者难以控制。

第二节 部分性发作

一、概述

(一)概念

痫性放电源于一侧大脑半球,向周围正常脑区扩散可扩展为全身性发作。成年期痫性发作最常见的类型是部分性发作。

(二)分型

根据发作期间是否伴有意识障碍分为3型。

(1)无意识障碍:为单纯部分性发作。

(2)有意识障碍:发作后不能回忆,为复杂部分性发作。

(3)单纯和复杂部分性发作:均可能继发全身性强直-阵挛发作。

二、病因及发病机制

(一)病因

1.单纯部分性发作

多为症状性癫痫,常见脑器质性损害,以脑外伤、产伤、脑炎、脑瘤和脑血管疾病及其后遗症居多。

2.复杂部分性发作

多因产伤,或脑炎、脑外伤、肿瘤、脑血管意外、脑动脉硬化、脑血管畸形及脑缺氧等。

(二)发病机制

异常神经元突触重建及胶质增生与复杂部分性发作密切相关。颞叶结构的异常放电引起复杂部分性发作,在痫性活动的发生、发展及传播中海马和杏仁核起重要作用。颞叶癫痫与诱发痫性发作的特定结构受损,或海马硬化(AH)相关。

三、临床表现

(一)单纯部分性发作

痫性发作的起始症状提示痫性灶多在对侧脑部,发作时限不超过1min,无意识障碍。分为四型。

1.部分运动性发作

(1)表现:局部肢体抽动,一侧口角、眼睑、手指或足趾多见,或整个一侧面部或一个肢体远端,有时言语中断。

(2)杰克逊癫痫:发作自一处开始后沿大脑皮质运动区分布顺序缓慢移动,如自一侧拇指沿腕部、肘部、肩部扩展。

(3)Todd瘫痪:病灶在对侧运动区。部分运动性发作后如遗留暂时性(数分钟至数日)局部肢体瘫痪或无力。

(4)部分性癫痫持续状态:癫痫发作持续数小时或数日。

2.体觉性发作或特殊感觉性发作

(1)体觉性发作:肢体常麻木感和针刺感,多在口角、舌、手指或足趾发生,病灶在中央后回体感觉区,偶有缓慢扩散犹如杰克逊癫痫。

(2)特殊感觉性发作:①视觉性:视幻如闪光,病灶在枕叶。②听觉性:幻听为嗡嗡声,病灶在颞叶外侧或岛回。③嗅觉性:焦臭味,病灶在额叶眶部、杏仁核或岛回。④眩晕性:眩晕感、漂浮感、下沉感,病灶在岛间或顶叶。

特殊感觉性发作可是复杂部分性发作或全面强直—阵挛发作的先兆。

3.自主神经发作

(1)年龄:以青少年为主。

(2)临床症状:很少单独出现,以胃肠道症状居多,如烦渴、欲排尿感、出汗、面部及全身皮肤发红、呕吐、腹痛等。

(3)病灶:杏仁核、岛回或扣带回。

(4)EEG:阵发性双侧同步 θ 节律,频率为 4~7 次/s。

4.精神性发作

(1)各种类型遗忘症:如似曾相识、似不相识、快速回顾往事、强迫思维等,病灶多在海马部。

(2)情感异常:如无名恐惧、愤怒、忧郁和欣快等,病灶在扣带回。

(3)错觉:如视物变大或变小,听声变强或变弱,以及感觉本人肢体变化等,病灶在海马部或颞枕部。精神症状可单独发作,常为复杂部分性发作的先兆,或为继发的全面性强直—阵痉挛发作的先兆。

(二)复杂部分性发作

(1)占成人痫性发作 50％以上:在发作起始精神症状或特殊感觉症状出现,随后意识障碍、自动症和遗忘症,或发作开始即意识障碍,又称精神运动性发作。病灶多在颞叶,故又称颞叶癫痫,或见于额叶、嗅皮质等部位。先兆或始发症状包括单纯部分性发作的各种症状,特别是错觉、幻觉等精神症状及特殊感觉症状。

(2)在先兆之后发生复杂部分性发作:患者做出似有目的的动作,即自动症。自动症是在痫性发作期或发作后意识障碍和遗忘状态下发生的行为,先瞪视不动,然后无意识动作,如机械地重复动作,或出现吮吸、咀嚼、舔唇、清喉、搓手、抚面、解扣、脱衣、摸索衣裳和挪动桌椅等,甚至游走、奔跑、乘车上船,也可自动言语或叫喊、唱歌等。病灶多在颞叶海马部、扣带回、杏仁核、额叶眶部或边缘回等。在觉醒时 EEG 仅 30％呈发作放电。EEG 表现为一侧或两侧颞区慢波,杂有棘波或尖波。

(三)全面性强直—阵挛发作

全面性强直—阵挛发作多由单纯或复杂部分性发作继发而来:脑电图可见快速发展为全面性异常。大发作之后可回忆起部分性发作时的情景。

四、诊断及鉴别诊断
(一)诊断

1.首先确认癫痫是否发作

(1)详细了解首次发作的时间和情况,仔细排除内科或神经科急性疾病。

（2）除单纯部分性发作外，患者并不能记忆和表述发作时的情景，需向目睹者了解整个发作过程，如发作的环境、时间，发作时姿态、面色、声音，有无肢体抽搐及大致顺序，发作后表现，有无怪异行为和精神失常等。

（3）有多次发作的患者需了解发病后情况、发作形式相关疾病及事件、可能的触发因素，以及发作的频率下最长间隔、间隙期有无异常等。

（4）了解家族史，怀孕期、分娩期和产后生长发育情况，有否热性惊厥、严重颅脑外伤、脑膜炎、脑炎、寄生虫感染史等。

2.确定发作类型

依靠病史等确定发作类型及可能属于哪种癫痫综合征。

3.最后确定病因

（1）首次发作者，排除内科或神经科疾病，如低血糖、高血糖、高渗状态、低钙血症、低钠血症、高钠血症、肝衰竭、肾衰竭、高血压脑病、脑膜炎、脑炎、脑脓肿和脑瘤等。

（2）排除药物或毒物引起的痫性发作，如异烟肼、茶碱、氨茶碱、哌替啶、阿米替林、多塞平、丙米嗪、氯丙嗪、氟哌啶醇、氨甲蝶呤、环孢素、苯丙胺等。

（3）若先后用两种抗痫药治疗效果不佳，就应再次评估，复查 EEG 和高分辨率 MRI。

（二）鉴别诊断

1.偏头痛

（1）应与复杂部分性发作持续状态鉴别。

（2）多有头痛发作史和家族史。

（3）主要症状为剧烈偏头痛，无意识障碍。

（4）EEG 正常或仅少数患者出现局灶性慢波，如有尖波常局限于头痛侧颞区。

（5）如幻觉则以闪光、暗点、视物模糊为特征。

2.短暂性脑缺血发作（TIA）

（1）一过性记忆丧失、幻觉、行为异常和短暂意识丧失等，可与复杂部分性发作混淆。

（2）年龄大、脑动脉硬化及脑电图阴性。

3.非痫性发作

详细询问病史与屏气发作、遗尿、梦魇、腹痛、低血糖发作等鉴别。

五、预后

起源于脑结构性病变的部分性癫痫患者，预后与病因是否得到根除有关。这类癫痫对药物治疗有抵抗性，但经 3～5 年治疗后缓解率可达 40%～45%。发作形式仅有一种的患者比多种发作形式预后好，缓解率达 65% 以上。复杂部分性发作停药后复发率高，应长期服药。

第三节　癫痫及癫痫综合征

一、具有枕区放电的良性儿童期癫痫

(1)发病年龄:儿童期。

(2)临床表现:以视觉症状开始如黑蒙、闪光、视幻觉或错觉等,随之一侧阵挛性抽动及自动症。发作后约 1/4 患儿出现头痛。

(3)EEG 检查:仅在闭眼时见到一侧或双侧枕区或颞区阵发性高波幅棘慢波或尖波,呈反复节律性发放。

(4)治疗:选用卡马西平或丙戊酸钠治疗。

二、具有中央－颞部棘波的良性儿童期癫痫

(1)年龄性别:3～13 岁好发,9～10 岁为发病高峰。遗传倾向明显,男性明显多于女性。

(2)临床表现:常在夜间发病,嘴角及面部一侧抽动,对侧肢体偶可累及,甚至进展为 GTCS。

(3)频率:每月一次或数月一次。

(4)EEG 检查:见一侧中央－颞区高波幅棘波,有向对侧扩散的倾向。

(5)治疗:卡马西平或丙戊酸钠治疗有效。

(6)预后:可不经治疗于 16 岁前自愈。

三、West 综合征(婴儿痉挛症)

(1)年龄性别:出生后一年内发病,4～7 月为发病高峰,男孩多见。

(2)临床表现:快速点头状痉挛,双上肢外展,下肢和躯干屈曲,偶尔下肢也可为伸直状;常伴有精神运动发育迟滞。

(3)EEG 检查:呈特征性高峰节律失常。

(4)治疗:早期用 ACTH 或皮质类固醇治疗疗效较好。

(5)预后:症状性多见,肯定有脑损伤的证据或病因明确,预后不良;隐源性较少见,智能障碍少见。

四、Lennox－Gastaut 综合征

(1)病史:多数患儿有脑病史。

(2)年龄:起病于学龄前。

(3)临床表现:同时有多种形式发作,最常见强直性发作,其他为失张力性发作、肌阵挛性发作、失神发作和全身性强直－阵挛发作,发作难以控制,常伴智能障碍。

(4)发作频率:发作频繁,每日多达数十次,癫痫持续状态易出现。

(5)EEG 检查:背景活动异常,可见 3Hz 棘慢波,常有多灶性异常。

(6)治疗:首选丙戊酸钠,次选氯硝西泮、托吡酯、非氨酯等。

(7)预后:不良。

第四节　癫痫持续状态

一、概述

1.概念

癫痫持续状态指一次癫痫发作持续 30min 以上,或连续多次发作,发作间期意识或神经功能未恢复。至通常水平称癫痫状态。

2.特点

一般指全面强直-阵挛发作持续状态。神经科常见急诊,致残率和病死率高。任何类型癫痫均可出现癫痫持续状态。

二、病因与病理生理

(一)常见原因和诱因

1.常见原因

停药不当和不规范的 AEDs 治疗。

2.常见诱因

感染、精神因素、过度疲劳、孕产和饮酒等。

3.年龄不同,病因有异

(1)婴儿、儿童期:感染、产伤、先天畸形为主。

(2)青壮年:多见于脑外伤、颅内占位。

(3)老年:脑卒中、脑肿瘤和变性疾病等。

(二)病理生理

(1)持续或反复惊厥发作引起大脑耗氧和耗糖量急剧增加,使神经元内 ATP 减少,导致离子泵功能障碍,钾离子游离到细胞外,钙离子进入细胞内超载。兴奋性氨基酸及神经毒性产物(如花生四烯酸、前列腺素等)大量增加,导致神经元和轴突水肿死亡。

(2)低血糖、缺氧使脑损害出现不可逆;脑血流自动调节功能失调,脑缺血加重,相继出现代谢性并发症,如高热、代谢性酸中毒、休克、低血糖高血钾、蛋白尿等,甚至因心、肝、肺、肾多脏器衰竭而死亡。

三、分类与治疗

(一)惊厥性全身性癫痫持续状态

1.临床表现

(1)最常见,首先是 GTCS 引起,其次为强直性、阵挛性、肌阵挛性等。

(2)特征:全身性抽搐一次接一次发生,始终意识不清,不及时控制可多脏器损害,危及生命。

2.对症处理

(1)保持呼吸道通畅,面罩或鼻导管吸氧,必要时气管切开。

(2)监护心电、血压、呼吸,定时血气、血化学分析。

（3）查找诱发原因并治疗。

（4）防止舌咬伤，牙关紧闭者应放置牙垫。

（5）防止坠床，放置床档。

（6）应及时处理常伴有的脑水肿、感染高热等。①防治脑水肿：20%甘露醇快速静脉滴注，或地塞米松10～20mg静脉滴注。②预防或控制感染：应用抗生素。③物理降温高热。④纠正代谢紊乱，如发作引起的低血糖、低血钠、低血钙。⑤纠正酸中毒，维持水及电解质平衡，营养支持治疗。

3.药物治疗

快速控制发作是治疗的关键，可酌情选用以下几种药物。

（1）地西泮（安定）：地西泮静脉推注对成人或儿童各型持续状态均为最有效的首选药物。成人剂量通常为10～30mg。单次最大剂量不超过20mg，儿童用量为0.3～0.5mg/kg，5岁以上儿童5～10mg，5岁以下每岁1mg可控制发作。以每分钟3～5mg速度静脉注射。15min后如复发可重复给药，或用100～200mg地西泮溶于5%葡萄糖或氯化钠溶液中，于12h内缓慢静脉滴注。地西泮偶可抑制呼吸，则需停止注射。

（2）苯妥英钠：迅速通过血脑屏障，脑中很快达到有效浓度，无呼吸抑制，不减低觉醒水平，对GTCS持续状态尤为有效。成人剂量15～18mg/kg，儿童18mg/kg溶于氯化钠溶液中静脉注射，静脉注射速度不超过50mg/min。但起效慢，约80%患者20～30min内停止发作，作用时间长（半清除期10～15h），可致血压下降及心律失常，需密切监控，有心功能不全、心律失常、冠心病及高龄者宜慎用和不用。

（3）异戊巴比妥钠。

（4）10%水合氯醛：成人25～30mL加等量植物油保留灌肠。

（5）副醛：8～10mL肌内注射或15～30mL用植物油稀释保留灌肠。因引起剧咳，有呼吸疾病者勿用。

（6）利多卡因：用于地西泮静脉注射无效者。2～4mg/kg加入10%葡萄糖内，以50mg/h速度静脉滴注，有效或复发时均可重复应用。心脏传导阻滞及心动过缓者慎用。

（7）氯硝西泮（氯硝安定）：药效是地西泮的5倍，半清除期22～32h，成人首次剂量3mg静脉注射，数分钟奏效，对各型癫痫状态疗效俱佳，以后每日5～10mg，静脉滴注。注意对呼吸及心脏抑制较强。

（8）其他：上述方法均无效者，可用硫喷妥钠静脉注射或乙醚吸入麻醉控制发作。

4.维持治疗

控制癫痫发作后，立即使用长效AEDs，苯巴比妥0.1～0.2g转肌内注射，每8h一次，维持疗效。同时鼻饲卡马西平或苯妥英钠，待口服药达到稳态血浓度后逐渐停用苯巴比妥。

（二）非惊厥性全身性癫痫持续状态

1.临床表现

主要为失神发作持续状态，发作持续可达数小时，表现意识障碍、失语、精神错乱等。

2.快速控制发作

首选安定地西泮静脉注射，继之口服丙戊酸钠或乙琥胺，或两者合用。

3.预后较好

一般不导致死亡,治疗不及时可留智能障碍等后遗症。

(三)复杂部分性发作持续状态

1.临床表现

复杂部分性发作持续状态的恢复时间较失神发作要慢;部分患者出现发作后水肿或记忆减退,记忆缺损可能成为永久性损害。

2.快速控制发作

用地西泮或苯妥英钠静脉注射控制发作,继之以苯巴比妥肌内注射、口服苯妥英钠维持疗效。

(四)单纯部分性发作持续状态(又称 Kojewnikow 癫痫)

1.临床表现

此型较难控制,由单纯部分性发作持续状态可扩展为继发性全身性发作,发作终止后可遗留发作部位 Todd 麻痹。

2.快速控制发作

首选苯妥英钠以较大负荷剂量(20mg/kg)静脉滴注,然后再用常规剂量,可辅以苯巴比妥或卡马西平口服。

第五节　难治性癫痫

癫痫(epilepsy,EP)是最常见的神经系统疾病之一,患病率高达 5% 左右,我国约有 600 万的癫痫患者。癫痫有不同的发作形式及病因,其治疗效果及转归预后亦相差较大,约 70%～80% 的癫痫患者经过正规诊断、正确分型及选用合适的抗癫痫药物(AEDs)可以得到有效的控制,但仍有 20%～30% 的患者对正规的 AEDs 治疗无反应,被认为是难治性癫痫(IE)。

一、难治性癫痫的定义

难治性癫痫迄今尚无公认的确切定义,NIH 笼统地将其概括为"难治性癫痫是指神经专科医生或一线临床 NN 使用了现有的一切诊疗技术仍未能有效控制的癫痫"。由于其对实施的治疗方法、有效控制的标准等没有明确界定,所以并不适用于临床与科研工作。实际工作中常使用的定义为:临床诊断、分型及选药正确,应用了 2～3 种一线抗癫痫药正规治疗 2 年以上,剂量合适,血药浓度在有效范围,无不可耐受的不良反应,仍有癫痫频繁发作达每月 4 次以上者。但要注意到癫痫是包含一组内容复杂的临床综合征,各种类型癫痫之间的差异较大,仅此定义仍不能完全概括难治性癫痫的所有情况,比如全身强直-阵挛性发作 1～2 次/周属较频繁,对患者的生活影响较大,而失神发作每天 10 余次对患者并无大碍,此外部分难治性癫痫随时间的推移最终仍能得到有效控制。因此,临床上应该更灵活、动态地确定一个患者是否为难治性癫痫。目前较为普遍接受的难治性癫痫的定义为:用目前的抗癫痫药物,在有效治疗期,合理用药不能终止其发作或已被临床证实是难治性癫痫及癫痫综合征。该定义是综合了难治性癫痫定义的发展史,根据临床实际情况提出的更为全面合理的概念,突出治疗无效是难治性癫痫的重要特征。

二、难治原因

癫痫是一种慢性疾病,控制发作是癫痫治疗的主要目的。随着对抗癫痫药的药代动力学认识的深入,抗癫痫药血中浓度监测的实施、新抗癫痫药的推出,以及非药物治疗的进展(如手术、迷走神经刺激、γ-刀等),癫痫的治疗已有很大的进步。但在临床实践中,部分癫痫患者在诊治过程中治愈率低。建议:①癫痫治疗应从小剂量开始逐步加量,有些抗癫痫药可用血药浓度监测以调节剂量。②任何患者用最大耐受而无明显好转时,应渐减量,这样可以减少不良反应而不影响发作控制水平。③如需要超出最大耐受量的抗癫痫药方能控制发作者,则应考虑换药或其他方法治疗。

抗癫痫新药应用不当,国际上已研制出很多新的抗癫痫药物,其中 9 种已被美国食品及药物管理局(FDA)批准,包括非尔氨酯拉莫三嗪、加巴喷丁、托吡酯、氨己烯酸、乐凡替拉西坦、噻加宾、奥卡西平及唑尼沙胺,这就出现了一个如何合理应用的问题。这些新型抗癫痫药物都有一定的适应证,例如选择性 GABA 能化合物加巴喷丁、噻加宾及氨己烯酸治疗失神或肌阵挛发作可加重病情,噻加宾在某些患者中还可诱发非惊厥性癫痫状态。不同的不良反应使得一些抗癫痫药物对某些患者的应用受到限制,如有肾结石患者不能用托吡酯;患者有急性肝病或急性血液系统紊乱则不适合选用非尔氨酯;丙戊酸钠和拉莫三嗪并用时,由于丙戊酸钠明显抑制拉莫三嗪的代谢,故后者加量要慢;同样地,因非尔氨酯有剂量依赖性抑制丙戊酸、苯妥英及卡马西平环氧化物代谢的作用,这些抗癫痫药在加用非尔氨酯时,前者应碱量 25%。虽然对照试验显示抗癫痫新药如拉莫三嗪、加巴喷丁、奥卡西平、氨己烯酸等对部分性发作有效,但大多数专家不主张把它们作为一线抗癫痫药物使用,原因之一是过于昂贵,而提倡在丙戊酸钠、卡马西平等一线药不能控制发作时才考虑选用。

过早撤停抗癫痫药,癫痫发作被控制后,过早撤停抗癫痫药可能导致癫痫复发,甚至诱发癫痫持续状态。据报道,在 1031 例缓解 2 年以上的患者中,撤药组复发率为 43%,而继续用药组仅为 10%。当然,因为惧怕复发而长期不停药也并非良策。因此,应综合分析患者是否存在可能复发的危险因素如发作频繁、病程冗长、脑电图仍异常、曾多药治疗等来考虑停药时间。临床发作已控制多年的患者,可做脑电图检查以了解有无痫性放电,最理想的是做 24h 动态脑电图,如无异常放电,则可考虑撤停药物。撤停药物时要慢,全身强直-阵挛性发作停药过程不少于 1 年,失神发作不少于 6 个月,原用药剂量大者则撤药所需时间也长;如在撤药过程中出现复发则应即刻恢复原治疗方案。

未能取得患者和家属的合作,国内外资料均表明,依从性不良是癫痫药物治疗失败的重要因素。患者常因种种原因而自行减量、加量、减少服药次数或任意停药,也有受社会不实广告的欺骗而滥用所谓的纯中药,其结果是或不能控制或出现不良反应。所以,患者和家属的合作是治疗成功的重要一环。对策是加强有关癫痫的科普知识宣传,争取患者主动配合;定期门诊随访患者,了解患者发作和治疗合作情况及时纠正不合理用药的做法。

滥行外科治疗癫痫的非药物治疗包括外科手术,立体定向放射外科(γ-刀)、迷走神经刺激等。这些治疗的主要对象应是药物治疗无效的难治性癫痫。手术和 γ-刀治疗的根本前提是要有准确的诊断和病灶定位,所以需要综合临床表现、结构性影像学检查(如 MRI、CT)及功能性检查(如常规脑电图、动态脑电图磁共振波谱、单光子发射计算机断层扫描、正电子发射计算机断层扫描及脑磁图)检查来确定癫痫病灶,这样才能取得较好效果。如对一些药物能控制的、定位未明确的患者滥施外科治疗,患者的癫痫发作非但没有控制,反而加剧。所以,应严格掌握外科治疗的适应证。

由于各种原因使癫痫不能得到控制,最后发展为难治性癫痫。在临床上由于人为原因造成的难治性癫痫被称为医源性难治性癫痫,通过努力这部分患者是可以治愈的;由于发育和神经系统的损伤等原因造成的癫痫综合征和症状性癫痫构成难治性癫痫的大部分,还有一些患者由于个体素质差异或基因突变,也可表现为难治性癫痫。

(一)人为原因形成的难治性癫痫

1.未确诊癫痫即予治疗

癫痫是一种发作性疾病,其特点是突发性、反复性和短暂性,临床上很多非癫痫的发作性疾病如偏头痛、假性发作等被误诊为癫痫而给予抗癫痫治疗,其治疗效果可想而知。

由于癫痫患者就诊时多在发作间期,医生少有目睹发作,体查多无异常,因此详细询问病史是诊断的关键。询问对象包括患者、亲属及发作目睹者,要不厌其烦地了解发作全过程,包括当时环境、起始表现、有无肢体抽搐和其大致顺序、面色变化、意识情况、有无怪异动作和精神异常、发作时程、发作频率、有何诱因等,注意过去史及家族史。脑电图检查对诊断有很大的参考价值,特别是发作时的记录意义最大,发作间期记录到棘(尖)波、棘(尖)慢复合波等痫样放电同样具有重要参考价值,非特异性慢波则要结合病史。特别值得注意的是,癫痫是一种临床诊断,仅仅脑电图有异常,即使有痫样放电而无临床发作,也不能诊断为癫痫而给予抗癫痫治疗。

2.未按癫痫发作类型选择药物

癫痫发作有很多类型,不同的发作类型常选择不同的抗癫痫药物治疗。临床上常误判发作类型而错选药物,例如复杂部分性发作以短暂意识障碍为主要表现,特别在杏仁核有病灶时可表现为凝视发作,这种发作常被误诊为失神发作而给予乙琥胺。反之,因未能正确认识失神发作而误诊为复杂部分性发作,错选卡马西平或苯妥英钠治疗导致发作加剧。又如青少年肌阵挛癫痫发作时的肌阵挛常出现于一侧,被误为单纯部分性发作而选用卡马西平、苯妥英钠治疗,同样会使病情恶化。还有一些额叶癫痫的部分性发作被误诊为非癫痫性精神发作,从而延误了治疗。解决的对策是详细询问病史,熟悉各种癫痫发作类型;发作较频繁者应进行24h脑电图或视频脑电图鉴别,两者均有助于确诊癫痫和鉴别发作类型;如仍难以确定发作类型,可先给予广谱抗癫痫药物如丙戊酸治疗。

3.在未否定第 1 种药物疗效前加用第 2 种药物

临床上在治疗癫痫过程中常见第 1 种抗癫痫药用后不久即加用另一种抗癫痫药物以求较快获得疗效。事实上一线抗癫痫药单药在有效剂量时有较好疗效,多药治疗会增加药物间相互作用而可能增加不良反应或减低疗效。多药治疗仅用于单药治疗失败的癫痫患者。建议:①第 1 种药物肯定无效后逐步换用第 2 种有效的抗癫痫药物。②第 1 种药物虽有一定疗效,但控制不够理想时可加用第 2 种药物。③合用的两种药应该是化学结构上不同的、最好是两种不同抗癫痫机制的药物,两药之间相互作用少。④如第 2 种药加用后疗效很好则应撤停第 1 种药物。

4.采用过高剂量的抗癫痫药

在癫痫治疗开始时,从一开始即给予较大剂量治疗,以求较快控制发作。理论上癫痫在治疗之初,应予低剂量逐步加量,大剂量和较快加量有时会加剧发作,长期超量会有抗癫痫药中毒的危险。一般而言,单纯的强直—阵挛性发作需要的抗癫痫药量较部分性发作为低。

(二)一些癫痫综合征和症状性癫痫常为难治性癫痫

很多癫痫综合征为难治性癫痫,如 West 综合征、Lennox—Gastaut 综合征等。大部分癫痫综合征均有特定的起病年龄、病因、发作类型、促发因素、严重程度、昼夜规律及脑电图改变,根据这些特点可帮助确诊癫痫综合征。不同的癫痫综合征需选择不同的药物治疗,如青少年期肌阵挛性癫痫是起始于少年的有双侧同步普遍性棘—慢波放电的特发性全面性癫痫,最好选用丙戊酸钠而不用苯妥英钠、卡马西平、氨己烯酸、噻加宾及加巴喷丁,因为这些药物非但无效,而且还会加重发作。因而,要熟悉不同癫痫综合征的临床特点,尽量避免促发因素。

由于肿瘤代谢异常、脑血管疾病、外伤、中枢神经系统感染、内分泌紊乱等引起的部分症状性癫痫,抗癫痫药物治疗通常效果较差,以难治性癫痫为表现,对该类癫痫患者要注意明确诱发痫性发作的病因,优先处理基础疾病,合理选择抗癫痫药物,部分患者原发病的控制可减少或使痫性发作消失。

三、难治性癫痫的分类及危险因素

(一)难治性癫痫的分类

有学者将难治性癫痫分为医源性及真正难治性癫痫,常引起医源性难治性癫痫的原因有以下 5 类:①诊断错误、误诊或漏诊导致治疗错误或延误。②发作类型判断错误或忽略合并存在的其他类型造成选药不当或错误。③用药方法不正确,未按药物药代动力学指导用药、服药不规则、剂量不足、未注意药物之间的相互作用,不坚持长期服药、短期内频繁换药、撤停或改换停药方法不正确等。④抗癫痫药本身导致癫痫发作。⑤治疗不及时等。在处理难治性癫痫时首先要排除医源性难治性癫痫,同时注意是否存在假性癫痫发作和由于患者及其家属的依从性差,生活、社会、精神心理及其他生理因素造成的癫痫长期不能控制。实际上这种医源性难治性癫痫不是真正意义上的难治性癫痫。

真正难治性癫痫包括一部分癫痫综合征,如婴儿早期癫痫性脑病、婴儿痉挛征、Lennox—Gastaut 综合征、Sturge—Weber 综合征、结节性硬化、颞叶内侧癫痫综合征和某些类型的肌阵挛性癫痫综合征等。另外,各种后天获得性损伤或疾病能引起癫痫也易成为难治性癫痫,病因包括海马硬化、脑肿瘤、脑外伤、颅内感染、脑血管疾病和各种代谢性疾病等。

(二)难治性癫痫的危险因素

造成难治性癫痫的原因较复杂,较公认的危险因素包括:①脑部存在某种器质性疾病:围生期损害、先天性脑发育异常、神经遗传性疾病、颅内感染后脑病、颅脑外伤、脑肿瘤、脑血管疾患、脑变性病、代谢中毒性脑病等。②头部 CT、MRI、PET、SPECT 等检查发现脑部异常病灶者。③曾有癫痫持续状态史者。④某些发作类型易发展为难治性癫痫,成人以颞叶癫痫多见,儿童以 West 综合征及 Lennox Gastaut 综合征为代表或发作类型呈混合性。⑤有神经系统阳性体征者。⑥伴有精神运动发育迟滞或神经功能缺陷者等。⑦脑电图示脑电背景活动异常者。

四、临床表现与辅助检查

(一)临床表现

难治性癫痫具有普通癫痫几乎全部的临床表现,治疗无效是其最重要的特征,与普通癫痫相比,难治性癫痫还具有一些特定的症状和体征,如与年龄具有相关性,症状性癫痫在难治性癫痫中的比例高,患者往往伴有精神、智力和心理障碍等不同临床表现。

1.具有某些特殊症状和体征

由于难治性癫痫中相当一部分是癫痫综合征,癫痫综合征有自己独特的病因,特殊的发病机制,决定了它有不同的临床症状和体征。婴儿早期癫痫性脑病多发生于 3 个月,6 个月以后少见,癫痫发作主要为强直—阵挛性发作,脑电图上可见特征性阵发性暴发抑制;婴儿痉挛症可根据伸性或屈性痉挛,精神、智力发育迟缓,高幅失率脑电图确诊;Sturge—weber 综合征的面部血管瘤特征改变,结节性硬化的面部皮脂腺瘤、癫痫、智力减退 3 个主要症状等均有助于诊断。

2.年龄相关性

难治性癫痫的年龄分布有其特点,在幼年和中年以上发生率较高。在幼年时,由于各种先天性或后天因素,中枢神经系统发育最易受到影响,癫痫的发生率高,其中难治性癫痫占有相当大的比例。在中年以后,尤其是 60 岁以后,对抗癫痫药物敏感性差,以及容易产生耐药,癫痫多为难治性。

3.症状性癫痫比例高

难治性癫痫的组成比例中以症状性癫痫为多,皮质发育不全、脑外伤、颞叶海马硬化都是引起症状性难治性癫痫的常见原因。

4.精神、智力障碍

在难治性癫痫患者后期,精神障碍是其突出的临床表现,这与癫痫发作长时间得不到控制,中枢相关结构功能受损,以及长期服用抗癫痫药物有关,临床表现为谵妄、偏执、幻觉等。智力障碍在难治性癫痫患者中亦不少见,癫痫反复发作可导致智力水平下降,特别是反复发作的癫痫持续状态对智力的影响更为明显。此外,相当一部分难治性癫痫患者本身就有脑部结构损伤,甚至发育不全,都会造成智力障碍。

(二)辅助检查

1.脑电图检查

脑电图是难治性癫痫最有效的辅助检查工具,结合多种刺激方法,过度换气、闪光刺激、药物、睡眠等,以及特殊电极和 24h 脑电图或视频脑电图的应用。至少可在 80% 的患者中发现异常放电。异常过度放电在脑电图上表现为棘波、尖波或其他发作性节律波,有助于癫痫灶的定位及原发和继发性癫痫的鉴别,对癫痫的分型、抗癫痫药物的选择、药物剂量调整、停药指征、外科治疗和预后判断均有较大作用。

2.MRI 及 MRS 检查

核磁共振(MRI)是一项无创性影像学诊断技术,能多方位多层面显示人体解剖学结构,可帮助确定难治性癫痫的原因。磁共振波谱（MRS）反应机体的代谢信息，主要用于大脑中致痫灶的检测，在颞叶内侧癫痫患者，MRS 显示异常病灶的波谱比周围正常组织波谱更为明显，可弥补脑电图在病灶定位上的缺陷。

五、诊断及鉴别诊断

难治性癫痫的临床表现复杂多样，病因亦不尽相同，诊断时要尽量详细分析各方面的资料，综合判定，以便确定最为有效的治疗方案。诊断依据一般可参照：临床诊断、分型及选药正确，应用了 2~3 种一线抗癫痫药正规治疗 2 年以上，剂量合适，血药浓度在有效范围，无不可耐受的不良反应，仍有癫痫频繁发作达每月 4 次以上者。但也要根据不同发作类型而区别考虑。在难治性癫痫的诊断中要遵循如下的思路：认真排除医源性癫痫，患者是癫痫发作还是假性发作，或者两者合并存在；正确判断癫痫发作类型；是否可以找到明确的病因，对过去的治疗进行系统的回顾，如药物的选择、剂量、不良反应及血药浓度。对患者的智力、认知水平及心理状态进行评价。

鉴别诊断主要与非痫性发作鉴别。从理论上讲任何一种反复发作的短暂的神经、精神症状（行为）均有可能是痫性发作，但实际情况并非如此。有些行为由于有其特征性，有些则与某些疾病相关，此时与癫痫不难区别。较为复杂的是患者出现某些短暂反复的非痫性发作而被误诊为癫痫发作，特别在婴儿和儿童最为多见。对待这些非痫性发作，对患者的年龄、发作的详细表现、发作的时间（睡眠中或觉醒时）、有无基础疾病、诱因等的了解均十分重要，有助于做出鉴别诊断。像婴幼儿期出现点头、良性新生儿阵挛、颤抖擦腿综合征、痉挛性斜颈、屏息发作等，以及一些系统性疾病的发作性症状：低血糖状态、脑血管病的 T1A 心脏病的一些症状，颅后窝畸形和占位病变时的阵发性斜颈或肌张力障碍等，都要求医生有较全面的知识才不至于误诊，另外要注意额叶起源的部分性癫痫常被误诊为假性发作。

六、治疗

（一）治疗原则

目前常用于难治性癫痫的治疗措施包括药物治疗、饮食治疗、迷走神经刺激术、外科治疗、心理治疗等。

（二）治疗方案

1.药物治疗

在对所谓的"难治性癫痫"患者进行药物治疗前，应明确以下问题：癫痫的诊断是否正确？是哪种类型的癫痫？是什么部位及病因导致的癫痫？在此基础上，应制订一个长期的治疗计划。首先要明确过去曾经用过什么药，剂量多少，用药的长短，效果如何，是否进行过血药浓度的监测，血药浓度是否达到有效血药浓度，从而判断哪些药物可能有效，哪些药物可能无效。对于难治性癫痫的治疗，一般应从以下几方面考虑用药。

（1）用大剂量抗癫痫药物，以提高脑内药物浓度：研究表明难治性癫痫的形成可能与多药耐药基因有关，后者导致神经元对抗癫痫药物产生耐受性，脑内抗癫痫药物浓度相对下降。因此，适当加大抗癫痫药物的剂量，可以不同程度地提高脑组织内的药物浓度，从而达到控制癫痫发作的效果。应用大剂量丙戊酸（血药浓度超过 100mg/L）治疗难治性癫痫，其中 32.6% 的患者病情得到控制。

（2）联合用药：在一线抗癫痫药物卡马西平、丙戊酸钠、苯妥英钠、巴比妥类、苯二氮䓬类及乙琥胺治疗无效时，临床上常采用多药联合治疗，尤其是对有多种发作类型的癫痫患者，联合用药有时可能取得较满意的疗效。联合用药时应了解各种抗癫痫药物间的相互作用，在原方案中添加药物或从原合用方案中撤除某一种药物都可以引起复杂的血药浓度变化，在治疗过程中，应及时注意监测血药浓度。如果不了解联合用药后血药浓度的变化及药物间的相互作用，不及时调整药物的剂量，不但不会增加疗效，反而会增加药物的不良反应。

一般尽量选择少或没有药物间相互作用的药物。抗癫痫药物的相互作用主要发生在 3 个环节：①吸收或排泄的干扰：苯妥英钠和食物同时服用时血药浓度明显减少，因此服药和进餐至少应相隔 2h 以上。②药物在血浆蛋白结合部位的竞争：丙戊酸钠、苯妥英钠的蛋白结合率高，可使其他药物从蛋白结合部位替换出来，使这些药物在血中游离浓度增加，导致药理作用或不良反应增加。③药物间的代谢抑制和代谢诱导：如乙琥胺能抑制苯妥英钠代谢。苯妥英钠、苯巴比妥、扑米酮等为肝酶诱导剂，可促进与其合用药物的代谢，降低合用药物的血药浓度；但这些抗癫痫药物无自身诱导作用，对自身的血药浓度无明显影响。而卡马西平也是肝酶诱导剂，同时具有自身诱导作用，长期使用不仅可导致与其合用药物血浓度的下降，还可使其本身的血药浓度降低。丙戊酸钠为肝酶抑制剂，与其他抗癫痫药物合用时可升高合用药物的血药浓度。

以药理学为依据，尽量合用不同作用机制的药物。抗癫痫药物可通过结合、灭活不同的离子通道而发挥抗癫痫作用，如苯妥英钠、卡马西平、丙戊酸钠扑米酮、拉莫三嗪可结合、灭活钠离子通道；安定类和苯巴比妥能改变对 GABA 敏感的氯离子通道；乙琥胺和丙戊酸钠改变丘脑神经元 T 型钙通道。如果选择作用机制相同的药物，有时不但不会增加其疗效，可能还会导致不良反应的增加。因此，尽可能合用不同机制的抗癫痫药物。目前认为抗癫痫药的有效联合为：①卡马西平（苯妥英钠）＋丙戊酸钠。②卡马西平（苯妥英钠、丙戊酸钠）＋苯巴比妥。③卡马西平（苯妥英钠、丙戊酸钠）＋非氨酯（或加巴喷丁、拉莫三嗪、氨己烯酸和托吡酯）。

（3）新型抗癫痫药物的应用：目前国内外临床应用的抗癫痫新药主要用于难治性癫痫，新型抗癫痫药物主要通过以下 3 个途径发挥抗癫痫效应：①增强 γ－氨基丁酸及其受体的功能，加强中枢抑制功能。②降低中枢兴奋性氨基酸及其受体的功能，降低神经细胞的兴奋性。③作用于离子通道。新型抗癫痫药物主要有加巴喷丁、拉莫三嗪、氨己烯酸、非氨酯、奥卡西平、托吡酯等。现将主要药物介绍如下。

托吡酯（TMP）：商品名为托吡酯，1996 年开始在美国临床应用，化学结构为氨基磺酸取代的单糖，口服吸收快，生物利用度为 80%，达峰浓度时间为 2h，半衰期为 15h。托吡酯的作用机制包括阻断电压依赖型钠离子通道；增强 GABA 介导的抑制作用；通过对谷氨酸受体的红藻氨酸/AMPA 亚型的拮抗作用，抑制谷氨酸介导的神经兴奋作用等，并能轻度抑制碳酸酐酶。临床研究表明托吡酯为广谱抗癫痫新药，对常规抗癫痫药物或其他抗癫痫新药无效的患者，2/3患者的发作可得到控制。

儿童使用托吡酯治疗时，剂量应逐步加量，从 0.5～1mg/（kg・d）开始，每周或两周增加 0.5～1mg/（kg・d）直至 4～8mg/（kg・d）。对难治性部分性癫痫及 Lennox－Gastaut 综合征，＜5 岁剂量为 15mg/（kg・d），＞5 岁剂量为 10mg/（kg・d）；婴儿痉挛症从 25mg/d 开始，逐渐加量,最大可用到 24mg/(kg·d)。托吡酯无严重的不良反应,最常见不良反应是疲劳、注意力不集中、词语困难、情绪不稳、厌食、体重减低。也可有出汗减少、低热和肾结石,前两者以婴幼儿多见。苯妥英钠、卡马西平可降低托吡酯的血药浓度。

拉莫三嗪(LTG):商品名为利比通,美国于 1995 年上市。口服吸收完全,2.5h 达峰浓度,生物利用度 100%。蛋白结合率为 55%,大部分由肝脏代谢,半衰期为 24～29h。拉莫三嗪可能作用于谷氨酸相关的神经递质,通过阻断电压依赖性钠通道而产生抗癫痫作用,类似于苯妥英钠及丙戊酸钠,对反复发作有阻滞作用。拉莫三嗪为广谱抗癫痫药,对所有发作类型均有效,尤其对失神、非典型失神及失张力发作效果好。

儿童单药治疗初始剂量为 2mg/(kg·d),2 周后加至 5mg/(kg·d),维持剂量为 5～15mg/(kg·d)。如与丙戊酸钠合用,初始剂量为 0.2mg/(kg·d),每 2 周增加 0.5mg/(kg·d),维持剂量为 1～5mg/(kg·d)。不良反应有疲倦、皮疹、呕吐和发作频率增加,还有复视、共济失调、头痛,皮疹发生率为较高,达 10%,常发生在用药后 4 周,与丙戊酸钠合用时发生率增加。LTG 不影响其他抗癫痫药的代谢,卡马西平、苯妥英钠、苯巴比妥可使其半衰期缩短为 15h,而丙戊酸钠可延长其半衰期至 59h,LTG 与丙戊酸钠合用有联合作用。

加巴喷丁(GBP):1994 年用于临床,作用机制不清楚,实验显示通过与神经细胞膜上的一种与氨基酸转运有关的肽相结合,影响细胞膜氨基酸的转运和细胞内代谢而起作用。其生物利用度为 60%,达峰时间为 2～4h,不与血浆蛋白结合。主要用于 12 岁以上儿童及成人的局限型癫痫。儿童最适剂量尚未很好建立,推荐剂量为 15～30mg/(kg·d)。加巴喷丁的不良反应很小,与剂量有关,主要有嗜睡、头昏、共济失调、疲乏等。

氨己烯酸(VGB):商品名为喜保宁,1995 年用于临床。口服吸收快,达峰时间 2h,半衰期 6～8h。作用机制是通过抑制 GABA 氨基转移酶,增加脑内 GABA 的浓度而加强抑制作用。早期主要用于成人难治性部分性癫痫,儿童抗痫谱要宽些,对儿童部分性发作、全身性发作,特别是婴儿痉挛症、Lennox－Gastaut 综合征都有效。推荐剂量为 50～80mg/(kg·d),婴儿为 50～150mg/(kg·d),治疗婴儿痉挛症的剂量为 100～200mg/(kg·d)。不良反应少,有疲倦、多动、皮疹,个别病例有严重皮疹和血管神经性水肿。VGB 对丙戊酸钠、卡马西平血药浓度没有影响,但可降低苯妥英钠血浓度 20%～30%。丙戊酸钠可使其半衰期延长。

非氨酯(FBM):1993 年用于临床。口服吸收快,1～4h 达峰浓度,半衰期 15～20h,儿童较成人短。作用机制尚不清楚,可能作用于 GABA 受体,增强 GABA 作用,降低神经元的兴奋性。对各种类型癫痫都有效。适用于难治性癫痫患者。儿童初始剂量为 15mg/(kg·d),维持量为 15～45mg/(kg·d),应定期监测血药浓度。不良反应有再生障碍性贫血、急性重症肝炎,由于该药有此严重的不良反应,故儿童应慎用。FBM 与卡马西平合用时,可增加卡马西平的毒性反应,卡马西平剂量要减量 30%。

奥卡西平(OCBZ):与卡马西平的抗癫痫机制相似。推荐剂量儿童 30～50mg/(kg·d),个体差异较大。不良反应有皮肤过敏、头晕、复视等。

(4)非抗癫痫药的辅助治疗:①钙离子拮抗剂:有研究显示,在癫痫发作时,细胞外钙离子立即降低,细胞内钙离子增加,同时神经递质释放也增加,从而提示癫痫发作中,钙离子起着相当重要的作用。目前,使用的钙离子拮抗剂主要是可以通过血脑屏障的尼莫地平和氟桂利嗪,通过阻断 L、T 型钙离子通道,阻滞钙离子内流发挥抗癫痫作用。②促肾上腺皮质激素(ACTH)及糖皮质激素:作用机制不清楚。外源性 ACTH 可能通过抑制下丘脑促肾上腺皮质激素释放激素分泌而发挥作用。新近研究认为 ACTH 作为抑制性神经递质,可直接作用于 GABA 受体和苯二氮䓬类受体,或作为一种神经调质,调节神经类固醇和腺嘌呤生成,对 GABA 间接发挥作用,从而起到抗癫痫作用。ACTH 与泼尼松的作用相当,ACTH 推荐剂量为 20IU/d,肌内或静脉滴注,2 周后评价疗效,如果完全控制,则换泼尼松 2mg/(kg·d),连续 2 周,如果 ACTH 无反应,可加量至 30～40IU/d,再用 4 周,如果仍不能控制,则换泼尼松 4 周,总疗程 3～4 个月。激素治疗对 70％婴儿痉挛症有效,但有 1/3 的患儿复发,再次治疗 75％有效。③丙种球蛋白:难治性癫痫患儿血清中免疫球蛋白低于正常,并伴有 IgG 亚类缺陷,提示难治性癫痫可能与患者体内自身免疫功能异常有关。丙种球蛋白含有 IgG,同时具备免疫增强及免疫抑制两方面的作用。丙种球蛋白的作用机制尚不清楚,推测与增强抗癫痫药物在体内的转运和利用有关。Lennox－Gastaut 综合征应用大剂量的免疫球蛋白有一定效果,但也有学者认为丙种球蛋白治疗难治性癫痫没有肯定的疗效。

2.酮食疗法

古书早有记载食物疗法可以治疗癫痫。人们发现饥饿的时候身体内会产生酮体,它可控制癫痫发作。生酮饮食产生于 20 世纪 20 年代初期,后来因为抗癫痫药物的出现而被人们放弃,70 年代又重新用于临床,尤其是治疗难治性癫痫。

(1)作用机制:酮食疗法的作用机制并不十分清楚,曾有不少学者提出许多假说,但都不能圆满解释它抗癫痫的机制,目前尚处于探索阶段,研究提示可能主要通过以下方式,降低神经元的兴奋性,导致癫痫发作的减少和停止。①改变大脑的能量代谢,从而改变了脑的兴奋性。采用酮食治疗在动物模型的研究发现,脑的各个功能区在发育的不同阶段都有局部糖代谢和 β 羟丁酸(β－OHB)水平的增加,糖原合成及己糖的转变都有改进,从而增加脑内能量储存,提示糖代谢及酮体的形成是脑部获得新功能所必需的。癫痫在发作时,脑内葡萄糖过多消耗而摄入减少,脑内能量不足;而此时血脑屏障的通透性提高,酮体能迅速通过血－脑屏障补充脑内能量的不足,影响大脑的兴奋性。在癫痫动物模型和患者中均发现酮食治疗后脑内能量明显增加。因此,脑能量的贮存增高可能是酮病状态下脑组织具有抗痫性的最主要因素,而 β－OHB 和乙酰乙酸是酮食具有抗痫性发挥作用的关键性酮体。②引起神经元和神经胶质特征性的改变,减少神经元的兴奋性,减少痫性发作。③引起神经递质功能和突触后传递的改变,使体内兴奋和抑制系统的平衡被破坏,从而破坏了神经元高度的同步化放电,使癫痫发作的频率减少。④引起了充当神经调质、能调节神经元兴奋性的循环因子变化,抑制神经元的兴奋性和同步放电。⑤引起脑部外环境,如水、电解质和 pH 等改变,通过这些物质的神经调节器功能,从而调节中枢神经系统的兴奋性。

(2)适应证:对全身强直－阵挛性发作、肌阵挛性发作、全身强直＋失张力发作、复杂部分性发作、全身强直＋肌阵挛＋失张力发作等多种难治性癫痫有效,对一些难治性癫痫综合征也有效,如 Lennox－Gastaut 综合征。

(3)方法:酮食疗法主要适用于 1～15 岁的儿童,尤其是对 2～5 岁儿童效果明显,1 岁以下的婴儿低血糖发生率增高,同时难以坚持。生酮饮食就是食谱中含有较多的脂肪、较少的糖类或基本不含糖类。若按重量计算,蛋白质和糖类之和占 20%,脂肪占 80%。若按热卡计算,脂肪占 90%(中链三酰甘油占 50%～70%,其他脂肪占 11%),糖类和蛋白质占 10%。总热量是同龄儿童的 75%,一般为 60～80 卡/kg。由于儿童正处于生长发育的阶段,应该保证蛋白质 1g/kg,液体量保证在 60～65mL/(kg·d)。

(4)不良反应:进行酮食疗法的开始阶段,患者可出现饥饿和口渴,并可出现抗癫痫药物中毒反应。酮食疗法的主要不良反应有:①结石:结石的发生率约为 5%,一旦发生儿童多有血尿。②低蛋白血症:由于酮食中蛋白质含量较低,尤其是儿童处于生长发育的阶段,蛋白质需求量大,故儿童更应注意低蛋白血症。③高脂血症:高脂酮食可能引起血脂的升高,三酰甘油和高密度脂蛋白的比例也升高。④其他:高尿酸血症、酸中毒、维生素 D 缺乏等。

3.迷走神经刺激治疗

迷走神经刺激作为难治性癫痫的一种新疗法已经越来越多地应用于临床。有研究显示,用迷走神经刺激治疗可使约 35% 的难治性癫痫发作频率减少 50% 以上。在美国和欧洲已被批准用于治疗年龄超过 12 岁的青少年和成年难治性癫痫患者。

迷走神经刺激治疗难治性癫痫的机制至今尚未完全明确,推测可能通过直接与孤束核及其他相关结构的联系,使癫痫发作阈值提高而产生抗癫痫效应;或通过增加抑制性神经递质的释放和减少兴奋性神经递质的量而发挥抗癫痫作用。此外,神经－内分泌－免疫调节网络在迷走神经刺激治疗中,也可能发挥作用。如迷走神经刺激使胰岛素分泌增加,后者通过血脑屏障并对中枢神经系统产生不同作用。迷走神经刺激治疗的不良反应常见的是声音嘶哑、咽痛,少数可出现咳嗽、呼吸困难。

4.手术治疗

部分难治性癫痫经正规内科治疗确定无效而有明确病灶者,可能适用外科治疗,切除痫灶或痫灶源,切断癫痫放电的传播通路等,包括大脑半球切除术,局部、脑叶和多个脑叶切除术,颞叶切除术,胼胝体切开术。但对需要手术的患者应进行严格的术前评估,应用所有可能的诊断技术,包括 CT、MRI、V－EEG、SPECT、PET、脑磁图、深部电极、硬膜下或硬膜外脑电记录等进行综合性检查以确定致痫灶和选择合适的手术方式。

对于年幼的患者,如婴儿偏瘫癫痫综合征、Sttarge－Weber 综合征,此类癫痫的难治性比较明确,若病灶能切除,应考虑早期手术以减轻频繁的发作对发育中的大脑的负面作用,并可利用发育期大脑功能的可塑性。

第十二章　脊髓疾病

第一节　急性脊髓炎

急性脊髓炎通常指急性非特异性脊髓炎,是局限于数个脊髓节段的急性非特异性炎症,为横贯性脊髓损害。病因多为病毒性感染或疫苗接种后的自身免疫反应。病理上以病变区域神经元坏死、变性、缺失和血管周围神经髓鞘脱失,炎性细胞浸润,胶质细胞增生等为主要变化。而由外伤、压迫、血管、放射、代谢、营养、遗传等非生物源性引起的脊髓损害称为脊髓病。

一、病因与发病机制

病因未明,可能大部分病例是病毒感染或疫苗接种后引起的自身免疫反应。1957 年,在亚洲流感流行后,世界各地的急性脊髓炎的发病率均有增高,故有人推测本病与流感病毒感染有关。但研究发现,患者脑脊液中抗体正常,神经组织中亦未能分离出病毒。不少研究资料提示,许多患者病前有上呼吸道不适、发热和腹泻等病毒感染史或疫苗接种史。故也有可能是病毒感染后或疫苗接种后所诱发的一种自身免疫性疾病。

二、病理

脊髓炎症可累及脊髓全长的任何节段,首先以胸段为主(74.5%),其次为颈段(12.7%)和腰段(11.7%),以胸 3～5 节段最常受累。受累脊髓肿胀、质地变软,软脊膜充血或有炎性渗出物,脊髓断面可见病变脊髓软化,边缘不光整,变为灰色或红黄色,灰、白质间分界不清。显微镜下可见软膜和脊髓血管扩张、充血,血管周围是以淋巴细胞和浆细胞为主的炎症细胞浸润;灰质内神经细胞肿胀,尼氏小体溶解,甚至细胞溶解、消失;白质内髓鞘脱失,轴突变性,大量吞噬细胞和神经胶质细胞增生。若脊髓严重破坏时,可软化形成空腔。轻症或者早期患者,病变仅累及血管周围,出现血管周围的炎性细胞渗出和髓鞘脱失,小胶质细胞增生并吞噬类脂质而成为格子细胞,散在于病灶之中。病情严重和晚期者,常可见溶解区的星形胶质细胞增生,并随病程延长逐渐形成纤维瘢痕,脊髓萎缩。

三、临床表现

(1)任何年龄均可发病,但好发于青壮年,无性别差异。

(2)各种职业均可发病,以农民居多。

(3)全年可散在发病,以冬春及秋冬相交时较多。

(4)病前 1～2 周常有上呼吸道感染症状,或有疫苗接种史。以劳累、受凉、外伤等为诱因。

(5)本病起病较急,约半数以上的患者在 2～3d 内症状发展到高峰。

(6)首发症状为双下肢麻木、无力,病变相应部位的背痛,病变节段的束带感,以及病变以下的肢体瘫痪,感觉缺失和尿便障碍。

(7)病变可累及脊髓的几个节段,最常侵犯胸段,尤其是胸 3～5 节段,颈髓、腰髓次之。也有部分病例受累的脊髓节段呈上升性过程,可累及颈段或延髓,出现呼吸困难,为病变的严重状态。

(8)病变平面以下无汗,出现皮肤水肿、干燥和指甲松脆等自主神经症状。

(9)急性脊髓炎急性期表现为脊髓休克。休克期一般为 2～4 周。表现为瘫痪肢体肌张力降低,腱反射消失,病理反射引不出,尿潴留(无张力性神经性膀胱)。休克期后肌张力增高,腱反射亢进,肌力开始恢复,病理反射出现,感觉平面逐渐下降,膀胱充盈 300～400mL 即自动排尿(反射性神经性膀胱)。

四、辅助检查

(1)急性期周围血中白细胞计数总数正常或轻度升高。

(2)脑脊液动力学检查提示椎管通畅,少数病例因脊髓严重水肿,蛛网膜下隙部分梗阻。脑脊液外观无色、透明,白细胞数正常或有不同程度的增高,以淋巴细胞为主。蛋白质正常或轻度增高,脊髓严重水肿出现明显椎管梗阻时蛋白质含量可明显增高(高达 2g/L 以上)。糖与氯化物含量正常。

(3)影像学检查,如脊柱 X 线检查及脊髓 CT 或 MRI 检查通常无特异性改变。若脊髓严重肿胀,MRI 可见病变部位脊髓增粗等改变。

(4)视觉诱发电位、脑干诱发电位检查有助于排除脑干和视神经早期损害的证据。MRI 能早期区别脊髓病变性质范围、数量,是确诊急性脊髓炎最可靠的措施,亦是早期诊断多发性硬化的可靠手段。

五、诊断和鉴别诊断

根据起病急、病前有感染史或疫苗接种史及有截瘫、传导束型感觉障碍和大小便功能障碍等症状,结合脑脊液检查,一般不难诊断,但需要与下列疾病鉴别。

(一)视神经脊髓炎

视神经脊髓炎为多发性硬化的一种特殊类型。除有脊髓炎的表现外,还有视力下降等视神经炎的表现或视觉诱发电位的异常。视神经症状可在脊髓炎的表现之前或之后出现。有些多发性硬化的首发症状为横贯性脊髓损害,但病情通常有缓解及复发,并可相继出现其他多灶性体征,如复视、眼球震颤和共济失调等可鉴别。

(二)感染性多发性神经根炎

病前常有呼吸道感染,全身症状轻,起病急,逐渐进展,数天至数周疾病达到高峰,无背痛,无脊柱压痛,表现为对称性的下肢或四肢软瘫,反射消失,近端重于远端,感觉障碍为末梢样感觉障碍,呈手套、袜套样,无感觉平面,无膀胱直肠功能障碍,脑脊液蛋白-细胞分离,脊髓造影正常。

(三)脊髓出血

多由外伤或脊髓血管畸形引起。起病急骤并伴有剧烈背痛,出现肢体瘫痪和括约肌障碍,可呈血性脑脊液。MRI 有助于诊断,脊髓血管造影可发现血管畸形。

(四)梅毒性脊髓炎

通常伴视神经萎缩和阿-罗瞳孔。疼痛是本病患者常见的主诉。血清和脑脊液梅毒检查可确定诊断。

(五)周期性瘫痪

有多次发作史,且多在饱食后发病,表现为对称弛缓性瘫痪,无感觉和括约肌障碍,短时间内(数小时至数天)可自行缓解,部分病例发病时血钾降低,心电图有低钾改变,补钾后症状缓解。

(六)急性脊髓压迫症

脊柱结核、脊柱转移性癌等,可由于病变椎体被破坏后突然塌陷而出现急性症状。其表现为有原发病史,局部脊椎压迫或有变形,椎管阻塞,脑脊液蛋白明显增高,CT 或 MRI 或脊柱 X 线平片检查均有助于鉴别。

(七)急性硬脊膜外脓肿

有身体其他部位化脓性感染史,如细菌性心内膜炎、皮肤疖肿、扁桃体化脓等;有根痛发热等感染征象;有局限性脊柱压痛、椎管阻塞、脑脊液蛋白质增多等表现。影像学检查如 MRI 有助于诊断。

六、治疗

(一)护理

1.皮肤护理

皮肤护理应注意防治压疮。应勤翻身,在骶部、足跟及骨隆起处加垫气圈,以保持皮肤清洁、干燥。有大、小便失禁者应勤换尿布,保持会阴部清洁。皮肤有红肿、硬块时,应及时用70%的酒精棉球轻擦,再涂滑石粉或 3.5% 安息酸酊。已发生溃疡者,若创面表浅,应控制感染,预防扩大;有脓液和坏死组织者,应手术清除坏死组织;如果创面炎症已经消退,局部可用紫外线照射,并外敷紫草油纱条,促进肉芽组织生长。

2.尿潴留的处理

发生尿潴留者可先用针灸治疗,选取气海、关元和三阴交等穴位治疗,无效时可给予导尿。导尿后应留置导尿管并用封闭式集尿袋鼓励患者多饮水,每3~4h 放 1 次尿,以保持膀胱有一定的容量,防止挛缩,并用 0.02% 呋喃西林溶液 250~500mL 冲洗膀胱,停留半小时后放出,1 次/日或 2 次/日。如有尿路感染,应及时检查病原菌,根据病原菌的种类,选用敏感的抗生素,进行静脉滴注治疗。

3.瘫痪护理

瘫痪肢体应保持在功能位,早期进行被动运动,四肢轮流进行,每次 5~10min,可防止肌肉挛缩和促进瘫痪肢体恢复,经常翻身、拍背预防坠积性肺炎。瘫痪下肢需要用简易支架,瘫痪侧足应穿新布鞋,维持足背功能位。

所盖的棉被不宜太重,以免发生足下垂。当肌力开始恢复时,应尽早鼓励患者做主动运动,锻炼肌肉,以利于恢复。

4.直肠功能障碍的护理

对排便困难者,应及时清洁灌肠或适当选用缓泻剂,促进粪便排出,防止肠麻痹。对于大便失禁者应及时识别其排便信号,如脸红、出汗、用力及烦躁等,以便及时清理,防止污染皮肤。

5.饮食护理

长期卧床不起的瘫痪患者应多食酸性食物,多吃蔬菜,防止长骨脱钙。不能吞咽者应给予鼻饲。

(二)药物治疗

1.激素治疗

急性期应用激素治疗对减轻水肿有帮助,可短程使用糖皮质激素,如甲泼尼龙 0.5～1.0g、氢化可的松 100～300mg 或地塞米松 10～20mg 静脉滴注,1/d,10～20d 为 1 个疗程,如病情稳定,在逐渐减量的同时给予促肾上腺皮质激素(ACTH)12.5～25U/d 静脉滴注,连用 3～5d,或者可改为泼尼松 40～60mg/d,顿服,每周减量 1 次,5～6 周内逐渐停用。同时,应注意给予适当的抗生素预防感染,补充足够的钾盐和钙剂,加强支持疗法以保证足够的水和热能的供应,预防各种并发症。

2.20％甘露醇

有报道可使病变早期脊髓水肿减轻,并可清除自由基,减轻脊髓损害,对脊髓炎治疗有效。20％甘露醇 1～2g/(kg·次),每日 2 次或 3 次,连用 4～6d。

3.细胞活化剂和维生素的应用

辅酶 A、三磷酸腺苷、肌苷、胰岛素、氯化钾等加入葡萄糖溶液内组成能量合剂,静脉滴注,每日 1 次,10～20d 为 1 个疗程;大剂量 B 族维生素如维生素 B_1、维生素 B_6、维生素 B_2 及维生素 C 等,能加速周围神经的增生,促进神经功能的恢复,多被常规应用。胞磷胆碱、醋谷胺也有类似作用,也可用来促进脊髓功能的恢复。

4.抗生素的应用

应根据感染部位和可能的感染菌选择足量有效的抗生素,尽快控制感染,以免加重病情。

5.中药

大青叶、板蓝根等药物可活血通络,清热解毒,促进肢体恢复。

6.其他药物

干扰素、转移因子、聚肌胞可调节机体免疫力,伴有神经痛者可给予卡马西平等对症治疗。

(三)并发症的处理

1.高颈位脊髓炎有呼吸困难者应尽早行气管切开或人工辅助呼吸。

2.注意及时治疗泌尿系或呼吸道感染,以免加重病情。

(四)血液疗法

1.全血输入疗法

目前很少应用,适合于合并贫血的患者。

2.血浆输入疗法

将健康人血浆 200～300mL 静脉输入,每日 2 次或 3 次,可提高患者免疫力,改善脊髓血液供应,改善营养状态及减轻肌肉萎缩。

3.血浆交换疗法

使用血浆分离机,将患者的血浆分离出来弃除,再选择健康人的血浆、清蛋白、代血浆及生理盐水等替换液予以补充,可减轻免疫反应,促进神经肌肉功能的恢复。每日 1 次,7d 为 1 个疗程。可用于应用激素治疗无效的患者,亦可用于危重患者的抢救。

4.紫外线照射充氧自体血回输疗法(光量子疗法)

将患者自体血经紫外线照射后回输,可提高血氧含量,利于脊髓功能的恢复,增强机体的免疫功能,但是否有效尚有争议。

(五)高压氧治疗

高压氧可提高血氧张力,增加血氧含量,改善和纠正病变脊髓缺氧性损害,促进有氧代谢和侧支循环的建立,有利于病变组织的再生和康复。每日 1 次,20~30d 为 1 个疗程。

(六)康复治疗

早期宜进行被动活动、按摩等康复治疗。部分肌力恢复时,应鼓励患者主动活动,加强肢体锻炼,促进肌力恢复。瘫痪肢体应尽早保持功能位置,如仰卧、下肢伸直、略外展,以防止肢体屈曲挛缩,纠正足下垂。针灸、理疗等治疗将有助于康复。

七、预后

本病的预后与下列因素有关:

(1)病前有否先驱症状。凡有发热等上呼吸道感染等先驱症状的患者,预后较好。

(2)脊髓受损程度。部分性或单一横贯损害的患者,预后较好;上升性和弥散性脊髓受累者预后较差。

(3)并发压疮、尿路感染或肺部感染者预后较差。这 3 种并发症不仅影响预后,而且还常常是脊髓炎致命的主要原因。

(4)若无严重并发症,患者通常在 3~6 个月内恢复生活自理。其中 1/3 的患者基本恢复,只遗留轻微的感觉运动障碍;另外有 1/3 的患者能行走,但步态异常,有尿频、便秘,有明显感觉障碍;还有 1/3 的患者将持续瘫痪,伴有尿失禁。

第二节　脊髓压迫症

一、概述

脊髓压迫症是由于椎管内不同原因的占位性病变致脊髓或供应脊髓的血管受压而引起受累节段以下脊髓功能障碍的一组临床病症。根据疾病变来源的部位不同,可为脊柱疾病、脊膜疾病、脊髓和神经根疾病三类。导致脊髓压迫症的常见原因有脊柱外伤、椎间盘突出及髓内外肿瘤等,在包括我国在内的世界某些地区,脊椎结核也是一个常见原因。除此之外,一些临床少见但很重要的原因还有化脓病灶血行播散造成的硬膜外脓肿、血管畸形破裂所致的硬膜外或硬膜下血肿等。本节主要讨论肿瘤造成的脊髓压迫症。

二、病因与发病机制

不论肿瘤性质如何,均可通过直接压迫脊髓继发于动脉或静脉阻塞的缺血,或髓内肿瘤情况下的侵袭性浸润,从而导致脊髓组织的神经功能受损。临床上,根据所在部位不同,引起脊髓压迫症的肿瘤可以分成两大类:髓外或髓内肿瘤。髓外肿瘤占 90% 左右。根据部位又可进一步分为硬膜外肿瘤或硬膜内肿瘤。在原发性髓外肿瘤中,以神经纤维瘤和脑脊膜瘤相对较为常见,偶尔有脊索瘤、脂肪瘤、皮样囊肿等,多为良性,可在硬膜外或硬膜内生长。对于成年人,髓外肿瘤大多数为硬膜外来源。尽管乳腺癌、肺癌、前列腺癌、肾癌、淋巴瘤和浆细胞恶性增生较为常见,但几乎所有恶性肿瘤都可转移到脊髓腔。受累脊髓节段以胸髓最为常见,但前列腺癌和卵巢癌转移则主要为腰骶髓,可能系经 Batson 丛沿硬膜外脊髓前表面的静脉网扩散所致。髓内肿瘤占 10％左右,以室管膜细胞瘤最为常见,其余则为成血管细胞瘤或各类胶质细胞瘤。髓内肿瘤由于直接侵犯脊髓神经组织,所致脊髓压迫症状一般出现较早。

三、临床表现

由肿瘤所致的脊髓压迫症通常为慢性病程。在早期,受压脊髓可通过移位、排挤脑脊液和表面静脉中血液而得以代偿,此时脊髓外形虽已有改变,但因神经传导通路并未中断,临床可不出现任何神经功能缺损;到后期,代偿可能通过骨质吸收造成局部椎管扩大而部分达成,但当到达一定程度后,最终出现失代偿,表现出明显的神经系统症状和体征。

症状可以是隐袭起病、逐渐发展的,或者表现迅速进展的过程,后者通常在转移性癌肿导致脊髓压迫症时发生。疼痛是具有明显特点的一个症状,在许多硬膜外损害的患者通常是最初的异常症状。疼痛性质可为神经根痛、局限的后背痛,或一个肢体的放散痛,后者的特点是随运动牵拉、咳嗽或打喷嚏时加重并可使患者夜间痛醒。疼痛提示痛敏感结构移位,尤其是骨膜或脑膜等结构。最近发生的背痛,尤其是胸椎(椎关节受累并不常见),通常高度提示椎体的转移性肿瘤。典型的疼痛一般发生于脊髓压迫征象出现前几周甚至几个月,一旦压迫发生,则其总是很快地进行性发展。可以逐渐出现运动症状(如沉重、无力、僵硬,或一个或数个肢体的局限性萎缩),或者感觉异常或麻木,特别是双下肢。当括约肌出现异常时,患者通常已经达到严重的日常功能障碍程度。局部脊椎在检查时有时可能发现触痛。前根受累表现为一种相对应的下运动神经元缺损体征,后根受累导致损害平面皮肤的节段性感觉障碍,横贯性的脊髓传导束受累则可引起损害平面以下的一种上运动神经元缺损体征及躯干上平面的一种感觉缺损表现。原发的脊髓髓内肿瘤不常见,可能在手足有不易定位的烧灼痛和骶区感觉保留,体征的分布根据损害平面不同而有很大变化,可以是 Brow－Sequard syndrome 或者是中央脊髓综合征。

四、辅助检查

脑脊液通常有黄变现象,其中的蛋白浓度明显增高,白细胞计数可正常或升高,葡萄糖浓度则正常或下降;腰椎穿刺行 Queckenstedt 试验可表现部分或完全性梗阻。脊椎 X 线平片表现可正常或异常,但脊髓造影、CT 扫描以及 MRI 扫描在表现损害性质及精确定位病变部位方面则非常重要。

五、诊断与鉴别诊断

对于肿瘤所致的脊髓压迫症,只有当脊髓功能障碍症状轻微或阙如早期发现并治疗才有效。当完全瘫痪症状出现超过 48h,治疗将不能使之逆转。因此,及时正确地做出诊断并进行有效治疗非常重要。

脊髓平片和放射性骨扫描由于不能识别 15％～20％的椎体转移癌及可能遗漏通过椎间孔长至硬膜外腔的跨椎体转移癌,故在诊断上作用有限。MRI 扫描对肿瘤的部位及范围提供了非常明确的诊断信息,在对硬膜外占位病变的诊断中,已取代了 CT 及脊髓造影术。MRI还可以对恶性肿瘤及其他占位性病变如硬膜外脓肿、结核瘤或硬膜外出血做出鉴别,而其他检查的表现却相似。然而,用 MRI 鉴别恶性肿瘤与感染有时比较困难,因二者均可在 MRI 扫描

的 T_1 加权像中表现为相对于正常脊髓的低信号。但与感染不同,典型的椎体转移癌一般并不跨越椎间盘。如果脊髓存在受累的体征,应紧急进行影像学检查;如果有神经根的症状但无脊髓病的证据,通常延期 24～48h 进行影像学检查还是安全的;仅有后背或颈部疼痛,影像学检查应在几日内完成。最后在出现一个平面的症状性疾病的患者中,有 40% 发现还有其他部位的无症状性硬膜外病变存在,因此所有患硬膜外恶性肿瘤的患者都应进行全面的脊髓检查。对已有确定肿瘤的患者一般没有必要进行硬膜外占位的活检,但如没有肿瘤病史时,则需要做活检。

六、治疗

治疗取决于损害的性质。处理包括 corticosteroid 减轻间质水肿、针对症状性病变的局部放疗(尽早开始),以及针对肿瘤类型的特殊治疗。如果临床高度怀疑时,可在影像检查前给予 corticosteroid(地塞米松,每日 40mg),并且持续给予小剂量(每日 20mg,分次服用)直至放疗结束(在 15d 内给予总量 3000cGy)。放疗甚至对那些一般认为不敏感肿瘤的转移也几乎同手术一样有效。对于就诊时尚可行动的患者,放疗反应较好,可防止新的无力症状的出现,并且使接受治疗患者运动功能恢复一半左右。但如果就诊时已有严重的运动障碍,即偏瘫或四肢瘫,放疗的效果就十分有限。

当脊髓压迫征象加重时,除放疗外应考虑外科减压术或椎体切除术。硬膜外转移瘤必须立即处理。但与硬膜外的肿瘤相反,大多数硬膜内的占位病变生长缓慢且为良性。根据原发肿瘤的性质,可予以镇痛剂、类固醇皮质激素、放射治疗等,但减压性椎板切除手术常常并不必要。如果可能,硬膜内病变(但为髓外性)最好切除。髓内肿瘤在条件适宜时可行减压和外科切除手术,然后进行放射治疗。用显微外科技术有可能完全切除髓内的室管膜瘤。

七、预后

预后取决于松解前脊髓压迫的原因和严重程度。硬膜外转移瘤所致脊髓压迫症通常最初仅表现为疼痛,然后可以迅速进展,引起永久性的运动、感觉及括约肌功能障碍。因此,任何一个癌症患者在有脊髓或神经根痛时都要早期考虑到这一诊断,并立即进行相应检查。依靠运动、感觉或括约肌功能障碍来做诊断将不必要地延迟治疗时机,从而使预后恶化。

第三节 脊髓肿瘤

脊髓肿瘤是指生长于脊髓及与之相连接的组织如神经根、硬脊膜、脂肪和血管等的原发性或继发性肿瘤。起源于脊髓的肿瘤远较颅内肿瘤少见,仅占成人和儿童中枢神经系统原发肿瘤的 10%,是压迫性脊髓病的重要原因之一。根据病变部位脊髓肿瘤分为髓内(10%)和髓外(90%)两种,髓外肿瘤又分为髓外硬膜内和硬膜外肿瘤;根据肿瘤的原发部位分为脊髓原发瘤和脊髓转移瘤。首先室管膜瘤是髓内肿瘤的最常见类型,其次是各种类型的神经胶质瘤。髓外肿瘤中相对常见的类型是良性的神经纤维瘤和脊膜瘤;转移癌、淋巴瘤和骨髓瘤常位于硬膜外。

一、临床表现

肿瘤通过直接压迫、继发脊髓动脉或静脉的梗阻而产生的缺血改变及髓内肿瘤的浸润性破坏,均可以导致脊髓功能损害而出现神经功能缺失。临床表现与脊髓肿瘤存在的部位、原发性或转移性肿瘤有关。症状常隐袭出现并逐渐进展,但转移瘤所致的脊髓压迫症状可以起病很快;背痛或神经根性痛常见,呈一侧性或沿肢体向下放射,咳嗽或用力时加重;逐渐进展的一个或多个肢体的沉重、无力、僵硬或局限性萎缩,尤其下肢可以出现瘫痪或麻木;病程早期或晚期出现尿便功能障碍。对每个患者来说其临床表现与肿瘤所在的层面、肿瘤的形态、局部血液供应情况和压迫速度有关。总体来说,髓外肿瘤由于压迫或破坏神经根或脊柱,背痛或神经根痛症状往往先于脊髓损害症状,髓内肿瘤则以脊髓功能损害为首发症状。

二、诊断要点

(1)持续进行性的脊髓受压症状和脊髓损害体征。

(2)腰穿:椎管部分或完全梗阻、蛋白明显增高。

(3)脊柱 X 片:继发于肿瘤的骨侵蚀、骨破坏或骨钙化。

(4)怀疑转移瘤者有原发肿瘤部位的异常发现。

(5)脊髓 MRI 或椎管造影:有明确的髓内或髓外占位病变。

三、鉴别诊断

(一)椎间盘突出症

常与外伤或劳损有关,根痛突出,脊柱平片,CT 和 MRI 扫描可见椎间隙狭窄,椎间盘突出。

(二)亚急性联合变性

逐渐进展病程,以足和手指末端麻木为首要表现,逐渐发展至主要影响到脊髓后索和侧索的双下无力走路不稳,脑脊液检查正常或轻度蛋白升高,血清维生素 B_{12} 和叶酸低于正常。

(三)脊髓蛛网膜炎

病程长,症状波动,病变范围广,往往及多个神经根。脑脊液蛋白增高,白细胞增多,椎管造影有条或串珠状改变。

(四)脊髓空洞症

病程缓慢,双上肢远端无力萎缩、有感觉分离现象,脊髓 MRI 扫描可确诊。

四、治疗

及早明确诊断,争取手术治疗机会。原发脊髓肿瘤见神外科治疗常规,转移瘤手术减压往往无效,部分患者可行放疗。

第四节 脊柱和脊髓结核

侵及脊髓、脊神经根结核病变包括脊柱结核、椎管内结核及结核性脊髓膜炎等,多继发于远隔脏器结核菌感染,特别是肺结核或淋巴结核经血行或淋巴系统入侵。

一、脊柱结核

脊柱结核是结核杆菌引起椎骨损害,可因骨质塌陷、结核性脓肿在椎管聚集、肉芽肿形成等导致脊髓损害,约占全身骨关节结核的 1/3。

(一)病因及发病机制

本病通常继发于身体其他部位结核,多由于肺结核血行播散感染,也可由消化道淋巴结核直接蔓延至脊柱。若结核菌由椎体中央动脉侵入椎体,椎间盘不受影响,称中央型;病变侵入椎体上下缘、由椎体扩展至椎间盘,再扩延至邻近椎体,称边缘型。

结核性脓液沿前纵韧带向上、下蔓延,至周围软组织形成寒性脓肿。由于椎管周围结核病灶或寒性脓肿压迫脊髓,以及椎骨干酪性骨炎引起骨质疏松、破坏,使椎体受压形成楔形塌陷,导致脊柱后凸畸形,坏死椎体、肉芽组织及椎间盘等均可压迫脊髓产生临床症状。除直接压迫,结核病变也可累及血管或直接侵及脊髓导致脊髓缺血及坏死,引起脊髓横贯性受损表现。

(二)病理

脊柱结核以胸椎结核为多,颈椎结核次之,可经不同途径使脊髓及脊神经根受损:①椎体干酪性坏死及骨质疏松、破坏,因压力产生楔形塌陷、后凸畸形或死骨直接压迫脊髓及神经根。②椎管内结核病灶或硬膜外寒性脓肿压迫脊髓及神经根。③结核菌直接感染脊髓及脊神经根,使之受累。④结核病灶侵及脊:髓供血动脉,可引起脊髓周围冠状动脉血栓形成,导致脊髓缺血,也可影响静脉回流,导致脊髓充血、水肿及退变。⑤硬脊膜、蛛网膜及脊膜结核性炎症病变可引起局部粘连、渗出,并损及脊髓和脊神经根。

(三)临床表现

(1)脊柱结核青少年多见,多有结核接触史或结核感染史如肺结核、淋巴结核等。早期表现低热、消瘦、盗汗、全身乏力、食欲缺乏及精神萎靡等结核中毒症状,血沉可增快。

(2)脊髓受损症状包括:①急性脊髓受压症状:常由于急性椎体塌陷,突然出现背部剧烈疼痛,多为根性痛;如病变广泛使数个破坏椎体发生融合出现截瘫,以及肌张力减低、腱反射消失和尿潴留;病灶局部棘突常明显突出或向后成角畸形,有明显局部压痛及叩痛,腰穿显示椎管梗阻。②慢性脊髓受压症状:常因硬脊膜外结核性肉芽组织压迫引起,早期出现神经根刺激症状如根痛、腰背部剧痛等,沿神经根走行放散,可为单侧或双侧,表现肋间神经痛、束带感,颈项、上肢及后头痛,下肢放射性疼痛等,继之出现病变水平以下各种感觉缺失,可经脊髓半切征阶段转为截瘫或四肢瘫,腱反射消失或活跃,可出现病理反射,伴局部肌萎缩,以及病变胸椎、腰椎或颈椎棘突突出,局部压痛或叩痛,晚期可发生括约肌障碍。

(四)辅助检查

血沉增快,结核菌素试验阳性。腰穿完全或不完全椎管梗阻,CSF 蛋白明显增高。脊柱 X 线平片早期可见椎体、上缘或下缘密度减低,相邻椎体关节面骨质轻度破坏,典型表现椎体骨质破坏、椎间隙缩窄,侧位片椎体楔形塌陷、脊柱后凸和椎体移位,胸椎旁常见梭形或三角形寒性脓肿阴影,颈椎寒性脓肿使咽后壁及气管后软组织阴影增宽,气管向前推移;腰椎结核脓肿使腰大肌阴影凸出、宽大。脊髓碘水造影可见椎管梗阻现象,CT 检查可更清楚显示脊椎结核病变和寒性脓肿。MRI 检查可见椎体、椎体上下缘及间盘等 T1WI 低信号、T2WI 高信号骨质破坏现象,椎间盘狭窄,寒性脓肿 T1WI 信号与肌肉相似,T2WI 为高信号。结核病灶多累及两个以上椎体。

（五）诊断及鉴别诊断

1.诊断

根据青少年结核病患者或有结核病接触史者，亚急性病程，出现低热、盗汗、乏力、消瘦及食欲缺乏等全身结核中毒症状，脊髓压迫综合征，脊柱疼痛、压痛及叩痛，伴神经根性刺激征，X线、CT或MRI检查显示椎体及椎间盘破坏和寒性脓肿等。

2.鉴别诊断

（1）脊髓肿瘤或椎管内肿瘤：多中年以后发病，X线平片缺乏椎体或椎间盘破坏现象，无寒性脓肿等。

（2）急性脊髓炎：发病急，无结核病史，迅速出现脊髓横贯性损害，腰穿无椎管梗阻，脑脊液（CSF）细胞数可增高，X线椎体无破坏，脊柱无压痛及叩痛等。

（3）脊髓蛛网膜炎：发病缓慢，病程较长，症状可有波动，病变范围较广泛，脑脊液检查及动力学检查、碘剂造影和MRI检查均有助鉴别，少数脊椎结核可伴脊髓蛛网膜炎。

（六）治疗

（1）药物治疗：可联合应用抗结核药，如异烟肼、对氨水杨酸钠、利福平、链霉素及乙胺丁醇等。

（2）某些病例除长期抗结核治疗，尚需及时手术，清除突起的椎体后缘、椎间盘及死骨、结核性肉芽肿、脓肿及干酪样物质等，并行相应椎板切除减压。手术适应证是有明确脊髓压迫症，伴寒性脓肿、有明确死骨存在、有感染性窦道。

（3）支持对症治疗：如截瘫患者须注意防治压疮、尿路感染等并发症。

二、椎管内结核瘤

椎管内结核瘤包括脊髓髓内结核瘤、硬膜内结核瘤及硬膜外结核性肉芽肿等，不包括脊柱结核及结核性冷脓肿压迫脊髓所致脊髓压迫症。椎管内结核瘤病源来自身体远隔部位结核病灶血行播散，或结核性脑膜炎经脑脊液直接扩散，病变压迫脊髓和脊神经根引起脊髓压迫综合征。椎管内结核瘤约为脑结核瘤1/20。

（一）病理

椎管内结核瘤可位于任何脊髓节段，病变占位效应导致椎管完全性或不完全性梗阻。髓内结核瘤相对多见，质地较硬，病灶边界清楚，大小不一。髓外硬膜内结核瘤呈不规则肿块，与脊髓、蛛网膜硬脊膜广泛粘连。硬膜外结核性肉芽肿常呈环形包绕于硬脊膜，与硬脊膜紧密粘连，使硬脊膜增厚压迫脊髓。组织学可见病灶中

心干酪样坏死，周围肉芽组织增生，可见朗汉斯巨细胞和类上皮细胞。

（二）临床表现

1.患者多为青少年，有肺结核或结核性脑膜炎病史，可有盗汗、低热、食欲缺乏及乏力等结核中毒症状。表现脊神经根和脊髓受损症状体征，如根性疼痛或束带感，病灶水平以下感觉障碍、锥体束征及尿便障碍等，截瘫不完全，病程较短患者通常疗效及预后比后较好。

2.血沉增快，腰穿呈完全性或不完全性椎管梗阻，出现蛋白—细胞分离现象，蛋白明显增高，细胞数正常或轻度增高。X线脊柱平片多无异常，脊髓碘水造影有椎管梗阻征象。CT或MRI检查可明确椎管内病灶部位、形状及大小等。

（三）诊断及鉴别诊断

1.诊断

根据临床表现、脑脊液检查、脊髓碘水造影及 CT、MRI 等影像学检查可明确椎管内占位病变，结合全身结核中毒症状、身体其他部位结核灶或结核性脑膜炎病史，血沉增快等可考虑本病可能，术前难于诊断，常在手术探查后才明确诊断。

2.鉴别诊断

临床上须注意与脊柱结核及结核性冷脓肿所致脊髓压迫症鉴别。

（四）治疗

1.考虑椎管内结核瘤可能或证实结核病变应进行系统正规抗结核药物治疗。对症治疗应注意防治压疮、尿路感染等并发症。

2.应尽早手术，清除结核病灶，并通过组织活检证实诊断，开始正规抗结核治疗。硬脊膜外结核多使脊髓受压，病变未直接侵及脊髓，清除病灶、椎管减压后效果较好。硬膜内及髓内肿瘤由于脊髓粘连不易分离，疗效较差。

三、结核性脊膜脊髓炎

结核性脊膜脊髓炎是结核性脑膜炎的致病结核菌及其炎性渗出物经脑脊液扩散波及脊膜和脊髓，炎性渗出物充满蛛网膜下隙，引起脊髓、脊神经根受损及脊髓血管炎症反应，导致脊膜和脊髓结核性炎症。

（一）临床表现

1.患者除表现结核性脑膜炎症状体征，可见多发性脊神经根刺激征、皮肤过敏及神经根牵扯试验如 Lasegue 征，腱反射减弱或消失，尿潴留或尿急、尿失禁，严重者出现脊髓长束受损症状和体征。

2.腰穿一般通畅，脑脊液蛋白增高，细胞数增高，淋巴细胞为主，糖及氯化物降低等。MRI检查可除外椎管内占位性病变。

（二）诊断及鉴别诊断

1.诊断

根据结核病或结核性脑膜炎病史，出现多发神经根刺激征及 Lasegue 征，肢体瘫、腱反射减弱或消失、尿便障碍，典型脑脊液改变等。

2.鉴别诊断

须注意与结核性脑膜炎鉴别，后者主要表现头痛、呕吐及颈强等。

（三）治疗

本病应正规抗结核治疗，选择异烟肼、链霉素、对氨基水杨酸钠、利福平及乙胺丁醇等联合用药。急性期可用地塞米松 10～20mg/d，静脉滴注，或泼尼松口服。

第五节　脊髓蛛网膜炎

脊髓蛛网膜炎是蛛网膜的一种慢性炎症过程，在某些因素的作用下蛛网膜增厚，与脊髓、脊神经根粘连（或形成囊肿）阻塞椎管，或通过影响脊髓血液循环而导致脊髓功能障碍。发病率较高,与椎管内肿瘤发病率相接近。发病年龄在 30～60 岁多见,男性多于女性,受累部位以胸段多见,颈段及腰骶段少见。

一、病因和发病机制

继发于某些致病因素的反应性非化脓性炎症。

(一)感染性

有原发于脊柱附近或椎管内的疾病如脊柱结核、硬膜外脓肿和脑脊髓膜炎等,也有继发于全身疾病如流感、伤寒,结核和产褥感染等。有报道称,结核性脑膜炎引起者最多见。

(二)外伤性

如脊柱外伤脊髓损伤、反复腰椎穿刺。

(三)化学性

如神经鞘内注入药物(抗癌药、链霉素等)、脊髓造影使用的碘油、麻醉药及其他化学药剂。

(四)脊柱或者脊髓本身的病变

如椎管内肿瘤、蛛网膜下隙出血、椎间盘突出及脊椎病等均可合并脊髓蛛网膜炎。

(五)其他

如脊髓空洞症、脊柱脊髓的先天性畸形。

二、病理

蛛网膜位于硬脊膜与软脊膜之间,本身无血管供应,故缺乏炎症反应能力。但在病原刺激下,血管丰富的硬脊膜和软脊膜发生活跃的炎症反应,进入慢性期后,引起蛛网膜的纤维增厚,并使蛛网膜与硬脊膜和软脊膜发生粘连。虽可发生于脊髓任何节段,但以胸腰段多见,病变部位的蛛网膜呈乳白色、混浊,并有不规则不对称增厚,以后成为坚韧的瘢痕组织,可与脊髓软膜神经根和血管发生粘连伴有血管增生。根据病变发展情况分为 3 种类型:局限型(仅局限于 1～2 个节段),弥散型(有多个节段呈散在分布),囊肿型(粘连及增厚的蛛网膜形成囊肿)。

三、临床表现

(1)发病前约 45.6％有感染及外伤史。

(2)多为慢性起病且逐渐缓慢进展,但也有少数是迅速或亚急性起病。

(3)病程由数月至数年不等,最长者 10 年,症状常有缓解,故病情可有波动。

(4)由于蛛网膜的增厚和粘连及形成囊肿对脊髓、神经根和血管的压迫也为不对称和不规则,及不同病变部位的临床表现呈多样性,可有单发或多发的神经根痛,感觉障碍多呈神经根型、节段型或斑块状不规则分布,两侧不对称。运动障碍为不对称的截瘫、单瘫或四肢瘫,一般以局限型症状较轻,弥散型症状则较重,囊肿型类似于脊髓占位的压迫症表现。括约肌功能障碍出现较晚,症状不明显。

四、实验室检查

(一)腰椎穿刺

脑脊液压力正常或者低于正常。弥散型和囊肿型可引起椎管阻塞,奎肯试验可表现为完全阻塞、不完全阻塞、通畅或时而阻塞时而通畅。脑脊液淡黄色或无色透明;脑脊液蛋白含量增高,甚至脑脊液流出后可自动凝固,称弗洛因综合征,蛋白增高的程度与椎管内阻塞的程度不一致,与病变节段无明显关系;细胞数接近正常或增高(以淋巴细胞为主);往往呈现蛋白细胞分离现象。

(二)X 线检查

脊柱平片多无异常,或同时存在增生性脊椎炎及腰椎横突退化等改变。

(三)椎管造影

见椎管腔呈不规则狭窄,碘水呈点滴和斑块状分布,囊肿型则显示杯口状缺损。碘油造影因其不能被吸收而本身就是造成脊髓蛛网膜炎的病因之一,故不宜使用。

(四)MRI 检查

能明确囊肿性质、部位、大小,并能了解病灶对周围重要组织的损害情况。

五、诊断

引起脊髓蛛网膜炎的病因较多,临床上对能够明确病因的不再做出脊髓蛛网膜炎的诊断,仅对难以明确病因,符合神经症状和病理表现的才做出该诊断。但该类病变临床诊断比较困难,误诊率也较高。脊髓蛛网膜炎的主要有以下特点。

(1)发病前有感冒、受凉、轻伤或劳累病史,在上述情况下出现症状或者症状加重。

(2)脊髓后根激惹症状。单侧或双侧上肢根痛明显,手或前臂可有轻度肌肉萎缩及病理反射。

(3)病程中症状有缓解和加重,呈波动性表现。该特点有助于和椎管内肿瘤鉴别。

(4)脊髓症状多样。病变侵犯范围广而不规则,病变水平的确定往往比较困难,且病变平面以下感觉障碍的分布不规律,如果病变不完全局限于椎管内,可出现脑神经损害的表现,有时可有助于诊断脊髓蛛网膜炎。

(5)脑脊液检查:蛋白含量增高,脑脊液呈现蛋白细胞分离现象,以及奎肯试验中椎管通畅性的变化支持脊髓蛛网膜炎的诊断。

(6)脊髓碘水造影:往往有椎管腔呈不规则狭窄,碘水呈点滴和斑状分布,囊肿型则显示杯口状缺损的特征性改变。

六、治疗

(一)非手术治疗

确定诊断后,首先考虑非手术治疗,但目前的治疗方法效果仍不十分理想。对早期、轻症病例,经过治疗可以使症状消失或减轻。保守治疗可选用肾上腺皮质激素(静脉滴注或口服)、血管扩张药、B 族维生素等,积极治疗原发病(抗感染或抗结核治疗等)及对于神经功能损害给予康复治疗。

1.激素:虽然认为椎管内注射皮质激素能治疗蛛网膜炎,但由于其本身也是引起蛛网膜炎的原因之一,临床上多采用口服或静脉滴注的方法给予。氢化可的松每日 100～200mg 或地塞米松 10～20mg,2～4 周后逐渐减量停药。必要时重复使用。

2.抗生素:有急性感染症状如发热使症状加重时可考虑使用。

3.40%乌洛托品液静脉注射,5mL,每日 1 次,10～20d 为 1 个疗程。10%碘化钾溶液口服或 10%碘化钾溶液静脉注射,10mL,每日 1 次,8～10d 为 1 个疗程。

4.维生素:如 B 族维生素、维生素 B_{12}、烟酸等。

5.玻璃酸酶(透明质酸酶)。玻璃酸酶的作用可能是由于它能溶解组织的渗出物及粘连,因而有利于改善了脑脊液的吸收和循环;有利于抗结核药物的渗出液;解除了对血管的牵拉使其更有效地输送营养。每次用玻璃酸酶 500U,稀释于 1mL 注射用水中,鞘内注射,每周 1 次。对结核性脑膜炎患者当脑脊液蛋白>3g/L,疑有椎管梗阻者则用氢化可的松 25～50mg 或地塞米松 0.5～1mg,玻璃酸酶 750～1500U,鞘内注射,每 2 周 1 次,10 次为 1 个疗程。

6.理疗,如碘离子导入疗法。

7.放射疗法。此法对新生物的纤维组织有效应,对陈旧的纤维组织作用较小。一般使用小剂量放射线照射,不容许使用大到足以引起正常组织任何损害的剂量,并须注意照射面积的大小及其蓄积量。

8.蛛网膜下隙注气。有人认为此法有一定疗效,每次注气 10～20mL,最多 50mL,每隔 5～14d 注气 1 次,8 次为 1 个疗程。

9.针刺、按摩、功能锻炼。

(二)手术治疗

多数学者指出,手术治疗仅限于局限性粘连及有囊肿形成的病例。有急性感染征象或脑脊液细胞明显增多时,则不宜手术。手术中切除椎板后,应首先观察硬脊膜搏动是否正常,有无肥厚。切开硬脊膜时应注意保持蛛网膜的完整,根据观察所得病变情况,进行手术操作。术后强调采用综合治疗,加强护理,防止并发症的发生,并积极促进神经功能的恢复。诊断为囊肿型者可行囊肿摘除术,弥散性或脑脊液细胞增多明显者不宜行手术治疗,因可加重蛛网膜的粘连。

第六节　脊髓空洞症

脊髓空洞症是一种慢性进行性的脊髓变性疾病,是由于不同原因导致在脊髓中央管附近或后角底部有胶质增生或空洞形成的疾病。空洞常见于颈段,某些病例,空洞向上扩展到延髓和脑桥(称为延髓空洞症),或向下延伸至胸髓甚至腰髓。由于空洞侵及周围的神经组织而引起受损节段的分离性感觉障碍、下运动神经元瘫痪,以及长传导束功能障碍与营养障碍。

一、病因和发病机制

脊髓空洞症与延髓空洞症的病因和发病机制目前尚未完全明确,概括起来有以下 4 种学说。

(一)脑脊液动力学异常

早在 1965 年,由 Gardner 等人认为由于第四脑室出口区先天异常,使正常脑脊液循环受阻,从而使得由脉络膜丛的收缩搏动产生的脑脊液压力搏动波通过第四脑室向下不断冲击,导致脊髓中央管逐渐扩大,最终形成空洞。支持这一学说的证据是脊髓空洞症常伴发颅颈交界畸形。其他影响正常脑脊液循环的病损如第四脑室顶部四周软脑膜的粘连也可伴发脊髓空洞症。通过手术解决颅颈交界处先天性病变后,脊髓空洞症所引起的某些症状可以获得改善。但是这种理论不能解释某些无第四脑室出口处阻塞或无颅颈交界畸形的脊髓空洞症,也不能解释空洞与中央管之间并无相互连接的病例。也有人认为传送到脊髓的搏动压力波太小,难以形成空洞。因此,他们认为空洞的形成是由于压力的影响,脑脊液从蛛网膜下隙沿着血管周围间隙(Virchow－Robin 间隙)或其他软脊膜下通道进入脊髓内所造成。

(二)先天发育异常

由于胚胎期神经管闭合不全或脊髓中央管形成障碍,在脊髓实质内残留的胚胎上皮细胞缺血、坏死而形成空洞。支持这一学说的证据是脊髓空洞症常伴发其他先天性异常,如颈肋、脊柱后侧突、脊椎裂、脑积水、Klippel－Feil 二联征(两个以上颈椎先天性融合)、先天性延髓下疝(Arnold－Chiari 畸形)、弓形足等。临床方面也不断有家族发病的报道。但该学说的一个最大缺陷在于空洞壁上从未发现过胚胎组织,故难以形成定论。

(三)血液循环异常

该学说认为脊髓空洞症是继发于血管畸形、脊髓肿瘤囊性变、脊髓损伤、脊髓炎伴中央软化、蛛网膜炎等而发生的。引起脊髓血液循环异常,产生髓内组织缺血、坏死、液化,形成空洞。

(四)继发于其他疾病

临床上屡有报道,脊髓空洞症继发于脊柱或脊髓外伤、脊髓内肿瘤、脊髓蛛网膜炎、脊髓炎以及脑膜炎等疾病。因脊髓中央区是脊髓前后动脉的交界区,侧支循环差,外伤后该区易坏死软化形成空洞,常由受伤部的脊髓中央区(后柱的腹侧,后角的内后方)起始并向上延伸。脊髓内肿瘤囊性变可造成脊髓空洞症。继发性脊髓蛛网膜炎患者,可能由于炎症粘连、局部缺血和脑脊液循环障碍,脑脊液从蛛网膜下隙沿血管周围间隙进入脊髓内,使中央管扩大形成空洞。脊髓炎时由于炎症区脱髓鞘、软化、坏死,严重时坏死区有空洞形成。

目前,多数学者认为脊(延)髓空洞症不是单一病因所造成的一个独立病种,而是由多种致病因素造成的综合征。

二、病理

空洞较大时病变节段的脊髓外形可增大,但软膜并不增厚。空洞内有清亮液体填充,其成分多与脑脊液相似。有的空洞内含黄色液体,其蛋白增高,连续切片观察,空洞最常见于颈膨大,常向胸髓扩展,腰髓较少受累。偶见多发空洞,但互不相通。典型的颈膨大空洞多先累及灰质前连合,然后向后角扩展,呈"U"字形分布。可对称或不对称地侵及前角,继而压迫脊髓白质。空洞在各平面的范围可不相同,组织学改变在空洞形成早期,其囊壁常不规则,有退变的神经胶质和神经组织。如空洞形成较久,其周围有胶质增生及肥大星形细胞,形成致密的囊壁(1～2mm 厚。部分有薄层胶原组织包绕)。当空洞与中央管交通时,部分空洞内壁可见室管膜细胞覆盖。

空洞亦可发生在延髓,通常呈纵裂状,有时仅为胶质瘢痕而无空洞。延髓空洞有下列 3 种类型:①裂隙从第四脑室底部舌下神经核外侧向前侧方伸展,破坏三叉神经脊束核、孤束核及其纤维。②裂隙从第四脑室中缝扩展,累及内侧纵束。③空洞发生在锥体和下橄榄核之间,破坏舌下神经纤维。上述改变以①、②型多见,③型罕见。延髓空洞多为单侧,伸入脑桥者较多,伸入中脑者罕见。延髓空洞尚可侵犯网状结构,第 Ⅸ、Ⅺ、Ⅹ 对脑神经及核,前庭神经下核至内侧纵束的纤维,脊髓丘系及锥体束等。

脑桥空洞常位于顶盖区,可侵犯第 Ⅵ、Ⅶ 脑神经核和中央顶盖束。

三、临床表现

发病年龄通常为 20～30 岁,偶尔发生于儿童期或成年以后,文献中最小年龄为 3 岁,最大为 70 岁。男性与女性比例为 3∶1。

(一)脊髓空洞症

病程进行缓慢,最早出现的症状常呈节段性分布,首先影响上肢。当空洞逐渐扩大时,由于压力或胶质增生的作用,脊髓白质内的长传导束也被累及,在空洞水平以下出现传导束型功能障碍。两个阶段之间可以间隔数年。

1.感觉症状

由于空洞时常始于中央管背侧灰质的一侧或双侧后角底部,早期症状常是单侧的痛觉、温度觉障碍。如病变侵及前连合时可有双侧的手部、臂部尺侧或一部分颈部、胸部的痛、温觉丧失,而触觉及深感觉完整或相对地正常,称为分离性感觉障碍。患者常在手部发生灼伤或刺、割伤后才发现痛、温觉的缺损。以后痛、温觉丧失范围可以扩大到两侧上肢、胸、背部,呈短上衣样分布。如向上影响到三叉丘脑束交叉处,可以造成面部痛、温觉减退或消失,包括角膜反射消失。

许多患者在痛、温觉消失区域内有自发性的中枢痛。晚期后柱及脊髓丘脑束也被累及,造成病变水平以下痛、温、触觉及深感觉的感觉异常及不同程度的障碍。

2.运动障碍

前角细胞受累后,手部小肌肉及前臂尺侧肌肉萎缩,软弱无力,且可有肌束颤动,逐渐波及上肢其他肌肉、肩胛肌以及一部分肋间肌。腱反射及肌张力减低。以后在空洞水平以下出现锥体束征、肌张力增高及腱反射亢进、腹壁反射消失、Babinskin 征呈阳性。空洞内如果发生出血,病情可突然恶化。空洞如果在腰骶部,则在下肢部位出现上述的运动及感觉症状。

3.营养性障碍及其他症状

关节的痛觉缺失引起关节磨损、萎缩和畸形,关节肿大,活动度增加,运动时有摩擦音而无痛觉,称为夏科(Charcot)关节。在痛觉消失区域,表皮的烫伤及其他损伤可以造成顽固性溃疡及瘢痕形成。如果皮下组织增厚、肿胀及异样发软,伴有局部溃疡及感觉缺失时,甚至指、趾末端发生无痛性坏死、脱失,称为 Mervan 综合征。颈胸段病变损害交感神经通路时,可产生颈交感神经麻痹(Horner)综合征。病损节段可有出汗功能障碍,出汗过多或出汗减少。晚期可以有神经源性膀胱以及大便失禁现象。其他如脊柱侧突、后突畸形、脊柱裂、弓形足等亦属常见。

(二)延髓空洞症

由于延髓空洞常不对称,症状和体征通常为单侧型。累及疑核可造成吞咽困难及口吃、软腭与咽喉肌无力、悬雍垂偏斜;舌下神经核受影响时造成伸舌偏向患侧,同侧舌肌萎缩伴有肌束颤动;如面神经核被累及时可出现下运动神经元型面瘫;三叉神经下行束受累时造成同侧面部感觉呈中枢型痛、温觉障碍;侵及内侧弓状纤维则出现半身触觉、深感觉缺失;如果前庭小脑通路被阻断可引起眩晕,可能伴有步态不稳及眼球震颤;有时也可能出现其他长传导束征象,但后者常与脊髓空洞症同时存在。

四、辅助检查

(一)腰椎穿刺及奎肯试验

一般无异常发现。如空洞较大则偶可导致脊腔部分梗阻引起脑脊液蛋白含量增高。

(二)X 线检查

可发现骨骼 Charcot 关节、颈枕区畸形及其他畸形。

(三)延迟脊髓 CT 扫描(DMCT)

即在蛛网膜下隙注入水溶性阳性造影剂,延迟一定时间,分别在注射后 6h、12h、18h 和 24h 再行脊髓 CT 检查,可显示出高密度的空洞影像。

(四)磁共振成像(MRI)

MRI 是诊断本病最准确的方法。不仅因为其为无创伤检查,更因其能多平面、分节段获得全椎管轮廓,可在纵、横断面上清楚显示出空洞的位置及大小、累及范围、与脊髓的对应关系等,以及是否合并 Arnol－chiari 畸形,以鉴别空洞是继发性还是原发性,有助于选择手术适应证和设计手术方案。

(五)肌电图

上肢萎缩肌肉有失神经表现,但在麻木的手部,感觉传导速度仍正常,是因病变位于后根神经节的近端之故。

五、诊断与鉴别诊断

(一)诊断

成年期发病,起病隐袭,缓慢发展,临床表现为节段性分布的分离性感觉障碍,手部和上肢的肌肉萎缩,以及皮肤和关节的营养障碍。如合并有其他先天性缺陷存在,则不难做出诊断。MRI 检查可确诊。

(二)鉴别诊断

本病须与下列疾病鉴别。

1.脊髓内肿瘤

可以类似脊髓空洞症,尤其是位于下颈髓时。但肿瘤病变节段短,进展较快,膀胱功能障碍出现较早,而营养性障碍少见,脑脊液蛋白含量增高,可以与本病相区别。对疑难病例可做脊髓造影和 MRI 扫描鉴别之。

2.颈椎骨关节病

可出现手部及上肢的肌肉萎缩,但根痛常见,感觉障碍为呈根性分布而非节段性分布的分离性感觉障碍。可行颈椎摄片,必要时做 CT 和 MRI 检查可明确诊断。

3.肌萎缩性侧索硬化症

不容易与脊髓空洞症相混淆,因为它不引起感觉异常或感觉缺失。

4.脑干肿瘤

脊髓空洞症合并延髓空洞症时,需要与脑干肿瘤鉴别。脑干肿瘤好发于 5～15 岁儿童,病程较短,开始常为脑桥下段症状而不是延髓症状,临床表现为展神经、三叉神经麻痹,且可有眼球震颤等;其后随肿瘤长大而有更多的脑神经麻痹症状,出现交叉性瘫痪。如双侧脑干肿瘤则出现双侧脑神经麻痹及四肢瘫。疾病后期可出现颅内压力增高等,可与延髓空洞症相鉴别。

5.麻风

虽可有上肢肌萎缩与麻木,但无分离性感觉障碍,所有深浅感觉均消失,且常可摸到粗大的周围神经(如尺神经、桡神经及臂丛神经干),有时可见到躯干上有散在的脱色素斑、手指溃疡等,不难鉴别。

六、治疗

本病目前尚无特殊疗法,可从以下几方面着手。

(一)支持治疗

一般对症处理,如给予镇痛药、B族维生素、三磷酸腺苷、辅酶 A、肌苷等。痛觉消失者应防止烫伤或冻伤。加强护理,辅助按摩、被动运动、针刺治疗等,防止关节挛缩。

(二)放射治疗

对脊髓病变部位进行照射,可缓解疼痛,可用深部 X 线疗法或放射性核素[131]I 疗法,以后者较好。方法有两种。

1.口服法

先用复方碘溶液封闭甲状腺,然后空腹口服钠[131]I 溶液 $50\sim200\mu Ci$,每周服 2 次,总量 $500\mu Ci$ 为 1 个疗程,$2\sim3$ 个月后重复疗程。

2.椎管注射法

按常规做腰椎穿刺,取头低位 15°角,穿刺针头倾向头部,注射无菌钠[131]I 溶液 $0.4\sim1.0\mu Ci/mL$,每 15 天 1 次,共 3 或 4 次。

(三)手术治疗

对 Chairi 畸形、扁平颅底、第四脑室正中孔闭锁等情况可采用手术矫治。凡脊髓空洞的比值超过 30%者,有手术指征。手术的目的在于以下几种。

(1)纠正伴同存在的颅骨及神经组织畸形。

(2)椎板及枕骨下减压。

(3)对张力性空洞,可行脊髓切开和空洞—蛛网膜下隙分流术或空洞—腹膜腔分流术。

(四)中药治疗

有人采用补肾活血汤加减治疗该病,据报道有效。但至少持续服药 3 个月以上,否则疗效不佳。

七、预后

本病进展缓慢,如能早期治疗,部分患者症状可有不同程度缓解。少数患者可停止进展,迁延数年至数十年无明显进展。部分患者进展至瘫痪而卧床不起,易发生并发症,预后不良。

第十三章　神经系统疾病的康复

第一节　脑卒中的康复

脑卒中(stroke)是一组急性脑血管病的总称,包括缺血性的脑血栓形成、脑栓塞、腔隙性脑梗死和脑出血和蛛网膜下隙出血。其常见的病因为高血压、动脉硬化心脏病、血液成分及血液流变学改变、先天性血管病等。脑卒中是我国的多发病,病死率和致残率高。幸存者中约70%~80%残留有不同程度的残疾,近一半患者生活不能自理,为此开展脑卒中康复,改善患者的功能,提高其生活自理能力和生活质量,使其最大限度地回归社会具有重要的意义。虽然不同类型的脑卒中患者的临床特点、药物治疗等有所不同,但针对其各种障碍所进行的康复治疗措施大致相同,故通常把这些急性脑血管病的康复统称为脑卒中康复。

一、主要障碍

脑卒中患者可出现各种各样的障碍,包括以下几种。

(一)身体功能和结构方面

1.脑卒中直接引起的障碍

运动障碍(如瘫痪、不随意运动、肌张力异常、协调运动异常、平衡功能障碍等);感觉障碍;言语障碍(失语症及构音障碍);失认症和失用症;智力和精神障碍;二便障碍,吞咽功能障碍,偏盲及意识障碍等。

2.病后处理不当而继发的障碍

废用综合征是患者较长时间卧床、活动量不足引起的。如局部活动减少引起的压疮、肺部感染、关节挛缩、肌肉萎缩、肌力及肌耐力下降、骨质疏松、深静脉血栓等;全身活动减少引起的心肺功能下降,易疲劳,食欲缺乏及便秘等;卧位低重心引起的直立性低血压、血液浓缩等;感觉运动刺激不足引起的智力下降、反应迟钝、自主神经不稳定、平衡及协调功能下降等。

误用及过用综合征是病后治疗或自主活动方法不当引起的。如肌肉及韧带损伤、骨折、异位骨化、肩痛及髋关节痛、肩关节半脱位、肩手综合征、膝过伸、痉挛加重、异常痉挛模式加重(优势肌和非优势肌肌张力不平衡加剧)、异常步态及尖足内翻加重与习惯化等。

3.伴发障碍

营养不良、伴发病(如肌肉骨关节疾患、心肺疾患等)引起的障碍。

(二)活动能力方面

因存在上述功能障碍,患者多不同程度地丧失了生活自理、交流等能力。

(三)社会参与方面

因存在上述障碍,限制或阻碍了患者参与家庭和社会活动,降低了生活质量。

二、康复评定

脑卒中康复评定的目的是确定患者的障碍类型及程度,以便拟定治疗目标、治疗方案,确定治疗效果及进行预后预测等。脑卒中急性期和恢复早期患者病情变化较快,评定次数应适当增加,恢复后期可适当减少。全面评定之间应视情况多次进行简便的针对性单项评定。

(一)功能评定

瘫痪评定常采用 Brunnstrom 评测法及 Fugl－Meyer 评测法,肌张力评定多采用改良的 Ashworth 评定法。失语症评定可采用波士顿诊断性失语检查(BDAE)、西方失语成套测验(WAB)、汉语失语成套测验(ABC)。构音障碍评定可采用 Frenchay 构音障碍评定。吞咽障碍评定可采用饮水试验、咽唾液试验及视频荧光造影检查。失认症和失用症评定尚无成熟的成套测验方法,多采用单项评定,如 Albert 试验线性二等分试验、空心十字试验等。意识障碍评定多采用 Glasgow 昏迷评分。智力评定常采用简明精神状态检查(MMSE)。

(二)活动能力评定

多采用 Barthel 指数和功能独立性评定(FIM)。

(三)社会参与评定

可采用生活满意度或生活质量评定,如简明健康调查量表。

(四)影响康复和预后的因素评定

如伴发病、社会背景、环境及资源、脑卒中和冠心病危险因素等。

三、康复措施

脑卒中康复的目标是通过以运动疗法、作业疗法为主的综合措施,最大限度地促进功能障碍的恢复,防治失用和误用综合征,减轻后遗症;充分强化和发挥残余功能,通过代偿和使用辅助工具等,以争取患者达到生活自理;通过生活环境改造,精神心理再适应等使患者最大限度地回归家庭和社会。

(一)脑卒中康复医疗的原则

1.脑卒中康复的适应证和禁忌证多是相对的。对于可以完全自然恢复的轻症患者(TIA 和 Rind)一般无须康复治疗,但高龄体弱者在卧床输液期间,有必要进行。些简单的预防性康复治疗(如关节被动活动),以防止出现失用性并发症。对于重度痴呆、植物状态等重症患者,即使强化康复治疗也难以取得什么效果,重点是加强护理,防治并发症。介于两者之间的情况才是康复治疗的适应证。一般认为病情过于严重或不稳定者(如意识障碍、严重的精神症状、病情进展期或生命体征尚未稳定等),或伴有严重并发症或并发症者(如严重感染、急性心肌梗死、重度失代偿性心功能不全、不稳定性心绞痛、急性肾功能不全等),由于不能耐受配合康复治疗或有可能加重病情等,不宜进行主动性康复训练,但抗痉挛体位、体位变换和关节被动运动等预防性康复手段,只要不影响抢救,所有患者均可进行。一旦这些禁忌证稳定、得到控制或好转,则多又成为主动康复的适应证。

2.康复医疗是一个从急性期至后遗症期的连续过程,既要注意急性期预防性康复,恢复期促进恢复的康复,又要注意后遗症期的维持和适应性康复。应该充分利用社区资源进行社区康复。

3.由有经验的、多学科康复组实施康复以确保最佳的康复效果。采用标准化的评价方法和有效的评价工具。采取目标指向性治疗,在充分进行预后预测的基础上,由患者、家属和专业人员共同制订实用可行的家庭和社会复归目标。以证据为基础的干预应以功能目标为基础。

4.由于脑卒中患者障碍的复杂性及单一治疗效果的局限性,应采用综合的治疗和刺激手段。治疗环境应尽可能与家庭及社区的环境相近。治疗小组成员之间应加强交流与协作,避免脱节与相互矛盾。康复过程由学习和适应构成,宜让患者反复练习难度分级的各种任务,以使其学会(重获)丧失的技能。患者要与环境相互适应,必要时采取适当的补偿策略。应及时纠正心理障碍,激发患者的康复欲望(动机)和康复训练的兴趣等。对患者和家属进行针对性的教育和培训,使家属积极参与康复计划。

5.康复评价和干预应从急性期开始,一旦患者神志清楚、病情稳定,就应该开始主动性康复训练,以便尽可能地减少废用(包括健侧)。某些误用很难纠正,故早期正确的训练非常重要。应首先着眼于患侧的恢复性训练,防止习得性失用,不宜过早地应用代偿手段。康复训练要达到足够的量才能取得最佳效果,但宜从小量开始,在不引起或加重异常运动反应的前提下,逐渐增加活动量,可采取少量多次的方法,以免患者过度疲劳或引起危险。

6.进行伴发病和危险因素的管理对确保康复效果和患者生存至关重要。

(二)急性期的康复治疗

急性期在此是指病情尚未稳定的时期。因严重并发症或并发症不能耐受主动康复训练者及因严重精神症状、意识障碍等不能配合康复训练者,康复处理基本同此期。此期应积极处理原发病和并发症,以便尽可能减少脑损伤并尽快地顺利过渡到下一个康复阶段;制订并实施脑卒中危险因素管理计划,预防脑卒中复发。本期康复的目的主要是预防失用性并发症。

1.保持抗痉挛体位

其目的是预防或减轻以后易出现的痉挛模式。取仰卧位时,头枕枕头,不要有过伸、过屈和侧屈。患肩垫起防止肩后缩,患侧上肢伸展、稍外展,前臂旋后,拇指指向外方。患髋垫起以防止后缩,患腿股外侧垫枕头以防止大腿外旋。本体位是护理上最容易采取的体位,但容易引起紧张性迷路反射及紧张性颈反射所致的异常反射活动,为"应避免的体位"。"推荐体位"是侧卧位:取健侧侧卧位时,头用枕头支撑,不让向后扭转;躯干大致垂直,患侧肩胛带充分前伸,肩屈曲90°～130°角,肘和腕伸展,上肢置于前面的枕头上;患侧髋、膝屈曲似踏出一步置于身体前面的枕头上,足不要悬空。取患侧侧卧位时,头部用枕头舒适地支撑,躯干稍后仰,后方垫枕头,避免患肩被直接压于身体下,患侧肩胛带充分前伸,肩屈曲90°～130°角,患肘伸展,前臂旋后,手自然地呈背屈位;患髋伸展,膝轻度屈曲;健肢上肢置于体上或稍后方,健腿屈曲置于前面的枕头上,注意足底不放任何支撑物,手不握任何物品。

2.体位变换

主要目的是预防压疮和肺感染,另外由于仰卧位强化伸肌优势,健侧侧卧位强化患侧屈肌优势,患侧侧卧位强化患侧伸肌优势,不断变换体位可使肢体的伸屈肌张力达到平衡,预防痉挛模式出现。一般每60～120min变换体位一次。

3.关节被动运动

主要是为了预防关节活动受限(挛缩),另外可能有促进肢体血液循环和增加感觉输入的作用。先从健侧开始,然后参照健侧关节活动范围进行患侧运动。一般按从肢体近端到肢体远端的顺序进行,动作要轻柔缓慢。重点进行肩关节外旋、外展和屈曲,肘关节伸展,腕和手指伸展,髋关节外展和伸展,膝关节伸展,足背屈和外翻。在急性期每天做两次,每次每个关节做3～5遍,以后视肌张力情况确定被动运动次数,肌张力越高被动关节运动次数应越多。较长时间卧床者尤其要注意做此项活动。

4.饮食管理

有意识障碍和吞咽障碍者经口进食易发生吸入性肺炎,通常需靠静脉补充营养,如3d后仍不能安全足量地经口进食,可鼻饲营养。另外,要加强口腔护理。

5.二便管理

此期患者易出现尿潴留、失禁及便秘,必要时可予导尿,应用开塞露、缓泻剂等。注意预防泌尿系感染和压疮。

6.加强呼吸管理,防治呼吸系统并发症;预防静脉血栓、压疮等。

7.对家属进行脑卒中及其护理和康复知识的宣教和培训。

由于翻身和关节被动运动只能预防压疮、肺炎和关节挛缩,并不能预防失用性肌萎缩等其他失用,也没有明显促进功能恢复的作用,所以要尽早地开始下一阶段的主动训练。

(三)恢复期的康复治疗

恢复期是指病情已稳定,功能开始恢复的时期。一般而言,患者意识清楚、生命体征稳定且无进行性加重表现后1～2d,就应该开始主动性康复训练。在不伴有意识障碍的轻症脑卒中,病后第2d就可在严密观察下开始主动训练,但开始活动量要小。由于蛛网膜下隙出血和脑栓塞近期再发的可能性大,在未行手术治疗的蛛网膜下隙出血患者,要观察1个月左右才谨慎地开始康复训练。在脑栓塞患者康复训练前如查明栓子来源并给予相应处理,应在向患者及家属交代有关事项后再开始训练比较稳妥。

主动性康复训练应遵循瘫痪恢复的规律,先从躯干、肩胛带和骨盆带开始,按坐位、站位和步行,以及肢体近端至远端的顺序进行。一般把多种训练在一天内交替进行,有所偏重。此期要应用各种偏瘫康复技术促进功能的恢复。关于患侧肢体训练,在软瘫期要设法促进肌张力和主动运动的出现;在出现明显痉挛后要降低痉挛,促进分离运动的恢复,改善运动的速度、精细程度和耐力等。要注意非瘫痪侧肌力维持和强化。

1.床上翻身训练

这是最基本的躯干功能训练之一。患者双手手指交叉在一起,患侧拇指在上,双上肢腕肘伸展("Bobath握手"),先练习前方上举,并练习伸向侧方。在翻身时,交叉的双手伸向翻身侧,头和躯干翻转,至侧卧位,然后返回仰卧位,再向另一侧翻身。每日进行多次,必要时训练者给予帮助或利用床栏练习。注意翻身时头一定要先转向同侧。向患侧翻身较容易,很快就可独立完成。

2.桥式运动

目的是训练腰背肌群和伸髋的臀大肌,为站立做准备。患者取仰卧位,双腿屈曲,足踏床,慢慢地抬起臀部,维持一段时间后慢慢放下(双桥式运动);在患者能较容易地完成双桥式运动后,让患者悬空健腿,仅患腿屈曲,足踏床抬臀(单桥式运动)。如能很好地完成本动作,那么就可有效地防止站位时因髋关节不能充分伸展而出现的臀部后突。训练早期多需训练者帮助固定下肢并叩打刺激臀大肌收缩。

3.坐位训练

坐位是患者最容易完成的动作之一,也是预防直立性低血压、站立、行走和一些日常生活活动所必需的。在上述训练开始的同时就应进行。

由于老年人和较长时间卧床者易出现直立性低血压,故在首次取坐位时,不宜马上取直立(90°角)坐位。可用起立平台或靠背架,依次取 30°角、45°角 60°角、80°角坐位(或平台直立位),如前一种体位能坚持 30min 且无明显直立性低血压表现,可过渡到下一项,如已能取 80°角坐位 30min,则以后取坐位和站位时可不考虑直立性低血压问题。理论上应避免床上半坐位,以免强化下肢伸肌优势。

坐位训练包括坐位平衡训练和耐力训练。在平衡训练的同时耐力也随之得以改善。进行坐位训练时,要求患者双足踏地或踏在支持台上,这对预防尖足内翻非常必要。另外,一定要在无支撑或无扶助下练习,否则难以取得好的效果。

静态平衡训练要求患者取无支撑下床边或椅子上静坐位,髋关节、膝关节和踝关节均屈曲90°角,足踏地或支持台,双足分开约一脚宽,双手置于膝上。训练者协助患者调整躯干和头至中间位,当感到双手已不再用力时松开双手,此时患者可保持该位置数秒,然后慢慢地倒向一侧。随后训练者要求患者自己调整身体至原位,必要时给予帮助。静态坐位平衡在大多数患者很快就可完成,然后让患者双手手指交叉在一起,伸向前、后、左、右、上和下方并伴有重心相应的移动,此称为自动态坐位平衡训练。当患者在受到突然的推拉外力仍能保持平衡时(被动态平衡),就可认为已完成坐位平衡训练。此后坐位训练主要是耐力训练。在坐位训练的同时,要练习坐位和卧位的转换训练。从健侧坐起时,先向健侧翻身,健侧上肢屈曲置于身体下,双腿远端垂于床边后,头向患侧(上方)侧屈,健侧上肢支撑慢慢坐起。从患侧坐起时稍困难些,也要用健侧上肢支撑坐起,不过要求躯干有较大的旋转至半俯卧位。由坐位到卧位的动作相反。

4.站位训练

一般在进行自动态坐位平衡训练的同时开始站位训练。对一般情况较差、早期进行此训练有困难者,可先站起立平台;躯干功能较好、下肢功能较差者可用长下肢支具。也可利用部分减重支持装置进行站位平衡训练。

起立训练要求患者双足分开约一脚宽,双手手指交叉,上肢前伸,双腿均匀持重,慢慢站起。此时训练者坐在患者前面,用双膝支撑患者的患侧膝部,双手置于患者臀部两侧帮助患者重心前移,伸展髋关节并挺直躯干。坐下时动作相反。要注意防止仅用健腿支撑站起的现象。

静态站位平衡训练是在患者站起后,让患者松开双手,上肢垂于体侧,训练者逐渐除去支撑,让患者保持站位。注意站位时不能有膝过伸。患者能独自保持静态站位后,让患者重心逐渐移向患侧,训练患腿的持重能力。同时让患者双手交叉的上肢(或仅用健侧上肢)伸向各个方向,并伴随躯干(重心)相应的摆动,训练自动态站位平衡。如在受到突发外力的推拉时仍能保持平衡,说明已达到被动态站位平衡。患者可独立站立片刻后就可练习床椅转移。

5.步行训练

一般在患者达到自动态站位平衡、患腿持重达体重的一半以上,并可向前迈步时才开始步行训练。但由于老年人易出现废用综合征,有的患者靠静态站立持重改善缓慢,故某些患者步行训练可适当提早进行,必要时使用下肢支具。不过步行训练量早期要小,以不致使患者过度费力而出现足内翻和尖足畸形并加重全身痉挛为度。对多数患者而言,不宜过早地使用手杖,以免影响患侧训练。

在步行训练前,先练习双腿交替前后迈步和重心的转移。多数患者不必经过平行杠内步行训练期,可直接进行监视下或少许扶持下步行训练。步行训练早期常有膝过伸和膝打软(膝突然屈曲)现象,应进行针对性的膝控制训练。如出现患侧骨盆上提的划圈步态,说明膝屈曲和踝背屈差。在可独立步行后,进一步练习上下楼梯(健腿先上,患腿先下)、走直线、绕圈、跨越障碍、上下斜坡及实际生活环境下的实用步行训练。

近年,提倡利用部分减重支持装置提早进行步行训练,认为在步行能力和行走速度恢复方面均有较好的效果。

6.作业治疗

一般在患者能取坐位姿势后开始。内容包括:①日常生活活动能力训练:如吃饭、个人卫生、穿衣、移动、洗澡及家务活动等,掌握一定的技巧,单手多可完成。必要时可应用生活辅助具,如粗柄勺子、带套圈的筷子、有吸盘固定且把手加长的指甲刀、穿袜器、四脚手杖和助行器等。从训练的角度出发,应尽量使用患手。②工艺活动:如用斜面磨砂板训练上肢粗大的运动,用编织、剪纸等训练两手的协同操作,用垒积木、书写、拧螺丝、抬小物品等训练患手的精细活动。经过一段时间的训练后,如预测瘫痪的利手恢复差,应开始利手转换训练。在患手达一定功能的慢性(发病6个月以上)脑卒中患者可试用强制性使用运动疗法,部分患者可取得明显效果。

7.物理治疗和针灸治疗

功能性电刺激、生物反馈及针灸治疗等对增加感觉输入、促进功能恢复与运动控制等有一定的作用。

8.对失语、构音障碍、认知功能障碍等也需进行针对性训练

结合患者情况应尽早实施出院计划。在患者出院前,可先回家住几日,以适应家庭环境,发现问题并给予相应的指导和训练。为使患者适应社会环境,出院前可带患者集体购物、参加社区活动等。

(四)后遗症期康复治疗

后遗症期是患者功能恢复已达平台期,但通过技巧学习、使用辅助器具及与环境相互适应等仍可有一定的能力恢复的时期。经积极训练一般在发病3～6个月后进入后遗症期,对于早期活动少或较长时间卧床者,运动功能恢复可持续更长的时间。此期患者的运动耐力和日常生活活动能力仍可进一步提高。

在此期出院回家的患者,由于活动空间限制、家属照顾过多或无暇顾及、患者主动性差等原因,在老年人和移动能力较差者易出现功能和能力的退化,甚至造成卧床不起,故参照原先的训练进行维持性训练是非常必要的。即使那些经训练仍不能恢复步行者,也至少应每日练

习翻身和坐位,甚至是被动的坐位,这种最低限度的活动可明显地减少压疮、肺炎等并发症,减少护理工作量。相当一部分患者可通过上下楼梯、远距离步行等,使运动耐力不断提高,活动空间不断扩大,活动种类逐渐增多,生活质量得以提高。但要注意,所有的活动均要在安全的前提下进行,活动量也应逐渐增加,不可冒进。

对不能适应原来生活环境的患者,可进行必要的环境改造,如尽量住平房或楼房底层,去除门槛,台阶改为坡道或两侧安装扶手,厕所改为坐式并加扶手,地面不宜太滑或太粗糙,所有用品要方便取放和使用等。

患者要定期到医院或社区康复机构接受再评价和指导,并力争恢复一定的工作。

四、常见并发症与并发症的处理

(一)痉挛(spasticity)

痉挛是上运动神经元损伤后特征性表现,在偏瘫侧肌肉均有不同程度的痉挛,优势肌更明显。痉挛有两重性,其有限制关节运动,影响运动模式、运动速度、精细活动和日常生活活动能力,引起挛缩、关节畸形和疼痛不适,不利于清洁护理等不利影响;但在某些患者可能起到有利于循环、下肢支撑及保持某种姿势的作用。因降低痉挛不一定都有利于功能改善,有时甚至有害,故在进行治疗之前,首先应明确治疗的必要性和目的。可先用2%利多卡因进行肌肉浸润或神经阻滞,或进行局部缺血试验(在患侧肢体近端加一个能充气的血压计袖带,充气加压至收缩压以上,持续20～25min),待痉挛减轻或消失后10min内观察运动功能和日常生活能力有无改善,确定去除痉挛是否有利于功能与能力的改善。

肌肉痉挛的处理主要有以下几个方面。

1.去除加重痉挛的诱因

伤害性刺激:尿道感染、压疮、深静脉血栓、疼痛、膀胱过充盈、骨折、内生脚指甲等;精神紧张因素(如焦虑抑郁);过度用力、疲劳等。

2.运动疗法与物理疗法

①姿势控制:它是利用中枢神经受损后得以活化的各种姿势反射(紧张性反射)来抑制某些肌群肌张力增加,如各种抗痉挛体位。其效果尚难确定。②肌牵张:任何使痉挛肌受到持续牵张的活动或姿势均可使相应的肌肉肌张力降低。不过其效果短暂,有无积累效果尚难肯定。牵拉可采取主动运动、被动运动、特定姿势及器具(起立平台、支架夹板等)。③冷疗等物理疗法:应用冰袋冷敷或把患肢置于冰水中25～30min,可以减轻痉挛,但效果短暂。热疗、水疗及震动也有一定的短暂降低肌痉挛的作用。④肌电生物反馈与功能性电刺激:效果尚不肯定。

3.口服药物

硝苯呋海因钠(dantrolene)、安定、巴氯芬(力奥来素,baclofen)等可用于脑卒中后痉挛的治疗,但效果不理想,不良反应大。

4.局部用药物

①苯酚(石炭酸):石炭酸是一种神经崩解剂,贴近周围神经注射后能减少传递至肌肉的神经冲动,从而减轻痉挛。其疗效可持续数月至数年。不良反应有感觉迟钝、丧失及无力。多采用运动点阻滞。②A型肉毒杆菌毒素:A型肉毒杆菌毒素系肉毒杆菌产生的一种大分子蛋白毒素;把A型肉毒素直接注入靶肌肉后,其在肌肉内弥散,可迅速地与神经肌肉接头处的胆碱

能突触前膜受体结合,不可逆地阻滞神经突触兴奋时的钙离子内流,使乙酰胆碱介质释放障碍,从而引起较持久的肌肉松弛。注射后数天起效,作用可持续 2～3 个月,可反复使用。一般采用多点肌肉浸润注射。先从小量开始,小肌肉 2.5～100U,大肌肉 20～200U。通常每次剂量不超过 80～120U,1 个月总剂量不超过 200～290U,成人总量有人已用到 300～400U。不良反应有局部疼痛和血肿等,但多半轻微而短暂。③酒精:用于已丧失功能且因痉挛严重而影响护理及清洁者。因可引起神经持久的损伤,很少采用。

5.外科方法

主要用于非手术疗法无效的尖足内翻畸形的矫治,一般用于病后 2 年以上的患者。

(二)吞咽功能障碍

吞咽功能障碍是脑卒中常见的并发症之一,其发生率高达 16%～60.4%,可造成水和其他营养成分摄入不足,易出现咽下性肺炎,甚至窒息,即使为轻度,对饮食生活的乐趣、发音清晰的交流等也有不利影响。吞咽功能障碍主要见于延髓性麻痹和假性延髓性麻痹,单侧皮质脑干束受损者也可出现一过性的吞咽功能障碍。

正常的吞咽过程可分为三期。口腔期(由口腔至咽入口处)为随意运动;咽期(由咽到食管入口处)为反射运动;食管期(由食管入口至胃)为蠕动运动。脑卒中患者为口腔期和咽期障碍。因口唇、颊肌、咀嚼肌、舌及软腭等麻痹,食物从口唇流出,不能被充分咀嚼和搅拌,不能保存在固有口腔并形成食团,舌不能充分上举,口腔内压不能充分升高,食团向咽部移动困难,食管入口处诸肌运动障碍,造成入口开大不全等阻碍食物进入食管。咽反射差、软腭上抬及喉头上抬不良等导致食物逆流入鼻腔或误入气管。

对疑有吞咽障碍者重点检查三叉神经、面神经、舌咽神经、迷走神经及舌下神经有无障碍。在临床上可通过饮水试验和咽唾沫试验进行简单筛选。因 30%～40% 的吞咽障碍患者无呛咳,故必要时可行视频荧光造影检查。

对意识障碍者,先采用非经口摄取营养的方法,同时预防颈部的伸展位挛缩。一旦意识清楚且病情稳定,能服从指示,可进行相应的检查,判断有无吞咽功能障碍。

吞咽功能障碍的处理主要有以下几个方面。

1.间接的吞咽训练

患者意识清楚,可取坐位者,即可开始本训练。

(1)基础训练:口腔颜面肌及颈部屈肌的肌力强化,颈部及下颌关节活动度训练,改善运动及降低有关诸肌和全身肌肉痉挛的训练。

(2)改善咽反射的训练:用冷冻的湿棉签等反复刺激软腭及咽后壁。

(3)闭锁声门练习:患者双手压在桌子上或墙壁上的同时,训练大声发"啊"。训练随意地闭合声带,可有效地防止误咽。

(4)声门上吞咽:包括让患者充分吸气、憋住、咽唾液,其后呼气,最后咳嗽等一连串训练。这是利用停止呼吸时声门闭锁的原理,最后咳嗽是为了排出喉头周围残存的食物。适用于咽下过程中引起误咽的患者。

2.进食训练

一般在患者神志清楚、病情稳定、有咽反射,并可随意充分地咳嗽后就可练习进食。

（1）进食的体位：躯干后倾位误咽少，程度轻，故刚开始练习进食时，以躯干后倾轻度颈前屈位进食为好。对偏瘫者，健侧在下的侧卧位，颈部稍前屈易引起咽反射，多可减少误咽。另外，颈部向患侧旋转可减少梨状隐窝残留食物。

（2）阶段性进食训练：选择训练用食物要考虑到食物形态、黏度、表面光滑度、湿度、流动性需咀嚼程度、营养成分含量及患者的喜好等。液状食物易于在口腔移动，但对咽刺激弱，易出现误咽；固态食物需充分咀嚼、搅拌，不易移至咽部，易加重口腔期障碍，但易于刺激咽反射，误咽少。既容易在口腔内移动又不易出现误咽的是均质胶冻状样或糊状食物，如蛋羹、面糊、果冻等。一般选用上述种类的食物进行训练，逐渐过渡到普食和水。

一口进食量以 1 小汤匙为宜，进食速度不易过快，每进食一小食团后，要反复吞咽数次，应注意酸性和含脂肪多的食物吸入易发生肺炎。

应定时进行口腔护理，防止食物残渣存留，保持口腔卫生。误咽唾液也是常见的吸入性肺炎的原因。为防止食管反流误吸，在餐后应保持数十分钟坐位。吞咽功能障碍者摄入不足，早期易出现水、电解质紊乱，以后逐渐出现低蛋白等营养不良表现，应密切观察患者的营养状况。对摄入不足者应通过鼻饲等补充。

吞咽功能障碍经 1 个月左右的训练，90％以上可经口进普食。肺部感染和窒息是其常见的死亡原因。

3.低频脉冲电治疗

低频脉冲电治疗有助于维持或增强吞咽相关肌肉的肌力，改善吞咽功能。

（三）肩关节半脱位

肩关节半脱位在上肢呈弛缓性瘫痪时发生率很高，如在卒中患者中发生率为 23％～60％，而我们统计约为 78.3％，高于国外报道，这与我国有许多患者未进行早期康复有关。

1.特征表现

（1）肩胛带下降，肩关节腔向下倾斜，严重时在肩峰与上肢肱骨之间可出现凹陷，轻者可用触诊方法触及凹陷。

（2）肩胛骨下角的位置比健侧低。

（3）病侧早翼状肩。

2.病因

肩关节天生就不稳定，有很大的活动度，以利于手和手指进行技巧性活动。与髋关节相比，其关节盂相对较浅，2/3 的肱骨头位于关节盂外。肩关节周围肌肉弥补了肩关节的不稳定性。在正常情况下，肩胛骨关节盂朝向上、前及外侧。向上倾斜的关节盂在预防向下脱位中起着重要作用，因为肱骨头向下移位时必须先向外侧移动。臂处于内收位，关节囊上部及喙肱韧带紧张，被动地阻止了肱骨头的侧向移动，也就防止了向下脱位，这被称为"肩关节的锁定机制"。当肱骨外展时，该锁定机制不再起作用。由于臂抬起来向侧面外展或向前运动时，关节囊上部松弛，失去了支持作用，肩关节的稳定性必须由肌肉收缩来提供。防止肩关节脱位最重要的是水平走向的肌肉纤维，特别是冈上肌、三角肌的后部肌纤维和冈下肌。

肩关节半脱位主要有以下 3 个原因。

（1）解剖结构的不稳定性：由于肩关节的解剖结构特点决定其不稳定性。

（2）肩关节固定机构起不到固定作用：上述的肌肉群被称之为"肩关节的固定机构"。该固定机构把肱骨头保持在肩关节腔内，维持肩关节正常功能，保持上肢和手功能的完整性。此外，关节囊上部和鹰嘴肱韧带的紧张，使上肢处于内收位，起到防止向下方脱位的作用。当冈上肌、冈下肌、三角肌后部纤维支配的中枢或周围神经损害引起肌力低下和无力时，使原有固定机制失效，不能起到加固关节囊的作用，关节囊的紧张性也随之消失，不可避免地使肱骨头从肩关节腔内自由脱出，形成半脱位。亦与有关的固定肌肉群反射或主动活动的能力丧失有关。

（3）肩胛带周围肌肉的张力不均衡：一方面肩胛带张力丧失或提肩胛肌主动活动丧失，另一方面颈区增高的神经张力上提了锁骨和肩胛骨，而软瘫的躯干肌不能从下面对抗肩胛带的上提，这些因素更诱发了肩关节半脱位。

（4）病侧上肢自身重力牵拉：当患者坐起或站立时，上肢呈与地面垂直位，病侧上肢的自身重量有向下牵拉的作用，诱发上肢从肩关节腔内脱出，形成肩关节半脱位。

3.防治

（1）肩关节半脱位的预防：当患者上肢处于弛缓性瘫痪时，保持肩胛骨的正确位置是早期预防肩关节半脱位的重要措施。①在卧位时，应采取病侧侧卧位，使病侧上肢能负荷体重。在平卧位应在肩后部垫枕头，使肩关节向前突出。②在坐位时，如病侧上肢肌张力低，可因本身肢体重力牵拉使肱骨头脱出。为此应把病侧上肢的前臂放置在胸前的平板上，平板可起到托起病侧上肢的作用，同时嘱患者每天多次用健侧手把病侧上肢上举过头，持续几分钟，坐在轮椅上也应按上述方法执行。③在立位时，应用健侧手把病侧上肢托起来，也可用三角巾吊带支持病侧上肢，起到固定作用。

关于三角巾吊带的预防作用，有些学者提出异议，认为三角巾吊带对病侧上肢会带来不良影响。主要不良影响有以下几个方面：①易使病侧失认。与来自全身运动功能的分离。②如病侧上肢处于屈肌痉挛模式时，屈肌痉挛模式可被强化。③当变换方向，从椅子上站起来，为达到平衡，或者用上肢的另一手操作达到稳定时，妨碍使用病侧上肢来保持姿势及支持。④在步行时，妨碍病侧上肢的摆动及来自病侧上肢的刺激引导。⑤因固定静止不动，妨碍静脉及淋巴回流及局部循环受压。

根据我们实际体会认为，当病侧上肢，特别是肩部周围肌张力很低的情况下，用三角巾吊带可起到辅助预防的作用，减少脱位程度，比不用的好。因为一旦形成脱位，要复位是艰难的。当病侧上肢肩部周围肌张力增高，出现屈肌共同运动模式时，不宜再用三角巾吊带固定，否则会带来上述的不良影响。

（2）肩关节半脱位的治疗：治疗可从以下几个方面进行。①矫正肩胛骨位置，按照肱骨头在肩关节腔内位置进行纠正，恢复肩部的固定机制。如治疗师协助患者把病侧上肢垂直上举过头，使肩关节承重病侧上肢重量，可促进肩关节固定机制的恢复，有助于肩胛骨恢复到正常位置。又可让患者处于坐位，病侧上肢伸展，病侧手指、腕伸展放在病侧边另一椅子上，然后让患者向病侧倾斜，使病侧上肢承重上半身体重，又保证肩胛骨正确位置排列，恢复固定机制。②刺激肩关节周围稳定肌的活动和张力。通过逐步递加强度刺激，直接促进与肩关节固定有关的肌群的活动。治疗师一手把患者的病侧上肢伸展前伸，另一手快速把肱骨头向上提，诱发牵张反射,提高三角肌冈上肌的肌张力及活动性。另外,治疗师可用手握患者病侧上肢手,让病侧上肢伸展向前上举与水平呈 45°角,此时,治疗师用抓握患者病侧上肢手的手向患者施加压力,沿肩关节方向做快速、反复的挤压,并使患侧肩部不向后退,同时与治疗师的推力相对抗。也可使患肩保持前伸上举位置,治疗师用另一手从近端到远端快速按摩患者的患侧上肢处于伸展位的冈上肌、肱二头肌、三角肌,这手法可刺激这些肌肉的活动及张力。另外,还可以直接刺激肩关节周围肌肉。③降低肩胛带周围不利的神经系统张力,恢复其主动的肌肉控制。例如,治疗师用一只手帮助患者反复侧屈颈部的同时,可用另一只手臂固定患侧肩部,防止患肩发生任何形式的代偿运动。治疗师的手放在患侧肩上,保持肩胛带向下,用手掌保持其肩胛骨不成为翼状,前臂紧贴患侧胸壁以稳定其胸廓和上部躯干。当治疗师帮助患者保持正确的肩胛带姿势并保持肋骨向下、向中线时,肩关节半脱位会立即完全消失。④在不损伤肩关节及周围组织的条件下,做被动无痛性全关节的肩关节活动。如患者用健手帮助病侧上肢伸展上举及治疗师帮助病侧上肢伸展作肩的外展、外旋。

(四)肩痛

肩痛通常发生在脑卒中后的早期,61%的患者偏瘫后发生肩痛,其中 2/3 在卒中后 4 周内出现肩痛,其余的在随后 2 个月内发生。疼痛给康复带来不良影响,诱发患者产生情绪障碍及心理障碍。

1.病因

根据文献报告肩痛的原因有以下几方面。

(1)中枢神经损害的疾病。

(2)痉挛。

(3)失用及误用综合征。

(4)肩关节挛缩。

(5)肩手综合征。

(6)肩关节半脱位。

(7)异位骨化。

(8)骨质疏松。

2.发生机制

肩痛的发生与肩关节特有的解剖结构有关。肩关节是由 7 个关节组成,各关节的相互协调、共同运动才能保证肩关节的无痛运动。肩胛骨、肱骨的各部分的协调一致,才能使上肢完全上举成为可能。当一个人正常站立,上肢处于体侧时,肩胛骨和肱骨均处于 0°角位置。当上肢伸展外展 90°角时,肩关节的运动和肩胛骨的外旋之比为 2∶1。也就是说肩关节运动 60°角,肩胛骨外旋 30°角。当上肢上举达 180°角屈曲时,肩关节运动 120°角,而肩胛骨外旋 60°角。这样,在正常肌张力下,伸展不受影响,这是一种平滑的、步调一致的模式运动。如肩胛骨外旋改变了肩关节腔的解剖排列,外旋就受限,也不能使伸展完全,上举或外展。

肱骨外旋、肱骨大结节能通过肩峰突起的后方,是保证上肢完全外展的必要条件。当上肢在内旋状态时,肱骨大结节被喙肩弓阻挡,就使 60°角以上的外展受限。因此,为使大结节能自由的通过喙肩峰韧带下面,在肩关节腔内肱骨头顺利地向下运动,肱骨必须呈外旋状态。

一旦肩关节一部分或全部的结构,因异常的低肌张力或肌张力不平衡而发生紊乱,会产生肩关节疼痛,像上肢的痉挛屈曲、肩胛骨的下降、后退和肱骨的内旋,均是发生紊乱的条件,如存在这种紊乱条件,无论是主动的还是被动的上肢外展上举时,肩峰突起与肱骨头之间的组织受到两个坚硬骨头的机械性挤压就会引起疼痛。

近来,Alexander 发现二头肌长头,肩关节的旋转袖套对肩的盂肱关节的垂直起到稳定性作用,二头肌长头肌腱的作用在于对盂肱关节窝内的中央的长头可减少垂直的移位,所以当发生移位或冈上肌插入旋转袖套内,就可破坏盂肱关节稳定性。按 Cailliet 的理论,当关节和肌腱被向下牵拉时,就可产生肩关节损伤和疼痛。肩部被撞击易损伤冈上肌腱结构,也是诱发肩痛的原因。而且,晚期的肩痛 30%～40%被发现是肩关节的旋转袖套被撕裂引起的。

此外,在肩关节部分或全部结构紊乱状态下,频繁地做不正确的肩关节活动,可诱发疼痛出现,最常见的有下列几个。

(1)在肩胛骨未处于必要位置,肱骨外旋的状态下,握上肢远端上提的被动肩关节活动就可能诱发肩痛。正确的应是一手托起肱骨头,使肱骨处于外旋状态下上提可避免疼痛产生。

(2)在协助患者从床上转移到轮椅上,抓握患者的病侧上肢牵拉,患者移动时不能支持患者躯干重量,使患者的肩关节强制外展,引起肩关节损伤,产生疼痛。又如在协助步行训练时,把患者病侧手放在治疗师肩上,面对面行走,此时,一旦产生不平衡或突然运动,使病侧上肢突然强力外展,造成肱骨头挤压肩峰,诱发疼痛。

(3)治疗师在协助患者坐位转移时,用两手放在患者的腋窝下面用力上拔,这时由于体重,使丧失保护反应的病侧肩发生强制性外展,产生疼痛。

(4)用滑轮作病侧上肢关节活动范围训练,由于处于内旋位的上肢上举,强制性损伤自己的肩。

3.临床表现

40%的患者在早期否认自己有肩痛,但是临床检查发现有疼痛存在,即在肱二头肌头部有触痛,冈上肌有触痛。这说明早期肩痛是隐匿性的,所以简单地听患者主诉是不够的,必须对患者作早期检查,早期发现和早期治疗。实际上,肩痛在原发病后就可出现。有的主诉是一般安静时不痛,上举时出现,肩部活动后加重,夜间频发。病侧上肢有下垂沉重感,上举前伸平均在 100°角,侧方平均在 70°～100 角时发生疼痛,撞击征阳性。鹰嘴突和结节间有凹陷、压痛,被动运动外旋受限制,疼痛从肩部可放射到上肢。

4.预防与治疗

(1)预防:如果能避免引起疼痛的因素,就可以防止肩痛的发生。①早期即进行扩大肩关节活动范围训练,确保正常活动范围,避免易挛缩的肢位。②在做被动肩关节活动时,要用正确的手法,避免因错误的手法引起疼痛。做上肢被动运动时,必须先做肩胛骨的活动,然后做上肢远端活动,这时务必使肩胛骨持续维持在前上方向。③一旦被动时有疼痛产生,应立即停止,避免损伤组织。

(2)治疗:包括药物治疗、物理治疗及运动治疗等。①药物治疗:可选择一些镇痛剂口服,如扶他林、阿司匹林、吲哚美辛等,也可局部用镇痛剂外涂。②局部封闭治疗:1%普鲁卡因 1mL,加上氢化可的松 5mL,局部痛点注射。③局部麻醉治疗:有学者报道在肩峰下腔内局部麻醉有效率可达到 50%，方法如下：①10mL 的针管，0.8mm×（40～50）mm 的针头一个，0.5%普鲁卡因 8～10mL。②治疗师在患者的身后，患者取坐位，上肢保持内旋，超过腰部。③助手的大拇指固定患者的肩峰后角上，指示固定肩峰。④治疗师持针在后角下刺入，斜向肩峰喙突方向推进，经过三角肌，冈下肌和关节内直到针头触到关节软骨停止向前，推入药物。此方法好处是无血管和神经损伤，比较安全。⑤物理治疗：局部作温热治疗，如红外线、微波、超短波以及局部离子透入，均有一定效果。⑥运动疗法：如上所述肩痛是由于肩关节结构紊乱以及不正确的运动所致，那么用正确的运动手法来纠正关节腔内紊乱的结构是最主要的方法。

疼痛早期处理：当疼痛很轻，仍应在无痛范围内做肩关节被动活动，但必须在做活动前，先做躯干回旋运动，抑制痉挛。鼓励患者用自己健侧上肢带动病侧上肢活动，这很重要。药物患者一旦有肩痛，就采取屈曲姿势，使肩固定，限制活动，屈肌张力更进一步增高，肩胛骨下降、后退更为明显，肩关节固定于内旋。如果这种"疼痛－不动－固定"的恶性循环不中断，只要 2～3d，疼痛范围就会扩大，症状加重。另外，要注意的是防止发生反复损伤肩关节，也就是在协助患者转移、穿衣、步行时，必须用正确的方法。在卧床时，应采取病侧在下的卧位，使肩充分向前。

严重肩痛的处理：必须根据疼痛严重程度，制订不同的方法。尊重患者愿望，建立起相互信任、合作的关系。告诉患者不做运动治疗会带来更严重后果，清除患者的恐惧心理。同时进行其他训练，如平衡、行走、上下楼梯等，让患者看到运动疗法的确切效果。①床上姿势：有肩痛及肩固定的患者应采取病侧卧位，但必须从仰卧位逐步过渡到完全侧卧位。开始是 1/4 侧卧位，持续时间约 15min，或直至有疼痛时恢复仰卧位或健侧卧位。病侧卧位持续时间逐步延长，在几天后达到完全病侧卧位。②患者取坐位，治疗师坐在患者的病侧旁，用一手放在病侧上肢腋下，指示患者把躯干重心向另一侧方向移动，当患者重心移动时，用在腋下的手提升肩胛带，反复、有节奏地做这一运动，每次运动范围要大于前一次。躯干伸展可抑制阻碍肩关节自由活动的痉挛，也可以由患者把自己病侧手平放在病侧的旁边的平台上，然后让患者把体重移向病侧上肢上，治疗师帮助患者的肘部伸直，这也可取得效果。③擦桌子运动：患者两手交叉抓握，病侧手大拇指在上，桌面上放一毛巾，交叉双手放在毛巾上，把毛巾向前推，起到躯干的运动带动肩关节运动的效果。④抑制肩胛骨突前运动时过度紧张法：患者平卧，病侧下肢屈膝位，倒向健侧，治疗师来回摆动患者的骨盆。由于病侧躯干来回有节律地摇动，可使病侧全部痉挛降低。接着，治疗师在病侧上肢肘关节伸直的状态下，把病侧上肢上举到无不舒服的位置，同时继续转动患者的骨盆，这时患者会感到肩关节周围肌肉松弛。⑤患者坐在椅子上，两手交叉抓握，放在前面的大球上，身体前倾推动大球离开双膝，然后再躯干向后，这样髋关节屈曲的运动，同时带动肩关节向上举的运动。由于两手放在大球上得到了支撑，因此一般不会引起肩痛，患者可控制大球向前移动的距离、移动的数量。⑥上肢自动运动：在正确的方法的指导下，患者用健侧手抓握病侧手上举上肢，带动肩部运动。正确的方法是在治疗师帮助下，学习把病侧上肢向前，保证肩胛骨突前及肘关节处在伸直位的条件下尽可能上举病侧上肢。最初患者可能仅上举几厘米，但是在正确方法指导下坚持做下去，每天做几次，肩痛就会逐步消失。如果方法不正确，不仅起不到治疗作用，反而会加重肩痛。如在病侧上肢屈曲状态上举，病侧肩后退情况下上举均会加重肩痛。

(五)肩手综合征

肩手综合征常见于中枢性上运动神经瘫痪的患者中,如卒中脑外伤等,特别是在卒中患者更为常见,发生率在 5%～32%,其中约 74.1%发生在发病后 1～3 个月,最早在发病后第 3d,迟至 6 个月后发生。

所谓肩手综合征是指在原发病恢复期间病侧上肢的手突然出现水肿、疼痛及病侧肩疼痛,使手的运动功能受限制。严重的是可引起手及手指变形,手功能完全丧失。因此,应对肩手综合征给予足够的重视,及早治疗。

1.病因及发生机制

尽管有不少关于肩手综合征的病因及机制的报告,但至今尚未得到令人信服的证明及假设。把其原因归属于肢体瘫痪及肢位不当,似乎过于简单。因为大多数患者并不出现肩手综合征。例如,有的患者经治疗后,肩手综合征症状缓解,但其肢体瘫痪、不良肢位仍然存在,但肩手综合征的早期症状不再复发。

尽管如此,患者的一些特有的因素是具有诱发作用的,就是长时间的一些特有的因素,如病侧上肢不活动及不良肢位。许多患者的关节活动范围无限制,亦无疼痛,但突然的发生肩手综合征,这支持上述的假设。从理论上假设,机械作用可直接诱发水肿,继发性外伤也可诱发水肿,肌无力而失去泵作用,使水肿不能清除。总之水肿、疼痛、关节活动范围受限,交感神经累及,造成一个恶性循环,也就是说引起水肿原因是多样的,它们均可能发展成为肩手综合征。

(1)长时间的腕关节强制性掌屈:患者长期卧床,病侧上肢位于躯干侧,因不注意,使病侧手的腕关节长时间处于强制性的掌屈位或在坐位时也处于同样状态。

实验证明,在强制性的腕掌屈时,手的静脉循环受到阻断。当腕关节处于中间位时,把造影剂注入手静脉内,在 X 线下观察造影剂流动状态是回流通畅,当被试验者的手掌屈时,就可见到造影剂流动不畅,如在肩下降、上肢内收肌群张力增加、痉挛明显的偏瘫患者,进一步压迫腕关节,使造影剂的回流更受阻。因此,妨碍静脉循环的腕关节屈曲机制也许是发生肩手综合征的最基本原因。

当考虑患者有肩手综合征的进程时,上述这个试验具有实际意义。

以下是发生肩手综合征的几个具体问题。①为什么大多数患者的肩手综合征发生在病后的 1～3 个月期间? 因为此期间的患者难以得到在急性期那样的护理及监视。因而患者的病手在相当长的时间中处于强制性的掌屈位,没有及时发现并得到纠正。②当上肢肌张力相对较低时,已存在病侧腕关节及肩关节屈曲,而腕关节的伸肌群也存在张力低下,对腕关节屈曲起不到对抗作用,以保持正常位置。③一些患者存在着忽视症,忽视病侧上肢的存在,而不注意不良肢位的存在。实际上,深感觉障碍的存在,也可使患者感觉不到不良肢位的存在。④为什么肩手综合征的早期水肿在手背占优势? 这与解剖上手的静脉及淋巴管几乎都在手背有关。⑤肩手综合征的水肿是非常局限,且都终止在腕关节近端,这是因为无论昼夜,患者腕关节始终处于一定程度的掌屈,特别是当没有对这不正确的姿势给予纠正及监视,腕关节掌屈会越来越重。

(2)过度腕关节伸展:这可产生炎症样的水肿及疼痛。在康复治疗中,有时治疗师无意识超越患者关节活动范围的过度的强制性活动,使关节及周围组织损伤。例如,治疗师把患者的病侧手放在躯体旁的治疗台上,把肘关节伸展,体重移向病侧上肢时,易使腕关节过度背屈。这种情况下,频繁地无节制训练,就超越了该病手的正常背屈的关节活动范围,造成水肿。这多数发生在较晚的时期,且多数是早期即开始过度康复的患者。

(3)长时间病侧手背静脉输液:在患者的急性期需输液时,不少护士喜欢在患者病侧手背上静脉输液,如长时间反复,易诱发手背水肿。

(4)病侧手外伤:一些患者可因各种原因引起病侧手的外伤,如跌倒、灼伤。

上述的各因素都是外在因素,不能完全阐明机制,为此有学者提出颈交感神经受刺激的学说,认为中枢神经急剧发生改变,刺激交感神经,强化了从病变到颈髓的向心性冲动,在脊髓颈段后角内形成病理性反射环路。

2.临床表现

肩手综合征的临床表现可分三期。

第1期:患者的病侧手突然水肿,且很快使运动范围明显受限制。水肿主要出现在病侧手的背部,包括掌指关节、拇指及其他四指。皮肤失去皱褶,特别是指节、近端、远端的指间关节,水肿触及有柔软感和膨胀感,且常终止于腕关节及近端。手肌腱被掩盖而看不出。手的颜色发生改变,呈橘红或紫色,特别是当手处于下垂状态时。水肿表面有微热及潮湿感。指甲逐步发生变化,与健手相比,表现为苍白、不透明。同时伴病侧上肢肩及腕关节疼痛,关节活动范围受限制,特别是前臂被动外旋、腕关节背屈更为显著。如作超过腕关节可活动范围的被动屈曲时,患者有明显疼痛感,甚至在作病侧上肢负荷体重的治疗时也可引起。指间关节明显受限,突出的指骨因水肿而完全看不出。手指外展炎症受限,使健侧手指难以插入病侧手指间,使两手相互交叉抓握非常困难,近端的指间关节发硬,因此仅能作稍稍屈曲,不能完全伸展。若被动屈曲该关节,患者有疼痛感,而远端指间关节可伸展,但屈曲几乎不能。如果该关节轻度屈曲有些发硬,任何企图被动屈曲,就会产生疼痛及受限。

第1期持续3～6个月,20％是两侧性的,这期如出现症状立即开始治疗,常可控制其发展,且自然治愈。如不及时治疗就很快转入第2期。

第2期:手的症状更为明显,手及手指有明显的难以忍受的压痛加重,肩痛及运动障碍和手的水肿减轻,血管运动性变化,如皮肤温度增高、发红几乎每一患者均残存。病侧手皮肤、肌肉明显萎缩,常可出现类似 Dupuytren 挛缩的手掌肌腱肥厚和手掌呈爪形,手指挛缩。X 线可见病侧手骨质疏松样变化。肉眼可看到在腕骨间区域的背侧中央及掌骨和腕骨结合部出现坚硬隆起。

第2期平均持续约3～6个月,预后不良,为了把障碍减少到最低程度,积极治疗是必需的。

第3期:水肿完全消失,疼痛也完全消失,但未经治疗的手的活动能力永久丧失,形成固定的有特征性畸形手。腕屈曲偏向尺侧,背屈受限制,掌骨背侧隆起固定无水肿;前臂外旋受限,拇指和示指间部分萎缩,无弹性,远端及近端的指间关节固定于轻度屈曲位,即使能屈曲,也是在很小程度范围内,手掌呈扁平,拇指和小指显著萎缩,压痛及血管运动性变化也消失。

第3期是不可逆的终末阶段,病侧手成为完全失用,成为终身残疾。

3.治疗和预防

(1)预防:肩手综合征的预防,首先应尽可能地避免产生水肿的因素,应注意以下几点。①在床上及轮椅上必须保持正确的姿势,特别是病侧上肢的位置。如果患者尚不能保持自己的病侧腕关节不处于完全掌屈位时,应让患者坐轮椅,把病侧手放在胸前的搁板上,直到患者能充分进行照料自己病侧上肢为止。这可以预防水肿的发生。②在病侧上肢负重训练时,训练的强度及持续时间应适当控制。必要时,治疗师应协助患者作这一训练的控制。在作这类患者上肢负重训练前,治疗师应确定躯干递加活动范围。一旦在治疗中,患者有不适及疼痛主诉时,治疗师必须改变患者手的位置。例如,在坐位,把病侧上肢伸展置于病侧躯体旁,病侧手放在治疗台上,体重向侧方移动时,手略外旋,可减少腕关节角度,即使这样,还有疼痛,则应停止这样的训练。③尽可能地不用病侧手背静脉输液,应提倡锁骨下静脉输液。④必须防止对病侧手的任何外伤。

(2)治疗:一旦发现病侧手水肿、疼痛,关节活动范围减小,就应开始做积极的治疗,可取得很好效果。即使已发生 2～3 个月,也应治疗,可取得控制其发展,减轻程度的效果。因为延误治疗时机,症状固定化,那么要使病侧手恢复到原来的正常颜色和大小,克服挛缩几乎是不可能的了。治疗的目的在于尽快消除发展及疼痛、僵硬。①防止腕关节掌屈:为促进静脉回流及防止掌指关节持久的屈曲,无论在床上,还是在坐位,均应维持腕关节背屈 24h 是非常重要的,如在坐位时,把病侧手放在膝上,使掌指关节伸展,也可用一种使腕关节维持背屈的夹板托起手掌,然后用绷带给予固定。②向心性缠绕压迫手指:即用直径 1～2mm 的绳子从远端缠绕病侧手每一指,然后用同样方法缠绕手掌由远到近,至腕关节止,然后再一一解开绳子。这种方法每天可以反复进行。这种方法简便、省钱、省时间,家属也可按此法去做,其效果是非常好的。由于水肿的减轻,循环立即改善,同时用其他方法配合,则效果更好。③冰水浸泡法:把患者的手浸泡在冰水中,冰与水之比为 2:1,浸泡时间以患者能耐受程度为准。④冷水一温水交替浸泡法:冰水浸泡法对患者常感到难以耐受,冷水一温水交替更易被患者接受。冷水温度约 10℃,温水约 40℃,先浸泡温水 10min,然后浸泡在冷水中 20min。可反复进行多次,每天至少在 3 次以上。我们发现在肩手综合征的第 1 期效果很好,可促进血管扩张一收缩的反应,改善交感神经紧张性。⑤主动运动:应鼓励患者主动运动病侧的手,如果完全不能动,那么应用健手协助病手活动,以及病侧上肢活动。让患者在平卧时,把病侧上肢上举过头,这可刺激肘伸肌的活动性,肌肉收缩可起到一种泵的作用,促进静脉回流,减轻水肿,或者用健手握病手上举上肢,来回左右摆动,也是有效的。但是病侧上肢体重负重训练是禁忌的。因为这是发生肩手综合征因素之一。⑥被动运动:肩关节被动活动范围,对肩痛有预防作用,手及指的被动活动必须轻柔,在无疼痛情况下小范围内活动。要注意,病侧上肢的外旋活动范围下降是与腕关节活动受限有关。因此,治疗师应从扩大腕关节活动入手治疗。也可在平卧位进行,把病侧上肢上举,促进静脉回流。

⑦其他治疗:可用 1% 可卡因 7mL 加可的松 2mg 的混合液作病侧星状神经节阻断,每周 2～3 次。亦可用皮质激素口服治疗,如泼尼松 30mg/d。对疼痛部位作局部麻醉或神经阻断注射,可取得一次性效果。

肩手综合征常发生腱鞘炎及腱鞘肥厚,限制关节运动及产生疼痛,亦可用可卡因加皮质激素作腱鞘内注射,如无改善可作腱鞘切除,但必须在发病 4 个月后进行,不然有可能反而加重症状。

合并骨质疏松的,可给予维生素 D 口服或注射。

总之,肩手综合征的治疗原则是早期发现、早期治疗,特别是发病 3 个月内是治疗最佳时期,一旦慢性化,就缺乏有效的治疗方法。

第二节 癫痫的康复

癫痫(epilepsy)是一组由大脑神经元异常放电引起的短暂性以大脑功能障碍为特征的慢性脑部疾病,具有突然发作、反复发生的特点,可以表现为运动、感觉、意识、精神等多方面的功能障碍。国际抗癫痫联盟(ILAE)和国际癫痫病友联合会(IBE)联合提出的癫痫的定义是:至少一次痛性发作;临床发作是由于脑内存在慢性持久性异常所致;伴随有相应的神经生物学、认知、精神心理及行为等多方面的功能障碍。这一定义突出了癫痫慢性脑功能障碍的本质,强调了癫痫所伴随的多种障碍。

一、癫痫的检查和评定方法
(一)神经电(磁)生理检查
1.脑电图(EEG)在癫痫中的应用

EEG 对癫痫诊断的阳性率为 $40\%\sim60\%$,是癫痫最有效的辅助诊断工具,结合多种激发方法,如过度换气、闪光刺激、药物睡眠等,及特殊电极如蝶骨电极、鼻咽电极,至少可以在 80% 患者中发现异常放电,EEG 表现为棘波、尖波棘(尖)波综合和其他发作性节律波。发作期和间歇期均可记录到发作波,发作波的检出是诊断癫痫重要的客观指标,对癫痫灶的定位、分型、抗癫痫药物的选择、药物剂量的调整、停药指征、预后判断均有较大的价值。

EEG 可分为头皮脑电图和深部脑电图,头皮脑电图定位效果差,深部电极脑电图定位效果好,因其创伤性患者难以接受,而且安装部位有限,不能反映全脑状况,临床使用受到限制。在我国 EEG 成为癫痫的常规检查方法。目前,偶极子 64 导脑电、动态脑电图和视频脑电等可以长时间记录患者在日常活动中脑电图,并可记录发作时的录像,与脑电图进行同步分析,使癫痫的诊断更准确、定位更精确。

2.脑磁图(MEG)在癫痫中的应用

MEG 是一种无创性测定脑电活动的方法,其测量的磁场主要来源于大脑皮质锥体细胞树突产生的突触后电位。在单位脑皮质中,数千个锥体细胞几乎同时产生神经冲动,形成集合电流,产生与电流方向正切的脑磁场。人脑产生的磁场强度极其微弱,在评价神经磁信号时需要极为敏感的测量装置,把极微弱的信号从过多的背景噪音中提取出来。因此,脑磁场测量设备必须具有可靠的磁场屏蔽系统、灵敏的磁场测量装置及信息综合处理系统。其特点有:磁场不受头皮软组织、颅骨等结构的影响;有良好的空间和时间分辨率;对人体无侵害,检测方便。目前 MEG 的传感器允许同时记录多达 300 个通道,对癫痫灶的定位非常准确,但设备和检查费用昂贵。

（二）经影像学检查

1.CT、MRI 在癫痫中的应用

CT、MRI 的临床应用,对癫痫的病因、性质和定位有很大的帮助,明显提高了癫痫病灶的检出率。MRI 作为 20 世纪 90 年代发展起来的无创性脑功能成像技术,具有良好的时间和空间分辨率,其中功能性磁共振(fMRI)、磁共振频谱仪(MRS)、磁共振弛豫(MRR)等相继应用于癫痫的临床和研究。fMRI 可用于癫痫手术治疗前运动、语言记忆功能区的定位。MRS 可以在分子水平上无损伤地研究神经系统的活动,可以观察不同类型癫痫的神经代谢特点,测评药物及手术的疗效。

2.正电子发射断层扫描(PET)和单光子发射断层扫描(SPECT)在癫痫中的应用

近年来,发展起来的脑功能影像学检查,如 PET、SPECT 不仅能准确发现病变部位,而且可直接测定局部功能状态,是致痫灶定位的有效方法。

PET 是目前癫痫灶定位最精确和直观化的手段之一,可从生化、代谢、血流灌注、功能、化学递质及神经受体等方面对癫痫灶进行显像和定量分析,从而可能为 EEG、CT、MRI 检查阴性的癫痫患者提供致痫灶的定位诊断。目前临床使用最多的是 18FFDGPET。Engel 最早发现发作间期致病灶的局部葡萄糖代谢降低,而发作期原来葡萄糖代谢降低区反而增高,这种发作间期低代谢而发作期高代谢的区域,可确定为致痫灶。18F－FDGPET 能较敏感地探测到功能性癫痫灶,并予以定位,目前已被公认为癫痫外科术前最佳的无创伤性定位方法。但 18FFDGPET 的代谢改变区并非均是癫痫灶,与 EEG、MRI 相结合,相互弥补不足,可大大地提高癫痫的诊断和定位特异性。

SPECT 可直接反映脑血流灌注的变化,间接反映全脑代谢功能,不受同位素摄取时间的限制,在癫痫发作间期,病灶呈低血流区,在发作期呈高血流区,使得通过脑血流及脑代谢功能进行痫灶定位成为可能,有研究显示,利用发作期与发作间期减影技术,癫痫定位的效果良好,对癫痫的手术治疗有指导作用。

（三）神经心理学检查

癫痫患者常常合并智能减退、认知障碍和情感、心理异常,临床上常使用各种神经心理量表对患者智力、情感、心理行为等方面进行评价,根据存在的问题制订出针对性的康复治疗方案。常用的神经心理检查量表有癫痫患者生存质量专用量表(QOLIE－31)、韦氏记忆量表、汉密尔顿抑郁、焦虑量表等。

二、治疗

癫痫治疗在近 10 年有了较大的进展,主要体现在:抗癫痫新药在临床越来越多的使用;癫痫外科定位及术前评估的完善和手术治疗;生酮饮食等。

（一）病因治疗

对于病因明确的痫性发作,应针对病因进行治疗,如低血糖症、低血钙症等代谢紊乱者;维生素 B_6 缺乏者;颅内占位性病变;药物导致的痫性发作等。

（二）药物治疗

明确诊断后,正确的抗癫痫药物(AEDs)治疗是控制癫痫发作的首选方案。合理、规范、有规律的 AEDs 治疗,可使近 60%～70%得到完全控制且停药后无发作,但有 20%～30%的患者经系统、合理的药物治疗无效,称为难治性癫痫。AEDs 需要长期服用,因此,应综合考虑治疗的时机、药物潜在的毒副作用患者的职业、心理、经济和家庭、社会环境等诸多情况。AEDs 用药的原则有:①根据癫痫发作类型及特殊的病因,结合患者的具体情况合理选药;②合理选择用药时机;③坚持单药治疗原则,必要时多药配伍治疗;④适当调整用药剂量,足疗程用药;⑤密切检测药物的毒副作用;⑥缓慢换药,谨慎减量、撤药等。

从最近的癫痫治疗指南可以看到如下新趋势。

1.下列情况应开始新药治疗:不能从传统抗癫痫治疗中获益;不适合传统抗癫痫药治疗的情况,如属于禁忌证范围、与正在服用的药物有相互作用(特别是避孕药等)、明显不能耐受传统抗癫痫治疗、处于准备生育期等。

2.尽量单药治疗:第 1 次单药治疗失败,换一种药物仍然采取单药治疗(换药过程应谨慎进行);下列情况下才考虑联合治疗:①先后应用两种药物单药治疗仍没有达到发作消失;②权衡疗效与安全性后,认为患者所受到的利益大于带给他的不利(如不良反应)。

3.药物治疗应取得疗效与安全性的最佳平衡。

4.个性化治疗:对于儿童,要考虑对认知功能、语言能力的影响;处于生育年龄的妇女,尽量选择新药治疗,考虑与口服避孕药的相互作用、致畸性等;老年人,考虑药物的相互作用和对认知功能的损害。

5.对患者生活质量和认知功能的影响:1990 年以来,FDA 已陆续批准 8 种新型抗癫痫药:托吡酯(TPM)、加巴喷丁(GBP)、奥卡西平(OXC)、拉莫三嗪(LTG)、左乙拉西坦(LEV)、噻加宾(TGB)、唑尼沙胺(ZNS)。从新的指南和专家共识中,我们可以发现:新药已经有明显的趋势进入一线的治疗选择,疗效肯定,安全性好,临床使用经验正在逐步完善;第一、二甚至第 3 个药都最好选择单药治疗;应根据患者具体的特点做出个性化的治疗选择;取得药物疗效及安全性的最佳平衡,提高患者的生活质量应是癫痫治疗的最终目标;新一代广谱抗癫痫药的疗效和安全性得到临床专家的广泛认可,在美国等国家已作为一线药物的治疗选择之一,更可作为某些特殊患者(生育妇女和老年患者等)的首选用药。

(三)癫痫持续状态(SE)的治疗

癫痫持续状态是癫痫连续发作之间意识尚未完全恢复又频繁再发;或癫痫发作持续 30min 以上不自行停止。癫痫持续状态是内科常见的急症,若不及时治疗可因高热、循环衰竭或神经元兴奋性毒性损伤导致永久性脑损害,致残率和病死率很高。任何类型的癫痫均可出现癫痫状态,其中全面性强直-阵挛发作状态最常见,危害性也最大。其治疗的目的是:迅速控制抽搐;预防脑水肿、低血糖、酸中毒、过高热、呼吸循环衰竭等并发症;积极寻找病因。

1.迅速控制抽搐:可使用地西泮、异戊巴比妥钠、10%水合氯醛、副醛等药物。

2.对症处理:保持呼吸道通畅,吸氧;进行心电、血压、呼吸监护;查找诱发癫痫状态的原因并治疗。

3.保持水、电平衡,甘露醇静脉滴注防治脑水肿。

4.对于难治性癫痫持续状态:硫喷妥钠及静脉滴注咪哒唑胺有效;也有研究显示异丙酚开始用于控制难治性癫痫持续状态,其疗效逐渐得到重视,目前还需要进一步利用大样本随机对照试验结果评价其疗效和安全性。

（四）外科治疗

以往对癫痫的手术治疗存在一定的误区，认为任何癫痫患者均可实施手术治疗，癫痫患者手术后可万事大吉，不用再服用任何药物，但事实并非如此。手术治疗主要适用于难治性癫痫。

原则上，癫痫手术的适应证是年龄在 12～50 岁，AEDs 难以控制的癫痫发作，排除精神发育迟缓或精神病，智商在 70 分以上的癫痫患者。手术方式多种多样，按手术原理可以分为切除癫痫放电病灶；破坏癫痫放电的扩散通路；强化抑制结构 3 种手术方式，具体手术方式为脑皮质病灶切除术、前颞叶切除术、选择性杏仁核、海马切除术；多处软膜下横纤维切断术（MST）；大脑半球切除术；胼胝体切开术；脑立体定向毁损术；电刺激术；伽马刀（γ－刀）治疗术；迷走神经刺激等。手术方式根据癫痫发作的类型和癫痫灶的部位进行选择。外科手术治疗的效果主要取决于病例及手术方式选择是否适当、致痫灶的定位是否准确和致痫灶是否彻底切除。

（五）预防

预防各种已知的致病因素，如产伤、颅脑外伤、颅内感染性疾病等，及时控制婴幼儿期可能导致脑缺氧的情况如抽搐和高热惊厥等，推行优生优育，降低癫痫的发病率。

三、康复

虽然，使用目前的抗癫痫药物能使 2/3 的患者的癫痫发作得到控制，但这些患者仍然存在着许多与癫痫有关的问题，如抗癫痫药物的不良反应、心理－社交障碍、长期服药常使患者合并智能减退、认知障碍等。其余 1/3 的患者由于频繁的癫痫发作，需要定期随访以及进行多学科评估以确保康复计划的全面性和为患者个体定制。康复的目标是消除或减少疾病导致的医学和社会的后果。对患者的辅导和教育是一项重要的因素。

长期治疗的精神和经济负担、痫性发作时间的不确定性和行为的失控性、社会的偏见等多方面的压力，使患者常伴有明显的心理和行为异常。以往癫痫治疗多注重控制发作，忽略了患者的自身感受，随着医疗模式的改变，国内外学者已经注意到患者的情感、心理及家庭和社会环境等方面在癫痫治疗中的重要作用，在正规的抗癫痫药物治疗的同时全面考虑其身体、心理和社会等因素，提高其生存质量，使癫痫患者得到真正的康复。

癫痫的康复涉及医疗、心理、教育、职业、社会等诸多方面，康复原则是除对因、对症治疗外，尽早进行个体化、综合性康复训练，提高患者的生活质量。

（一）体育疗法

通过一定程度的体育训练，可以增强体质，调整各器官间的协调和平衡功能，减少药物的蓄积；增强信心，消除自卑心理，缓解忧愁和抑郁情绪。运动方式、运动量应根据患者病情和身体情况合理安排，避免进行危险的过量的体育活动。

（二）智能减退、认知障碍

癫痫患者常常伴有智力减退、认知功能障碍，是其预后不良的重要因素，其发生机制是多方面的，如痫样放电导致神经元功能紊乱，造成的脑组织持续性损害；癫痫灶的代谢异常；幼年期起病的癫痫造成的脑组织发育障碍；发作期伴发的低氧血症、高碳酸血症、兴奋性神经递质的过度释放，造成的神经元不可逆损害；另外，某些癫痫综合征在慢波睡眠相出现的持续性痫样放电导致的睡眠障碍；某些 AEDs 引起的神经元兴奋性降低，均可影响认知功能。影响癫痫患者认知功能的因素多种多样，如癫痫灶的部位、发病年龄和发作类型、抗癫痫药物的毒副作用、家庭社会因素、患者本人受教育程度等。所以，控制癫痫发作，避免选用对认知功能影响大的抗癫痫药物，控制用药种类，密切监测药物认知损害的不良反应，从而把认知功能损害控制到最小限度。

癫痫患者的认知功能损害表现不一，主要有注意力、推理能力、视觉空间能力、视运动协调能力受损、抽象概括能力、计划判断能力、表达能力的减退和记忆力障碍等，其中以记忆力障碍最常见。对于记忆障碍而言，记忆力全面改善虽然不太可能，但是学习助记术有助于解决最常见的日常记忆问题。在记忆康复计划中，应考虑下列问题：在日常生活中认知功能障碍的心理教育疗效的需要、个性和情感反应的影响，以及对记忆问题的个人感受。训练目标必须是定制的、小的尽可能具体的、完全能够满足患者的需要和希望。

应对患者进行单独的、针对性神经心理评定，以确定认知功能康复的范围。认知功能障碍常用的康复方法是通过认知功能评价，针对患者存在的认知缺陷，对患者进行重复训练，通过反复练习建立起自动性行为，训练应注重目的性、趣味性和实用性。避免使用已经缺损的认知功能，使用其他方法帮助患者补偿缺损的认知成分，如对记忆障碍的患者可以使用一些外部存储工具（如工作 8 程表、笔记等），将复杂事务分解成简单成分，或者通过联想等方式帮助记忆。

(三)心理和精神障碍

适当的体力劳动和脑力劳动对健康是有利的，应当鼓励。

癫痫患者由于家庭、社会、抗癫痫药物的毒副作用等因素常存在异常心理，不仅可以加重躯体疾病，而且导致癫痫患者的行为退化和异常。异常行为和心理常表现为抑郁、恐惧、攻击性、焦虑、逆反等负性情绪；自卑、性格孤僻、社会交往障碍；适应能力差，喜欢固定不变的生活方式；学习障碍、怕困难缺乏自信、易放弃的退缩行为；对治疗措施产生无望和歪曲的判断，治疗依从性差等。

心理治疗是癫痫治疗过程中重要的治疗方法，全面评定患者存在的心理障碍，针对性地开展心理治疗，减轻患者心理负担，稳定情绪，经过综合训练，提高患者的学习、工作能力和适应性，提高抗挫折和自控能力。目前常用的心理治疗方法有支持性心理治疗、催眠术、松弛训练、生物反馈疗法、森田疗法等。另外，也可短期针对性使用药物治疗，如抗抑郁药物、抗焦虑药等。

(四)提高家庭和社会支持，改善患者的生存质量

癫痫患者应有良好的生活习惯和饮食习惯，避免过饱、疲劳、睡眠不足或情感波动。食物以清淡为主，忌辛辣，最好能戒烟酒。除带有明显危险性的工作（如驾驶、高空作业、游泳等），不宜过分限制。更重要的是解除其精神负担，不要因自卑感而脱离群众；让其树立战胜疾病的信心；医生需要对患者耐心解释，使其对疾病有正确的认识。

癫痫患者往往存在生活、就业、婚姻、与亲友关系不融洽、经济水平偏低等家庭和社会问题。强大的家庭和社会支持是患者正确面对疾病、战胜疾病的基础。随着社会的发展和进步，癫痫患者的生活质量日益为人们重视，生活质量包括发作状态、情感生活、任务与休闲性活动、健康状态经济状态、家庭关系、社会交往、记忆功能等多个方面。

影响癫痫患者生活质量的因素有患者的智力水平、认知功能、患者受教育水平、家庭和社会的支持等多种因素。家庭康复是癫痫治疗中的重要一环,许多患者需要家庭的看护和照料,让患者的亲友了解癫痫的基本知识,给癫痫患者以足够的关心、理解、尊重和支持,督促患者按时、按规定服用药物,提高药物治疗的依从性,合理安排日常生活,避免不良嗜好的养成,释放负性不良情绪,保持良好心理状态,增强患者的责任感,鼓励患者积极参加有益的社交活动,克服自卑心理,指导患者承担力所能及的社会工作,同时避免危险活动和工作,让患者在自我实现中体会到自身的价值,从而提高战胜疾病的信心。

社会支持在癫痫患者康复中具有重要的作用。通过立法保护癫痫患者的学习、受教育、婚姻、生育、就业等的合法权益,增加患者的各项福利和医疗保险,改善癫痫患者的经济状况。向全社会进行癫痫科普教育,纠正社会上某些人群对癫痫患者的歧视和错误看法。促进癫痫患者参与社会活动,培养乐观豁达的性格,减少自卑感,提高抗癫痫药物治疗的依从性,减轻疾病的症状,减缓疾病的发展,提高患者的生活质量。

(五)职业康复

在国外,有一些非营利性机构为癫痫患者提供职业康复服务,以培训患者并协助其找到工作。职业康复服务的内容主要包括以下几点。

1.诊断性评估

评估其残疾状况,确定职业需要技能的目前状况。

2.辅导

确定目标,做出选择,确定职业需要培训的技能并提供支持。

3.培训

基本和特殊职业技能,记忆和注意的代偿技巧,工作搜寻策略,面试技巧,工作指导,个人简历书写和合法权利。

4.咨询

在职培训计划和其他支持性工作经历和职业教育。

5.工作安排

在竞争性的工作岗位、在家或支持性的社区就业或有保护的工场。

6.协助

与相关的专业机构进行协助。

第三节　帕金森病的康复

一、概述

帕金森病又称"震颤麻痹",是一种以静止性震颤、肌僵直、行动迟缓、自主神经功能障碍为特征,呈缓慢进展性的神经系统的变性疾病(少数患者进展迅速)。

病因及发病机制:PD的病因仍不清楚。目前的研究倾向于与年龄老化、遗传易感性和环境毒素的接触等综合因素有关。①年龄老化：有研究表明，正常人 30 岁以后脑内多巴胺神经元及其通路即开始减少，纹状体多巴胺含量降低。在正常老年人中，多巴胺神经元死亡少于60%，而且由于代偿而无症状出现。但如果多巴胺神经元死亡超过 60%，则会出现帕金森病的症状。②环境因素：流行病学调查结果发现，帕金森病的患病率存在地区差异，所以人们怀疑环境中可能存在一些有毒的物质，损伤了大脑的神经元。③遗传易感性：医学家们在长期的实践中发现帕金森病似乎有家族聚集的倾向，有帕金森病患者的家族其亲属的发病率较正常人群高一些。多数研究者倾向于帕金森病的病因是上述各因素共同作用的结果。即中年以后，对环境毒素易感的个体，在接触到毒素后，因其解毒功能障碍，出现亚临床的黑质损害，随着年龄的增长而加重，多巴胺能神经元逐渐死亡变性，最终失代偿而出现帕金森病的临床症状。

病理及生化病理：帕金森的病理改变相对集中于脑干某些含色素的神经元，主要在黑质的多巴胺神经元、蓝斑神经元、脑干的中缝核、迷走神经背核等。肉眼可见黑质的色素消退，镜下可见神经细胞的缺失、变性和空泡形成，细胞质内出现特征性的嗜酸性包涵体（lewy 小体），神经胶质增生。但 lewy 小体并非 PD 特征性病变，它还可见于多系统萎缩、皮质基底核变性、进行性核上性麻痹、运动神经元变性、阿尔茨海默病等。多巴胺（DA）由黑质生成后，沿黑质纹状体通路运输至黑质纹状体束的神经末梢囊泡内。患者康复护理学黑质严重破坏，导致神经末梢的 DA 不足。DA 是纹状体抑制性神经递质，而乙酰胆碱（Ach）是纹状体的兴奋性神经递质。正常人的纹状体，此两种神经递质处于动态平衡中，现因 DA 丧失，使纹状体失去抑制作用，Ach 的兴奋性就相对增强故出现震颤麻痹的症状。

诊断标准如下。

（1）至少具备以下 4 项主征中的两项：静止性震颤、运动迟缓、肌强直和姿势步态障碍；且至少要包括前两项其中之一。

（2）患者的帕金森病症状和体征不是由于脑外伤、脑血管疾病、脑肿瘤、病毒感染，或其他已知的神经系统疾病，以及已知的药物和化学毒物所引起。

（3）患者必须没有下列体征：明显的核上性共视运动障碍、小脑征、核性发音障碍、直立性低血压[改变超过 4.0kPa（30mmHg）以上]、锥体系损害及肌萎缩等。

（4）左旋多巴制剂试验有效。具有上述所有四项标准的患者可临床诊断为帕金森病。临床诊断与死后病理符合率为 75%～80%。

二、主要功能障碍评定

(一)震颤

虽然有 50%～80% 的病例起病隐袭，而且震颤的特异性较低，但帕金森患者的首发症状仍通常是 4～8Hz 的静止性"捻丸样"震颤。这种震颤在肢体静止时最为显著，在肢体执行活动时减弱，在睡眠中消失，但仍有多数患者在活动中也有震颤；且在情绪紧张或疲劳时使震颤加重。通常震颤自一侧肢体（单个上肢或下肢，上肢较多见）开始，早期双侧肢体症状不对称。随着病情发展，下颌、舌头、前额与眼睑也能出现震颤。

(二)肌肉僵直

肌强直是帕金森病的主要症状之一，主要是由于主动肌和拮抗肌均衡性张力增高所致。

常会引起主观上的全身僵硬和紧张,但患者的主诉与强直程度之间并不一定平行。如果强直在被动运动中始终存在,则被称之为"铅管样强直",若同时伴有震颤时,被动运动时医者可明显感到有齿轮样感觉,则称之为"齿轮样强直"。强直的存在,在早期因限制了患者的活动程度,可出现明显的笨拙,至晚期,因全身肌肉的僵硬,患者常呈现一种帕金森患者特有的姿势:面具脸、头稍向前倾,躯干俯屈,前臂内收,肘关节屈曲,腕关节和指间关节伸直,拇指对掌、髋、膝关节轻度屈曲,使身体失去正常直立姿势,呈弯曲前倾姿势。

(三)运动迟缓

由于肌张力增高、姿势反射障碍,帕金森患者随意动作减少,运动幅度减少,包括随意运动启动困难和运动迟缓,出现一系列特征性运动障碍症状,如起床、翻身动作缓慢,步行和行走时变换方向困难、行走中一旦停下,再次起步会非常困难。面部表情肌活动减少,常双眼凝视,瞬目减少,呈面具脸,讲话慢、语音低且单调,口咽部肌肉活动障碍至流涎、吞咽困难,手指精细动作如扣纽扣、系鞋带等困难,书写时字越写越小,为写字过小征等。

(四)姿势步态异常

病情逐渐发展使得患者调节身躯和四肢方位的能力障碍,患者常具有头颈及躯干前倾屈曲,上臂保持在躯干两侧,肘、腕及膝关节屈曲的特殊姿势。随着病情进展,患者行走时步幅缩短、转弯时容易跌倒、双臂同步摆动障碍、碰撞时无法保持身体平衡,甚至由于颈胸部弯曲加重导致站立困难。

(五)僵冻现象

指动作的起始困难或重复性动作困难。一般认为,"僵冻现象"是一种不依赖于运动迟缓或强直的帕金森病的独立表现。有的患者刚起身时常全身不能动,持续数秒至数十分钟,叫作"僵动现象"。有"僵冻现象"的患者就存在"急促现象",比如患者行走时常出现越走越快乃至曳足而行不能停止的情况,称为"急促步态"。

(六)言语及吞咽障碍

由于肌肉的强直和协调功能异常,言语障碍也是帕金森病患者的常见症状,表现为语言不清,说话音调平淡,音量降低,声音发颤或高音调,语速快,没有抑扬顿挫,节奏单调等等。吞咽困难也是咽喉肌运动障碍的缘故,患者会因言语障碍逐渐影响日常生活中的言语交流,更由于吞咽困难造成进食过少而致全身营养障碍。

(七)精神障碍

运动障碍、异常步态、生活自理能力逐渐下降等增加了患者的精神压力和严重的窘迫心理,使得患者常常出现精神方面的症状,表现为抑郁、幻觉、认知障碍等症状,尤以抑郁最为常见,患者常常表现为表情淡漠,情绪低落,反应迟钝,自制力差,无自信心,悲观厌世;也有的表现为情绪焦虑、多疑猜忌、固执、恐惧、恼怒等。

(八)膀胱障碍

膀胱障碍也是帕金森病患者常见的问题。表现为尿急、尿频和排尿不畅,其中尿失禁出现于 $5\%\sim10\%$ 男性患者中,经尿动力学研究发现这是由于逼尿肌过度反射收缩和外括约肌的功能障碍所致。虽然患者常表现为类似前列腺肥大的症状,但前列腺切除术效果常常不理想。

（九）其他自主神经功能障碍症状

迷走神经背核损害造成自主神经功能紊乱的原因。患者常出现顽固性便秘，这是由于肠蠕动的运动徐缓所致，钡餐检查可见大肠无张力甚至形成巨结肠，但很少出现肠梗阻。食道、胃及小肠的运动障碍可引起吞咽困难、食道痉挛以及胃－食道倒流等，吞钡检查可见异常的食道收缩波。面部皮脂分泌增多甚至出现脂溢性皮炎在本病也多见。还有的患者大量出汗，有的仅限于震颤一侧，所以有人认为是由于肌肉活动增加所致，但另有患者出汗并不局限于震颤一侧，仍考虑由于交感神经障碍引起。

三、康复治疗护理措施

（一）关节活动度维持训练

脊柱、肩、肘、腕、指、髋、膝踝、趾各部位的活动度都应顾及。对于脊柱，主要进行前屈后伸、左右侧屈及旋转运动。这是维持姿势稳定性及进行躯干旋转、体重转移的必要条件。若病情发展至患者不能进行主动活动，也可行缓慢的有节奏的被动运动，不仅能使患者放松，也能牵引紧缩的肌肉，防止挛缩发生，并通过持续缓慢的牵拉，逐渐扩大 ROM 范围，延长运动持续时间，更为患者日后进行更多更大范围的运动打下基础。

（二）肌力训练

帕金森患者因其所存在的运动障碍而导致活动减少，甚至卧床不起，因而进一步加重肌力减退。患者应进行积极的肌力训练，对今后的日常生活大有裨益。比如，上肢可用哑铃操或徒手训练；下肢股四头肌的力量和膝关节控制能力密切相关，可采用蹲马步或直腿抬高等锻炼方法；腰背肌的训练可进行仰卧位的桥式运动或俯卧位的燕式运动；腹肌力量较差的患者，从站立位坐下时常因不能控制躯干而后跌，可通过仰卧起坐来训练。由于患者常有屈肌痉挛而导致各关节的屈曲挛缩，因此伸肌训练显得尤为重要。

（三）重心转移和平衡训练

坐位平衡指人体于坐位时，向坐位周围所完成的多方向、多角度活动而能保持平衡的能力。站立平衡则包括维持相对静止站立而无须过度运动肌肉，能在站立位来回移动以进行多种活动，有移出移入以及跨步等能力。训练坐位平衡时可让患者重心在两臀间交替转移，以及在垫子上的前后左右行走。而训练站立平衡时，一开始患者双足可开立 25～30cm 左右，向左右前后移动重心，并保持平衡；向前后左右跨步运动；躯干和骨盆左右旋转，并使上肢随躯干进行大的摆动，让患者从前、后方或侧方取物等，待稳定后便可由治疗师突然施加外力或推或拉，最好能诱使患者完成迈步反射。

（四）步行步态训练

PD 患者常有起动困难、抬腿低、步距短、步频快和上下肢动作不协调等情况存在，行走过程中容易跌倒，据报道，38％的帕金森患者有摔倒史，更有摔倒频率达一周一次的。因此，步行训练有着极为重要的意义。对于下肢起步困难的患者，最初可脚踢患者的足跟部向前，或用膝盖推挤患者腘窝使之迈出第一步，以后可在患者足前地上放一矮小的障碍物（或一张纸），提醒患者需迈过时方能起步，抬腿低者可在肋木上进行高抬腿的练习，步距短的患者可以在地板上加设足印标记、行走路线标记，步频快者需要在行走时予以提醒，可喊口令"1、2、1"或击掌。对于上、下肢动作不协调的患者，一开始可嘱患者做一些站立相的由躯干旋转所带动的两臂摆动等动作,幅度可较大。

(五)言语、吞咽训练

1.言语训练

帕金森患者因对呼吸肌肉活动控制的能力降低,使得未完成句子前就停顿,做频繁的呼吸。久之甚至由于肌肉的僵直使得患者完全无法发音,使患者的生存质量大大降低。

(1)呼吸训练,要求在呼气时持续发元音,要求能连续 10～15s 为佳。练习闻花香、吹蜡烛等动作。

(2)帮助患者进行有计划的发音训练,从简单的元音开始,到声母、韵母,再到字、词发音,逐步增加到一个短句,循序渐进,要求发音清楚。

(3)训练发音时的音量、音调和语速,注意控制呼吸频率和调整发音时肌肉运动力度,使发音时用力相对均匀,逐步建立有规律的运动方式,促进发音。

(4)提供训练条件和互相语言交流的机会,增强训练信心,鼓励患者已取得的进步,渐渐使患者重新回到自由生活中去。

2.吞咽训练

肺炎是帕金森患者重要的并发症之一,而部分是由误吸所致,故吞咽训练有着十分重要的地位。

(1)食物及进食途径的改善:轻中度的吞咽困难可通过饮食调节而得到控制,如采用切碎、煮烂食物的方法或用搅拌机将食物搅成匀浆状,也可选用婴儿营养米粉及其他的营养补充制品等。当发生严重的吞咽困难时则可采用鼻饲管或经皮胃造口术,以提供充分的营养。

(2)吞咽器官功能的改善:首先可让患者进行下颌运动训练,尽量张口,然后松弛并向两侧运动。对张口困难患者,还可对痉挛肌肉进行冷刺激或轻柔按摩,使咬肌放松,让患者体会开合下颌的感觉。另外,还可让患者做以白齿咬紧压舌板的练习以强化咬肌肌力。舌的运动对于食物向咽部的输送过程有着很大关系,可进行如下方式训练:让患者以舌尖舔吮口唇周围及上下牙齿,练习舌的灵活性;尽力向前面及两侧伸舌,不充分时可用纱布裹住舌尖轻轻牵拉,然后让患者用力缩舌,促进舌的前后运动;用压舌板抵抗舌根部,练习舌根抬高等。

(3)咀嚼及吞咽习惯的改变:多吞咽口水,说话前记住吞咽口水;每口的食物宜少量,慢慢咀嚼,每口食物吞咽两次;喝水时每口的水量宜少,速度宜慢,为了防止水吸入气管,喝水时勿仰起头;用吸管喝水时吸水不要吸得太急,每口的水量也宜少,勿将太长的吸管含在口腔内;口中含有食物时不说话。

(4)若有食物滞留咽部,可行以下方法:空吞咽:每次吞咽食物后,反复做几次空吞咽,待食物全部咽下后再进食;交互式吞咽:让患者交替吞咽固体食物和流食,或每次吞咽后饮少许水(1～2mL),这样既有利于激发吞咽反射,又能达到去除咽部滞留食物的目的;点头样吞咽:颈部后仰时会厌谷变窄,可挤出滞留食物,随后低头并做吞咽动作,反复数次,可清除并咽下滞留的食物;侧方吞咽:梨状隐窝是另一处吞咽后容易滞留食物的部位,通过颈部指向左、右侧点头样吞咽动作,可去除并咽下滞留于两侧梨状隐窝的食物。

(六)饮食护理

帕金森病患者多为老年人,应以清淡易消化、多维生素多纤维素、高蛋白、低盐低脂食物为主,如豆浆、牛奶、鸡汤、米粥等易于消化和有营养的食物,还要适当增加蔬菜、水果的摄入。因蛋白质可影响左旋多巴进入脑部起作用,服用美多巴治疗者宜限制蛋白质摄入量,宜在每日每公斤体重 0.8 克以下,全日总量约 40～50 克。在限制范围内多选用乳、蛋、肉、豆制品等优质蛋白质。另外,肥肉、荤油及动物内脏等也尽量不吃,因为过高的脂肪也会延迟左旋多巴的吸收而影响药效。患者进食时应细嚼慢咽,提供充足的进餐时间,做好口腔护理,防止食物残渣残留。帕金森患者每天应喝 6 至 8 杯水及饮品。充足的水分能使身体排出较多的尿量,减少膀胱和尿道细菌感染的机会。充足的水分也能使粪便软化、易排,防止便秘的发生。

(七)心理护理

抑郁在 PD 患者中常见,由于病情较长,又有流涎、震颤、僵直等自身形象的改变,加上言语障碍、行动迟缓、生活自理能力逐渐下降,以及由于对疾病的认识不够,易产生焦虑、孤独、自卑、烦躁、抑郁,甚至厌世的心情。据统计约有近 1/2 的患者受此困扰,部分患者甚至以抑郁为首发症状。

护士应密切关注患者思想波动,及时排解心中郁闷,多与患者交流,并针对不同年龄、不同的职业文化水平和心理需求,采取不同的心理疏导方法。

1.从入院时起即给予心理护理,向患者介绍医院环境,主管医生和护士,通过与患者交谈,收集患者的资料,了解患者的需要,对患者的心理状况做出评估,并使患者从陌生的环境中解脱出来,以良好的心境接受治疗。

2.护士应耐心倾听患者的诉求,根据患者的心理状况,向患者及家属介绍发病的原因、治疗过程、治疗前景服药注意事项。鼓励患者积极参与各种娱乐活动,激励战胜疾病信心,提高生活质量。

3.采取认真、耐心、缓慢、和蔼、热情的态度听患者说话,用亲切同情的目光,鼓励患者说出最担心什么,最需要什么,耐心倾听患者的各种心理问题,并给予适当的鼓励、劝告和指导,使患者感到尊重和理解。

4.建立良好的护患关系:良好的护患关系是实施心理护理的基础,能充分调动患者自身的积极性,提高自我认知能力,增强治疗过程的依从性,使患者参与到自我护理中。

5.充分发挥家属和环境的支持作用,尽量减轻或消除消极的情景影响,创造一种积极向上的氛围,可在周围安排有较好疗效的患者,通过情景感染使其产生积极的心理状态。

(八)二便护理

帕金森病患者特有的肌强直和运动迟缓也会影响肠道肌肉,使粪便运动迟缓,粪便中液体被过度吸收,粪便干结,而难于排便。再加上疾病本身所致的自主神经功能紊乱更使尿潴留、便秘腹胀等的存在。可予以下方法。

1.作息定时:鼓励减少卧床时间,增加运动量,另要消除精神紧张的因素。

2.饮食调节:水分和膳食纤维在控制便秘上有同等重要的作用。膳食纤维能增加粪便量,水分则能软化粪便,两者共同促进肠道排出粪便。如果单纯增加膳食纤维的摄入而忽视了水分的补充,粪便会变得更干结,难以排出。可多进食水、清汤、果汁等,以及给予含纤维素丰富的蔬菜、水果,多吃粗粮(如全麦面包、燕麦片)和薯类(马铃薯、甘薯),促进肠蠕动。

3.顺时针方向按摩腹部以促进排便。对排尿困难的患者,可热敷、按摩膀胱区,让患者听流水声,以刺激排尿。

4.必要时予以缓泻剂,如乳果糖或山梨聚糖等,灌泻剂或刺激性泻药是最后的选择。尿潴留的患者可留置导尿管。

（九）用药护理

研究认为,帕金森病的主要病变在于大脑黑质—纹状体系统中多巴胺能神经元进行性变性,故提高中枢神经系统中多巴胺的含量或纠正多巴胺能神经与胆碱能神经两大系统功能的不平衡是治疗帕金森病的出发点。目前,较为有效的药物是左旋多巴/卡比多巴,还有多巴胺受体激动剂(包括麦角胺类及非麦角胺类)、儿茶酚—O—甲基转移酶抑制剂、单胺氧化酶 B 抑制剂、抗胆碱能药物等等。

1.用药原则

长期服药、控制为主、对症用药、酌情加减、最小剂量、权衡利弊、联合用药。

2.了解药物不良反应

口服左旋多巴后近期不良反应有胃肠道症状心血管症状、短暂性的转氨酶升高等,长期服用后往往出现"峰值异动症""开—关现象"和"剂末"现象。多巴胺受体激动剂不良反应包括恶心、呕吐、直立性低血压、镇静、幻觉等。胆碱能抑制剂不良反应则包括口干、瞳孔散大、出汗减少及顽固性便秘、视力模糊、心悸、皮肤干燥、面红等。

其中最需重视的就是服用多巴胺类药物治疗时的"峰值异动症""开—关"现象和"剂末"现象,具体如下。

(1)峰值异动症:这是应用左旋多巴治疗中最常见的不良反应。当患者体内左旋多巴的量达到峰值的时候,通常会出现舞蹈样的不自主运动,时间不会太长,一般在服药后 1～2h 内出现,这时大脑中多巴胺的水平是最高的。我们称其为"峰值剂量"的舞蹈症。通常包括抽动、推拉、点头、做各种手势和痉挛样活动,或者只是坐立不安。症状可能比较轻微甚至难以察觉,而当症状严重时,患者会出现肢体某些部位快速的像舞蹈一样的活动,因此变得烦躁并且行动笨拙。

(2)开—关现象:是指部分患者长期服用左旋多巴后出现症状波动,当药物发生作用时能够恢复到正常人的功能状态,药效过后,又出现帕金森病的症状,如患者突然出现肌僵直,震颤,运动不能,持续数分钟至 1h 后症状缓解,患者又可活动如平常甚至出现多动。此种现象一日中可反复迅速交替出现多次,变化速度可以非常快,并且往往是不可预测的。病情的变化就像是电源的开、关一样,所以临床上形象地称这种现象为"开—关现象"。

(3)剂末现象:服用左旋多巴若干年后会出现药性的减弱,药效维持时间越来越短,称为剂末现象。此现象的出现导致用药量不断增加,且每次用药后期会出现症状的恶化。有研究显示,应用左旋多巴治疗帕金森患者 2～5 年后,剂末现象发生率达 30%～50%。

鉴于以上种种的药物不良反应,对于帕金森病应采取综合治疗,坚持"剂量滴定""细水长流、不求全效"等用药原则,通过药物治疗以延缓疾病进展、控制症状,并尽可能做到长期的症状控制。而护理人员应按时给患者发药,正确指导患者服药,注意用药剂量,并严密观察不良反应和治疗效果,正确区分药物的正常反应和不良反应。

3.服药时间

一般来说,空腹或餐后 1～1.5h 后用药为好,有利于药物的吸收。服药前后不宜多进高蛋白饮食,因为蛋白质会影响复方多巴类药物在肠道的吸收及影响其运转到脑内。因此,如需补充蛋白,最好在服药后一段时间进食为宜。如下午服药,则晚餐才进食蛋白类食物。

(十)并发症预防

帕金森患者老年居多,免疫功能低,对环境适应能力也较差,容易产生较多并发症。

1.随时注意保持病室的整洁通风,注意夏、冬季需以空调调节温度。注意预防受凉感冒,以免加重病情。

2.对于晚期行动不便,长期卧床的患者,应保持床铺清洁干燥、勤洗澡、换内衣、剪指、趾甲等。按时给予变换体位,做好皮肤护理,防止尿便浸渍皮肤和压疮的发生。

3.早期患者需坚持每日自主康复锻炼,若至晚期行动困难,则可行四肢关节的被动活动,防止肌肉的萎缩和关节挛缩等并发症。

4.坠积性肺炎、泌尿系感染也是 PD 患者最常见的并发症,因此每次翻身应叩背排痰,更鼓励自主咳痰以预防肺部感染。鼓励患者多饮水,以稀释尿液,预防尿路感染。

5.加强安全措施,预防意外。因震颤、强直、平衡功能障碍及口服抗胆碱类药物引起直立性低血压等,使患者活动能力明显减退而容易发生跌跤,应嘱患者在变动体位时宜慢,行动时最好有人协助。床上应设有床栏,路面及厕所要防滑,走道中加装扶手等,以预防意外发生。

(十一)健康教育

1.环境

保持环境安静,营造和谐的家庭氛围,保持患者乐观的情绪,避免各种刺激,以免加重震颤或肌强直。

2.注意安全

注意安全,防止摔伤。平时应穿合适的防滑鞋,房间整洁,照明充分,地面平整干燥。必要时借助辅助具进行步行。

3.个人卫生

做好个人清洁卫生,保持皮肤的清洁与完整,卧位或坐位时定时对受压部位减压,避免压疮发生。

4.药物疗法注意事项

平时按医嘱正确服药,增加或减少药物剂量时,须按照小剂量滴定的原则,以 1/4 或 1/2 片开始并持续观察药效。掌握好服药的时间,抗胆碱类药如苯海索(安坦)等,不良反应较大,宜在餐后或进食时服用;金刚烷胺可引起失眠,宜在早餐服用;左旋多巴类易出现恶心、呕吐,宜采用多次小剂量。如果服药期间出现症状加重,应及时去医院就诊。

5.功能锻炼原则

"循序渐进、持之以恒、因人而异",在运动方式的选择与个人兴趣、爱好相结合,运动要缓慢进行,避免激烈运动。

6.社会家庭的支持

随着病情的进展,将逐渐影响患者的自理能力,常需要家庭成员的帮助与支持。指导家属为患者创造良好的家庭环境、正确的康复训练方法。鼓励和督促患者参与各项活动,调动其积极性,坚持长期的康复训练,提高康复效果。

7.出院后的复诊

帕金森病属慢性终身性疾病,为了控制疾病发展,延缓功能的丧失,回家后须继续康复锻炼,并按医嘱定时复诊。根据患者的情况,及时调整康复治疗方案。

第四节　多发性硬化的康复

多发性硬化(MS)是发生在中枢神经系统的脱髓鞘疾病,临床表现以病变部位多,以及具有反复地复发缓解过程为特点,即具有时间和空间的多发性,以髓鞘脱失、神经胶质细胞增生、不同程度的轴索病变和进行性神经功能紊乱为主要特点。MS 的病因还未明确,但大量流行病学调查结果显示:MS 具有基因和环境易感性,其中环境因素引发的个体自身免疫机制起着重要的作用。因其发病率较高、呈慢性病程、倾向于年轻人罹患,故成为重要的神经系统疾病之一。

一、流行病学

多发性硬化(MS)的发病年龄呈单峰分布,以 20～40 岁多见,高峰在 30 岁左右,10 岁以下及 60 岁以上少见。MS 患病情况与性别有关,女性发病率较高,性别差异在低年龄患者中较明显。

流行病学研究显示,MS 的发病率与地理纬度、种族、移民等有很大的关系。总体上讲,MS 存在着地理分布上的差异,可以分为 3 个区域:高危险区(是指患病率≥30/10 万的地区)包括多数北欧国家、美国北部、加拿大、澳大利亚南部及新西兰等,患病率为(30～80)/10 万;中危险区[(是指患病率介于(5～29)/10 万的地区]包括欧洲南部、美国南部、东南亚、印度、南非和部分北非国家,其中美国南部和欧洲南部为(6～14)/10 万;低危险区(是指患病率<5/10 万的地区)包括中国、日本、拉丁美洲等。中国目前缺乏流行病学资料。近年来,各地收治的 MS 患者有增多趋势,说明 MS 在我国亦不罕见。

二、病因与发病机制

病因尚不明确。综合流行病学、遗传学和免疫学资料,MS 的发病可能是某些遗传因素决定的易感个体,于儿童期被特定的外界因素(如环境因素、病毒感染等)所诱发,经过一定潜伏期后发生 MS。其发病机制与自身免疫机制有关。

三、病理

病变可累及视神经、视交叉、脊髓、脑干、小脑与大脑半球,以白质受累为主。

脑外观常无明显特征,仅患病多年的病脑显示脑沟增宽。脊髓急性横贯性病损时,病变阶段肿胀。少数慢性病例,可见脊髓轻度萎缩。

切面可见脑室扩大,在视神经、视交叉、脊髓、脑干、小脑与大脑白质内,有多发性的脱髓鞘病灶。脊髓病变以颈髓受累为多,好侵犯皮质脊髓束与后索,病变严重时涉及多个阶段。脑部病损分布大致对称,脑室与导水管周围是特征性的好发部位,在大脑皮质、灰白质交界处与白质浅层可能有仅几毫米的明显小于脑室周围的小病灶。

镜下:急性期髓鞘崩解、脱失,小胶质细胞增生,炎性细胞浸润常围绕小静脉形成"血管套"。慢性期炎性细胞逐渐消退,遗留髓鞘脱失、星形细胞增生与胶质化的硬化斑。病程早期可见轴索的断裂或丧失,且与神经功能障碍的程度相关。病变也可累及灰质神经元,从组织学的角度来讲,皮质损害的发生率常被低估。另外,可累及周围神经系统,主要表现在神经根,病灶呈斑块样分布,光镜下可见"洋葱球"样改变。

四、临床表现

起病快慢不一,以亚急性起病为多。病程多呈波动变化,缓解和复发为本病的重要特征。

MS 一个最主要的症状是球后或视神经炎,也常是首发症状,临床表现为数日内多是一侧眼视力减退与视野缺损,少数患者可以致盲。视野缺损常是先累及色觉视野,最多见中心暗点,病情进展可累及双侧,极少患者双侧同时发病。病损靠近视盘时,可有视盘肿胀、边缘模糊。约有近1/3的患者初次发病可以完全恢复,其他患者即便发病时视力减退很明显视盘苍白,也可以明显改善。视力的改善一般在发病两周之后,类固醇皮质激素可以加快恢复速度。

由于病理损害的部位不同,临床表现不尽相同,常见的表现如下。

(一)精神症状

多数患者表现为欣快或是情绪高涨愉快,情绪易激动,可见强哭强笑。可出现抑郁症、焦虑等,抑郁症的发生率约为50%,常表现为情绪低落、兴趣感缺乏和主观能动性丧失等,严重者可出现自杀现象。少数患者可出现躁狂表现。所有患者都不同程度地出现认知功能的减退,记忆力、定向力、注意力均减退,最后甚至出现全面性的痴呆。

(二)颅神经功能障碍

脑干部位的病损是一大组病变,除视神经和(或)视交叉部位脱髓鞘病变引起的视野、视力等多发性硬化的特征性改变外。脱髓鞘病变发生于脑桥,可造成脑神经核损伤。波及动眼神经和展神经,出现眼球运动功能障碍。内侧纵束的病变更多见,引起核间性眼肌瘫痪,对于年轻患者的双侧的核间性眼肌瘫痪应考虑此病的可能。临床上表现为复视,以及瞳孔的不等大、缩小、光反应迟钝等,可有霍纳氏征。眼球震颤也是常见症状之一,多与病变波及小脑和脑干有关,可以是水平性、垂直性及旋转性的,直视时可以有轻度摆动性眼震样动作,也可见扫视性眼球摆动;三叉神经核受损可以有面部感觉减退,发麻,异样感,部分患者角膜反射减退及三叉神经痛。面神经核受损可以导致类似面神经炎改变,临床上可以是同侧面肌痉挛或是起自同侧眼轮匝肌并扩展到整个面肌的面肌抽搐,有患者进展到周围性面瘫。前庭神经核也可受到波及,常见症状为突发性眩晕,发作时伴有眼震和呕吐,也可由第四脑室底部前庭神经根脱髓鞘病变引起。延髓的多发性硬化病灶出现假性延髓性麻痹症状,临床上表现为构音障碍,言语不清晰,欠流利,有时为使语言清晰,出现语言顿挫,严重患者可因声带麻痹而失声。吞咽功能也可受到伤害,咽部和舌后部感觉障碍,腭上提运动减弱,咽反射减弱,出现呛咳、误咽、咀嚼困难咽下困难甚至出现张闭口不能。

(三)运动功能障碍

皮质脊髓束受损可引起痉挛性瘫痪,小脑和脊髓小脑通路受损造成小脑性共济失调,以及深感觉障碍导致感觉性共济失调。在疾病后期可以出现感觉刺激(如床被的接触)引起的痛性屈肌痉挛反应。

(四)感觉障碍

常由于脊髓丘脑束、脊髓后索损害引起。最常见的主诉为麻刺感、麻木感,也可有束带感、烧灼感、寒冷感或痛性感觉异常。疼痛作为早期症状也是常见的,多见于背部、小腿部或上肢。检查时所能发现的感觉障碍随病灶的部位而定,可以为周围型、脊髓型、皮质型、内囊型或不规则型。深感觉障碍相对浅感觉障碍少见,一旦出现,表现较为明显。颈脊髓损害时的特征性表现为 Lhermitte 征,表现为屈颈时出现自后颈部向下放射的触电样感觉异常,由于颈髓损害累及后索与背根进入脊髓而受到刺激而引起。偶尔也可遇到不典型的脊髓半横断征,也可表现为游走性的感觉异常。早期感觉症状一般持续不久,常在数周后缓解。疾病后期可出现持续的脊髓横贯性感觉障碍。

(五)其他

少数患者发病开始即出现尿急、尿频、尿潴留或尿失禁等膀胱功能障碍,或出现肠道的功能障碍,表现为便秘或大便失禁。该组患者中男性常伴有性功能障碍即阳痿和性欲低下。也有患者首先表现为典型的三叉神经痛幻肢觉、体像障碍、顽固性呃逆甚至偏瘫、失语,极个别患者还会出现臂、咽和腰骶疼痛及痛温觉减退,常常给临床诊断带来困难。大约有 3% 的患者还有明显的大脑病变相关的局灶性癫痫。

五、实验室检查

(一)脑脊液检查

CSF 细胞数正常或轻度增高,不超过 $50×10^6/L$。约 40% 的患者蛋白轻度增高。约 70% 的患者 IgG 指数增高,IgG 指数>0.7 提示有鞘内 IgG 合成及 MS 可能;1gG 寡克隆带是诊断 MS 的 CSF 免疫学常规检查,只有 CSF 中存在 IgG 寡克隆带而血浆中阙如才支持 MS 的诊断;CSF 中球蛋白、IgG 升高与寡克隆带出现均非本病特异,尚可见于多种神经系统疾病,如中枢神经系统感染(梅毒、病毒、细菌、原虫或寄生虫)、肿瘤(特别是肺源性脑转移)、脱髓鞘(急性播散性脑脊髓炎、急性感染性多发性神经根神经炎、肾上腺白质营养不良症)及脑血管性疾病,也见于系统性红斑狼疮、球蛋白血症并发中枢神经系统损害及多种原因导致的痴呆等。此外,在 MS 活动时,患者 CSF 中可见到髓鞘碱性蛋白含量升高(正常值为 4),是髓索遭到破坏的近期指标。

(二)电生理检测

包括视觉诱发电位(VEP)、脑干听觉诱发电位(BAEP)、体感诱发电位(SEP)等。目的在于检出亚临床病灶,帮助诊断,也有利于监护病况。但对 MS,所有检测项目均非异常,解释时宜注意结合临床表现,全面考虑。

(三)MRI

MRI 是诊断 MS 最为敏感的脑成像技术,可显示多发的脱髓鞘斑块。近年来,MRI 新技术的一些量化研究方法(如磁化传递直方图分析、弥散成像、磁共振波谱等)不断应用于 MS,在确定 MS 斑块的病理特异性、检测常规 MRI 无法显示的脑白质内的微观病变等方面有很大进展,从而为 MS 的早期诊断、疗效随访及预后推测提供了依据。

六、诊断

目前,临床上采用 Poser(1983)诊断标准。青壮年发病;中枢神经系统病损、病灶多发;病程波动,有缓解和复发这些典型表现,是诊断的主要依据。还应与一些酷似多发性硬化的疾病或综合征相鉴别,如急性播散性脑脊髓炎、亚急性联合变性、颅内多发病灶的血管源性疾病的多发脑梗死、抗磷脂抗体综合征、系统性红斑狼疮性血管炎、特发性主动脉炎及各种颅内炎症性疾病等。

七、治疗

(一)发作期治疗

1.在急性发作时首先选用皮质类固醇药物治疗,可抑制炎症、缩短病程,常用的方法有:①甲泼尼龙:NICE 的 MS 诊断和治疗指南推荐甲泼尼龙大剂量、短程应用,日量 500～1000mg,静脉注射,连用 3～5d;或日量 500～200mg 口服,连用 3～5d;不允许频繁使用(1 年内不能超过 3 次)或随意延长大剂量激素使用时间(超过 3 周);②其他常用方法:包括ACTH、地塞米松、口服泼尼松等。

2.β－干扰素治疗主要应用于复发缓解型 MS 患者。国外报道应用 IFNβ－1b(betaseron),小剂量为 1.6mIU,每周应用 2 次,皮下注射,连续 2 年;大剂量 8mIU,用法同前。另一种为 IFNβ－1a(avonex),每周应用 1 次,每次剂量 6mIU,肌内注射,连续应用 2 年。对RRMS 的复发率减少 30％～40％。Glatiram－eracetate(co－paxone):主要用于复发缓解型MS 患者。国外报道可与干扰素联合应用,用量 20mg/d,皮下注射,连续应用 1～2 年。

(二)缓解期的治疗

重点应为预防复发。

1.免疫抑制剂

免疫抑制剂主要有硫唑嘌呤、环磷酰胺及环孢霉素。常用于复发频率较高的患者,但毒副作用较高,患者常在治疗过程中因毒副作用而必须停药。硫唑嘌呤常用剂量为 100～200mg/d,可连用数月,其后期效果可维持数年。环磷酰胺 400～500mg/d,10～14d 为一个疗程,后期效果也可维持数年。

2.转移因子及丙种球蛋白

转移因子常用剂量为 1U,皮下注射,每周应用 1 次,连用 1 个月;每月 1 次,用 6 个月;其后每 2 个月 1 次,用 1～2 年。丙种球蛋白每月应用 1 次,共 3 个月,其后每 3 或 6 个月应用1 次,间歇应用 1～2 年。

3.干扰素治疗

干扰素治疗见发作期治疗。

4.自体外周造血干细胞移植(APB－SCT)

自体外周造血干细胞移植主要用于进展型 MS 的治疗。

最新的治疗指南不建议使用环磷酰胺等免疫抑制剂,不使用结核菌素等免疫调节剂,不主张长期的皮质醇激素治疗、全身的放疗,高压氧治疗也不推荐。

(三)对症治疗

一些患者出现疲劳症状,多有情绪反应、睡眠欠佳、慢性疼痛、营养匮乏及某些药物的不良反应等原因,去除诱因不见好转者,有人使用金刚烷胺治疗获满意效果,常用量 200mg/d,但未做常规使用。

八、预后

MS 的自然病程无明显规律性,病程难以估计,平均病程 25～35 年。轻者 10 年后仍无明显功能障碍。严重者数月至数年致残,极少数病例进展迅速,几周内死亡。约 80％～90％的患者呈缓解复发病程;复发多见于疾病的早期,其病后 1 年内复发率约 30％,2～10 年者约 20％,10～30 年者约 10％;多数患者随着复发次数的增多,神经功能障碍加重。少数患者首次发病后,临床完全缓解,不再复发;约有 10％的患者病情逐渐恶化,没有缓解,常称为原发进展型 MS,多见于呈痉挛性截瘫的脊髓型患者。发病年龄、早期病变部位和复发的频率与预后有关。若早期出现小脑及皮质脊髓束损害或慢性进行、慢性复发病程者,或肢体痉挛伴挛缩等现象者,预后不佳;若早期出现视力减退、感觉异常者,病程多呈良性。对生育年龄轻度的 RRMS 患者,可以考虑妊娠生育,有报道妊娠期间可以明显降低复发率,但生育后有加剧病情的可能。死亡原因多数由于继发感染、体力衰弱及少数患者直接由于脑病病损死亡。

九、康复

多发性硬化康复治疗的意义是最大限度地恢复患者的功能性的活动能力的水平(即患者的失能和依赖降低到最低水平),并尽可能地恢复他们的社会活动能力。康复与其他的治疗相结合共同致力于"改变多发性硬化复发的危险性"。多发性硬化患者病程长,临床表现多种多样,神经功能障碍表现不同,康复治疗宜早期参与,在疾病的发作期和缓解期康复的原则和目的不同,正确的康复治疗至关重要。

循证医学结果显示,及早、合理的康复常常取得令人难以想象的临床效果,康复是不能被其他治疗方法包括药物所代替的。康复的实施与其他疾病一样需要一个完整的团队参与,亦即康复小组,至少应有康复医师、康复护士、康复治疗师、心理工作者,语言治疗师和社会工作者,本人的积极参与和家人朋友的支持和关怀也是不可或缺的。

多发性硬化的康复治疗目标是预防疾病进展,避免临床复发,最大限度地恢复受损的神经功能。康复治疗前首先进行功能评定,其评定方法与其他疾病的评价方法是一样的。有一点需要强调,在患者病情出现新的变化,或者所处环境有改变时,康复的调整也是必要的,康复首先是评判疾病的发作阶段,对已经是有复发经历的患者应了解复发的原因或诱因。其次制订一个科学的康复计划,这个计划应包括:①MS 患者的康复愿望和期望值。②评价患者客观的病情,与患者的主观愿望进行对比:鉴别和治疗任何可以治愈的病损,确定与康复目标相关的特效的运动和其他的主动活动,可用的适宜的康复器材,根据需要进行环境改造,指导如何进行某些辅助性的任务训练。③设立与康复目标相一致的训练进程,康复目标不要随意改变,除非有进一步的需求或干涉。

多发性硬化发作期患者在病情有所缓解时,即应开始康复训练。最早开始被动活动训练主要是要保持各关节的正常活动范围,在原发疾病稳定后,就应有计划地开始进行主动的康复训练。由于劳累可能是多发性硬化的复发的诱因,因此要掌握患者的康复训练量,不能遵循脑卒中的康复训练原则。其差异首先是更强调多发性硬化患者开始锻炼时强度不宜太大,训练时间不宜过长,患者每日锻炼 2～3 次,每次锻炼 20～30min,以患者略感疲劳为度。待肌力有所恢复增强时,再逐步加大运动量。其次两者的神经损伤机制不同,多发性硬化患者不但有中枢性神经损伤的特点,也常伴周围神经损伤的表现。如有的患者病变主要部位在颈段脊髓,四肢活动都严重受损,功能康复和锻炼活动更接近于脊髓损伤的训练。但应强调的是尽管疲劳是多发性硬化的典型的临床特点之一,但过度疲劳才是诱发复发的重要因素。临床上部分患者由于病情复发,病程延长,其肌肉的肌力减退,耐力下降,活动范围也越来越小,出现失用性肌肉萎缩,抵抗力下降,较坚持康复训练的患者更易感染,引起疾病加重,从而形成恶性循环。因此,有必要在疾病早期对患者进行健康宣教,疾病使神经功能遭受破坏,患者活动受限;功能康复锻炼能够最大限度地恢复神经功能,帮助患者功能恢复,生活自理,重返家庭和社会。

进入缓解期后,应逐步增加康复训练的强度和时间。持续有规律的康复训练可以帮助患者恢复肌肉的张力,增加肌肉耐力和骨骼的强度。注重提高患者的日常生活能力的训练,鼓励有能力的患者多参与家庭活动和必要的社会劳动。康复训练方法与脑卒中的训练大同小异,针对多发性硬化的特点予以归纳。

(一)物理疗法(PT)

应该根据患者的不同功能障碍来制订科学的康复训练计划。对于软瘫的肢体首先要注意良肢位的摆放,进行被动的全关节活动范围训练,利用大脑的可塑性和功能重组理论,应用神经生理学和运动再学习理论,诱发主动活动的出现,加强力弱肌肉的运动能力。也可利用中频电疗和针灸方法保持肌肉的张力和肌肉容积。非软瘫期的患者,则根据具体情况,提高各关节的控制力,可以安排肌肉力量和耐力锻炼,有异常运动模式的患者则应注重异常模式的纠正;有小脑病变者或本体感觉障碍者,则应加强协调和平衡功能的训练等。早期的科学的康复训练可以避免失用和误用综合征的出现。对于肌肉痉挛严重或出现痉挛性疼痛的患者,通过训练和指导,如仍然妨碍功能恢复者,应进行抗痉挛治疗。对伴神经性疼痛者可应用卡马西平或苯妥英钠等药物治疗。

(二)作业疗法(OT)

针对患者特殊的日常生活和职业工作而设计的一些作业,对患者进行训练,以期缓解症状和改善功能的一种治疗方法。以前,国外的作业疗法主要采用木工、黏土和编织三大类。现在又引入了一些科学技术较强的项目,如书法、绘画、计算机操作、制陶和其他手工艺等,也包括穿衣、洗漱、吃饭,以及侧重培训协调,使用辅助设施等。这些项目涉及患者上臂和手的基本功能训练。作业内容的安排必须考虑患者的具体情况,根据患者的能力和需求,以保持患者康复的兴趣和积极性,以获得最大限度的配合,获取最理想化的效果。有的患者需要继续工作,则应该依据其工作特点,安排相关的内容。

(三)日常生活活动训练

日常生活活动分成3个层次:个体、家庭和社会。国外多由一个有经验的康复治疗小组对患者做出评价,个体水平主要是穿衣、吃饭、洗漱、如厕等;家庭水平主要是烹饪、洗熨衣服、打扫室内卫生、处理家庭财务账目等;社会水平主要是购物、乘坐公共交通、安全适应环境等。训练目的是提高患者的独立生活能力,参照患者发病前后的具体情况患者主观的康复意向,以及客观上患者的可能恢复程度。康复小组在患者康复一段时间后要及时再评价,逐步完善调整训练内容。日常生活活动训练要求对环境进行必要的改造,应满足增加患者的独立活动能力,减少康复护理的强度,使其生活活动更加安全。

值得注意的是,部分患者病变累及到自主神经系统,引起心血管功能的改变,从而妨碍康复训练的进行。此时康复训练更应慎重,这些治疗者必须了解患者的心肺功能,首先改善心血管功能状况,训练中实时,监测心肺情况,确保康复治疗的安全性和有效性。

(四)言语和吞咽治疗

根据患者的失语状况、构音障碍及吞咽障碍的情况,确定治疗方案。短期的吞咽困难可以采用鼻饲的方法,长期的吞咽困难在国外多采用经皮内镜胃管植入术。言语障碍常影响患者与他人的交流,言语治疗主要是尽可能地提高和维持患者的言语清晰度;恢复不理想者应选择非口语语言的交流方式来取代日常的言语交流。后者需要患者家属、护理人员和其他经常需要和患者沟通的人在言语治疗师的帮助下,探讨如何提高患者交流能力的方法。

(五)二便功能训练

对神经源性膀胱患者,应进行尿流动力学检查,依其结果可参照脊髓损伤后的康复原则进行治疗。

(六)视力

对多发性硬化视神经受到波及可以引起视力下降,或是侵犯动眼神经后眼球运动受到限制,临床康复多采用补偿的办法。

(七)疼痛

多发性硬化患者的疼痛可以是神经痛或是源于运动减少和错误运动的骨骼肌肉痛。适当的康复训练如合理的运动、保持良姿位都有助于减轻疼痛,部分患者则需要加用止痛药物或(和)抗痉挛药物,物理治疗如超短波、低频激光等也有疗效。部分神经痛患者还需服用抗抑郁焦虑药物。

(八)性功能障碍

多发性硬化的患者可出现性功能障碍,表现为勃起困难、润滑不良和性快感消失。疾病本身可影响性生理,也可能与疾病后的情绪变化如抑郁和焦虑相关,还有可能与伴发的糖尿病、脉管疾病或是服用某些药物有关。对于情感变化相关的性功能障碍心理疏导和必要的药物治疗会有改善,也可应用西地那非治疗。

(九)认知训练

根据患者认知的缺失,进行具体的学习和针对其记忆力、计划、注意力、计算力、执行能力缺失进行相关的训练,也可应用茴拉西坦、石杉碱甲或安理申等药物治疗。应引起注意的是部分患者的认知能力下降也与其情感的变化或是服用药物有关,治疗前应注意区分。

(十)情感方面

多发性硬化患者常伴有不良的情绪改变,早期是情绪极易波动,逐渐转为抑郁焦虑,疲劳常为抑郁的重要表现。严重者可以导致精神分裂症状。早期发现患者的情绪变化,进行适宜的心理疏导,帮助患者调节情绪,安稳睡眠。有抑郁表现者,可应用西普妙,也可使用 SSRI 类药物,如百忧解、赛乐特等药物,焦虑明显的选用苯二氮䓬类药物,最常用的是罗拉。出现严重的精神分裂症状者可应用利培酮、奥氮平或奋乃静等药物治疗。

第五节　运动神经元病的康复

一、概述

运动神经元病是一组病因未明,选择性侵犯脊髓前角细胞、脑干运动神经元和(或)锥体束的慢性进行性变性疾病。临床以上和(或)下运动神经元损害引起的瘫痪为主要表现。本病为持续性进展性疾病。目前尚没有有效的治疗能阻止或延缓临床及病理进程,康复治疗可在一定程度上减轻患者的痛苦,并最大限度地提高患者的生活质量和独立能力。

世界各地运动神经元病总的发病率为(1～2)/10万,患病率为(4～6)/10万。运动神经元病发病年龄可从10～80岁不等,但多数在中年以后发病,平均年龄是40～50岁。男性发病率高于女性,比例约1.5∶1～2∶1。随着发病年龄增加,这一比例逐渐下降,70岁发病者男女比例约为1∶1。从发病到死亡(或依赖呼吸肌)的平均存活时间是2～4年,5年存活率为19%～39%,10年存活率为8%～22%。平均存活时间与发病年龄、性别、临床症状(有无延髓性麻痹)及疾病进展情况有关。其中发病年龄是判断存活时间的重要因素之一,年轻患者存活时间相对较长。调查发现40～50岁发病者平均存活时间是45个月,而80岁发病者平均存活时间仅为20～25个月。确切病因目前尚不清楚,可能是患者自身因素和环境因素相互作用所致。运动神经元病的神经变性可能是遗传、免疫、中毒、慢病毒感染、兴奋性氨基酸毒性作用、氧化应激及环境等多种因素相互作用的结果。

运动神经元病选择性侵犯运动皮质第5层的Betz细胞、脑干下部运动神经元、脊髓前角细胞,主要改变是神经细胞变性,数目减少。支配眼外肌运动神经核和支配骨盆肌肉的Onuf核一般不受影响,故患者眼球运动和膀胱直肠控制常保留。颈髓前角细胞变性最显著,是最常见并早期受累的部位。镜下见变性神经元的突出特征是胞浆内透明的Lewy样或skein样包涵体。颈髓前角和第X、XI、I对脑神经核神经元消失常伴有胶质细胞增生。受累骨骼肌表现为脂肪浸润和失神经支配后萎缩,残存肌肉间神经纤维发芽,运动终板体积增加。运动神经元病临床进展速度不仅取决于神经元变性的速度,还取决于神经再支配的作用效果。皮质脊髓束和皮质延髓束弥散性变性;锥体束变性最先发生在脊髓下部,并逐渐向上发展。

本病临床通常分为四型。

1.肌萎缩性侧索硬化症(ALS)

累及脊髓前角细胞、脑干运动神经核和锥体束,表现为上、下运动神经元损害并存的特点。①多在40岁以后发病,男性多于女性。②起病时多出现单个肢体局部无力,远端肢体受累比近端重。首发症状常为上肢无力,尤其是手部肌肉无力、不灵活,以后出现手部小肌肉如大、小鱼际肌或蚓状肌萎缩,渐向近端上臂、肩胛带发展,多数患者疾病早期都有肌肉痛性痉挛或肌束颤动,对侧肢体可同时或先后出现类似症状;下肢痉挛性瘫痪,呈"剪刀步态",肌张力增高,腱反射亢进,病理征阳性;少数患者发病时先出现下肢无力,走路易跌倒,行走困难。③大多数ALS患者感觉系统不受影响,少数患者有麻木和感觉异常。④患者眼球运动和膀胱直肠控制常保留。⑤延髓麻痹常晚期出现。⑥病程持续进展,快慢不一,生存期平均3～5年,最终因呼吸肌麻痹或并发呼吸道感染死亡。

典型 ALS 患者认知功能不受影响,有报道约 4%～6% 的患者伴有痴呆,主要是注意障碍。PET 扫描提示除运动皮质 ALS 患者大脑其他部位也有葡萄糖代谢下降,提示 ALS 患者额叶和皮质下组织功能异常。抑郁是 ALS 患者常见症状之一,据报道约 75% 的患者有中重度抑郁症状。

2.进行性脊肌萎缩症

主要累及脊髓前角细胞,也可累及脑神经运动核。①多在 30 岁左右发病,男性多见。②表现为肌无力、肌萎缩和肌束颤动等下级神经元损害表现;首发症状常为手部小肌肉萎缩、无力,渐向近端上臂、肩胛带发展;远端萎缩明显,肌张力降低,腱反射减弱,无感觉障碍和括约肌功能障碍。③累及延髓可以出现延髓麻痹,常死于肺感染。

3.进行性延髓麻痹

累及脑桥和延髓的运动神经核。①多在 40～50 岁以后起病。②常以舌肌最早受侵,出现舌肌萎缩,伴有颤动,以后腭、咽、喉肌、咀嚼肌等亦逐渐萎缩无力,以致患者构音不清、吞咽困难、饮水呛咳、咀嚼无力等。咽喉和呼吸肌无力使咳嗽反射减弱。软腭上举无力、咽反射消失、舌肌萎缩,有肌束颤动。双侧皮质脑干束受累可出现假性延髓性麻痹,患者有强哭、强笑,下颌反射亢进,真性和假性延髓性麻痹症状体征可以并存。③本病进展迅速,预后差;患者多在发病后 1～3 年内死于呼吸肌麻痹、肺部感染等。

4.原发性侧索硬化症

选择性损害锥体束。①少见,多在 40 岁以后发病。②病变常首先累及下胸段皮质脊髓束,出现进行性强直性双下肢瘫痪,渐及双上肢,表现为四肢瘫,肌张力增高,病理征阳性。③病程进行性加重,皮质延髓束变性可出现假性延髓性麻痹。④一般不伴感觉障碍,也不影响膀胱功能。

根据发病缓慢隐袭,逐渐进展加重,具有双侧基本对称的上或下、或上下运动神经元混合损害症状,而无客观感觉障碍等临床特征,并排除了有关疾病后,一般诊断并不困难。

脑脊液、血清酶学检查(磷酸肌酸激酶、乳酸脱氢酶等)、脑电图、CT、诱发电位(SEP、BAEP)多为正常。MRI 可显示脊髓萎缩。

肌电图可见纤颤、正尖和束颤等自发电位,运动单位电位的时限宽、波幅高、可见巨大电位,重收缩时运动单位电位的募集明显减少。作肌电图时应多选择几块肌肉包括肌萎缩不明显的肌肉进行检测,有助于发现临床上的肌肉病损。运动神经传导速度可正常或减慢,感觉神经传导速度正常。

目前尚无治疗运动神经元病的特效治疗方法。一般以对症支持治疗为主。

近年来,获 FDA 批准的利鲁唑(riluzole),既是谷氨酸拮抗剂,也是钠通道阻滞剂,据报道能延长 ALS 患者存活期,改善功能退化评分比率,推迟其机械换气时间。利鲁唑大规模临床研究证实利鲁唑能显著提高 ALS 患者生存率,但不能改善患者的运动功能。推荐最初使用剂量是 50mg,每日 2 次。常见不良反应有恶心、无力、肝脏谷丙转氨酶增高。建议用药后前 3 个月每个月复查肝功能,以后每 3 个月复查 1 次。应用神经营养因子治疗本病尚处于研究之中。未来运动神经元病的治疗可能将致力于联合应用上述多种治疗方法,结合抗氧化、抗凋亡和基因治疗等,最终将延缓或终止疾病的进展。

大约50％的患者起病后3～4年内死亡,5年存活率是20％,10年存活率是10％,少数患者起病后可存活长达20年。年长者和以延髓性麻痹、呼吸肌无力起病者寿命明显缩短,而年轻患者和病变只累及上运动神经元或下运动神经元者预后较好。运动神经元病患者通常死于肺部感染、呼吸衰竭,少数死于摔伤。

二、康复

(一)诊断及相关问题

大约80％的病例诊断相对较为容易,有经验的神经内科医生甚至可在接诊后几分钟内即可做出诊断。约10％的病例诊断相对困难,还有10％的病例可能在发病后几个月才能被诊断。当发病时症状和体征相对较为局限或病变仅累及上或下运动神经元时较难立即做出诊断。

在等待寻找进行性肌肉无力的病因过程中,患者和其家属可能非常焦虑。当被告运动神经元病的诊断时,多数患者和其家属将很难完全理解这一疾病对其意味着什么。故医生必须要考虑到患者及其家属对该诊断的情感反应。患者及其家属要认识到:症状将会随时间逐渐进展,目前没有方法治愈该病,没有治疗方法使已经出现的症状得到恢复。同时还要让患者和其家属了解以下的"正面"信息:①强调还有许多神经功能仍然保留,包括视力、听力、智力、感觉以及膀胱直肠功能等。②病情进展速度变化较大,部分患者疾病进展缓慢,可存活若干年。③一些治疗辅助器具和矫形器等可有助于缓解某些症状。④许多研究正在探索运动神经元病的发病机制,已发现某些治疗可延缓疾病进程等。

(二)物理治疗和作业治疗

疾病早期患者仍能行走,生活可自理,治疗主要是维持功能独立性和生活自理能力,预防并发症如跌倒、痉挛、疼痛等,维持肌肉力量,对患者和其家庭开展疾病宣传教育。肌力训练和耐力训练要注意训练强度,以肌肉不疲劳为原则,训练过量会导致肌肉疲劳,加重肌肉无力和肌纤维变性。推荐进行等长肌力训练,训练的运动量以不影响每日的日常生活能力为标准。治疗医师可指导患者和其家庭护理人员进行关节主动或被动活动及安全有效的移动,关节活动度训练可在家中作为常规治疗每天进行。

疾病后期主要是指导患者转移,床和轮椅上体位摆放,抬高瘫痪肢体减少远端肢体水肿。肌肉无力可改变关节的生物力学,易发生扭伤和肌腱炎,可应用各种支具改善功能。肩带肌肉无力可使用肩部吊带减少对局部韧带、神经和血管的牵拉。远端肢体无力影响手功能者,使用腕部支具使腕背伸30°～35°角可提高抓握功能。万能袖带能帮助不能抓握的患者完成打字或自己进食等任务。颈部及脊柱伸肌无力常导致头部下垂和躯干屈曲,需佩戴颈托或头部支持器。下肢无力常发生跌倒,上肢同时无力跌倒时更为危险,可佩戴下肢支具减少跌倒发生。疾病逐渐进展,可使用步行拐杖、手拐、步行器,最终需使用轮椅。即使患者仍能行走,亦推荐间断使用轮椅以减少能量消耗。设计良好的轮椅有助于预防痉挛和皮肤破损,增强者的独立生活能力和社会参与能力。电动轮椅可帮助部分患者在没有护理情况下独立生活,甚至有些患者可以参加工作。

(三)构音障碍

大多数运动神经元病患者有构音障碍,言语交流困难。早期主要是软腭无力、闭唇不能、舌运动困难。疾病后期出现声带麻痹和呼吸困难。可训练患者减慢讲话速度,增加停顿,仅说关键词,提高讲话清晰度,通过讲话提高呼吸功能。进行舌肌、唇肌和膈肌肌力训练,但应注意训练强度,避免过度疲劳加重肌肉无力。上颚抬举训练有助于减少鼻音。严重者可借助纸、笔或简单的写字板、高科技的计算机等装置进行交流。

(四)吞咽障碍和营养不良

吞咽障碍是运动神经元病患者常见症状,可发生于口腔前期和吞咽的四个阶段即口腔预备期、口腔期、口咽期和食管期。异常姿势和上肢无力可致口腔前期进食困难,闭唇无力使口腔内容物漏出,舌肌无力致食团从口腔进入咽部缓慢和不协调,软腭上举无力易使口腔内容物反流进鼻腔等。患者常担心进食缓慢,易漏掉食物及发生哽咽,更易发生吞咽障碍。治疗师应鼓励患者尽可能在轻松舒适的环境中进食,指导其保持正确的进食姿势和改变食物形状如半流状或糊状食物,食物的形状应利于患者吞咽。进食前吸吮冰块或冰饮料降低痉挛肌肉的张力,改善吞咽反射。

几乎所有的患者都有水和营养摄入不足的问题。常见原因有:吞咽障碍;患者常避免进食某种食物;进食时间明显长于其他人,伴流涎、鼻腔反流、呛咳或窒息发生等;上肢无力;患者害怕吞咽或抑郁等心理因素也干扰进食等。研究认为营养不良与严重呼吸肌无力和肺功能下降密切相关。因此,应定期记录患者的热量供给、体重情况。严重者可选择鼻饲或间歇口腔食道管进食法、胃造瘘术、肠造瘘术或经皮内镜胃造瘘术(PEG)。对于晚期终末患者多采取鼻饲营养,部分患者有鼻和口咽部不适感,如长期进行肠道营养可选用 PEG。PEG 可避免肠造瘘术带来的痛性痉挛和腹泻等并发症,但易进入空气和发生反流,少数患者合并局部或腹膜感染,患者一般不愿接受 PEG,但放置后多数患者反应良好,据报道放置 PEG 者存活时间显著延长。

(五)流涎

流涎是严重困扰运动神经元病患者的症状之一。正常人每天大约分泌唾液 1500～2000mL,每天自主吞咽 600 余次。流涎主要是由于唇闭合无力和吞咽能力下降所致。流涎的治疗除训练患者唇闭合和吞咽能力外,可使用抗胆碱能药物控制唾液分泌。常用药物有阿密曲替林、阿托品、东莨菪碱等,也可服用苯海索。如唾液较多可使用便携式吸引器吸出口腔内积存的唾液。如上述方法均无效,可考虑阶段性小剂量腮腺照射疗法。

(六)呼吸衰竭

多数运动神经元病患者由于呼吸肌无力,易合并肺炎,最终死于呼吸衰竭。少数患者早期膈肌受累可出现呼吸无力或呼吸衰竭。膈肌和肋间外肌无力导致吸气压和吸气量下降;肋间内肌和腹肌无力导致呼气压力和呼气量下降。患者常出现呼吸肌疲劳。呼吸肌无力常导致出现以下症状:平卧时呼吸困难、咳嗽和说话无力、白天困倦、入睡困难、多梦、清晨头痛、神经过敏、多汗、心动过速及食欲缺乏等。治疗上注意预防肺部感染的发生,如发现肺部感染的征象,应使用抗生素。指导护理人员进行肺部物理治疗和体位排痰引流。患者反复严重呼吸困难,出现焦虑和恐惧症状可予小剂量劳拉西泮(0.5～1mg)改善症状。

定期评价呼吸功能,监测肺活量、最大通气量、潮气量、血氧饱和度和血气分析等。仰卧位肺活量多首先下降,夜间肺通气不足通常比白天严重。当呼吸道分泌物较多,排出不畅,气体交换量不足,用力肺活量(FVC)降至正常值的 50% 以下,或 FVC 下降迅速,出现呼吸困难时,应及时进行人工辅助呼吸以延长生命。无创间歇正压通气(NIPPV)是常用的辅助通气方法,通气装置方便携带,价格相对便宜。NIPPV 能减少呼吸肌负担,改善气体交换、减轻晨起头痛症状,提高训练耐力,延缓肺功能下降,提高生活质量,延长患者存活时间。

(七)疼痛

运动神经元病早期通常无疼痛症状,而疾病晚期常出现疼痛。有研究报道 45%～64% 的运动神经元病患者有疼痛症状。疼痛可能与关节僵硬、肌肉痛性痉挛、皮肤压疮、严重痉挛及便秘等有关。疾病晚期患者交流困难,很难寻找疼痛原因。物理治疗和非甾体类抗感染药可控制关节僵硬导致的疼痛。护理上应注意无论白天或夜间都要使患者处于舒服的体位。如为痛性痉挛、痉挛或便秘等原因可选择相应药物对症治疗。

(八)痛性痉挛

运动神经元病早期常出现肌肉痛性痉挛,可应用硫酸奎宁治疗,剂量为 200～400mg/d。苯妥英钠、巴氯芬和地西泮等药物也有助于缓解痛性痉挛。

(九)痉挛

上运动神经元受累可出现痉挛,肌肉松弛药物可治疗痉挛。部分患者由于肌张力下降后自觉肌无力加重,而不能耐受药物治疗。常用药物有巴氯芬、苯二氮䓬草类药物如地西泮等。

(十)便秘

便秘是困扰运动神经元病患者的常见症状。可能与腹肌无力、盆底肌肉痉挛、卧床、脱水、饮食结构改变纤维食物减少和使用抗胆碱能药等有关。严重便秘和腹胀可加重呼吸功能恶化。应指导患者增加液体和纤维食物摄入,调整药物。适当使用缓泻剂如番泻叶、甲基纤维素和乳果糖等,必要时可使用开塞露协助排便。

(十一)情感心理问题

几乎所有运动神经元病患者得知诊断后会出现焦虑和抑郁等反应。因此,有必要对患者提供帮助和建议。在运动神经元病患者整个病程中焦虑和抑郁可能持续存在,部分患者需服用抗抑郁药物。严重抑郁症状发病率并不是非常高,大约为 2.5%。但患者因担心疾病会给家庭带来沉重的负担,常有自杀的念头。病变累及双侧皮质脊髓束,患者可出现情绪不稳定、强哭和强笑等情感异常。可应用阿米替林或丙咪嗪等抗抑郁药物治疗,有报道左旋多巴对部分情感异常患者有效。

(十二)终末治疗

如没有人工辅助通气,大多数患者将死于呼吸衰竭。疾病晚期药物治疗的唯一目的是减轻患者的痛苦。吗啡可减轻患者的不适感和呼吸困难等症状,可经 PEG、皮下注射或静脉注射给药。地西泮和氯丙嗪有助于缓解焦虑症状。许多患者希望在家中死去,社区卫生部门应提供必需的医疗和护理。如在医院接受终末治疗,应允许患者家人和其熟悉的医护人员陪伴患者。

第六节　肌力降低与肌萎缩的康复

一、概述

人体的主动运动是由骨骼肌完成的。骨骼肌在神经的支配下进行收缩,肌肉收缩牵动骨骼而产生运动。骨骼肌纤维(肌细胞)有其巧妙的生理构造,在神经冲动的作用下,释放的 Ca^{2+} 与肌原蛋白结合,激活 ATP 酶分解 ATP 释放能量,拉动细肌丝产生肌肉的形变,完成人体需要的生理运动。

骨骼肌纤维有两种类型。Ⅰ型纤维又称慢纤维或红肌,是慢氧化型肌纤维。Ⅱ型纤维又称快纤维或白肌。Ⅱ型纤维又分为Ⅱ$_a$型纤维和Ⅱ$_b$型纤维,Ⅱ$_a$型纤维是糖原酵解—氧化型纤维;Ⅱ$_b$型纤维是糖原酵解型肌纤维。

肌萎缩是肌细胞的减少和(或)死亡而表现出的肌肉体积的缩小。肌萎缩的结果是肌力降低,运动功能受限,既而日常生活活动能力和生活质量均受到不同程度的影响。

肌肉的长期废用、肌肉本身的病理变化及所有影响肌肉的血液供应和(或)神经营养的疾病均可能引起肌萎缩。肌肉的长期废用多源于骨折或关节脱位后的制动,也可能因为各种疾病造成的长期卧床;肌源性肌萎缩的病变是指多发性肌炎、进行性肌营养不良等疾病;神经源性的肌萎缩可由脊髓灰质炎、周围神经损伤等引起;严重的关节病变如膝骨关节炎等也可引起病变关节周围的肌肉萎缩。上述各种引起肌萎缩的原发疾病应由相应专科诊断及治疗,康复医师的任务是评价肌肉功能,制订肌肉功能康复的计划并组织实施。

在学习肌肉功能评定的方法和提高肌力的詹害复训练方法之前,首先需要了解各种肌肉收缩方式和运动的基本概念。

等长收缩是肌肉的静态收缩,在肌肉收缩时肌纤维长度不变,不产生关节活动,仅产生肌肉张力的变化。可将其视为角速度为 0°/s 的等速运动。

等张收缩是肌肉的动态收缩,在肌肉收缩时肌纤维长度改变,产生相应的关节活动,运动中肌肉的张力不变,运动的角速度不恒定。

等速运动是在肌肉的动态收缩引起相应关节活动的同时,专用设备提供与肌肉收缩力相匹配的顺应性阻力,保证该关节的活动是以设定的角速度在设定的关节活动范围内进行,运动中肌肉的张力发生变化、肌纤维长度改变。

向心性收缩是肌肉的动态收缩,在肌肉收缩时肌纤维长度缩短,产生相应的关节运动。

离心性收缩是肌肉的动态收缩,在肌肉收缩时肌纤维长度增加,产生相应的关节运动。

二、康复评定

肌肉功能的评定包括肌肉的形态学评定,如肌肉的长度、肌肉的体积,甚至肌肉的肌纤维类型等,肌肉功能的评定更重要的是肌肉的生理学评定,如肌力、肌张力、肌肉的电生理等等。本节重点介绍肌力的评定。

肌力评定的方法有许多,临床应用最多的是徒手肌力评定,在康复医学中还经常应用等长肌力评定、等张肌力评定和等速肌力评定。无论用何种方法进行肌力评定,为了达到准确的结果,都需要注意以下几点:①评定前对患者进行充分的解释,解释包括评定的目的和具体的评定方法,取得患者理解配合。②评定前指导患者进行全身或评定部位简单的准备活动,既能避免可能的伤害,又使患者能发挥出最大的肌力。③指导患者使用规范化动作进行评定。④在评定中给予适当口令引导和鼓励,达到最佳评定效果。⑤若运动中患者出现局部肢体疼痛症状,评定以不引起明显疼痛为度,并在评定结果中注明出现疼痛。⑥如果需要使用仪器评定时,一定先校准仪器各项参数。⑦应避免在剧烈运动后、疲劳时或饱餐后等时间进行评定。⑧各种疾病在病情不允许患者用力时,不宜测试肌力。

肌力评定是制订肌肉康复方案的前提,一般先对全身可能受累的多个肌群进行徒手肌力评定,再根据具体问题及可能应用的康复方法选择其他更精确的评定方法。

(一)徒手肌力评定(MMT)

1916 年,Lovett 提出徒手肌力评定的方法后,被各科临床医师广为接受,由于这种方法简便易行,成为应用最广泛的肌力评定方法。

徒手肌力评定方法分级的原则有以下几种:

(1)依据施加阻力的大小,并与健侧比较,判断肌力级别 4 级或 5 级。

(2)依据能否抗重力判断肌力级别 2 级和 3 级(除手指、足趾)。

(3)依据能否在全关节活动范围内运动,判断相应级别的亚组。

(4)依据目测肌肉收缩或触诊肌肉收缩判断肌力级别 0 级和 1 级。

每组肌群的评定从 3 级开始,可完成 3 级动作,在其基础上增加阻力,根据抗阻力的能力决定评定结果。如果不能完成 3 级动作,转换为 2 级动作,根据完成该动作的质量进行评级。如果不能完成 2 级动作,转换为 0 级和 1 级的姿势,试图进行该动作,并同时触摸有无肌肉收缩,根据触诊结果,决定评定等级。如果有被动关节活动受限、肌痉挛或疼痛,应在评定表中予以注明。

徒手肌力评定的优点是使用方便,无仪器设备,对全身各个肌群都可以进行评定,无论各组肌群的功能在何种水平都可以进行评定。它的缺点是定量粗糙,测试者主观误差不易消除。如果需要定量准确的肌力评定,就需要采取以下的肌力评定方法。

(二)等长肌力评定

等长肌力评定是对肌肉静力性收缩的强度的评测方法,它测定关节活动范围中的某一角度下的最大肌力或耐力。常用的方法如下。

1.握力

使用握力计测试,将握力计指针放置零点,嘱测试者上肢垂于体侧,用最大力握住握力计,读取握力计上的指针所指示的千克数,重复 2～3 次,取最大值。正常值为测试者体重的 50%。

2.背拉力

使用背力计,将背力计指针调零,嘱测试者双膝伸直站立,将背力计手把调节至测试者膝高度,测试者双手握住背力计用最大力抬上身,读取指针刻度。正常值男性为体重的 1.5～2倍,女性为体重的 1～1.5 倍。

3.腹肌

使用秒表,测试者仰卧位,嘱其双下肢伸直并拢抬高至与床面45°角时尽量保持该姿势,计算时间,正常值60秒。

4.背肌

使用秒表,测试者俯卧位,双手抱头,将测试者脐以上身体悬空,嘱其保持上身与地面水平位置,计算时间,正常值60s。

(三)等张肌力评定

等张肌力评定是对肌力的动态评测方法。在全关节活动范围中,各个角度的最大肌力各不相同。在一般情况下,在全关节活动范围的两端肌力弱,在全关节活动范围中段肌力强。全关节活动范围内最弱的肌力的大小决定了人体可完成的功能活动的最高限度。等张肌力评定即是测定关节活动范围中肌力最弱角度时的最大肌力。

对于能够对抗肢体重力和阻力的肌群,需要测定最大阻力数值。常测定该肌群能完成10次全范围关节活动的最大阻力,即10RM。

对于不能对抗肢体重力的肌群,测定在辅助下该肌群能完成10次全范围关节的最小辅助力,以$10RM_0$表示。

(四)等速肌力评定

等速肌力评定是应用等速运动装置,测定某一关节以选定的角速度运动时,相应肌群在全关节活动范围内的每一角度的最大肌力。在测定过程中,无论肌肉如何增加用力程度,关节活动的角速度只能按照预先设定的角速度不变,只是仪器自动瞬时变化对运动的阻力。该阻力为顺应性阻力,是随着被测试者的肌力大小而变化的。临床常应用的测试角速度是慢速测试60°/s、快速测试180°/s。等速肌力评定需要一定的设备,常用的设备有Cybex,Biodex,Kin-Corn,Lido等等。等速肌力评定的方法是研究肌肉功能及肌肉力学特性的最佳方法,它可提供多种数据,包括峰力矩、峰力矩体重比、屈伸肌力矩比、总做功量、平均功率、最大关节活动范围、峰力矩角度、指定角度力矩、耐力比等,它可分别测定向心收缩、离心收缩、等长收缩的数据,也可同时完成主动肌和拮抗肌测试。但是等速肌力评定应用范围有限制,它不能用于徒手肌力评定3级及3级以下的肌肉的肌力评定,也不能用于手部肌肉肌力的评定。等速运动装置价格昂贵,操作复杂费时,不同型号仪器不能比较,这些因素限制了它在临床的广泛应用。

三、康复治疗

(一)增强肌力的机制

肌肉在反复收缩的过程中逐渐消耗内源性能量、蛋白质和酶等物质,使肌肉的物质水平和功能水平逐渐降低,产生疲劳。肌肉收缩活动完成以后,通过血液循环等各种人体机制的自身调整,逐渐重新补充能量、蛋白质和酶等物质,使肌肉的功能逐渐恢复至原有水平,疲劳感消除。但是这种恢复过程在达到原有水平后不立即停止,而是出现一个超量恢复的阶段,在超量恢复阶段,无论肌肉的物质水平还是功能水平都较产生疲劳之前有所提高。但是超量恢复阶段不持续存在,随着时间的推移,肌肉的的物质形态功能都将回到原有水平。

如果在超量恢复阶段再次进行肌肉反复收缩训练,肌肉的物质水平和功能水平都将在一个新的较原来略高的水平上重复上述消耗、疲劳、疲劳恢复和超量恢复的过程。如此反复叠加,肌肉体积增大,肌纤维增粗,收缩蛋白、肌蛋白、酶蛋白增加,ATP、热能含量和糖原储备增加,毛细血管密度增加,肌肉功能逐渐得到提高,肌力得到增强。

(二)增强肌力训练的原则

根据肌力增强的机制,增强肌力的训练必须达到一定运动量。训练必须产生肌肉疲劳,无肌肉疲劳,就无超量恢复,也不可能使肌力增强。在肌力训练中,还应注意训练频度,理论上应使每一次训练在前一次训练的超量恢复阶段。如果训练太频繁,恢复时间太短,就加重了肌肉的疲劳,易引起损伤;如果训练间隔时间太长,超量恢复阶段已过又从原有水平开始,训练结果无从积累叠加。

增强肌力训练的运动量与阻力大小和重复次数相关。当训练中应用的阻力为肌肉能对抗的最大阻力的 40% 以下时,主要募集 Ⅰ 型肌纤维,肌肉不易产生疲劳,重复较多次数或维持较长时间才能达到应有的运动量。当训练中应用的阻力为肌肉能对抗的最大阻力的 40% 以上时,主要募集 Ⅱ$_a$型和 Ⅱ$_b$型肌纤维,肌肉容易疲劳,只能重复很少次数或持续很短时间即达到应有的运动量。应根据训练目标决定训练时的阻力。

(三)增强肌力训练的具体方法

增强肌力的方法很多,本文仅介绍最常用的方法,在临床应根据患者的具体情况和临床所具备的条件进行选择。

1.传递神经冲动的练习

在对肌肉实行电刺激的同时,让患者在主观意识方面进行该肌肉收缩的指令;或在被动活动的同时,让患者对该被动活动的主动肌进行主观意识的肌肉收缩指令。这种主观意识的指令,是大脑皮质运动区发放的神经冲动,通过脊髓前角细胞向周围传递至特定肌肉,它可以活跃神经轴生物电活动,增强神经营养作用,促进神经的再生。

2.肌电生物反馈

将肌肉收缩的肌电信号采集后放大,放大的信号转变为可视或可听的信号,使患者能对肌肉收缩的程度有量化的认识,并进一步通过主观努力增强肌肉收缩程度。

3.助力运动

在患者进行肌肉主动收缩时,施加外力帮助,完成整体运动。注意施加外力最好给予最低可完成运动的助力。助力的来源可以是患者自身的健肢、他人、滑轮和砂带等配套器械。

4.免负荷运动

除重力的主动运动。除重力的方法可为利用水的浮力、利用悬吊装置、利用光滑支撑面等。

5.主动运动

患者主动进行某关节的抗自身肢体重力的无外力帮助的运动。

6.等长练习

肌肉的静力性收缩练习,练习参数可为最大负荷,持续收缩 6s,休息 6s,重复 20 次,每天一次;也可为最大负荷,持续收缩 10s,休息 10s,重复 10 次为一组,共 10 组。等长练习为静力性训练,可用于关节活动疼痛或肢体固定时,可在关节活动明显受限或存在关节损伤或炎症时应用,它无须特殊仪器,操作简单,可在家庭训练,费用低。但是等长练习无关节活动,无改善运动控制作用。肌力的增加局限于训练的特定角度,有角度特异性,一般认为有效的生理溢流范围为±10°,训练负荷和结果难用客观标准衡量。为了克服等长练习的角度特异性的不足,可每间隔20°做多角度等长练习(MIE)。

7.徒手抗阻练习

患者主动进行某一关节活动,治疗师用手在该肢体远端施加与运动相反的阻力,阻力大小应与肌力相匹配。重复8~10次或根据患者练习中的反应决定练习参数。

8.等张练习

利用哑铃、砂带、肌力训练器械等作为阻力进行抗阻训练。阻力根据等张肌力评定结10RM确定。渐进抗阻练习(PRE)的阻力第1组为10RM的50%,第2组为10RM的75%,第3组为10RM的100%,每组练习10次,组间休息1min。渐减抗阻练习的阻力分别为10RM的100%、75%和50%,其余参数同前。等张练习可每隔日1次或每周4~5次。等张练习方法简单,无须特殊设备,可进行许多关节的训练,该方法可增加全关节活动范围内的肌力,可改善肌肉的神经控制,可改善血液淋巴循环和关节软骨营养,可进行向心、离心训练。但是等张练习不适于关节挛缩、关节内损伤、运动时疼痛的患者,不易进行不同速度的训练,在训练中只能选择全关节活动范围中负荷的最小阻力,阻力矩与最大力矩不一致,影响训练效果。

9.等速肌力训练

利用等速运动装置。对某一关节进行主动肌与拮抗肌的肌力训练。常用的训练方案为速度谱练习方案(VSRP),即选用60°/s、90°/s、120°/s、150°/s、180°/s、180°/s、150°/s、120°/s、90°/s、60°/s10种角速度,每组重复10次,间隙30s,一个VSRP后休息3min,酌情进行1~3个VSRP,至第10组峰力矩比第一组下降50%为止。每周3次。等速肌力训练可达最大关节活动幅度,关节运动角速度恒定不变,仪器提供的阻力为顺应性阻力,肌肉在整个活动范围内始终承受最大阻力,保证全过程每时每刻适宜的阻力,既保证训练阻力,又不会过度负荷,训练安全,可用于早期康复,可同时训练主动肌和拮抗肌,可提供不同的训练角速度,适应功能速度的需要,可提供反馈信息,可进行向心、离心训练,也可根据需要进行限定训练角度的短弧等速练习(SAI)。但是由于等速运动装置价格昂贵,操作费时,技术要求高,不易普及应用。

10.短暂最大收缩练习(BME)

是等张练习和等长练习的组合训练,肌肉先进行等张收缩,再持续最大等长收缩5~10s,然后放松,重复5次。

(四)增强肌力的康复方案的制订

肌力评定是制订增强肌力的康复方案的基础。最简易最普遍应用的肌力评定方法是徒手肌力检查。因此,本文介绍在徒手肌力检查的结果的指导下,如何选择增强肌力的训练方法。

肌力0级:可使用电刺激延缓肌萎缩,可进行传递神经冲动的练习。在进行传递神经冲动的练习的同时,进行被动运动则效果更佳。

肌力1级:可应用电刺激方法,可选用肌电生物反馈进行训练。

肌力2级:可应用电刺激方法和肌电生物反馈训练,也可选用助力运动或免负荷运动。

肌力3级:进行抗自身重力的主动运动训练。

肌力4级:进行抗阻训练,根据患者具体情况和所具备的器械条件,可选择徒手抗阻练习、等张练习、等速肌力训练或短暂最大收缩练习，可单独应用上述某项训练，也可相互组合。根据患者个体的病理及功能，变换训练时的阻力强度、训练角度等参数，使得增强肌力的训练既有针对性，又达到可引起超量恢复的运动量，循序渐进。

(五)增强肌力练习的注意事项

1.运动量与练习频度

遵循引起疲劳，但不过度疲劳，能达到超量恢复的原则。当患者再次练习时应表现为肌力增加，练习者主观感觉疲劳消除，对训练表现出较高的积极性和信心。

2.无痛

疼痛为损伤信号，在肌力训练中应该避免。让患者在无痛范围内进行用力。如果出现疼痛，疼痛感觉可反射性地抑制脊髓前角细胞，进而影响肌肉收缩。因此，所有的增强肌力的训练都应遵循无痛的原则。

3.适当动员

增强肌力的练习需要患者的主观努力因此在训练开始之前，应该向患者解释清楚训练的目的和方法，取得患者的配合。在训练过程中应有适当的语言鼓励，并向患者显示训练的效果，以提高患者的信心，并支持患者能够坚持训练。应向患者介绍增强肌力的原理，使患者能够掌握科学的方法，避免过度训练的损伤。

4.注意心血管反应

肌肉的用力收缩，会引起心率血压升高，应予以重视，避免由于不恰当的用力造成不良后果。在开始进行增强肌力的训练之前，应了解患者心血管情况，在此基础上制订训练方案。

第七节　面神经炎的康复

面神经病损最典型的疾病是面神经炎。面神经炎又称面神经麻痹(facialpalsy)、贝尔麻痹(Bell’spalsy)，是指由茎乳孔以上面神经管内段面神经急性非化脓性炎症引起的周围性面神经麻痹。临床上通常为急性起病，表现为一侧面部表情肌瘫痪，在几小时内达到高峰。患侧前额皱纹变浅或消失，眼裂扩大，鼻唇沟平坦，口角下垂，露齿时口角歪向健侧。患侧不能作皱额、闭目、鼓气和噘嘴等动作。闭目时，可露出角膜下缘的巩膜(称为贝尔征)，常有眼泪外溢。进食时可见患侧眼泪流下(称为鳄泪征)，或出现颞部皮肤潮红、局部发热、出汗等现象。有的患者可出现患侧舌前2/3味觉障碍、听觉过敏、患侧乳突部疼痛、耳郭和外耳道感觉迟钝并可出现疱疹，以及患侧眼液分泌减少和面部出汗障碍。

一、康复评定

(一)功能评定

1.言语功能评定

通过朗读字、句子和会话来观察患者发音是否准确，是否因为面部肌肉瘫痪影响发声。

2.吞咽功能评定

通过观察患者进食时的咀嚼情况、是否有食物残渣留于患侧的齿颊间隙内、是否有口水从患侧淌下等情况了解患者吞咽功能。

(二)结构评定

1.专科检查

(1)额的检查:观察额部皮肤皱纹是否对称、变浅或消失,眉目外侧是否对称、下垂;抬眉时检查额枕肌额腹运动功能;皱眉时检查皱眉肌是否能运动,两侧眉运动幅度是否一致。

(2)眼的检查:观察眼裂大小,两侧是否对称、变小或变大,上眼睑是否下垂,下眼睑是否外翻,眼睑是否抽搐、肿胀,眼结膜是否充血、溃疡,是否有流泪、干涩、酸、胀症状;进行闭眼运动时,注意患侧口角有无提口角运动,患侧能否闭严及闭合程度。

(3)鼻的检查:观察鼻唇沟是否变浅、消失或加深;耸鼻运动时,观察压鼻肌是否有皱纹,两侧上唇运动幅度是否相同。

(4)面颊部检查:观察面颊部是否对称、平坦、增厚或抽搐;面部是否感觉发紧、僵硬、麻木或萎缩。

(5)口的检查:观察口角是否对称、下垂、上提或抽搐,口唇是否肿胀,人中是否偏斜;示齿运动时,注意观察两侧口角运动幅度,口裂是否变形,上下牙齿暴露的数目及高度;噘嘴运动时,注意观察口角两侧至人中的距离是否相同,噘嘴的形状是否对称;鼓腮运动时,主要检查口轮匝肌运动功能,观察两侧腮鼓是否对称,口角有否漏气。

(6)茎乳突检查:观察茎乳突是否疼痛或压痛。

(7)耳的检查:观察是否有耳鸣耳闷、听力下降,耳部有无疱疹。

(8)舌的检查:检查舌前 2/3 味觉减退或消失。

2.电诊断检查

根据病情可酌情于发病后 2 周开始行电诊断检查,包括强度—时间曲线检查、面神经传导检查等。

3.面神经瘫痪严重程度分级

通常应用 House－Brackmann 面神经瘫痪严重程度分级来评价面神经受损程度。

(三)活动评定

面神经病损导致面肌瘫痪,主要影响与言语、吞咽有关的日常生活活动,如交流、进食等,因此需要针对此方面进行评定。

(四)参与评定

面神经炎导致面肌瘫痪及其负性心理情绪可影响患者职业、社会交往及休闲娱乐,因而必然降低患者生活质量。

二、康复诊断

本病临床主要功能障碍及康复问题表现为以下四个方面。

(一)功能障碍

1.感觉功能障碍

鼓索以上的面神经病变出现同侧舌前 2/3 味觉丧失;发出镫骨肌支以上受损时出现同侧

舌前 2/3 味觉丧失和听觉过敏;膝状神经节病变除有舌前 2/3 味觉障碍和听觉过敏外,还可有患侧乳突部疼痛、耳郭和外耳道感觉减退;少数病例病侧的三叉神经分布区(1 支或多支)有感觉过敏。

2.运动功能障碍

表现为病侧额纹变浅或消失,不能皱额和蹙眉;眼轮匝肌麻痹,眼裂变大,令其闭眼时眼裂不能闭合,眼球向上外方能转动,露出白色巩膜,称为贝尔(Bell)现象。由于口轮匝肌和面颊肌麻痹,病侧鼻唇沟变浅,口角下垂,示齿时口角歪向健侧,鼓腮漏气,漱口漏水,吹口哨不能,咀嚼时食物常滞留于齿颊之间。

3.腺体分泌功能障碍

岩浅大神经病变是同侧泪腺分泌减少,角膜干燥;鼓索神经病变时唾液分泌减少;少数患者还可出现患侧面部出汗障碍。

4.心理障碍

主要表现为紧张、焦虑、恐惧情绪。

(二)结构异常

由于骨性面神经管仅能容纳面神经通过,面神经一旦发生炎性水肿,必然导致面神经受压。面神经早期病理改变为神经水肿和脱髓鞘,严重者可出现轴索变性。

(三)活动受限

面神经病损导致面肌瘫痪,主要引起言语、吞咽等活动受限。

(四)参与受限

1.职业受限

对个别职业,可能因为面神经瘫痪长时间不能恢复,而丧失原来的工作,需要再就业等。

2.社会交往受限

面神经病损患者常常影响其社会交往,如约会、探亲访友等。

3.休闲娱乐受限

面神经病损患者常常因为面部瘫痪、情绪低落等影响其外出旅行、体育活动、阅读等休闲娱乐活动。

4.生活质量下降

面神经病损患者因为疼痛、功能障碍及参与受限等常常导致其生活质量下降。

三、康复治疗

近期目标:防止面神经进一步损害,减轻可能出现的疼痛,改善面瘫症状,保持情绪稳定,提高生活质量。

远期目标:预防疾病再发,恢复工作,回归社会,提高生活质量。

(一)物理治疗

1.物理因子治疗

物理治疗具有缓解局部炎性水肿、改善局部血液循环、消炎止痛、促进神经功能恢复等作用,包括超短波治疗、He-Ne 激光或半导体激光、毫米波疗法、中频脉冲电刺激治疗、低频脉冲电刺激治疗、局部冰刺激、热敷、红外线治疗等。

2.运动治疗

患侧面肌活动开始恢复时应尽早进行功能训练,由康复治疗师辅助患者训练皱眉、举额、闭眼、露齿、鼓腮、吹口哨等面部动作,并嘱患者对着镜子训练,每 8 数次,每次数分钟,可辅以面部按摩。

(二)作业治疗

口面部肌肉的主动运动主要包括与咀嚼和吞咽有关的日常生活活动内容。

(三)言语吞咽治疗

面神经病损导致的言语吞咽障碍主要表现在口面部肌肉瘫痪及舌的感觉障碍导致的构音及吞咽障碍,如闭唇鼓腮漏气、谈话时患侧流涎、唇动作减弱或过度等,可进行针对性的训练。

(四)中医康复

可以选择针灸、推拿等中医传统康复手法。

(五)康复护理

增强体质,注意颜面部及耳后部保暖,避免头朝向风口久坐或睡眠;清淡饮食,避免粗糙、干硬、辛辣食物,有味觉障碍的患者应注意食物冷热度,以免烫伤口腔黏膜;指导患者多食富含维生素 B_1 和 B_{12} 的食物;指导患者保持口腔清洁,饭后及时漱口,清除口腔患侧滞留的食物;外出时戴口罩、围巾或其他可以改善自身形象的恰当修饰;由于眼睑闭合不全或不能闭合,角膜长期外露,易导致角膜感染,损伤角膜,因此需减少病变侧用眼动作;在睡眠或外出时佩戴眼罩或有色眼镜,并用抗生素滴眼,眼膏涂眼,以保护角膜,预防眼部感染;对患者进行心理疏导,使患者充分了解面瘫,缓解其紧张的心理状态,从根本上消除顾虑,克服内心忧郁、苦闷和紧张,增强战胜疾病的信心,促进疾病的康复。

(六)药物治疗

急性期可选用消炎、抗病毒、脱水药,如 20％甘露醇 250mL 静脉滴注每日 1 次;阿昔洛韦 5mg/kg 口服每日 3～4 次;泼尼松 20mg,每日 3 次,连续应用 5d 后减量,每天递减 10mg 至停药;之后改用非甾体消炎镇痛药如布洛芬 0.3 口服每日 2 次等,以消除面神经水肿,减轻面神经周围炎症反应;神经营养药如维生素 B_1 10mg 口服每日 3 次,维生素 B_{12} 0.1mg 肌内注射每日 1 次或甲钴胺 0.5mg 口服每日 3 次,使用 4～8 周;可酌情使用血管扩张剂如地巴唑等以改善面神经及周围组织血液循环;神经生长因子促进受损神经修复。

(七)心理治疗

对有焦虑抑郁情绪的患者,要进行心理疏导与心理支持,对形成心理疾病的患者要及时请相关学科会诊。

(八)手术治疗

对于功能恢复差的患者,若病后 2 年还留有明显后遗症,可考虑整容术,如面—舌下神经吻合术、面—副神经吻合术等。后遗有面肌痉挛者,可用肉毒素局部注射治疗。

参考文献

[1]高媛媛,等.神经内科常见疾病检查与治疗[M].哈尔滨:黑龙江科学技术出版社.2021.

[2]魏佳军,等.神经内科疑难危重病临床诊疗策略[M].武汉:华中科技大学出版社.2021.

[3]李亦文,等.神经内科疾病诊疗实践[M].哈尔滨:黑龙江科学技术出版社.2020.

[4]冯晓明.临床肾内科疾病诊疗精要[M].南昌:江西科学技术出版社,2020.

[5]毛洪兵.神经内科常见病诊疗与康复[M].长春:吉林科学技术出版社,2020.

[6]樊书领.神经内科疾病诊疗与康复[M].郑州:河南大学出版社,2021.

[7]徐玮,等.现代内科疾病诊疗精要[M].青岛:中国海洋大学出版社,2020.

[8]闫东.内科疾病基础与临床诊断[M].昆明:云南科技出版社,2020.

[9]马路,等.临床内科疾病诊断与治疗[M].天津:天津科学技术出版社,2020.

[10]刘海霞,等.新编内科疾病诊断治疗学[M].长春:吉林科学技术出版社,2020.

[11]金琦.内科临床诊断与治疗要点[M].北京:中国纺织出版社有限公司,2020.

[12]徐化高.现代实用内科疾病诊疗学[M].北京:中国纺织出版社有限公司,2021.

[13]张淑娟.内科常见病诊治实践[M].长春:吉林科学技术出版社,2020.

[14]于治民,等.新编临床内科诊疗新进展[M].西安:世界图书出版西安有限公司,2020.

[15]孙京喜.内科疾病诊断与防治[M].北京:中国纺织出版社有限公司,2020.

[16]徐丽,等.实用内科疾病药物治疗[M].北京:科学出版社,2020.

[17]刘爱杰,等.实用常见疾病护理[M].青岛:中国海洋大学出版社,2020.

[18]王毅,等.现代内科临床研究[M].长春:吉林科学技术出版社,2020.